医院管理与经济控制

YIYUAN GUANLI YU JINGJI KONGZHI

宋 楠 等 主编

上海科学普及出版社

图书在版编目（CIP）数据

医院管理与经济控制／宋楠等主编. —上海：上海科学普及出版社，2023.6
ISBN 978-7-5427-8484-1

Ⅰ.①医… Ⅱ.①宋… Ⅲ.①医院-管理-研究 Ⅳ.①R197.32

中国国家版本馆CIP数据核字（2023）第113093号

统　　筹　张善涛
责任编辑　陈星星　张善涛
整体设计　宗　宁

医院管理与经济控制
主编　宋　楠　等
上海科学普及出版社出版发行
（上海中山北路832号　邮政编码200070）
http://www.pspsh.com

各地新华书店经销　　山东麦德森文化传媒有限公司印刷
开本 787×1092 1/16　印张 31.25　插页 2　字数 800 000
2023年6月第1版　2023年6月第1次印刷

ISBN 978-7-5427-8484-1　定价：198.00元
本书如有缺页、错装或坏损等严重质量问题
请向工厂联系调换
联系电话：0531-82601513

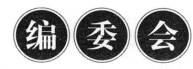

主　编

宋　楠　王　坤　罗　杨　李　景

侯　艳　马福华　李　靖

副主编

赵　健　张丽军　龚　言　宋晓丽

吕玉申　刘玉梅

编　委（按姓氏笔画排序）

马福华（菏泽市鄄城县卫生健康综合执法大队）

王　坤（微山县人民医院）

吕玉申（山东省无棣县卫生健康保障中心）

刘玉梅（鄄城县卫生健康局）

李　景（乳山市人民医院）

李　靖（山东省济南市章丘区人民医院）

李小芳（广东省人民医院）

宋　楠（济南市卫生健康人才交流服务中心）

宋晓丽（济南市钢城区辛庄街道办事处社区卫生服务中心）

张丽军（济宁市中西医结合医院）

陈　芳（河北省中医院）

罗　杨（山东省公共卫生临床中心）

赵　健（山东中医药大学第二附属医院）

侯　艳（高密市密水街道卫生院）

龚　言（新疆医科大学第七附属医院）

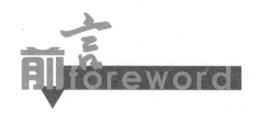

管理是人类与生俱来的行为,无论在什么情况下,只要有需求和供给行为存在,就需要管理。管理可以使潜在的生产力变为现实的生产力,可以有效地组织社会化大生产,可以影响或制约生产力总体能力的发挥,还可以提高经济效益,高效率地实现组织目标。管理渗透于我们生活中的每个角落,医院作为现代社会发展的重要组成部分,其发展同样更离不开管理。

随着社会经济的发展和人民群众对医疗服务需求和期望的提高,医院的功能与任务随之发生了较大的变化,并由此带来了医院管理理论和方法的创新与变革。医院管理者必须关注医院管理的发展趋势与公立医院的改革方向,主动调整医院的经营理念和发展战略,完善医院内部管理,以适应社会经济发展的需要、人民群众对医疗服务的需求和期望,以及政府对医疗服务宏观调控的要求。鉴于此,我们组织相关专家编写了《医院管理与经济控制》一书。

本书系统地介绍了医院工作中有关管理学的应用,描述了我国公共卫生体系的现况,分析了公共卫生专业机构与医院公共卫生服务的差异。本书资料翔实、理论新颖、结构合理、条理清晰,全面展示医疗发展的前沿及动态,具有时效性、先进性和科学性的特点,适合医院各级领导、从事医院管理研究及公共卫生相关工作者参考使用。

由于编者经验不足,加之编写时间有限,书中存在的疏漏与错误之处,还望广大读者不吝指正,以期再版时予以修订、完善。

《医院管理与经济控制》编委会
2023 年 3 月

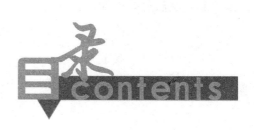

第一章	管理学与医院管理学	(1)
第一节	管理学概述	(1)
第二节	医院的产生与发展	(4)
第三节	医院管理的发展动态与改革热点	(7)
第四节	医院功能与医院服务	(12)
第五节	医院管理者	(16)
第六节	医院组织结构与岗位设置	(22)
第二章	会计核算与借贷记账法	(27)
第一节	会计要素与会计等式	(27)
第二节	会计科目与账户	(37)
第三节	借贷记账法	(41)
第三章	医院财务报告	(49)
第一节	收入费用总表	(49)
第二节	现金流量表	(55)
第三节	成本报表	(62)
第四章	医院财务分析	(67)
第一节	医院财务分析概述	(67)
第二节	财务分析的方法	(71)
第三节	综合分析与评价	(80)
第五章	医院财务预算管理与控制	(85)
第一节	医院全面预算管理体系	(85)
第二节	财务预测与财务计划	(91)
第三节	责任中心及其绩效考核	(94)
第四节	财务控制	(98)

第六章　医院财务成本核算与管理 (105)
第一节　成本核算的理论 (105)
第二节　科室成本核算 (112)
第三节　项目成本核算 (117)
第四节　病种、诊次与床日成本核算 (119)
第五节　成本分析与控制 (121)

第七章　医院经济核算 (127)
第一节　医院经济核算的意义与特点 (127)
第二节　医院经济核算的基本要求 (128)
第三节　医院经济核算的管理体系 (131)

第八章　医院经济管理 (153)
第一节　医院经济管理的必要性 (153)
第二节　医院经济管理的内容 (154)

第九章　医院绩效管理 (167)
第一节　医院绩效管理的内容 (167)
第二节　医院绩效管理的实施 (174)
第三节　医院绩效管理的评价 (180)

第十章　医院文书管理 (189)
第一节　文书与文书工作 (189)
第二节　文书处理 (197)
第三节　文书整理归档 (212)

第十一章　医院人力资源的分级分类管理 (219)
第一节　医院人力资源管理的概念 (219)
第二节　医院人力资源管理的主要内容 (222)
第三节　医院人力资源的构成类别及等级 (237)
第四节　专业技术人员管理 (239)
第五节　医院管理人员管理 (248)
第六节　工勤技能人员管理 (251)

第十二章　医院病案基础管理 (255)
第一节　患者姓名的索引 (255)
第二节　病案的编号 (259)

  第三节 病案的归档 ······(265)

  第四节 病案的供应 ······(269)

  第五节 病案的控制与示踪系统 ······(272)

  第六节 病案信息的开发利用 ······(279)

第十三章 医院药事管理 ······(285)

  第一节 医院药事管理的概述 ······(285)

  第二节 临床药学与药学服务 ······(287)

  第三节 门诊、住院部药房的调剂管理 ······(289)

  第四节 医院制剂管理 ······(295)

  第五节 药品管理 ······(297)

第十四章 医疗质量管理 ······(305)

  第一节 医疗质量管理的内容 ······(305)

  第二节 医疗质量与法律法规 ······(317)

  第三节 医疗质量与医院文化 ······(321)

第十五章 医务及医疗安全管理 ······(323)

  第一节 医务管理 ······(323)

  第二节 医疗安全管理 ······(337)

第十六章 医院医疗保险管理 ······(343)

  第一节 医疗保险 ······(343)

  第二节 医院医疗保险管理概述 ······(351)

  第三节 医院医疗保险基础管理 ······(357)

  第四节 医院医疗保险就医管理 ······(388)

第十七章 医院后勤管理 ······(405)

  第一节 医院基本建设、运行维护与节能管理 ······(405)

  第二节 医院膳食管理 ······(412)

第十八章 公共卫生 ······(417)

  第一节 医疗服务与公共卫生服务 ······(417)

  第二节 医疗机构公共卫生基本职能 ······(419)

  第三节 突发公共卫生事件应急准备 ······(423)

  第四节 传染病突发事件报告与处置 ······(427)

  第五节 食物中毒报告与处置 ······(432)

第六节　职业中毒报告与处置 …………………………………………………………（437）
　　第七节　医院放射事故应急处置 …………………………………………………………（440）
　　第八节　突发公共事件心理救援 …………………………………………………………（442）
第十九章　健康管理 ……………………………………………………………………………（447）
　　第一节　健康管理的概念与发展 …………………………………………………………（447）
　　第二节　健康管理服务的分类与主要内容 ………………………………………………（451）
　　第三节　功能医学 …………………………………………………………………………（456）
　　第四节　健康风险评估 ……………………………………………………………………（463）
　　第五节　健康干预 …………………………………………………………………………（465）
　　第六节　健康教育 …………………………………………………………………………（467）
　　第七节　高血压的健康管理 ………………………………………………………………（474）
　　第八节　糖尿病的健康管理 ………………………………………………………………（478）
　　第九节　超重与肥胖的健康管理 …………………………………………………………（483）
　　第十节　血脂异常的健康管理 ……………………………………………………………（488）
参考文献 …………………………………………………………………………………………（493）

第一章 管理学与医院管理学

第一节 管理学概述

一、管理的概念

管理是人类社会活动的重要组成部分之一，是一切有组织的社会劳动必不可少的活动过程。解决有限资源与相互竞争的多种目标之间的矛盾是管理的基本任务，如何将有限的资源在相互竞争的多种目标之间合理分配，如何有效组织、控制和协调资源，如何领导和激励生产实践活动中最重要的人力资源，这些都是管理者面对的重要问题。

（一）管理的概念

从字面上讲，管理就是管辖和处理的意思。管理作为一个科学概念，到目前为止还没有一个统一的为大多数人所接受的定义。国内外专家学者由于研究管理时的出发点不同，他们对管理所下的定义也就不同，但都从某个侧面反映了管理的不同内涵。强调工作任务的人认为，管理是由一个或多个人来协调其他人的活动，以便收到个人单独活动所不能收到的效果。强调管理者个人领导艺术的人认为，管理就是领导，基于组织中的一切有目的的活动都是在不同层次的领导者的领导下进行的，组织活动是否有效，取决于这些领导者个人领导活动的有效性。强调决策作用的人认为，管理就是决策。

还有许多专家学者对管理下了很多定义，如哈罗德·孔茨在其《管理学》一书中指出，管理就是设计和保持一种良好环境，使人在群体里高效率地完成既定目标；斯蒂芬·P·罗宾斯认为，管理是指同别人一起，或通过别人使活动完成得更有效的过程；丹尼尔·A·雷恩认为，管理是指管理者为有效地达到组织目标，对组织资源和组织活动有意识、有组织、不断地进行的协调活动。

管理要解决的本质问题是有限资源与组织目标之间的矛盾。管理通常是指在特定环境下，通过计划、组织、控制、激励和领导等活动，协调人力、物力、财力和信息等资源，以期更好地实现组织目标的过程。这包含以下四层含义：管理采取的措施是计划、组织、控制、激励和领导这五项基本活动，又称为管理的五大基本职能；通过五项基本活动，对人、财、物、信息、时间等组织资源进行有效的协调与整合；管理作为一种有目的的活动，必须为有效实现组织目标服务，以使整个组织活动更加富有成效，这也是管理活动的根本目的；管理活动是在一定的环境中进行的，环境既给管理创造了一定的条件和机会,同时也对管理形成一定的约束和威胁,有效的管理必须充分考虑组织内外的特定条件。

(二)管理的基本特征

1.管理具有必然性

管理是共同劳动的产物,在社会化大生产条件下得到强化和发展,广泛适用于社会的一切领域,已成为现代社会极为重要的社会功能。随着生产力的发展和人类社会的进步,资源与目标之间的矛盾越来越复杂,管理的重要性也更加突出,管理越来越成为经济社会发展的关键因素。当今世界,各国经济社会发展水平的高低很大程度上取决于其管理水平的高低。

2.管理具有两重性

一种是与生产力相联系的管理的自然属性,另一种是与生产关系相联系的管理的社会属性。管理的自然属性是指通过组织生产力、协作劳动,使生产过程联系为一个统一整体所必需的活动,并取决于生产力发展水平和劳动社会化程度。同时管理又是管理者维护和巩固生产关系,实现特定生产或业务活动目的的一种职能,这是管理的社会属性,取决于社会关系的性质和社会制度。

3.管理具有不确定性

影响管理效果的因素往往很多,而许多因素是无法完全预知的。其中最难以精确把握的就是人的因素,包括人的思想、个性和人际关系等,都是管理的主要对象,但同时又都是不确定和模糊的。所以类似这种无法预知的因素造成管理结果的不确定性。

4.管理具有系统性

组织作为一个整体是由各要素的有机结合而构成的。在进行管理时,经常需要考虑各要素之间的关系,以及单个要素变化对其他要素和整个组织的影响,以全局和联系的方式来思考和解决问题。

5.管理既是科学又是艺术

管理是一门科学,它具有科学的特点,即客观性、实践性、理论系统性、真理性和发展性,管理的科学性在于其强调客观规律,研究对象和管理规律均客观存在。管理也是一门艺术,能够像艺术一样,熟练地运用知识并且通过巧妙的技能来达到某种效果,具有实践、创新、原则性和灵活性等特点,符合艺术的特点。

二、管理学理论

管理的观念与实践已经存在了数千年,但管理形成一门学科才有一百多年的历史,以19世纪末20世纪初泰勒的科学管理理论的产生为标志,可简单划分为古典管理理论、中期管理理论和现代管理理论等阶段。

(一)古典管理理论

自从有了人类历史就有了管理,管理思想是随着生产力的发展而发展起来的。在古典管理理论出现之前,管理者完全凭自己的经验进行管理,没有管理规范与系统制度,被称为经验管理或传统管理。在19世纪末至20世纪初,随着生产力的发展,管理理论开始创立与发展,以泰勒的科学管理和法约尔的一般管理为代表。

科学管理理论。其创始人泰勒1856年出生在美国费城一个富裕家庭,主要代表著作有1895年的《计件工资制》、1903年的《车间管理》和1911年的《科学管理原理》。《科学管理原理》

奠定了科学管理理论的基础,标志着科学管理思想的正式形成,泰勒也因此被西方管理学界称为"科学管理之父"。泰勒的主要思想和贡献是:管理的中心问题是提高劳动生产率,工时研究与劳动方法的标准化,科学的挑选与培训工人,实行差别计件工资制,管理职能与作业职能分离,强调科学管理的核心是"一场彻底的心理革命"。

一般管理理论。在以泰勒为代表的一些人在美国倡导科学管理的时候,欧洲也出现了一些古典的管理理论及其代表人物,其中影响最大的要属法约尔及其一般管理理论。法约尔将企业的全部活动概括为六种:技术性工作,商业性工作,财务性工作,会计性工作,安全性工作,管理性工作。法约尔在1916年出版了《工业管理与一般管理》一书,提出了一般管理理论。法约尔的主要管理思想与贡献是:对企业经营活动的概括,最早提出管理的职能,系统地总结管理的一般原则,对等级制度与沟通的研究,重视管理者的素质与训练。

(二)中期管理理论

人际关系理论。尽管泰勒的科学管理理论与法约尔的一般管理理论在20世纪初对提高企业的劳动生产率产生了很大作用,但是仅通过此种理论和方法解决提高生产率的问题是有难度的。一个以专门研究人的因素来达到调动人的积极性的学派——人际关系学派应运而生,为以后的行为科学学派奠定了基础,也是由科学管理过渡到现代管理的跳板。该学派的代表人物是美国哈佛大学的心理学教授梅奥,代表作为《工业文明的人类问题》。人际关系理论是从著名的霍桑试验开始的,试验结果表明,生产率提高的原因不在于工作条件的变化,而在于人的因素;生产不仅受物理、生理因素的影响,更受社会环境、社会心理因素的影响。梅奥认为企业中的人首先是"社会人",即人是社会动物,而不是早期科学管理理论所描述的"经济人";生产效率主要取决于职工的工作态度和人们的相互关系;重视"非正式组织"的存在与作用。

系统组织理论。巴纳德1886年出生,1906年进入哈佛大学经济系学习,是对中期管理思想有卓越贡献的学者之一,是社会系统学派的创始人。该理论认为,社会的各个组织都是一个合作的系统,都是社会这个大协作系统的某个部分或方面;组织不论大小,其存在和发展都必须具备三个条件:即明确的目标、协作的意愿和良好的沟通;同时必须符合组织效力和组织效率这两个基本原则,组织效力是指组织实现其目标的能力或实现目标的程度;组织效率是指组织在实现其目标的过程中满足其成员个人目标的能力或程度。

(三)现代管理理论

现代管理理论产生与发展的时期为20世纪40年代末到20世纪70年代,这是管理思想最活跃、管理理论发展最快的时期,也是管理理论步入成熟的时期。第二次世界大战以后,世界政治趋于稳定,生产社会化程度的日益提高,现代科学技术日新月异的发展,人们对管理理论普遍重视,出现许多新的管理理论和学说,并形成众多学派,称为"管理理论丛林",其代表性学派如下。

1.管理过程学派

以亨利、厄威克、古利克、孔茨、奥唐奈等为代表,该学派认为,无论是什么性质的组织,管理人员的职能是共同的。法约尔认为管理有五种职能,包括计划、组织、人员配备、指挥和控制,它们构成一个完整的管理过程。管理职能具有普遍性,即各级管理人员都执行着管理职能,但侧重点不同。

2.行为科学学派

行为科学学派是在人际关系理论的基础上发展起来的,代表人物和代表作有:马斯洛及《激励与个人》,赫兹伯格及《工作的推动力》,麦格雷戈及《企业的人性方面》。该学派认为管理是经由他人达到组织目标,管理中最重要的因素是对人的管理,所以要研究如何调动人的积极性,并创造一种能使下级充分发挥力量的工作环境,在此基础上指导他们的工作。

3.决策理论学派

从社会系统学派发展而来,主要代表人物是曾获诺贝尔经济学奖的赫伯特·西蒙,其代表作为《管理决策新科学》。该学派认为,管理就是决策。管理活动全部过程都是决策的过程,管理是以决策为特征的;决策是管理人员的主要任务,管理人员应该集中研究决策问题。

除上述代表性学派外,现代管理科学理论还包括伯法的数理学派、伍德沃德的权变理论学派、德鲁克和戴尔的经验主义学派、卡斯特和卢森特的系统管理学派等。20世纪80年代后,随着社会经济的迅速发展,特别是信息技术的发展与知识经济的出现,世界形势发生了极为深刻的变化。面对信息化、全球化、经济一体化等新的形势,管理出现了一些全新的发展,这些理论代表了管理理论的新趋势,包括有企业文化、战略管理思想、企业流程再造、学习型组织和虚拟企业等。同时,现代管理也出现了战略化、信息化、人性化和弹性化等趋势。

(宋　楠)

第二节　医院的产生与发展

医院的产生和发展,与疾病流行和防治的需要、社会经济的发展、政治文化的变革、科学技术的进步,尤其是医药学的进展密切相关。医院的演变过程大致可分为四个阶段。

一、医院萌芽阶段

医院作为医疗机构的一种基本组织形式,其功能和性质并非从一开始就很完备,而是经过一个漫长的历史发展过程才形成的。至于医院究竟起始于哪个年代,医院的雏形又在何时形成的,并无确切记载。1914年法国考古学家在图卢兹城南发现1.7万年以前冰河时期的医人壁画,这是至今发现的最早的关于医院的记载。人们还通常认为作为人类文明摇篮之一的底格里斯河和幼发拉底河流域也是医疗的起源地,作为美索不达米亚文明重要内容的医学从在努佛志发现的泥板上的楔形文字记载上得到证实,早在公元前3000年以前就刻记了一本常规的治疗手册,这是世界上最古老的医书记载和药方集。但通常认为医学的鼻祖是古希腊医学的代表人物希波克拉底和古罗马医学的代表人物盖伦,尤其是盖伦的解剖学,对医学的发展起着十分重要的推动和导向作用。

有人认为,古代医院的萌芽首先与宗教密切相关,当时人们认为疾病的发生是对天神的邪念,是鬼魔缠身,是犯有罪孽受到应有的惩罚。根据记载,最早设立医院的是古印度。印度流域的文明大约在公元前2000年已达到顶峰。在大约公元前1500年的吠陀时代(Vedic era)的名为《吠陀》(Veda)的梵文圣书记载了印度医学发展的丰碑,但巫术信仰、魔鬼畏惧的祈祷放在首位。印度是最早出现医院雏形的国家,约于公元前560年至公元前480年在佛陀释迦牟尼的教导下建立了医院,这要比西方大陆的医院约早1 000年。佛教寺院以慈善事业为宗旨,兼治患者并在寺院中留宿,这是医院的一种重要起源形式。在西方,最早见于修道院中附设的"病院",有的称为专门医院。最著名的 12 世纪鲁派茨贝格女修道院院长卞琴,就是创办医院的典范。到了 13 世纪后半叶,称为圣灵教会的教会组织下设 1 000 多个附属机构,它们就是现代医院、孤儿院和贫民院的前身。十字军东征期间(公元 11 世纪末至 13 世纪末)造成大量患病和体弱者,导致成立大量教团。1099 年成立"圣约翰医院骑士教团"(the Order of the Knights of the Hospital of St.John,简称 Hospitaller,其意为慈善收养院);12 世纪初成立"十字军圣殿骑士救护团"(the Order of the Temple,简称 Templars,其意为寺庙收养院)和"恶疾救护团"(the Order of Lazars,简称 Lazaret,其意为传染病收容院,当时主要指收容麻风患者);12 世纪末叶出现的"条顿骑士救护团"和"圣灵骑士救护团",上述这些圣灵教团开设的医院不仅照料患者,还收留弃婴、孤儿、穷人、残疾人、衰老者和流浪者。

欧洲的中世纪被称为黑暗时代,不但科学技术发展受到宗教桎梏的影响而发展甚慢,而且出现两次疾病大流行。第一次是在西罗马灭亡(公元 476 年)不久,东罗马贾斯廷朝代发生的鼠疫到 800 年以后又一次猖獗流行,从 1347 年起蔓延到印度、俄罗斯等地,夺去了 4 200 万人的生命。第二次就是夺去欧洲 1/4 人口的黑死病流行。两次鼠疫大流行对欧洲医院的建立和发展起着重要的作用。欧洲疾病流行还发生于 13 世纪后叶至 14 世纪初的麻风病大流行,圣拉扎罗斯修道院成为闻名于欧洲的麻风病院,并建立收治麻风患者的麻风村和麻风屋;15 世纪末首先发现于英国的神秘的"英国出汗病",这种主要侵犯青壮年的以极度寒战、高热和出奇臭汗为主要症状的高度传染性的疾病再次使欧洲处于极度恐慌之中,时疫大流行推进了医院的发展。

我国是医院萌芽产生最早的国家之一。据记载,秦汉时期就有宫廷医疗组织,其医事制度随着朝代更换而变化。秦有太医令,丞主医疗;西汉太医令则丞有二,一属太常(即太医院)、一属少府(即宫廷药房),并设太医令、太医丞、药丞、方丞等官职,分别担任医、疗、方等医职,直至晋代、南北朝都沿用此制度,其服务范围也逐渐延伸到宫廷以外。隋唐时,设立太医署,它是国家最高医疗机构,由令、丞、医监、医院,掌管医事政令,各地都普遍设立医院和药局。此外,公元 2 年,汉朝建立了我国最早的收容传染病的隔离院;东汉时建立了类似军医院的机构,称"庵芦";这种军医院至元朝已基本健全,成为专门收治患病军人的"安乐堂"。隋唐时代开始设立收容麻风患者的"疠人坊",收治普通患者的慈善机构"悲田坊",以后又出现养病坊、福田坊、广惠坊、安济坊、安乐坊、慈幼局、养济院等医疗组织。

综上所述,国内外的历史证明,医院的萌芽和形成与宫廷、宗教和时疫密切相关。宫廷医院的诞生是出于为统治阶级少数人服务的目的,宗教医院的出现是建立在慈善济贫的人道基础上的,时疫流行促使医院的发展是疾病防治的需要,这充分反映医院的萌芽形成从一开始就打上了时代性、阶级性和人道主义的烙印。

二、医院形成阶段

14~16 世纪,文艺复兴运动的狂飙有力地推动科技文化和医学的发展,使初步形成的医院日趋完善,尤其是维萨留斯的解剖学,威廉·哈维的血液循环理论和人体胚胎学,雷文虎克发明的显微镜,现代临床先驱布尔哈维的贡献,西德纳姆的病理学先驱,哈勒对生理学的贡献,施旺的细胞组织学,维也纳医学院临床体制的建立,法国皇家外科研究院的成立,莫尔干尼的病理解剖学,奥恩布鲁格发明的叩诊,医伯纳德创导的现代实验生理学,雷奈克发明的听诊器,都对医院进入高速的发展做出了贡献。

1789 年法国大革命的胜利,为医院的发展提供了客观条件。法国医师比奈尔将惨无人道的精神患者收容所改造成为精神病医院,这种将实际上的精神病患者监狱变为医院的哲理观点对医院管理带来了深刻的影响。几乎在同时,法国医师卡巴尼斯发表了《对巴黎医院的意见》,系统地、科学地提出了改善医院必要条件的措施,并在担任巴黎市医院管理局局长时对医院管理做出显著贡献。维也纳总医院院长旨兰克提出了国家卫生福利制度,并把医院与卫生监督、预防疾病结合起来,1779年出版了《系统全面的医疗政策》一书,对如何改善医院业务管理系统、加强患者护理和树立良好医风等问题提出了系统的论点。1803年,拿破仑颁布了医学教育和医院事业管理的法律,对医院事业进行统一管理,这标志着医院进入初期形成时期。

三、近代医院阶段

从19世纪70年代开始,随着社会经济文化和科学技术的迅猛发展,尤其是医学科学技术的大进展:①科学家发现了人群大部分的传染病病原体,例如结核、痢疾、白喉、伤寒、脑膜炎等,并在灭菌法方面有明显突破。②生物电的发现,促进各种生理检查仪和示波仪的诞生。③物理诊断技术应用,尤其是放射(X射线)和放射性元素等。④化学疗法的诞生,尤其是弗莱明发现青霉素。⑤以南丁格尔为代表的现代护理的创建,形成比较完整和系统化的医院服务系统,促进了分科化、标准化、集体协作的医院管理的发展和进步。即明确了医护、医技分工,注重医院整体协调功能,建立各项管理制度和技术操作规程,实施标准化管理。

我国近代医院的建立是从外国教会在我国各地设立一批教会医院开始的。西医最早传入中国是16世纪,意大利传教士利玛窦1583年来华,以后又有艾儒略来华,他们除在澳门设立传教点外,还在重庆、韶关、南昌、南京、北京、上海等地建立活动中心。18世纪以后,英美代替了意、葡、西等国。1807年,英国传教士马礼逊到广州传教,1820年伙同李湿斯顿在澳门开设了一个小医院,以后发展为马礼逊医学院,迁至香港。1827年,美国传教士派克在广州开办眼科医院(后改为博济医院)。鸦片战争后,《南京条约》开放广州、福州、厦门、宁波、上海为通商口岸,允许外国人设立教会和医院。1844年,美国罗克哈特在上海开设了仁济医院,1861年他又在北京设立了立施医院。1865年美国圣公会在上海开设同仁医院,1867年英国长老会在汕头设立高德医院,1879年英国圣公会在杭州设立广济医院(即现在浙江大学医学院附属二院),1882年英国苏格兰教会在沈阳设立盛景施医院。以后在各地尤其是沿海城市设立了多个教会医院,例如1907年的上海广慈医院(现上海第二医科大学附属瑞金医院),1908年德国人在上海设立的同济医院,1918年美国人在北京开办的协和医院。据1876年统计,外国人在我国开办的教会医院有16所,诊所24个;1905年统计,教会医院增加到166所,诊所241个。外国教会还在广州开设了博济医学校(1866年)、夏葛医学院(1899年)、光华医学院(1908年),在北京成立协和医学校(1906年),在上海开设震旦医学院(1899年)、圣约翰大学医学系(1908年),在成都设立了华西协和大学医学院(1910年)、福州成立了大同医学堂(1911年)。据1915年统计,外国教会在我国开设了23所医学院校。教会医院的建立对推动我国医院事业的发展起了作用,但新中国成立前我国医院事业发展是较缓慢的。据统计,1949年全国共有各种医疗卫生机构3 670个,床位84 625张,其中县和县以上医院有2 600个,床位80 000张,这些医院74.8%集中在城镇。新中国成立以来,在党和政府的领导下,医疗卫生事业得到显著发展。据统计,截至2019年底,全国共有医疗机构1 007 545所,其中医院34 354所,拥有医院床位880.7万张,卫生技术人员1 015.4万人。

四、现代医院阶段

20世纪70年代以来,世界社会经济格局的巨大变化,科学技术的突飞猛进,促进医院现代化的发展。医院现代化的主要特征是:①诊疗技术的现代化。例如各型B超、CT、ECT、PECT、磁共振、中子治疗仪、伽马刀等,都给医院诊疗技术手段和方法增添了质的变化,各种自动分析仪的使用,使医务人员在短时间内获取大量患者的疾病信息,提高了诊疗水平。②医院专科分化与整合。分科越来越细,既高度分化,又高度整合,例如分子生物学、遗传学、免疫学等,充分发挥了现代医院的高科技功能。③预防保健功能增强。在社区保健和三级社会预防中充分发挥医院的社会保健功能。④经营管理高效。应用现代化的管理技术和方法,尤其是随着医院信息系统的完善和数字化医院的建设,社会效益和服务效能都得到显著提升。

从目前我国医院现状来看,大部分省市级医院已具备或基本具备向现代化医院过渡的条件,尤其是一些国家重点医疗教学基地,通过加强管理、深化改革、完善机制等重要措施,可争取早日跻身于世界先进行列。但是大多数医院,尤其是县以下医院,还应从实际出发,坚持适宜技术,决不能走脱离我国国情和医疗资源配置明显不合理和浪费或只为少数人服务的错误道路。医院现代化是一个逐步实现和逐步创造条件争取实现的不断发展过程,决不能脱离我国初级阶段的最大国情,在这个过程中特别要处理好硬件与软件的关系。

总之,医院的发展受社会经济、科学、文化的制约。医院的发展必须与医学科学技术的发展相适应,也可以说医学技术的发展是医院发展的基本要素。

(宋　楠)

第三节　医院管理的发展动态与改革热点

一、医院管理的发展动态

(一)法人治理结构

"法人治理"一词源于公司治理,是指所有者对经营者的一种监督与制衡机制,即通过制度安排,合理配置所有者与经营者之间的权利与责任关系,以保证所有者利益的最大化,防止经营者对所有者利益的背离。具体表现为股东会、董事会、经理层、监事会等分权与制衡的结构安排,又称为法人治理结构。

我国的公立医院属于事业单位法人,按大陆法系属于公法人,政府以其财政对公立医院的债务承担无限责任,公立医院与政府间为行政隶属关系,政府实际上承担了公立医院的出资人、行业监管者和上级主管部门等多重角色。我国的公立医院治理架构主要是实行院长负责制,院长是法定代表人,全面负责医院的建设发展,党委发挥政治核心和监督保障作用,职代会参与民主管理。现阶段,医院的法人治理结构尚未建立和完善,公立医院法人缺乏完整的出资人代表,所有者职能分散,所有权和经营权的缺位、越位和不到位情况并存。2009年,国家医改方案中明确提出要"完善医院法人治理结构"。公立医院的法人治理结构是对出资人、医院和行业监管部门三方责权利的一种制度安排。通过这种制度安排,既能有效保障作为出资人的政府利益,又能够维护公立医院作为经营者的自主权利,还能实现对公立医院的有效监督。建立公立医院法人治理结构,是公立医院改革的基本任务,对于改善公立医院管理具有重要意义。

(二)建立现代医院管理制度

现代医院管理制度是指适应社会发展需求和公立医院改革要求,能够有效改进医院管理、提高医院运行效率、保障医院公益性质、符合行业发展规律的一系列医院制度的总和,包括产权制度、组织制度、法律制度、领导制度和监督制度等形成的管理体制,以及在该体制运行环境下医院处理与各方面关系的行为规范、行为方式、行为准则等。在现代医院管理制度下,医院是自主管理、自负盈亏、自我发展、自我约束的独立法人实体和市场竞争主体,产权明晰、权责明确、政医分开、管理科学。现代医院管理制度的建立包含了管理体制、运行机制、补偿机制、监管机制等方面的改革,以及政府职能的转变。政事分开、管办分开的管理体制是现代医院管理的基础;包括医院人事薪酬、财务和信息管理制度等在内的运行机制的改革是现代医院管理的核心;改革补偿机制,改变以药养医模式是建立现代医院管理的重要推动力;而建立完善的信息公开、审计监察、绩效考核制度则是现代医院管理的保障。

(三)注重公立医院公益性

社会组织的公益性是指一定社会组织通过自身有目的的活动,以非营利方式向社会提供某种满足社会和公众基本需要的产品或服务的行为。社会公共事业机构的公益性由政府设置这类机构的公益目的决定,医院的公益性是卫生事业公益性的具体体现。在我国医疗服务提供体系中,公立医院占有绝对主体优势地位。公益性是公立医院的基本属性,本质是为全体居民提供均等、可及的基本医疗服务。

目前社会普遍认为存在公立医院公益性的弱化或淡化,注重和强化公立医院公益性是公立医院改革的根本任务。一般认为,加强公立医院公益性核心是强化政府主导责任和完善治理机制,具体途径可以从制度设计、制度保障和制度执行三个维度入手,重点关注政府投入和医院管理及监管两个关键环节。在政府投入方面,一是要以国家和地区财力和城乡居民支付能力及医疗服务需要出发,科学合理地确定公立医院的数量和配置要求;二是准确测算医务人员的劳务价值,通过调整医疗服务价格等手段,理顺扭曲的补偿机制;三是确保对公立医院的基本公共投入,落实对传染病医院、精神病医院、职业病防治院、妇女儿童医院和中医院的投入倾斜政策。在医院管理和监管方面,公立医院的办医主体要加强公立医院的全面预算管理,将所有收支纳入预算;建立符合社会需要和行业特点的绩效考核体系和激励约束机制,引导公立医院加强内部管理,提高效率、节约成本、控制费用、优化服务。

(四)管理人员职业化

医院管理人员职业化是指医院管理工作由医院管理专门职业技能培训、掌握管理科学知识和技能,以从事医院管理为其主要经济来源的专门人员担任,医院管理人员的职业化是当前世界各国医院管理队伍建设的重要趋势。现阶段,我国绝大多数的医院院长是医学专家,其中临床医学专家占多数,大多从专业技术人员中选拔出来,经过一定程度的管理培训。院长中相当一部分是某一专业技术领域的专家和权威,临床实践经验丰富,但缺乏系统的医院管理培训;在从事管理工作的同时,还要兼顾自己的专业技术工作,从事医院管理的时间相对有限。近年来,管理人员的职业化越来越被关注,国务院办公厅颁布的《关于城市公立医院综合改革试点的指导意见》中要求加强公立医院院长职业培训。中共中央办公厅发布的《事业单位领导人员管理暂行规定》中强调要通过严格标准条件、规范选拔任用、从严管理监督等方面加强事业单位领导班子职业化水平。医院一方面积极招募具有行政管理和医院管理专业背景的人员从事医院行政管理工作,规范医院管理人员岗位培训,加强系统的医院管理知识和技能的培训;另一方面,加强制度建设,明确医院管理干部任职要求,减少临床、管理兼职情况,提升管理队伍的职业化水平。

(五)管理手段信息化

医院管理的信息化就是充分利用现代化信息技术手段,通过建设各类信息系统,实现患者诊疗信息和行政管理信息的采集、加工、存储、传输和服务功能。目前,各地二、三级医院已建成医院信息系统,包括临床信息系统、医学影像信息系统、实验室信息系统,以及办公自动化系统。一些发达地区的三级医院已开始建设覆盖整个医院管理环路的医院资源计划系统,系统涉及财务成本核算、预算管理、人事薪酬、物流管理、绩效管理等一体化综合管理系统。通过信息的处理、共享与交换,为医院的医疗、科研、教学和管理等提供决策支持。信息化手段在医院管理中的应用主要有业务、管理和决策三个层面。业务应用围绕日常诊疗活动展开,侧重便捷患者诊疗、保障医疗安全、优化服务流程、降低诊疗费用、提升服务质量;管理应用围绕医院运行活动展开,强调提升运行效率、降低运行成本、优化绩效分配、引导可持续发展;决策应用则注重基于海量数据支持,开展决策咨询和战略规划,实现管理的循证决策。

二、医院管理的改革热点

(一)区域卫生规划与卫生资源整合

区域卫生规划是指在一个特定的区域范围内,根据经济发展、人口结构、地理环境、卫生与疾病状况、不同人群需求等多方面因素,确定区域卫生发展方向、目标与发展模式,合理配置卫生资源,合理布局不同层次、不同功能、不同规模的卫生机构,使卫生总供给与总需求基本平衡,形成区域卫生的整体发展,是政府对卫生事业发展进行宏观调控的主要手段。区域卫生规划的核心是卫生资源配置,以需求和问题为导向,服从于经济社会发展和医药卫生体制改革需要,从而实现区域医疗卫生服务体系整体效能的提升。卫生资源的配置须关注资源结构、配置效率和服务能级三个要素。

目前,大中城市中心城区的卫生资源配置已达到相当水平,区域卫生规划的重点也从新增资源布局转变为存量资源整合。资源整合是指在资源总量不变的前提下,为达到优化配置的目标,将不同隶属关系、不同级别、不同类别和不同功能的资源聚合到一起,形成分工合作、有机统一的整体的过程。卫生资源的整合一般分为纵向整合和横向整合,纵向整合是指在提供服务过程中具有不同功能、提供不同服务的医疗机构之间的协作;横向整合是指在提供服务过程中具有相同功能、提供相似服务的医疗机构之间的协作。在实践中医院的纵向整合多表现为多部门、跨系统间不同层次机构的整合,如医疗集团的组建;而横向整合多为同一办医主体为提高资源配置效率,组织相同级别或能级的医院间的有机组合、资源共享。

(二)公立医院管理体制改革("管办分开")

2009年国家医改方案中明确将"管办分开"作为公立医院管理体制改革的核心内容。政事分开,管办分开,就是把政府的公共管理职能和作为出资人的职能分离,强化政府社会管理和公共服务职能。"管办分开"的"管"就是"管行业",侧重监管,履行规划、标准、准入、监督等职能,由卫生行政部门承担;"办"就是"办实业",侧重举办,履行内部管理、日常运行、经营发展等职能,由办医主体承担。

我国公立医院"管办分开"的改革探索始于21世纪初,自2005年起,北京市海淀区、上海市、无锡市、成都市等地相继开展了区域范围的卫生系统"管办分开"改革探索。管办分开后,各地办医主体主要从四个方面探索建立出资人制度:①通过建立现代医院管理制度,推动公立医院管理体制和运行机制改革。②运用规划管理手段和资源聚集优势,提升医院的整体运行效率。③加强医院的软硬件建设,提升医院的核心竞争力。④优化医院服务流程,规范服务行为,缓解人民群众看病就医突出问题。有的还积极探索建立群众监督委员会、卫生行政部门和其他政府部门等多方共同参与的外部治理架构。

(三)公立医院补偿机制改革

长期以来政府对公立医院的投入不足,并执行低于成本的医疗服务价格,由此形成的"以药养医"的公立医院补偿模式,也被认为是造成公立医院公益性淡化和"看病贵"的重要原因,补偿机制的改革成为公立医院改革的难点和重点。2009年国家医改方案明确提出将公立医院补偿由服务收费、药品加成收入和财政补助三个渠道逐步改为服务收费和财政补助两个渠道,也就是说补偿机制改革的主要举措是增加政府投入、调整医疗服务价格和取消药品加成。政府负责公立医院基本建设和大型设备购置、重点学科发展、符合国家规定的离退休人员费用和政策性亏损补偿等,对公立医院承担的公共卫生任务给予专项补助,保障政府指定的紧急救治、援外、支农、支边等公共服务经费,对中医院(民族医院)、传染病医院、职业病防治院、精神病医院、妇产医院和儿童医院等在投入政策上予以倾斜。加强政府对公立医院的投入,引导公立医院加强公益性和专业化管理,通过制度设计激励公立医院在保证服务质量的同时保持较高的服务效率是顺利推进补偿机制改革的关键。

(四)内部绩效考核和评估

绩效考核是指组织按照既定的战略目标,运用一定的标准和指标,对员工的工作行为及取得的业绩进行评估,并运用评估结果对员工未来的工作行为和业绩产生正面引导的过程和方法,目前已被普遍引入医院内部管理体制。开展医院内部绩效考核和评估是提高管理效率,降低运行成本,改善服务结果及科学合理分配人员薪酬的重要举措。

大多数二、三级医院都结合各自实际建立起了内部绩效考核和评估指标体系,以及与之相配套的收入分配制度。公立医院内部医院绩效考核和评估指标多围绕医院公益性、患者满意度、服务量、服务质量、资源利用效率、可持续发展能力等维度展开。考核和评估的常用方法包括目标管理法、360°绩效考核法、关键绩效指标法、平衡计分卡法等。指标权重设定和测量常用的方法包括以德尔菲法为代表的专家咨询和以数据包络分析、秩和比法等为代表的数理统计方法。在具体指标值采集上,基于医院信息系统的客观指标采集占据主导地位。此外,按绩效支付理论和按疾病诊断相关组分类也在医院的内部绩效考核和评估中扮演了重要的角色。

(五)公立医院内部运行机制改革

公立医院的内部运行机制是指在现有管理体制下,基于一定的政策环境、资源配置结构、卫生筹资方式和保障制度约束,医院按照客观规律组织实现政策目标的方式和途径。2010年,《关于公立医院试点改革的指导意见》指出公立医院内部运行机制改革的内容主要包括以下几方面。

(1)完善医院内部决策执行机制,完善院长负责制,按照法人治理结构的规定履行管理职责,严格执行"三重一大"决策制度;实施院务公开,推进民主管理。

(2)完善医院组织结构、规章制度和岗位职责,推进医院管理的制度化、规范化和现代化。

(3)完善医院财务会计管理制度,严格预算管理和收支管理,加强成本核算,加强资产管理,建立健全内部控制,探索实行总会计师制度。

(4)深化人事制度改革,完善分配激励机制,科学合理核定人员编制,建立健全内部绩效考核和薪酬分配制度,充分调动医务人员的积极性。通过公立医院的内部运行机制改革,加强医院的专业化、精细化和规范化管理,注重社会满意、学科建设、服务质量、服务效率,促使公立医院的发展模式由粗放扩张向注重内涵转变。

(六)医院流程再造

1990年哈默尔首次提出业务流程再造,核心是改变以往组织中按职能设置部门的管理方式,代之以面向顾客满意度的业务流程为中心。流程再造被引入医院,目的是以业务流程再造理论为指导,以"流程导向"为目标,以"顾客满意"为标准,运用现代人文手段,通过建立流畅的服务链,对医院内所有的工作流程及医院外的沟通流程加以改造,以达到改善服务、适应患者需求和降低成本的目的。在实施医院流程再造的过程中,需要关注的关键环节主要有以下3个:①与患者关系最密切的流程。②不合理的、无价值的流程。③最能获得医护人员支持和参与的流程。在我国,医院流程再造的研究和发展的目的在于促使医院建立真正以患者为中心的服务流程,使患者从入院到出院全程成为一个完整通畅、快捷优质的服务通道,从而提高患者与医务人员的满意度。

(七)信息化支撑的医院精细化管理

医院精细化管理是现代医院管理的基本要求,信息化则是实现医院精细化管理的重要支撑。近年来医院都相继建成了医院信息系统、临床信息系统、实验室信息系统、放射信息管理系统、医学影像信息系统等及通过区域卫生平台实现医院间的互联共享,并向标准化、区域化、集成化、智能化方向发展。应用信息化手段辅助管理决策,推动医院管理向专业化、科学化和精细化转变。基于医院信息化平台的精细化管理主要包括以下三个方面。

1.精细化质量管理指标体系

包含反映医院各种精细化管理制度的量化指标,并保证各项管理制度能通过体系中的指标得到彻底的贯彻执行。

2.信息化基础支撑体系

在精细化管理的实施过程中,首要任务是确保从医院各类信息系统(医院信息系统、临床信息系统、实验室信息系统、医学影像信息系统)等基础支撑体系中抽取源数据的可得性、正确性和完整性,通过精细化的业务数据科学、客观、准确地反映医院运营中各个层面的真实状态。

3.精细化质量管理的应用系统

依托信息化平台的各类业务应用,必须与医院自身的管理思路及相应的制度建设高度契合,以保证精细化管理的持续性和发展性。

(八)住院医师规范化培训

住院医师规范化培训是指医学专业毕业生在完成医学院校教育之后,以住院医师的身份在认定的培训基地接受以提高临床能力为主的系统性、规范化培训。作为毕业后医学教育的一个重要组成部分,住院医师规范化培训是医学生成长为合格临床医师的必由之路,对保证临床医师专业水准和医疗服务质量具有极为重要的作用。1993年颁布的《临床住院医师规范化培训试行办法》,正式对住院医师规范化培训工作作出规定。2009年国家医改方案也明确将住院医师规范化培训制度列入当年5项重点改革任务中。住院医师规范化培训的推行包含确定招收对象、培训内容和模式,遴选培训基地,实施培训招收和考核认证等内容。在机构编制核定、人员待遇、学位衔接和经费保障方面都需要相应的配套政策支持。上海等公立医院改革试点城市已分别结合实际,探索建立起了住院医师规范化培训制度。2014年1月16日,7个部门联合出台了《关于建立住院医师规范化培训制度的指导意见》,对全国范围内全面启动住院医师规范化培训工作提出了具体要求。

(九)医师多点执业

为解决我国卫生人力资源配置总量不足且结构不均衡的问题,2009年国家医改方案中明确提出研究探索注册医师多点执业。同年9月,国务院卫生行政主管部门也下发了关于医师多点执业有关问题的通知,医师可以在两个以上医疗机构从事诊疗活动即多点执业。政府希望通过行政规定鼓励和推动医师多点执业政策的实施,以促进医疗资源合理流动,在让更多患者享受到优质医疗资源的同时,也让广大医师最大限度地发挥自身价值,获得更多收益。

医师多点执业在我国尚处于探索试行阶段,在政策实施过程中还有诸多配套问题需要完善并同步推进,主要有三个方面。

(1)完善修订《执业医师法》等相关法律法规,明确医师多点执业的法律保障。

(2)健全完善相关配套制度,包括健全医疗质量管理制度、建立医师风险保障制度和改革医师人事管理制度。

(3)完善医师执业监督管理,既发挥卫生行政部门对医师多点执业行为的有效监管,也要发挥医师协会等行业组织的自律监督。

(十)医患关系改善与医疗纠纷处理

医患关系是医疗活动中基本的人际关系,是以临床医师为中心的医疗服务供方和以患者为中心的医疗服务需方在医疗服务过程中形成的相互影响、相互制约的特殊关系。近年来,医患关系日趋紧张。据统计全国平均每年、每家医疗机构发生医疗纠纷的数量多达40起。尤其近年来,医疗纠纷数量逐年递增,许多医疗纠纷演变为恶性的伤医、杀医事件,甚至出现职业"医闹",严重扰乱了正常的医疗秩序,医院在处理医疗纠纷的过程中牵涉了大量的人力、物力。2002年颁布的《医疗事故处理条例》中规定,处理医疗纠纷有协商、行政调解和司法诉讼三个途径。但在实践中行政调解运用较少,多地也引入了以司法部门主导设立的医患纠纷人民调解委员会(简称医调委)的第三方调解机制帮助处理医疗纠纷。面对日趋紧张、信任缺失的医患关系,目前在处理医患纠纷的实践中医患关系的社会属性越来越受到关注,提出运用社会工作理论解决医患纠纷。医务社会工作是指在医院中运用社会工作的专业知识和技术,为实现患者康复的目的开展一系列包括与疾病的预防、治疗、康复有关的社会和心理方面的专业服务,充分体现"以患者为中心"的服务理念,成为患者、家属、医务人员、医院管理者和社会各方沟通的桥梁,大力开展医务社会工作已成为构建和谐医患关系的重要策略。

(宋　楠)

第四节　医院功能与医院服务

一、医院的功能

医院的功能也就是医院的任务。《医疗机构管理条例》指出医疗机构(含医院)是以尊重生命,救死扶伤,维护和保证公民健康为宗旨,要以患者为中心,在提高医疗质量的基础上,保证教学和科研任务的完成,并不断提高教学质量和科研水平。同时做好预防、指导基层工作。国外有的将医院功能分为照料病员、培养医师及其他人员、增进大众健康和推进医学的研究四个方面。医院的基本功能应如下。

(一)医疗

医疗是医院的主要功能。医院医疗工作以诊疗与护理两大业务为主体,医疗与辅助业务密切配合,形成一个医疗整体,为患者服务。医院医疗一般分为门诊医疗、住院医疗、康复医疗和急救医疗。门诊、急诊诊疗是第一线,住院患者诊疗是重点。

(二)教育培训医务人员及相关专业人员

医学教育有个显著的特点,就是学校只是医学教育的一部分,必须经过毕业后医学教育才能培养成为一个合格的医师。临床医学是实践医学,医院是住院医师的规范化培训和专科医师培养的基地。临床研究生的培养也是大型医院,尤其是教学医院的基本任务。医院必须具有对全体医院工作人员进行培养教育的功能。发挥这一功能才能不断培育专业医务人才队伍,提高业务技术水平,提高医疗质量。此外,教学医院还要承担临床教学的任务。

(三)开展科学研究

医院是集中进行医疗实践的场所。医院开展科学研究是提高业务水平的需要,如开展新业务、新疗法,要先进行实验研究,取得成果,然后用于临床,对临床研究,往往能对医学发展做出贡献,提高医疗质量。医院在医疗实践中蕴藏着无数的研究课题,医院必须具有临床医学研究的功能。

(四)预防保健和社区医疗服务

医院不仅单纯为了治疗患者,必须进行预防保健工作,开展社区医疗服务,成为人民群众健康服务活动的中心。要扩大预防,指导基层,开展健康咨询、门诊和住院体格检查、疾病普查、妇幼保健指导、卫生宣教等业务。同时还要开展计划生育的技术工作,医院必须对社会保健做出自己的贡献。

(五)康复功能

医院的康复功能日益受到重视。事实上,康复范围不只是康复各种治疗,其涵盖范围相当广泛,其主要目的与功能分别是:第一要让每一位患者能在生理上完全康复,第二是使每位患者在心理上完全摆脱创伤,第三则是使患者能早日回归社会,第四是使患者发挥其原来之角色功能,而不是留下任何疾病之阴影,第五为预防患者再患同一伤病而住院。

以上五项功能不是各自孤立的,而是相互联系、相辅相成的。也不是并列的,而是以医疗为中心,医疗与其他四项功能相结合,围绕医疗工作统筹安排,才能全面完成医院各项任务。

二、医院的服务

医院是以诊治疾病、护理患者为主要目的的医疗机构,是对公众或特定人群进行疾病防治和保健康复的场所。医院以患者和一定的社会人群为主要服务对象,以医学技术为基本服务手段,以满足医疗保健需求为主要服务内容,以蕴含生命健康和安全的医疗产出和非物质形态的健康服务为主要服务形式。医院服务,从内涵上看,包括技术性服务和功能性服务;从外延上看,可分为疾病诊疗康复服务、亚健康人群的保健服务、健康人群的疾病预防服务等。医院服务是一种特殊的公共产品,医院是产品的提供者,医务人员是产品的生产者,患者是产品的使用者,社会是产品的受益者。

作为典型的服务单位,医院服务与其他服务又有着本质的差异。医院服务的特性如下。

(一)无形性与易逝性

医院服务在本质上是一种行动、过程和表现,不是实物。医院服务很难向患者进行具体展示,医院服务的需求和供给是同时显现的。因此医院服务尤其是急诊服务具有地域性。医院服务很难用专利等手段加以保护,新的服务项目可以轻易地被仿效。未接受服务的患者很难感知和判断其质量和效果,对医疗服务质量进行客观评估,往往根据医务人员、服务设施和环境等有形线索来进行判断。患者为了减轻医疗服务的风险,通常相信亲朋好友的推荐、医院在社会上的声誉及他们自己过去的就诊经验。

医院服务不是有形产品,不能被储存、返修或返工。医务人员的技术、技能不实际操作,就会生疏荒废。医院的服务能力不及时应用到诊疗服务之中,不转化为实实在在的服务,就没有价值,就意味着资源的流失和浪费。这要求医院在对医疗需求进行科学分析的基础上,合理确定医院的适宜规模,配备医务人员、医院设施和医疗设备。

(二)专业性与伦理性

医院服务是知识密集型产品,是多种思维劳动的综合产物。由于医院服务关系到人的生命安危,所以法律上规定只有具备专门的知识、受过专门训练的医疗专业技术人员和具备法定条件的医疗机构,才能作为医疗服务的提供者或经营者。

由于绝大多数患者不具备医疗专业知识,很难对自己的医疗需求、服务内容和服务质量做出科学的判断,不得不依赖医疗专业技术人员的专门知识和技能。医院服务的提供者完全可能操纵患者的医疗需求,甚至可以创造医疗需求。医务人员与患者在对疾病的认识程度上极度不对称,医务人员在心理上具有绝对优势。提供者可以利用技术上的垄断地位和需求者的紧迫需要而单方面决定服务的内容和服务质量。另外,患者在疾病的诊治过程中需要把自己身体的隐秘部位暴露给医务人员,把自己的一些隐私告诉医务人员。所以医院服务具有很强的伦理性。医院服务的专业性和伦理性,要求医院的医务人员,树立以患者为中心的理念,发扬救死扶伤、人道主义精神及对医疗事业无私奉献的价值观念,具备高尚的医德情操和道德素养。

(三)社会性与公益性

医院肩负着重要的社会功能,医院的服务具有社会性。医院的功能,不仅仅体现在诊治某个患者的个体效果,重要的是要看它的社会效果。医院的社会功能主要体现在:①维护和增进人类健康。人类的繁殖、出生、发育、疾病、衰老、死亡是一个自然过程,这一过程日益需要医疗活动的干预和影响。所以医疗保健已成为人类社会生活中必不可少的条件。②保护和增强社会劳动力。医疗的最佳效果是使患者重返社会,参加精神文明和物质文明建设。医疗工作是直接为生产力的基本要素之一劳动力服务的,它的作用只对劳动者的自然属性发生作用,不直接影响劳动者的社会属性。③社会适应不良的调节。医疗能够帮助个人暂时离开所处社会环境,缓和精神上的紧张,补偿社会功能上的缺陷。④完善社会健康体系。医院的任务,是以医疗为中心,同时开展社会预防。要求临床医师在日常医疗的各个环节中体现预防观点,落实预防措施,完成预防任务;要求医院扩大服务范围,从院内服务扩大到院外服务,从技术服务扩大到社会服务,为完善社会健康体系作贡献。⑤调剂社会公益、福利。医疗卫生事业是政府实行一定福利政策的社会公益事业,医院等卫生机构均获得政府或社会组织一定数额的事业补贴经费,因此起着促进或延缓社会财政对公共事业的补偿或其他特殊分配的作用。

医院服务包括预防保健、疾病诊疗等内容,其中预防保健由社会人群共享,属于公共服务;疾病诊疗虽然都有具体的服务对象,但也属于准公共服务。因此,医院服务的公益性不容置疑。医院是社会保障体系的一部分,医院服务首先要强调的是其社会效益。医院在为社会服务的时候,对患者要不分贫富贵贱,要一视同仁。医院服务的公益性决定了其必须坚持社会效益与经济效益的统一,在确保社会效益的同时讲求经济效益,以增强医院实力,提高为医疗服务的水平与效果。提高经济效益的根本途径在于提高医疗服务的水平与质量,注意投入与产出的合理比例。

(四)随机性与连续性

人们什么时候生病,生什么病,或疫情什么时候发生,多大规模,都是事先很难准确预料的;同时每一位患者都有个体化的表现。因而医院服务的需求与供求与供给都具有很大的随机性,既不可能像一般日常生活消费品那样有计划地消费,也不可能像工厂那样按标准程序进行大批量商品的生产。在医院必须强调时间就是生命,在治疗与抢救患者过程中要分秒必争。医院要方便患者就医,节假日往往是多数患者可以自由支配的时间,医院服务不应该有节假日之分,必须是24小时服务。

医院接受患者就诊、病情观察与治疗要求连续不间断,各种工作安排都应适应医疗工作连续性要求,医院必须为患者提供连续的不间断的医疗服务。

(五)生产与消费的同一性

医院服务具有生产与"消费"不可分离的特点,服务人员向患者提供服务之时,也正是患者"消费"服务之时。医院服务的完成,实际上是医务人员和患者互动配合,共同与疾病斗争的结果。因此患者在接受治疗时,不是被动无关的,他是医务人员的重要协作者,医疗的质量不完全由医师决定,而是很大程度上受双方的合作意识、指导接受能力与参与配合程度的影响。医院服务的同一性决定了患者在医疗服务质量评价中起十分重要的作用。

(六)广泛性与层次性

医疗服务面广,各行各业、男女老少,在产生医疗需求时,不得不选择医院的服务。尽管人们都希望最好是"别有病",但是一旦有了病,就必须去医院看医师。当然也有许多人由于各种原因,生病后没有及时就诊,这样医院就存在着大量具有潜在需求的患者。如果医院还是等患者上门,那么,医院起不到对疾病的预防作用,也使患者的疾病得不到及时发现、及时治疗,较难取得医疗效果。

医院服务的层次性主要表现在:①核心服务是医院服务的最基本层次,也就是患者需求的物质或服务的利益。例如患者到医院看病是为了诊断病情,寻找治疗方法,得到高质量的治疗,尽快解除病痛,获得康复。②形式服务即患者需求的医疗服务实体或外在质量。如医疗服务的项目、技术水平、设备条件、治疗质量与效果,能否满足患者的不同需求。③附加服务即患者需求的医疗服务延伸部分与更广泛的医疗服务。如医学知识的介绍、病情咨询、服务承诺、就医环境、生活方便舒适程度等。

(七)异质性与不确定性

医院服务由医院员工提供,同时需要患者的积极参与。医疗服务质量取决于很多服务提供者不能完全控制的因素,如患者清楚表达的能力、员工满足患者需要的能力和意愿、患者间的相互作用、患者对服务的需求程度等。同样的疾病对于不同的个体,症状、体征都不会完全一样,同样的病用同样的药在不同个体的反应是不一样的,有的反应常常不可预知。同一位医务人员、同一个诊疗环境、同一个病种、同一个诊疗方案,对于不同的患者,都可能产生不同的疗效,表现为不同的服务质量。实践中,导致医院服务异质性的原因主要有三个方面:一是医务人员的原因,由于心理状态、服务技能、努力程度等的不同,同一家医院中的医务人员提供的服务是有差异的,即使同一位医务人员提供的服务在不同的情况下在质量上也可能会有差异。二是患者的原因,如患者知识水平、经济水平、个人体质等不同,直接影响服务的质量和效果。三是医务人员与患者间相互作用的原因,即使是同一位医务人员向同一位患者提供的服务,也可能会因双方当时的情绪等原因而存在差异。

医院作为提供医疗服务的组织还具有卫生服务组织所共有的特性,例如定义和衡量产出较为困难、服务工作多变而且复杂、大多数工作紧急且不容延误、工作几乎不允许含糊和出错、组织内部各个部门和岗位高度相互依赖并且要求高度协调等。

(侯　艳)

第五节　医院管理者

一、医院管理者的角色

管理学大师亨利·明茨伯格1973年在其巨著《管理工作的性质》中,对管理者的角色和作用进行了多方面的研究和论述。他通过大量的、长期的观察和研究,得出结论:一个管理者同时起着不同的作用。这些作用和工作可归纳为三个方面:人际关系方面的角色,信息情报方面的角色和决策方面的角色。

(一)人际关系方面的角色

着重于人际关系的建立与维系,具体包括下列三种角色。

1.代表人

管理者是组织机构的象征,作为组织机构的代表人有责任和义务从事各种活动,如会见宾客、代表签约、剪彩、赴宴等,有些属例行公事,有些具有鼓舞员工士气的性质。但全都涉及人际关系的活动,没有一项涉及信息处理或决策。医院管理者是其所管理的医院或部门的名誉领袖,在我国目前绝大多数的公立医院中,院长是医院的行政首长和法定代表人,有权履行相应的责任和义务。

2.领导者

领导者负责对下属激励、任用、培训和沟通。管理者通过领导角色将各种分散的因素整合为一个合作的整体。医院员工多为具有一定专业知识和技能的知识分子,作为医院管理人员,要具备很强的影响力,要根据医务人员个体的需求和群体的文化特点采取适宜的激励手段,讲究领导艺术,培育团队精神,构建相应的医院组织文化,以提升医疗服务水平,履行医院社会功能。

3.联络人

联络人负责同他所领导的组织内外无数个个人和团体维持关系,建立和发展一种特别的联系网络,将组织与环境联结起来。医院的服务对象是人,需要与各行各业打交道,医院的运营与社会环境关系密切。医院是由多部门、多专业、多岗位构成的较为复杂的组织机构,医院工作协作性强,这就需要医院管理者具有较强的协调能力。

(二)信息方面的角色

管理者在其组织内部的信息传递中处于中心地位,事实上是组织的"中枢神经",其既是获取外部信息的焦点,也是传递信息的来源。信息角色包括下列三项。

1.收集者

作为收集者,其角色是寻求信息,使其能够了解组织内外环境的变化,找出问题和机会。医院的运营需要分析和掌握大量的信息,这些信息包括:政策信息、市场信息、科技信息、医院内部运营信息、员工思想动态、部门和员工绩效等。医院管理者要善于通过各种有效途径收集和分析处理信息,善于进行科学的调查研究,善于通过信息的处理寻找存在的问题和发展机遇,制定发展战略,采取相应的管理措施,保证医院各项工作正常进行,促进医院健康发展。

2.传播者

将收集到的信息传播给组织的成员。医院管理者涉及的信息有的是关于事实的客观信息,有的是关于价值的主观信息。管理者通过信息的传播有效沟通,以激励和约束下属,指导下属正确决策,指挥下属有效执行。

3.发言人

医院是面向社会的开放式组织,是人群密集的公共场所,医院的运营状况与民众生活、社会稳定密切相关,医院的服务能力和医疗水平备受社会关注。医院管理者应该承担发言人的角色,代表医院或相应部门对外发布信息,以期争取社会公众、利害关系人的理解与支持,维护医院的社会形象。

(三)决策方面的角色

管理工作中最重要的部分也许就是担任决策角色。医院管理者对其管理的医院的战略决策或部门机构的工作运转系统负有全面的责任,医院管理者的决策职能十分重要。包括以下四个主要角色。

1.战略决策者

医院管理者,特别是院长作为医院战略决策者,是医院发展战略和改革创新的设计者和发起者,需要按照医院所有者及其代表的意志,控制战略目标实现和改革创新的活动进程,发现并利用各种机会,促进医院组织的变革。

2.资源分配者

资源分配是组织战略制定的核心,战略是由重要的组织资源的选择决定的。进行资源分配是医院管理者必须承担的角色。这里所说的资源包括人力、资金、物质材料、时间及信息。

3.协商谈判者

医院在其运营过程中,不可避免地与外界发生各种关系,代表医院与相关组织和人士进行协商和谈判,进行资源的交易是医院管理者必须承担的角色。

4.危机管理者

医院工作具有较高的风险性,医疗事故、医患纠纷及未预料的事件均有可能发生,医院管理者应该是出色的危机管理者,善于进行危机或组织冲突的处理和解决。

二、医院管理者的能力

我们已经进入了科技创新和信息时代,知识经济也日渐兴盛。新时代的管理者应以怎样的管理理念、方法、手段、技能,迎接挑战?毋庸置疑,时代的发展对管理者的技能提出了更高的要求。管理者除具有专业知识、管理理论、心理学知识外,更要注重能力的培养。

(一)表达力

演讲与口才对医院管理者来说,其重要性不言而喻。过去那种"皇帝的女儿不愁嫁"的观念已经被彻底淘汰了,实事求是地宣传医院和个人,有利于提升医院和个人在公众中的知名度,也是管理者良好感召力的体现。在构建医院内部和谐的环境中,最佳的表达力和沟通技巧,是管理者与职工交心换心的最好时机,也能起到激励员工和协调工作的作用。表达力又可分为语言表达能力和文字表达能力。语言表达能力,就是通过说话表达主题思想的能力。在实际工作中,有的不会说话或说了半天对方不知表达什么问题,特别是向上级有关单位反映诉求时,不能突出主题,逻辑混乱,既浪费了有限的时间,又引起对方的不满。影响语言表达能力的方面主要有:①信息不准或问题把握不清,有畏惧心理。②思路不清晰,目的不清楚,主题不明确,反复废话太多。③在与人谈话时,口齿不清楚,语言不简洁,观点不明确,条理不清楚。④没有针对不同谈话对象,采取不同的表达方式。

文字表达能力包括专业论文的书写、公文写作、总结、发言稿件写作等。特别是公文写作,我们的上级机关是政府有关部门和官员,政府行政办公有它的一套程序,不掌握公文写作的特点和要求,会因公文写作要点不清,文笔不畅,格式不对影响办公效率,失去宝贵的时间和机会。

(二)分析力

分析力是医院管理者所要具备的素质之一。首先,要熟悉党和国家的方针政策。知晓国家法律规章和管理办法,有一定的理论修养,从讲政治的高度,洞察形势的发展变化,在错综复杂,风云突变的情况下不迷失方向,客观地、全面地分析形势和自身的优势与不足,做出正确的判断分析,选择正确的方向。其次,信息是提高分析力的重要保障,是医院管理者进行分析和科学决策的基础和依据。现代管理的重心在经营,经营的中心在决策,决策的前提在预测,预测的基础是信息。要善于搜集信息,积累信息,分析信息和使用信息,只有获取真实的信息,通过分析和判断,才能发挥信息的作用,为分析提供可靠的依据。最后,要善于思考问题,思考应把握全局的原则,防止片面性,盲目性,要通过问题的现象看到问题的本质,把前因后果联系起来,从政策的出台背景,所采取的措施,应达到的目的进行综合分析,找出事物的发展规律,不断提高分析问题和解决问题的能力。

(三)领导力

领导力是引领与影响个人和组织,在一定条件下实现某种目标行动过程的能力。领导是一个行为过程,而致力于实现这个过程的人就是领导者。一个有能力的领导会给医院和职工带来成功的希望,使人们对他产生一种敬佩感。敬佩感是一种心理磁石,它会吸引人们自觉地去接受影响。在当今高度信息化和严峻的市场竞争形势下,领导者应具备九种新能力。

1.核心竞争能力

核心竞争能力是在一组织内部经过整合了的知识和技能,尤其是关于怎样协调多种生产技能和整合不同技术的知识和技能。它首先应该体现为一种文化力。医院管理理论发展到现在,医院文化在医院管理中的作用越来越受到重视,医院文化是医院特有的,是医院在长期发展过程中逐步积累、提炼出来的,是其他医院无法模仿的。其次,是学习能力,面对形势的变化,能否做出快速的反应,能否及时调整自己适应新形势,都要靠学习。不会学习就不会工作,也就无从创新和发展,培养学习型医院是当今医院管理者最关心的一个问题。再次,是创新能力,创新是医院发展的动力,医院只有创新才会发展,才会有突破。最后,是实践能力,凡成功的医院都是重视实践,光说不练是不行的,任何优秀的思想和计划都要靠行动来变为现实。

2.战略主导能力

置身于日益复杂的生存环境,面对日益激烈的生存竞争,医院要保持可持续发展,应该由销售主导型经营方式向战略主导型经营方式转变。转变经营方式是一项长期复杂的任务,先要在思想观念上更新。当环境发生变化以后,原来的新观念则成了旧观念,原来是发展动力,现在则是发展的阻力。管理者应站在全局的高度,以战略的眼光分析目前和未来的发展趋势,不要被眼前利益所驱动。

3.互动影响能力

在现代医院管理中,医院管理者担当着不同角色,如外交家、宣传家、教育家、观察家、调解人等。这些角色无不需要领导者与其他群体成员产生互动,而互动的结果并非取决于职权等级关系,领导者的影响力才是其中的关键。

领导者的影响力,就是领导在领导活动中,有效地影响和改变被领导者的心理与行为使之纳入群体活动目标轨道的能力。也就是领导的状况和行为在被领导者身上产生的心理效应。在领导与被领导者的关系中,领导起主导作用,领导如果不能影响或改变被领导者的心理和行为,就很难实现领导功能,群体目标也很难达到。

4.自我调控能力

这表现在日常工作中对事态的发展、对人的控制上,更表现在关键时刻的胆略和才智对局势的控制上。冷静处事,是为人的素质体现,也是情感的睿智反应。生活是有太多的逆境,它是生活中的偶然。但是在理智面前,偶然总会转化为令人快慰的必然。

以冷静面对社会,有利于顺境与逆境中的反思,可既利社会又利自己;以冷静面对生活,有利于苦乐中的洗练,可尽享人生中的惬意;以冷静面对他人,有利于善恶中的辨识,可亲君子而远小人;以冷静面对名利,有利于道德上的筛选,可提高人品和素质;以冷静面对坎坷,有利于安危中的权衡,可除恶果保康宁。冷静,使我们大度、理智、无私和聪颖。冷静,是知识、智慧的独到涵养,更是理性、大度的深刻感悟。

5.动态决断能力

超脱是领导工作的一个重要原则,但在一些特殊情况下,领导者又不能不介入下级的工作,否则就可能造成失误,甚至犯失职性错误。那么,在什么情况下需要介入下级的工作呢?①特殊性事件。有些事件发生突然,影响面大,力度强,又很敏感,处理不好会造成很坏后果。在这种情况下,领导者视情况直接过问,甚至越级指挥都是必需的。②复杂又难以预测的重大工作。有些工作事关重大,或受各种客观条件的限制,无法弄清工作的环境和背景;或工作本身过于复杂,又没有足够手段证实其科学性。③特殊时期。历史或工作进程处在发生重大变化的阶段,领导者面临许多关系全局的重大问题,只要有一件或一个环节处理不当,就可能造成巨大损失或失败。④关键性大事。事务本身关键,或事务处在某个关键点上,处在一触即发状态,因为关系重大,领导者必须介入。⑤某个局部出现严重问题,其自身已无力解决,这时主管领导必须亲自前往处理,或向上级请求派工作组全权解决。

6.创新思维能力

一个民族要对人类做出贡献,列于世界先进民族的行列,这个民族必须具有强烈的创新意识、全面的创新精神和能力。其中,创新意识、创新能力的养成是关键的,是核心的方面。

在知识经济条件下,医院的竞争力大小,取决于其创新力的强弱,医院的创新力包括以下几个方面。

(1)品牌创新。一方面要求根据时代的发展和竞争的变化对品牌的设计和使用加以更新,另一方面要根据医院的发展,扩大品牌的知名度,争创全国品牌和国际名牌。

(2)服务创新。服务是有形技术的延伸,能够给患者和公众带来更大的利益和更好地满足,因而越来越成为医疗的一个重要组成部分。服务创新就是强调不断改进和提高服务水平和服务质量,不断推出新的服务项目和服务措施,力图让患者达到最大的满足或满意。

(3)战略创新。即技术陈旧战略,是医院根据市场需求变化规律有意识地淘汰旧观念、落后的管理手段和技术,推出新技术和手段的战略,通过医院自己对技术和手段加以否定而不断注入"新鲜血液",使得医院发展曲线呈平稳上升态势。

(4)知识化创新。知识化创新是知识经济发展的产物,是知识经济相适应的一种新观念。它高度重视知识、信息和智力。凭知识和智力而不是凭经验在日益激烈的市场竞争中取胜。

(5)发展趋势创新。要顺应国内、国际大趋势,朝着多样化、多能化、简便化、舒适化、环保化方向发展,并注重实施医院整体概念的发展战略。

7.现代流通能力

随着经济结构的调整和多样化、个性化消费需求的出现,使经济社会对物流的需求发生了质的变化,实行科学的物流管理已成为降低成本、提高效益的最重要途径之一。要改变过去重采购、轻流通;重现金流、轻物流的传统观念,应充分利用第三方物流的作用,减少药品、耗材、被服等物品在采购、仓储等环节所造成的损失。

8.多元思考能力

思维即是财富,这是林语堂先生说过的一句话。古人曰:"行成于思"。没有思维上的变动就不会产生行为上的变化,也可以说,人类历史上的所有新东西都是从思维创新开始的。市场竞争,实际上是人才的竞争和思维能力的竞争,只有充分发挥人的聪明才智和创新能力,在医疗质量、患者安全、外部环境、内部和谐、建立评价评估体系、再造服务流程、引进和开展新的技术和手段等方面进行多元化思考,才能使医院保持领先的地位,永远立于不败之地。

9.人力资源管理能力

人力资源管理的含义为:一个组织对人力资源的获取、维护、激励、运用与发展的全部管理过程与活动。现代人力资源管理的本质就是了解人性、尊重人性、以人为本。对于一个医院来讲,把劳动人事管理上升到现代人力资源管理,建立起能够吸纳人才和激发员工积极性与创新性的管理机制,有利于医院把人力资源作为一种财富来开发挖掘和积累升值,有利于医院的全面发展和持续发展。

三、医院管理者的管理风格

医院的可持续发展和保持旺盛的生命力,与医院管理者的风格有密切的联系,在激烈的竞争中要管理好一所医院,与管理者风格、管理水平、管理技能是分不开的。

(1)要具备专业知识、管理知识和其他辅助知识,懂政策、懂技术、懂管理。及时了解和掌握党和国家现阶段对卫生工作的有关方针、政策及有关规定,掌握现代化的管理理论、方法、手段,把社会科学知识与自然科学知识结合起来,把系统论、运筹学、经济学、信息论、行为科学、控制论等逐步运用于管理之中,真正做到按管理科学规律办事,努力使自己成为医院管理的行家里手,熟读政策的高手,驾驭工作的能手。

（2）坚持以人为本的管理理念，推行人性化管理，形成良好的团队精神和医院文化，营造一个和谐、团结、协作、健康、向上的工作氛围。放弃本位主义，作职工的朋友，理解职工、尊重职工、宽容职工，与职工平等相待，向职工问计问策，虚心请教，听取批评和建议，充分调动职工的主动性、积极性，使职工具有主人公的责任感，从工作中获得物质和精神利益的享受。

（3）不谋私利，秉公办事。管理者要有正确的权力观和政绩观，权力只能为全体职工的根本利益服务，定政策、办事情都要以医院发展和全体职工的根本利益为出发点和落脚点。成绩是全体职工共同努力得到的，不能为了政绩，盲目发展以损害医院和职工的切身利益换取自己的荣誉。更不能争名夺利，在职工中失去威信，只有淡泊名利，一心为公，才能赢得广大职工的支持和拥护。

（4）处事果断，敢于承担责任。管理者在大是大非面前，应旗帜鲜明、态度明确、拥护党和国家、医院和职工的利益。在工作中勇于承担责任，鼓励职工在技术上大胆探索和实践，要善于团结和带领领导班子成员一起工作，要虚怀若谷、宽宏大量，不斤斤计较权力之争。特别是团结那些提出反对意见或意见提错了的同志一起共事。在日常管理中不居高临下，不伤害职工的自尊心，批评时要掌握方式、方法，正面引导，以理服人。

四、医院管理者的人格

良好的人格形象可使他人钦佩、敬仰而产生模仿意识。一个完美的形象，外在表现是语言、行为符合职业道德的要求，内在的表现是靠心理作用有意识地控制自己的表情、动作，调整情绪，以适应管理者不同角色的转换。首先，医院管理者要表现出强烈的事业心和责任感，树立"以患者为中心"的服务理念，处处起模范带头作用，以热情、诚恳、宽容、积极的态度对待每一位职工，使职工感到亲切、信任、愿意和你沟通、共事，同吃苦、共命运，让职工由"要我去做"变成"我要去做"。其次，应该具有很强的情绪控制能力。一个医院管理者情绪的好坏，可直接影响整个医院的工作氛围和工作效率。管理者的情绪不单是个人的事情，将会影响下属和职能部门的工作人员。管理者的情绪变化无常、大起大落，让职工感到无所适从，造成不必要的误解，所以要学会控制情绪，遇事不乱，大智若愚。再次，应宽以待人、严于律己。人往往能够对别人的缺点看得一清二楚，在批评他人的时候，容易忽视自身的缺点。批评一旦超出所能忍受的范围，反而引起厌恶和反感，丧失说服力。对自己要严，对他人要宽，时时刻刻严格要求自己，身正不怕影子斜，别人会信服你，而诚心实意帮助职工，从关心、爱护的角度说服教育，以理服人，以德服人，职工就会感激你，尊重你的人格。最后，要诚实守信，言必行，行必果。信誉就是生命，诚实可信，言行一致，不说大话，严守信誉是与职工建立长期稳定工作关系的基础。职工最怕领导说了不算、承诺的事不兑现，时间一长逐渐失去了对领导的信任。管理者应该说话算数，说真话，说实话，承诺的事情一定要认真落实。即使是说了，但条件不成熟一时办不了的事情，也要向职工讲清原因，求得理解。只有在职工中树立讲信誉、守承诺、敢决策、重效果的人格魅力，才能在管理中达到政令通畅，人心所向，职工拥护，领导满意的权威效果。

（侯　艳）

第六节　医院组织结构与岗位设置

一、医院组织结构的概念和特点

医院组织结构是医院为实现组织整体目标而进行分工协作，在职务范围、责任和权利等方面进行划分所形成的结构体系。它反映了医院组织各部分的排列顺序、空间位置、聚集状态、联系方式及各要素之间的相互关系。医院组织结构应该具备目标统一性、稳定性和适时性的特点。

（一）目标的统一性

医院中的组织结构是通过各自承担的任务构成的管理体系，这个体系中的各个组织和部门都是为了实现医院的总目标而工作的。所有医院，不论是民营的还是公立的，不论规模大小，其共同目标都是救死扶伤，维护人群的健康水平，因此医院的一切工作必须以患者为中心，医院的组织结构也要体现这个中心目标。

（二）高度的稳定性

任何组织都需要高度的稳定性。对各级各类医院来说，其目标是一致的，其基本任务是相似的，其组织结构的基本职责是相同的。如医院部门都分为医疗、护理、医技、行政后勤等几大类别，诊疗单元分内、外、妇、儿、五官等科室。

（三）适时性

现代医院的组织结构不是一成不变的，而是随着组织内外部要素的变化而变化的。各医院可根据自身条件和工作发展计划，根据时代和社会发展的需要，对党群、行政后勤、业务管理等各体系及各业务部门进行调整。

二、医院组织结构的主要功能

所有的管理职能需要依托一定的组织才能实现，管理者都是在组织中工作的，组织的大小、规模、复杂程度等特性影响着管理者的管理成效。组织结构规定和制约着管理系统功能的性质和水平，限制着管理系统功能的范围和大小。医院的组织结构即是为达到医院的目标，由医院成员来实现的活动体，医院的职责和任务就是医院成员通过完成组织结构的功能来实现的。医院组织结构的基本功能可归纳为以下五个方面。

（一）指导功能

医院要达到既定的目标，保证其良好的运行，必须通过医院组织结构来实施贯彻相关的制度和章程。医院内部通过组织结构，各部门各司其职，上级的命令或者任务，通过组织结构，落实到医院各个负责部门，使之变成全体员工的行动。

（二）管理功能

管理就是用科学的理论及方法和行之有效的规章制度等推行医院的政令和计划，完成党的工作任务，使医院医疗、教学、科研、党务各项活动能够协调发展。管理功能涉及的领域很广，例如门诊管理、住院管理、护理管理、信息管理、人力资源管理等。

(三)服务功能

医院组织结构是为了完成医院的既定目标、任务而服务的,应坚持"领导为群众服务、后勤为医疗服务、医技为临床服务、全院为患者服务"的原则,在整个服务体系中应遵循"以患者为中心"的宗旨。

(四)协调功能

医院组织结构为保证完成既定目标,协调领导与群众、后勤与医务、科室与班组等各种工作关系,使其和谐的工作,避免冲突,提高功效,惯性运转。

(五)监督、考核和保护功能

协助领导对下属科室、班组及其工作人员按照医院的规章制度进行检查、考核,并保证医疗和财务安全,依法保障职工的合法权益。

三、现代医院组织结构类型

医院的组织结构与其他的组织结构一样,是权责分配关系构成的体系。医院的组织结构并不是一成不变的,它会随着医疗制度、医院战略、医院环境的变化而发生变化,医院的组织结构变革是基于服务患者、方便患者、满足患者的需要。因此,适时选择合理的医院组织结构是医院决策者面临的一大考验。医院组织结构模式的选择主要受医院任务目标、医院内外环境、技术和医院本身的特性影响,规模不同的医院之间组织结构存在差异,综合医院和专科医院的结构也有差异。医院常见的组织结构类型主要有以下几种。

(一)直线型组织结构

直线型组织又称单线型组织,它是使用最早,也是最简单的一种组织类型。特点是组织的领导人员对其所管辖的范围及其下属拥有完全的直接职权,一切指挥与管理职能基本上都由其执行,不设职能机构或仅有少数职能人员协助其工作。该组织结构的优点是结构简单,管理人员少,职责权利明确,工作效率较高。缺点是组织结构缺乏弹性,对领导的要求较高,要求领导人员通晓多方面的知识和具备较强的工作能力。这种组织只适用于规模较小、管理层次较简单的医院。

(二)职能型组织结构

它是按照分工原则进行设计的。这种组织结构的特点是医院各组织部门按照职能进行划分,实行专业化分工;由院长对各职能部门进行统一管理,高度集权。该组织结构的优点是结构简单、权力集中、指挥统一,易于医院实现职能目标。缺点是对外界环境的变化反应较慢;可能引起高层决策堆积、层级负荷加重;可能导致部门间缺少横向协调,对组织目标的共识有限,导致创新能力有限。这种组织结构比较适合于中小型综合医院及服务范围单一的专科医院。

(三)直线职能型组织结构

它是直线职能与参谋职能有机结合,按照组织和管理职能来划分部门和设置机构。这种组织结构的特点是:以直线为基础,在各级行政负责人之下设置相应的职能部门,分别从事专业管理,作为该领导者的参谋,实行主管统一指挥与职能部门参谋、指导相结合的组织结构形式。职能部门拟定计划、方案及有关指令,统一由直线领导者批准下达,职能部门无权下达命令或进行指挥,只起业务指导作用,各级行政领导人实行逐级负责,形成高度集权的组织结构。

这种组织结构把管理机构和人员分为两类:一类是直线指挥部门和人员,拥有决定和指挥权,并对该组织的工作负有全部责任。另一类是职能部门和人员(也称为参谋部门和人员),是直线指挥部门和人员的参谋,只对直线指挥人员起参谋助手作用,对下级直线部门只提供建议和业务指导,没有决定和指挥的权利。一般情况下,直线指挥部门给职能部门授予一定的权利,它可代替指挥部门行使一定的指挥权利。

直线职能型组织在摒弃了直线型的缺点基础上,仍保持了其优势,这种组织实行的是高度集权,能保证组织内有一个统一的指挥与管理。同时有一套职能部门和人员,作为直线指挥人员的参谋助手,因而能够对本组织内的活动实行有效管理。缺点是由于权利过多集中于最高管理层,下一级部门的主动性和积极性的发挥受到一定限制;医院部门之间横向联系较差,容易产生脱节与矛盾,对新情况难及时做出反应;医院各参谋部门与指挥部门之间的目标不统一,容易产生矛盾;信息传递路线较长,反馈较慢,适应环境变化较难。这种组织结构比较适用于中型组织,我国的二级及以上的医院绝大多数采用这种组织结构。

(四)矩阵型组织结构

它是在直线职能组织结构的基础上,又有横向的机构系统,使组织结构既保留纵向的垂直领导系统,又使横向之间发生联系。横向的组织系统是医院按任务的项目与规模而设置,如科研组织等,这种组织的人员大多数是从相关业务或职能科室中调用的。

矩阵型组织结构是实现多重组合的一种方式。矩阵是横向联系的一种有力方式,其独特之处就在于同时设有辅助诊疗部门(横向的)和医务部门(纵向的)结构。这种组织结构的优点是使集权和分权有机结合,增强了管理工作的科学性和灵活性,有利于医院各学科的发展和专门人才的培养。这种组织对医疗任务重、业务情况复杂、辅助诊疗技术较高、科研任务较多的大型医疗机构是一种行之有效的组织形式。随着医学科学及相关学科的发展,矩阵组织结构将是现代化医院组织结构设置的趋势。

(五)其他组织类型

随着医疗卫生事业的不断发展,以及人民群众卫生服务需求的不断增长,医院在不断发展中出现了许多复合的组织类型。一些股份制医院借鉴现代企业的模式,在医院组织中建立了董事会或股东大会等投资管理机构;一些医院集团把管理部门逐渐游离出去,形成独立专业的管理体系。这些组织形式反应灵活,组织运行更加专业化,在一定程度上促进了医院的发展。

医院组织结构的设置,要从医院的工作性质和任务规模出发,适应自身的职能需要。在实际医院管理活动中,大部分医院的组织结构并不是纯粹的一种组织结构类型,而是以某一种组织结构类型为主、多种类型并存的结合体。医院的组织结构不是一成不变的,当医院发展的环境发生了变化,医院战略必然也发生变化,战略决定组织结构,新的战略必须有相应的组织结构来支持和保证。因此,依据环境和战略要素变化进行适应性调整转变,是医院管理者面临的一个重要课题。组织结构的调整要根据医院的战略目标、行业特点、管理现状和发展阶段,从医院的治理结构、职能科室的功能定位及职责划分、管理权限等方面有针对性地进行调整。通过医院组织结构的调整,医院整体管理水平将会得到提升,工作效率将会得到提高。从而促进医院内部的沟通合作,建设良好的医院组织架构,为医院的长期稳步发展提供保障。

四、医院的岗位设置

组织为了完成自己的整体目标,必须设计各种不同职能的部门机构,将整体目标分解给各个部门机构,各个部门机构的工作进一步分解,相应工作落实到各个岗位上。岗位即是职位,它是根据组织目标需要设置的具有一个人工作量的单元,是职权和相应责任的统一体。每个人所承担的工作内容共同构成了部门或组织的工作内容,每个岗位之间相互联系。因此,科学合理的岗位设置不仅有助于组织的精简、高效,而且还能为工作分析奠定基础。

岗位设置就是指医院在上级规定的岗位总数及岗位结构比例内,根据医院发展状况和总体战略发展规划,科学、合理地确定岗位职责,明确各部门各级各类岗位数量。

(一)岗位设置的原则和依据

1.岗位设置的原则

(1)以服务为中心的原则。提供服务是医院的根本,岗位设置要以医院发展战略为指导,体现医院发展规划,服务服从于医院发展中心。在满足日常工作需要的基础上,突出重点学科和优先发展专业地位,在其岗位设置数量和级别层次上重点倾斜,增强其发展的活力和后劲。

(2)按需设岗的原则。科学合理设置岗位,不多设或者高设岗位,造成岗位的冗余及交叉,以少量的岗位满足最大的工作需要,提高岗位的效率。坚持以事定岗、因事设职的原则,以工作任务、职责和技术要求确定岗位设置。

(3)重点突出的原则。医院的发展要重点明确,通过岗位设置充分发挥其调节作用和导向作用,在重点学科、重点发展专业、关键岗位人才等方面给予倾斜。同时,要向工作环境差、风险高的部门倾斜,压缩责任轻、技术含量低的岗位的数量和级别。

(4)最高限额的原则。岗位设置应该根据医院的规模及本地区服务的范围而定,医院的岗位总数和比例结构都应受到严格的控制,按照上级人事部门规定的职位数和比例设岗,不得突破规定的上限。

(5)科学合理的原则。岗位设置是医院人力资源管理的一项基础性工作,对于规模和级别不同的医院,其内部的保障部门和业务科室,岗位设置都有通用的规范,要严格坚持设置原则和标准,做到科学合理,促进医院协调发展。

2.岗位设置的依据

(1)工作任务和实际需要。

(2)工作性质和特点。

(3)专业技术难易程度及人员层次需求。

(4)科室或部门的规模和技术力量。

(二)医院岗位分类

1.岗位分类

岗位分类又叫职位分类,是指将所有的工作岗位按照其业务性质或者职责大小、工作难易程度等划分为若干个职位,并且对每一个职位进行准确的定义和描述,然后制定岗位说明书,并作为人员管理依据。

2.医院的岗位类别、等级

按照医院内工作性质的不同,医院的岗位可以分为医疗技术岗位、行政管理岗位及后勤岗位等,医疗技术岗位包括医疗、护理、药剂、医技等几类。各个岗位的责任大小、技术难易程度、工作经验要求及对员工的要求不同,在此基础上又可以划分为不同的等级,如初级、中级、高级等。

(三)医院人员配置

1.医院人员配置标准

长期以来,我国医院人员都是按照卫生行政部门和有关部门制定的人员编制标准和政策来配置。随着医疗卫生环境的变化及卫生事业的发展,这些标准已不能适应当前医院的发展要求。

一般而言,人员配置标准有两种:一是单位用工标准,二是服务比例标准。前者指完成单位任务所需员工数量,其员工总量取决于任务总量;后者是指按照服务者与被服务者的比例进行人员配备。

由于医院属于公益性服务行业,其人员配置一般是按照服务比例标准。即当地人口总量与卫生技术人员的比例,或者患者服务量与医务人员的比例等。不同地区可根据当地经济发展状况、人口数量、医疗服务需求等因素,按适当的比例调整。

2.制定医院人员配置的方法

(1)比例定员法。这是指根据服务人员(医疗技术人员)与被服务人员(患者)的数量及比例,以及不同职位、等级之间员工的比例确定人员配置的方法。这种方法适用于确定医院各级、各类人员的配置。根据《医疗机构专业技术人员岗位机构比例原则》,各级医院高级、中级、初级员工的比例分别为:一级医院为1:2:(8～9);二级医院为1:3:8;三级医院为1:3:6。医院病床与医院工作人员的比例:300张床位以下的医院1:(1.3～1.4);300～500张床位的医院为1:(1.4～1.5);500张床位以上的医院为1:(1.6～1.7)。除此之外,医护之间、卫生技术人员与管理人员之间、卫生技术人员与工勤人员之间的比例,各医院可参考自身发展需要,综合考虑当地的人口、经济发展状况、医院的规模和人才结构等因素来具体确定。

(2)效率定员法。根据医院各科室的工作量(劳动定额)和员工的工作效率确定人员配置的方法。效率定员法主要适用于医院卫生技术人员、工程技术人员、工勤人员的配置。

其公式为:所需人员数=工作总量/员工的工作效率×出勤率

例如:某医院门诊部平均每天接诊患者1 000人次,每位医师日均可接诊患者50人次,医师的出勤率为90%。根据上述公式:门诊医师配置数=1 000/50×90%=18,即该医院门诊部医师的配置数为18人。

(3)岗位定员法。根据医院各科室工作岗位的多少,按各岗位的工作量,员工的工作效率、工作班次、出勤率为依据,确定人员配置的方法。这种方法和床位的多少及床位的使用率有关,主要适用于住院部医疗技术人员的配置。

其公式为:人数=床位数×床位使用率×诊疗每位患者每天所需时间/每名医疗技术人员日均诊疗时间。

例如:某医院内科病房有床位100张,床位使用率为90%,每位患者每天诊疗耗时1小时,每名医师每天工作8小时。根据上述公式:人数=100×90%×1/8=11.25,即该医院内科病房医师的配置数为11～12人。

(4)设备定员法。根据医院内仪器设备数量和使用频次、每台设备所需员工数量和员工出勤率确定人员配备的方法。设备定员法主要适用于医疗技术科室操作人员的配置。

其公式为:人数=仪器设备台数×设备使用频次/每台设备每班次所需人员×出勤率。

例如:某医院放射科有X光机2台,每天各使用2个频次,每台设备每个班次需要人员1名,其出勤率为85%。根据上述公式:人数=2×2/1×85%=4.7,即该医院放射科X光室的操作人员配置数为4～5人。

(5)职责定员法。职责定员法又叫业务分工定员法,指在一定的组织机构条件下,根据岗位的职责范围、业务分工来确定人员配置的方法。职责定员法适用于医院管理人员、工勤人员等,这类岗位职责繁杂,工作难以量化,其配置大多以医院人力资源管理者平日的观察和经验为依据。

(侯 艳)

第二章 会计核算与借贷记账法

第一节 会计要素与会计等式

会计要素与会计等式是会计核算的基本内容,会计要素是账户设置和会计报表设计的基础,而会计等式则表明了会计要素之间的数量关系。本节将主要介绍医院会计要素和会计等式,为借贷记账法学习奠定理论基础。

一、会计要素

医院会计核算的对象是医院资金的流动。为了利用复式记账法对医院的业务活动进行全面、系统、正确地确认、计量、记录和报告,有必要将会计对象分解为若干构成要素。会计要素是对会计对象所作的最基本的带有规律性的科学分类,是会计核算对象的具体化。有了会计要素这一基本分类,在账户设置和会计报表设计时就有了依据,在具体核算时还可深入开展不同层次的详细分类,进行分类核算。在编制会计报表进行财务信息输出时,会计要素也即会计报表要素是会计报表反映的基本指标。

新会计制度第一部分中规定:"医院会计采用权责发生制基础,医院会计要素包括资产、负债、净资产、收入和费用。"其中,资产、负债和净资产是医院财务状况的静态表现,也是资产负债表的构成要素,体现的是医院的基本产权关系;收入和费用是医院运营成果的动态反映,也是收入费用表的构成要素,体现的是医院在运营中发生的财务关系。

(一)资产

1.资产的定义

资产是指医院过去的交易或事项形成的并由医院拥有或者控制的资源,该资源预期会给医院带来经济利益或者服务潜力。根据资产的定义,资产应当同时具备以下特征。

(1)资产预期会给医院带来经济利益或者服务潜力。资产预期会给医院带来经济利益或服务潜力,是资产的本质特征。这里所指的"服务潜力"是按照医改的目的和要求,医院从事所规定的各项活动,向公众提供医疗服务的能力。

资产预期会给医院带来经济利益,是指资产预期会直接或间接导致现金或现金等价物流入医院。例如,医院的应收医疗款在债务人偿付时可以直接为医院带来现金流入;医院采购的药品、卫生材料,购置的固定资产等,可以用于医疗服务过程,这些资源用于医疗服务过程,并按照相关标准通过项目收费转化为现金,是医院获得的经济利益。

我国卫生体制改革的总体目标是要求医院用较低的成本提供比较优质的医疗服务,不断满足人民群众对基本医疗服务的需求。与企业不同,医院属于公益性质,是非营利性组织,不以营利为最终目的。医院持有很多资产并非是为了获取经济利益,而是为了向社会公众提供医疗服务。医院的资产更大的意义在于其使用效益和社会效益,医院致力于使用合理的资产提供更好、更多的满足人民群众需要的医疗服务。因此,对于医院而言,是否具备服务潜力是衡量一项资源是否符合资产定义、是否应当作为资产予以确认和计量的重要标志,预期能够给医院带来服务潜力是医院资产的重要特征。

(2)资产是医院所拥有或者控制的。一般情况下,一项财产能否作为医院的资产,主要是看其所有权是否属于该医院,如果医院拥有其所有权,即作为资产确认。如果不拥有其所有权,但能够对其进行控制,则该项资产也应作为资产确认。控制是指医院对该项财产具有管理权,能够自主地运用它进行经济活动,并承担由此而产生的各种风险。资产是医院所拥有的,或者即使不为医院所拥有也能为医院所控制的。医院拥有资产,就能排他性地从资产中获取经济利益或服务潜力。如果医院不能拥有或控制资产所能带来的经济利益或服务潜力,该资产就不能作为医院的资产。例如,对于以融资租赁方式租入的固定资产来说,虽然医院并不拥有其所有权,但是由于租赁合同规定的租赁期相当长,接近于该资产的使用寿命。租赁期满,承租医院一般有优先购买该资产的选择权。在租赁期内,承租医院有权支配资产并从中受益或者可以向患者提供服务。所以,以融资租赁方式租入的固定资产应视为医院的资产。对于以经营租赁方式租入的固定资产来说,由于医院不能控制它,不应视同为医院的资产。临时借入的仪器设备等,不被医院所拥有,因此,不属于医院的资产。

(3)资产是由过去的交易或事项形成的。资产必须是现时的资产,而不能是预期的资产。只有过去的交易或者事项才能增加或减少医院的资产,预期未来发生的交易或者事项不形成资产。例如,医院购买医疗设备、自行建造住院楼、自行研制生产药品等,已经发生的购买、自行建造、生产等交易或者事项即为过去的交易或者事项。而医院有购买计划,但尚未发生的购买交易则不会形成医院的资产。

(4)资产必须是以货币计量的;不能用货币计量的资产暂时无法统计的,不能计入医院的资产中。例如医疗事故中的损失费用,如果以现金或实物的形式进入到医院的资产账户中,才属于医院的资产,否则不能计入资产。

只有同时具备以上条件的,才能作为资产加以确认。

2.资产的分类

资产可以按照不同的标准进行分类。

(1)按照流动性对资产进行分类,可以分为流动资产和非流动资产。流动资产是指可以在1年内(含1年)变现或耗用的资产,主要包括货币资金、短期投资、应收及预付款项、存货等。除流动资产以外的其他资产,统称为非流动资产,如长期投资、固定资产、在建工程、无形资产等。

(2)按照有无实物形态对资产进行分类,可以分为有形资产和无形资产。有形资产是指有实物形态的资产,如库存物资、固定资产等;无形资产是指不具有实物形态而能为医院提供某种权利的资产,通常表现为某种法定权利或技术,如专利权、商标权、著作权、版权、土地使用权、医院购入的不构成相关硬件不可缺少组成部分的应用软件等。

3.资产的确认和计量

(1)资产的确认。确认资产的一般标准如下:①符合资产的定义。②其成本或者价值能够可靠的计量。医院在取得一项资源时,如果同时满足上述条件,应当将该项资源确认为一项资产。某项资源即使符合了资产的定义,但如果不能可靠计量,则无法体现在会计凭证、账簿直至会计报表中,也就不能被确认为医院的资产。

(2)资产的计量。①资产的初始计量:资产的初始计量是指资产初始确认时入账金额的确定。医院在确认资产时,通常应当按照取得资产或自制资产所发生的实际成本予以计量。对于接受捐赠、无偿划拨的非现金资产,其成本比照同类或类似物资的市场价格或有关凭据注明的金额加以确定。对于无偿调入的长期股权投资,因其同类或类似投资的市场价格难以确定,其成本应以调出单位的原账面价值为基础确定。②资产的后续计量:资产的后续计量是指在资产的存续期间内的各个会计期末,资产账面金额的确定。新制度出于会计信息有用性和会计谨慎性原则的考虑,要求医院在每年年度终了,对应收款项进行全面检查,对预计可能发生的坏账损失计提坏账准备并计入当期费用;对于固定资产和无形资产,要求按月计提折旧和摊销,以如实反映资产在期末真实的折余或摊余价值。医院的其他资产,除非新增或减少,期末一般不调整其账面金额。

(二)负债

1.负债的定义

负债是与资产对应的概念。负债是指医院过去的交易或事项形成的现实义务,履行该义务预期会导致含有经济利益或者服务潜力的资源流出医院。根据负债的定义,负债应当同时具备以下特征。

(1)负债是医院由于过去的交易或者事项形成的。负债是过去已经发生的交易或事项所产生的结果。即只有过去发生的交易或事项增加或减少医院的负债,而不能根据谈判中的交易或事项或计划的经济业务来确认负债。例如,已经发生的借款行为会形成医院的负债,而计划中的银行借款行为则不会形成医院的负债;已经发生的购置医疗设备的行为可能形成医院的负债,而计划中的商品购买行为不会形成医院的负债。

(2)负债是医院承担的现实义务。负债作为医院的一种义务,是由医院过去的交易或事项形成的现在已经承担的义务。负债是已发生,未来必须偿付的经济责任。负债的实质是医院未来的经济利益的丧失或牺牲。如医院接受银行贷款形成的尚未偿还的短期借款,是医院已经承担的现时义务,构成医院的负债;如果医院没有接受银行贷款,则不承担还款的现实义务,也就不构成医院的负债。"现时义务"不等同于"未来承诺",如医院管理层决定在今后某一时间购买某项资产,这只是一项"未来承诺",其本身并不产生现时义务。一般情况下,只有在资产已经获得时才会发生现时义务。

(3)负债的清偿预期会导致含有经济利益或者服务潜力的资源流出医院。负债的清偿通常将导致医院含有经济利益或服务潜力的资产的减少,如医院用现金、实物资产或者以提供劳务等方式偿还负债,会导致含有经济利益或服务潜力的资源流出医院。

(4)以货币进行确切计量或可以实现预计。

(5)负债一般都有确切的债权人和偿付日期。负债是不可以自动消失的,除非已经进行了偿还。但是负债不一定用现金来偿还,它可以采用实物或者其他等价物的方式,或者以劳务的形式进行偿还。

2. 负债的分类

为了准确报告和分析医院的负债状况和偿债能力，医院的负债应当按其流动性划分为流动负债和非流动负债。其中，流动负债是指医院将在1年内（含1年）偿还的负债，包括短期借款、应缴款项、应付票据、应付账款、预收医疗款、应付职工薪酬、应付福利费、应付社会保障费、应交税费、其他应付款等；非流动负债是指医院偿还期限在1年以上（不含1年）的长期负债，包括长期借款、长期应付款等。

（三）净资产

1. 净资产的定义

净资产是指医院资产减去负债后的余额。净资产是医院开展医疗活动和完成教学、科研各项任务的物质基础，是形成医院资产的基本来源。医院的资产一方面来源于对外借款等负债，另一方面来源于其自身业务活动的积累，例如提供医疗服务取得医疗收入、政府财政补助、科研教学项目拨款等。也就是说，在医院的总资产中，扣除债权人对其享有要求权的资产（即负债）之后，剩余的就是医院自己享有要求权的资产，即净资产。医院净资产是指医院资产减去负债后的余额。医院的净资产具有以下几个特点。

（1）净资产除专用基金结余、财政专项补助结余和待分配结余外，一般是永久性的，是医院的自有资产的主要来源。

（2）净资产是个净额概念。医院净资产是指医院资产减去负债后的余额，即净资产＝资产－负债。一般而言，引起净资产增减变动主要有两种情况：①由于含有经济利益或服务潜力的资源流入医院，使得医院的资产增加，或者负债减少，从而导致净资产增加，即医院获得了收入而导致净资产增加。②由于含有经济利益或服务潜力的资源流出医院，使得医院的资产减少，或负债增加，从而导致净资产减少，即医院发生了费用而导致净资产减少。即医院的净资产变动主要来自收入减去费用后的余额。因此，净资产是个净额概念，其核算既依赖于资产和负债的正确核算，也依赖于收入与费用的正确核算。

（3）医院享有其净资产的拥有权和使用权。医院净资产归医院拥有和支配。医院可以使用净资产购买设备和物资，也可以用来安排其他开支。对于专用基金、财政补助结转（余）、科教项目结转（余）等具有限定用途的净资产，医院应当按照有关规定和限定用途予以使用。

（4）净资产不能单独计价。净资产的计价要依赖资产、负债、收入、费用这些要素，并与这些要素息息相关。

（5）医院净资产产权属国家所有。医院的各项净资产虽然为医院所拥有和支配，但从净资产的终极归属而言，其所有权并不属于医院本身，而是归属于国家所有。净资产是医院对上级主管部门或单位的经济责任或其投资者的经济责任。

2. 净资产的分类

（1）按是否限定用途分类。医院净资产按是否限定用途，可分为限定性净资产和非限定性净资产两类。①限定性净资产是指由国家有关法规、制度或拨款单位指定用途的净资产，如专用基金、财政补助结转（余）、科教项目结转（余）。②非限定性净资产是指不受国家法规、制度或出资者、拨款单位约束，而由医院自行决定使用的净资产，如事业基金。限定性净资产随着限定条件的解除或时间的推移可以转化为非限定性净资产，如非财政科教项目结余解除限定后，可以转为非限定性净资产（事业基金），由医院自行支配使用。

（2）按内容分类。医院净资产按内容分类，可分为事业基金、专用基金、待冲基金、财政补助结转(余)、科教项目结转(余)、本期结余和结余分配。①事业基金:事业基金指医院拥有的非限定用途的净资产。包括结余分配转入资金(不包括财政基本支出补助结转)、非财政科教项目结余解除限定后转入的资金等。事业基金按规定用于事业发展和弥补亏损。②专用基金:专用基金指医院按照规定设置、提取的具有专门用途的净资产。主要包括职工福利基金、医疗风险基金等。职工福利基金是指按业务收支结余的一定比例提取、专门用于职工集体福利设施、集体福利待遇的资金。医疗风险基金是指从医疗业务成本中计提、专门用于支付医院购买医疗风险保险发生的支出或实际发生的医疗事故赔偿的资金。其他专用基金是指按照有关规定提取、设置的其他专用资金。③待冲基金:待冲基金指医院使用财政补助、科教项目收入购建固定资产、无形资产或购买药品、卫生材料等物资所形成的,留待计提资产折旧、摊销或领用发出库存物资时予以冲减的基金。④财政补助结转(余):财政补助结转(余)指医院历年滚存的财政补助结转和结余资金,包括基本支出结转、项目支出结转和项目支出结余。⑤科教项目结转(余):科教项目结转(余)指医院尚未结项的非财政资助科教项目累计所取得收入减去累计发生支出后的,留待下期按原用途继续使用的结转资金,以及医院已经结项但尚未解除限定的非财政科教项目结余资金。⑥本期结余:本期结余指医院本期除财政项目补助收支、科教项目收支以外的各项收入减去各项费用后的结余。本期结余只存在于年度中间,年末,应按规定转入结余分配,结转后无余额。如果年末本期结余是亏损,用事业基金弥补,不足以弥补的则为待分配结余。财政专项补助结余不参与年末分配。⑦结余分配:结余分配是指医院用于核算医院当年提取职工福利基金、未分配结余结转事业基金、用事业基金弥补亏损等情况和结果而设置的一个会计账户。该账户属中间结转账户,年末提取职工福利基金和将未分配结余结转事业基金后,此账户一般无余额。

(四)收入

1.收入的定义

收入是指医院开展医疗服务及其他活动依法取得的非偿还性资金。

医院的业务活动包括医疗、科研、教学及与之相关的其他活动。在开展这些活动时,需要消耗各种资源,为了使各项医疗活动不间断地进行,需要不断地取得补偿,医院取得的补偿包括国家财政补助、向患者收费或医疗保险机构付费,这些都构成了医院的收入。在市场经济条件下,医院可以利用暂时闲置的资产对外投资,投资取得的收益也构成医院收入。

医院收入具有以下几个特点。

(1)医院收入是依法取得的。医院收入必须符合国家有关法律、法规和制度的规定,如财政补助收入必须通过法定程序报批后,方能取得。医院的医疗服务收入,其项目和收费标准都由政府管制,医疗服务项目、收费价格必须按照规定程序经过有关部门批准后,才能向服务对象收取。医院的药品价格、药品加成政策也由政府管制。医院的其他收入,也要按照规定的程序和规则依法取得。

(2)医院收入将引起资产增加或负债减少(或者两者兼而有之),并最终将导致医院经济利益或服务潜力的增加。例如,医院取得医疗收入最终会引起库存现金或银行存款的增加,或引起预收医疗款的减少,或同时增加库存现金/银行存款并减少预收医疗款。

(3)医院收入将导致本期净资产增加。医院取得收入一定会增加本期净资产。需要说明的是,这里所指的仅是收入本身对净资产的影响。收入扣除相关成本费用后的净额可能会引起净资产的增加,也可能会引起净资产的减少。收入的这一特征使其与负债相区分,比如医院从银行借入款项,同时引起资产增加和负债增加,并不引起净资产增加。

2.收入的分类

医院的收入按照来源可分医疗收入、财政补助收入、科教项目收入和其他收入。

(1)医疗收入。即医院开展医疗服务活动取得的收入,包括门诊收入和住院收入。

(2)财政补助收入。即医院按部门预算隶属关系从同级财政部门取得的各类财政补助收入,包括基本支出补助收入和项目支出补助收入。基本支出补助收入是指由财政部门拨入的符合国家规定的离退休人员经费、政策性亏损补贴等经常性补助收入;项目支出补助收入是指由财政部门拨入的主要用于基本建设和设备购置、重点学科发展、承担政府指定公共卫生任务等的专项补助收入。

(3)科教项目收入。即医院取得的除财政补助收入外专门用于科研、教学项目的补助收入。

(4)其他收入。即医院取得的除医疗收入、财政补助收入、科教项目收入以外的其他收入,包括培训收入、食堂收入、银行存款利息收入、租金收入、投资收益、财产物资盘盈收入、捐赠收入、确实无法支付的应付款项等。

3.收入的确认与计量

医院确认各项业务收入,应当以权责发生制为基础,财政补助收入和科教项目收入以收付实现制为补充。

权责发生制是以应收应付作为标准来处理经济业务,确认本期收入和费用的会计核算基础。在权责发生制基础下,凡属本期应计的收入,不管本期是否实际收到款项,均作为本期的收入处理;凡属本期应负担的费用,不管本期是否实际付出款项,都作为本期的费用处理。

收付实现制是以款项的实际收付为标准来处理经济业务,确认本期收入和支出的会计核算基础。在收付实现制基础下,凡在本期实际支付的款项,不论其付款义务是否归属于本期,均应作为本期支出处理;凡在本期实际收到的款项,不论其是否归属于本期,均应作为本期收入处理。

医院各项收入的确认和计量原则如下。

(1)医疗收入。医疗收入应按照权责发生制基础予以确认,即在提供医疗服务(包括发出药品)并收讫价款或取得收款权利时,按照国家规定的医疗服务项目收费标准计算确定的金额确认入账。医院给予患者或其他付费方的折扣不计入医疗收入。

医院同医疗保险机构结算时,医疗保险机构实际支付金额与医院确认金额之间存在差额的,对于除医院因违规治疗等管理不善原因被医疗保险机构拒付产生的差额以外的差额,应当调整医疗收入。例如医院垫付医疗保险基金支出3 000万元,医保机构审核后实际拨入医保垫付资金2 900万元,医院应根据2 900万元调整医院医疗收入。

(2)财政补助收入。财政补助采用国库集中支付方式下拨时,在财政直接支付方式下,应在收到代理银行转来的《财政直接支付入账通知书》时,按照通知书中的直接支付入账金额确认财政补助收入;在财政授权支付方式下,应在收到代理银行转来的《授权支付到账通知书》时,按照通知书中的授权支付额度确认财政补助收入。

其他方式下拨的财政补助,应在实际取得补助时确认财政补助收入。

(3)科教项目收入。科教项目收入按照收付实现制基础予以确认,即在实际收到时,按照实际收到的金额予以确认。

(4)其他收入。其他收入中,固定资产出租收入、投资收益等按照权责发生制基础予以确认,其他收入一般在实际收到时予以确认。

(五)费用

1.费用的定义

费用的定义是指医院为开展医疗服务及其他业务活动所发生的、导致本期净资产减少的经济利益或者服务潜力的流出。从费用的概念可以看出,费用具有以下两个基本特征。

(1)费用会引起资产减少或者负债增加(或者两者兼而有之),并最终将导致医院资源的减少,包括经济利益的流出和服务潜力的降低,具体表现为医院的现金或非现金资产的流出、耗费或者毁损等。如医院将卫生材料用于患者治疗,导致存货(资产)的减少,消耗的卫生材料成本构成费用。再如,固定资产随着时间推移,其价值发生了损耗,并通过折旧反映出来,折旧属于费用的范畴。又如,医院将其存货捐赠给其他单位或个人,导致存货(资产)的减少,这时存货的成本也构成费用。

(2)费用将导致本期净资产的减少。这里所指的"本期"是指费用的发生当期,即费用的确认时点。也就是说,只有在导致某一会计期间净资产减少时,才能确认一项费用。费用最终将减少医院的资产,根据"资产=负债+净资产"的会计等式,引起资产总额减少的情况有负债的减少或者净资产的减少。值得注意的是,其中只有同时引起净资产减少的经济利益或者服务潜力流出才是费用。比如,医院以银行存款(资产)偿还一项应付账款(负债),这种情况下,资产和负债减少了相同的金额,并没有影响净资产,因此此项资产流出不构成费用。

2.费用的分类

(1)按费用功能分类。按照费用的功能分类,医院的费用分为医疗业务成本、财政项目补助支出、科教项目支出、管理费用和其他支出。①医疗业务成本:指医院开展医疗服务及其辅助活动发生的费用,包括人员经费、耗用的药品及卫生材料费、固定资产折旧费、无形资产摊销费、提取医疗风险基金和其他费用,不包括财政补助收入和科教项目收入形成的固定资产折旧和无形资产摊销。医疗业务成本是医院为了提供医疗服务而发生,按照成本项目、医疗科室等进行归集的直接费用。②财政项目补助支出:指医院利用财政项目补助收入发生的项目支出。③科教项目支出:指医院使用财政补助收入以外的科研、教学项目收入开展科研、教学活动所发生的各项支出。④管理费用:指医院行政及后勤管理部门为组织、管理医疗、科研、教学业务活动所发生的各项费用,包括医院行政及后勤管理部门发生的人员经费、公用经费、资产折旧(摊销)费等费用,以及医院统一负担的离退休人员经费、坏账损失、银行借款利息支出、银行手续费支出、汇兑损益、聘请中介机构费、印花税、房产税、车船使用税等。管理费用属于期间费用,即为医院发生的、不能合理地归属于具体项目或对象,而只能按照一定会计期间归集的费用。⑤其他支出:指医院本期发生的,无法归属到医疗业务成本、财政项目补助支出、科教项目支出、管理费用中的支出,包括培训支出,食堂提供服务发生的支出,出租固定资产的折旧费,营业税、城市维护建设税、教育费附加等税费,财产物资盘亏或毁损损失,捐赠支出,罚没支出等。

(2)按费用性质分类。医院为了加强其内部管理,还可以同时按照费用的性质进行分类,并将费用的功能分类与性质分类结合起来。如医疗业务成本按费用性质分类包括人员经费、卫生材料费、药品费、固定资产折旧费、无形资产摊销费、提取医疗风险基金和其他费用;管理费用按费用性质分类包括人员经费、固定资产折旧费、无形资产摊销费和其他费用。其中人员经费、其他费用又可参照《政府收支分类科目》中"支出经济分类科目"的相关科目进行分类。

根据《政府收支分类科目》中支出经济分类科目,人员经费包括工资福利支出和对个人和家庭的补助支出。

工资福利支出反映医院支付给在职职工和临时聘用人员的各类劳动报酬，以及为上述人员缴纳的各项社会保险费等，包括：①基本工资，反映医院按规定发放的基本工资。包括医院工作人员的岗位工资、薪级工资，各类学校毕业生试用期工资等。②津贴补贴，反映医院在基本工资之外按规定开支的津贴和补贴。包括政府特殊津贴、艰苦边远地区津贴、护龄津贴、卫生津贴等和各类补贴，如交通补贴、通信补贴、取暖补贴等。③奖金，反映医院按规定开支的各类奖金。如国家统一规定的机关事业单位年终一次性奖金等。④社会保障缴费，反映医院为职工缴纳的基本养老、基本医疗、失业、工伤、生育等社会保险费，残疾人就业保障金等社会保险费。⑤伙食补助费，反映医院发给职工的伙食补助费，如误餐补助等。⑥其他工资福利支出，反映上述项目未包括的人员支出，如各种加班工资、病假两个月以上期间的人员工资、编制外长期聘用人员、长期临时工工资等。

对个人和家庭的补助包括：①离休费，反映医院离休人员的离休费、护理费和其他补贴。②退休费，反映未参加基本养老保险的医院退休人员的退休费和其他补贴。③退职费，反映医院退职人员的生活补贴，一次性付给职工的退职补贴。④抚恤和生活补助，反映医院按规定开支的烈士遗属、牺牲病故人员遗属的一次性和定期抚恤金，伤残人员的抚恤金，离退休人员等其他人员的各项抚恤金。按规定开支的优抚对象定期定量生活补助费，退役军人生活补助费，医院职工和遗属生活补助，因公负伤等住院治疗、住疗养院期间的伙食补助费，长期赡养人员补助费等。⑤救济费，反映按国家规定支付给特殊人员的生活救济费，包括精减、退职、老、弱、残职工救济费等。⑥医疗费，反映未参加职工基本医疗保险的医院人员的医疗费支出，以及参保人员在医疗保险基金开支范围之外，按规定应由医院分担的医疗补助支出。⑦住房公积金，反映医院按职工工资总额的一定比例为职工缴纳的住房公积金。⑧住房补贴，反映医院开支的在职和离退休人员的地方住房补贴、提租补贴、购房补贴等。⑨其他对个人和家庭的补助支出反映未包括在上述项目的对个人和家庭的补助支出，如婴幼儿补贴、职工探亲补贴、退职人员及随行家属路费等。

其他费用则可参照《政府收支分类科目》中支出经济分类科目"一般商品和服务支出"的相关科目进行分类，具体包括：①办公费，反映医院日常办公用品、书报杂志及日常印刷费等支出。②水电费，反映医院支付的水费（包括饮用水、卫生用水、绿化用水、中央空调用水）、污水处理费、电费（包括照明用电、空调用电、电梯用电、食堂用电、取暖加压用电、计算机等办公设备用电）等支出。③邮电费，反映医院开支的信函、包裹、货物等物品的邮寄及电话费（含住宅电话补贴）、电报费、传真费、网络通信费等。④取暖费，反映医院取暖用燃料费、热力费、炉具购置费、锅炉临时工的工资、节煤奖及由医院统一支付的在职职工和离退休人员宿舍取暖费等。⑤公用车运行维护费，反映公务用车租用费、燃料费、维修费、过桥过路费、保险费、安全奖励费用等支出。⑥其他交通工具运行费用，反映医院除公务用车外的其他各类交通工具（如船舶、飞机）燃料费、维修费、过桥过路费、保险费、安全奖励费用等支出。⑦差旅费，反映医院工作人员出差的交通费、住宿费、伙食补助费、因工作需要开支的杂费，干部及大中专学生调遣费，调干随行家属旅差费补助等。⑧培训费，反映各类培训支出。⑨公务接待费，反映医院按规定开支的各类公务接待（含外宾接待）费用。⑩劳务费，反映医院支付给其他单位和个人的劳务费用，如临时聘用人员、钟点工工资，稿费、翻译费、评审费、一般咨询费、手续费等。⑪工会经费，反映医院按规定提取的工会经费。⑫福利费，反映医院按国家规定提取的福利费。⑬其他日常公用支出，反映上述科目未包括的日常公用支出。如日常小型会议费、一般行政赔偿费和诉讼费、会员费、来访费、广告费、其他劳务费及离休人员特需费、公用经费等。

3.费用的确认和计量

(1)费用的确认原则。医院应当在含有经济利益或服务潜力的资源已经流出本单位,资产将带来的未来经济利益或服务潜力预期将减少或者资产预期不能再带来未来经济利益或服务潜力时,确认相应的费用。

(2)费用的计量原则。费用的计量,即以怎样的金额确认费用。医院的各项费用应当在实际发生时按照其实际发生额计入当期费用。

(3)医院费用确认和计量的具体情况。医院在费用确认和计量中,通常会有以下3种具体情况。

第一:费用的确认与收入的确认有着直接联系(或称因果关系、补偿关系)与本期收入有直接因果关系的费用,或由本期收入补偿的费用,应当在确认相关收入的当期确认为当期费用。如医疗业务成本与医疗收入有直接因果关系,医疗业务成本由医疗收入来补偿,两者应在同期予以确认。发出药品、卫生材料是直接与所产生的药品、卫生材料收入相联系的,相关药品、卫生材料的成本应当在确认当期药品、卫生材料收入的同时被确认为当期医疗业务成本(药品费、卫生材料费)。

第二:直接作为当期费用确认。在医院的业务活动中,有些支出不能提供明确的未来经济利益或服务潜力,并且对这些支出加以分摊也没有意义(不能合理地进行分摊,或者分摊不符合成本效益原则等)。这时,这些费用就应当直接作为当期费用予以确认。例如,固定资产日常修理费等。这些费用虽然与跨期收入(或提高以后期间的服务潜力)有联系,但由于不确定性因素,往往不能肯定地预计其带来利益及所涉及的期间,因而就直接列作当期的费用。

对于直接确认为当期费用的费用,其计量通常是根据所支付的或者应当支付的现金、银行存款或其他货币资金的金额,或者因此而承担的负债(如应付账款、其他应付款等)的金额来确定。

第三:按照系统、合理的分摊方式确认。如果一项支出的发生预期在若干个会计期间带来经济利益或服务潜力,那么该项支出就应当按照合理的分摊方法,分期确认为费用。如以医院自筹资金形成的固定资产的折旧和无形资产的摊销都属于这一情况。当然,并不是所有的折旧和摊销都应当确认为医院的费用,例如以财政补助、科教项目资金形成的折旧,应冲减待冲基金而非确认为费用。

对于分摊确认的费用,如固定资产折旧、无形资产摊销等,费用的计量通常是根据所确认的折旧和摊销金额来确定的。如按照规定的折旧方法,在预计使用年限内,计提固定资产折旧时,应当按照计提的折旧金额,确认相同金额的费用。

二、会计等式

(一)会计等式定义

会计等式也称会计平衡公式或会计恒等式,是反映各会计要素之间数量关系的公式。会计等式既是会计的钥匙,也是会计科目、复式记账和会计报表等会计核算方法建立的理论依据。

医院要开始医疗服务活动,必须先拥有或控制一定的经济资源,即资产。各医院的资产尽管在数量和结构上有所不同,但医院各种资产的来源不外乎两种:一是出资者的资金投入,即出资者权益;二是债权人提供的资金,即债权人权益。资产的构成,表明医院拥有多少经济资源和拥有什么样的经济资源;权益(负债及净资产)的构成,则体现由不同渠道取得这些经济资源时所形成的经济关系。因此,资产与权益之间形成了相互依存关系,它们是同一资金的两个不同方面,任何资产必然有其相应的权益,任何权益必有它的资产;一个医院的资产总额与权益总额在数量上存在着必然相等的关系,这一平衡关系用公式表示如下:

资产＝权益

权益＝负债＋净资产

资产＝负债＋净资产①

这个等式表明医院在某一时点上资金运动的相对静止状态。

医院在开展业务活动过程中不断产生收入和费用,收入和费用相抵后即产生结余,结余是医院的运营成果,是医院净资产的重要来源。在收入和费用没有结转之前,即在一定时期内动态观察医院的业务活动,会计平衡公式还可以表示为:

资产＝负债＋净资产＋(收入－费用)②

上述等式,只存在于业务活动过程中,年终结余分配后,上式又回复为:

资产＝负债＋净资产

其中:①和②是会计等式中的两个基本公式。

(二)会计等式与经济业务的类型

医院在经营过程中发生的各种经济活动在会计上称为经济业务,也称会计事项。经济业务不断发生,必然会引起各项会计要素经常发生增减变动。但是,无论医院的经济业务的数额如何变动,都不会改变会计等式的数量平衡关系,即医院资产总额总是等于权益总额。从各种经济业务对医院会计要素的影响来看,可以概括为两大类,一类只涉及资产和权益;另一类只涉及收入和支出。

1.涉及资产和权益的经济业务发生后对会计等式的影响

(1)一项资产增加,另一项资产减少,增减金额相等。即经济业务只是引起资产方项目的增减变化,不涉及权益方项目的增减。

(2)一项权益增加,另一项权益减少,增减金额相等。即经济业务只是引起权益方项目的增减变化,不涉及资产方项目的增减,包括:①一项负债增加,另一项负债减少。②一项净资产增加,另一项净资产减少。③一项负债增加,一项净资产减少。④一项净资产增加,一项负债减少。

(3)资产与权益同时增加,双方增加金额相等。即经济业务发生同时引起资产方与权益方项目的增加,包括:①一项资产增加,一项负债增加。②一项资产增加,一项净资产增加。

(4)资产与权益同时减少,双方减少金额相等。即经济业务发生同时引起资产方与权益方项目的减少,包括:①一项资产减少,一项负债减少。②一项资产减少,一项净资产减少。

2.涉及收入和支出(费用)的经济业务发生后对会计等式的影响

在会计年度开始时,基本的会计等式为:

资产＝负债＋净资产

在会计年度中,医院由于经营,一方面会取得收入,并因此增加资产(或减少负债);另一方面要发生支出(费用),并因此减少资产(或增加负债)。这类经济业务发生时所引起会计等式中有关会计要素的增减变动,概括起来也不外乎上述第一类经济业务发生对资产和权益影响的四种类型。

(1)收入发生引起资产增加,等式双方同增。

(2)收入发生引起负债减少,等式右方两个项目之间此增彼减。

(3)支出(费用)发生引起资产减少,等式左方两个项目之间此增彼减。

(4)支出(费用)发生引起负债增加,等式双方同增。
由于上述经济业务的发生,会计等式转化为:
资产+费用=负债+净资产+收入
或资产=负债+净资产+(收入-费用)
综上所述,会计等式的平衡原理揭示了会计要素之间的规律性联系,因而它是设置会计科目、复式记账和会计报表等方法的理论依据。反过来讲,运用以这一平衡原理建立的各种会计方法,就可以把握会计要素之间的这种规律性联系,为经济管理提供各种会计信息。

(李　靖)

第二节　会计科目与账户

会计科目是对会计要素的具体内容进行分类核算的项目。通过设置会计科目,可以把各项会计要素的增减变化分门别类地记在账上,清楚地提供一系列具体、分类的数量指标。而会计账户是根据会计科目,设置的具有一定格式和结构,记录会计要素增减变动情况的记账实体。本节将主要介绍医院会计科目与账户。

一、会计科目

会计科目简称"科目",是按经济内容对资产、负债、净资产、收入、费用等会计要素作进一步分类的类别名称,即对会计要素的具体内容进行分类核算的标志或项目。会计科目是对会计对象的具体内容进行科学归类和连续核算与监督的重要工具。会计科目的设置应符合会计核算的一般原则对会计核算工作的基本要求,以保证会计信息的质量。每一个会计科目都应当明确反映一定的经济内容,科目和科目之间在内容上不能相互交叉。会计科目是设置账户的依据,是账户的名称。

(一)设置会计科目的意义
会计科目就是对会计对象具体内容的科学分类,设置会计科目意义重大。
(1)设置会计科目,可以对错综复杂的经济业务进行科学的分类,将复杂的经济信息变成有规律的、易识别的经济信息,并为其转换成会计信息准备条件。
(2)设置会计科目,为正确组织会计核算提供了条件。只有在对会计对象进行科学分类的基础上,才能正确计算其相关经济内容在金额上的增减变化情况,从而正确进行会计核算。
(3)设置会计科目,可以为会计信息的使用者提供科学、详细的分类指标体系。
(4)设置会计科目,可以把价值形式的综合核算和财产物资的实物核算有机结合起来,从而有效地控制财产物资的实物形态。

(二)设置会计科目的原则
分类是管理的一种形式,会计科目作为分类信息项目或标志,分类的正确与否决定着会计信息的科学性、系统性和适用性。因此,会计科目必须根据一定的原则来设置。设置会计科目应遵循以下原则。

1.合法性原则

合法性原则指所设置的会计科目应当符合国家统一的会计制度的规定。

2.相关性原则

相关性原则指所设置的会计科目应为提供有关各方所需要的会计信息服务,满足对外报告与对内管理的要求。

3.实用性原则

实用性原则指所设置的会计科目应符合单位自身的特点,满足单位的实际需要。另外,会计科目要简明、适用,并要分类、编号。每一个会计科目都应有特定的核算内容。具体要求如下。

(1)在设置会计科目时,必须严格、明确地界定每一个会计科目特定的核算内容,不能混淆。

(2)会计科目的名称应与其核算的内容相一致,并要含义明确、通俗易懂。

(3)会计科目的编号是会计科目的数字代码。总分类科目的编号一般为四位数码,其中首位数字表示大类或会计要素,第二位数字表示大类下的小类;四位数字组合起来表示具体的会计科目,如1001表示库存现金。

统一规定会计科目的编号,是为了便于编制会计凭证,登记会计账簿,查阅账目,实行会计电算化。单位在填制会计凭证、登记会计账簿时,应当填列会计科目的名称,或者同时填列会计科目的名称和编号,不应当只填会计科目编号,不填会计科目名称。

(三)会计科目的分类

由于每个会计科目核算的经济内容及提供核算指标的详细程度不同,因此可以按不同的分类方法将会计科目进行分类。

1.按会计科目核算的经济内容不同

按会计科目核算的经济内容不同,可以分为资产类、负债类、净资产类、收入类和费用类。

(1)资产类科目:①流动资产科目。②非流动资产科目。

(2)负债类科目:①流动负债科目。②非流动负债科目。

(3)净资产类科目:①事业基金科目。②专用基金科目。③待冲基金科目。④财政补助结转(余)科目。⑤科教项目结转(余)科目。⑥本期结余科目。⑦结余分配科目。

(4)收入类科目:①医疗收入科目。②财政补助收入科目。③科教项目收入科目。④其他收入科目。

(5)费用类科目:①医疗业务成本科目。②财政项目补助支出科目。③科教项目支出科目。④管理费用科目。⑤其他支出科目。

2.会计科目按其提供核算指标的详细程度

会计科目按其提供核算指标的详细程度,可以分为总分类科目和明细分类科目。

(1)总分类科目,简称总账科目,是对会计要素的具体内容进行总括分类的科目,是总分类账户的名称。

(2)明细分类科目,简称明细科目,是对总分类科目进一步分类的科目,它所反映的经济内容或提供的指标比较具体详细。医院会计要根据其经济业务复杂程度、管理要求,把明细科目分为子目和细目,子目称为一级明细科目,细目称为二级明细科目。通常总账科目又称一级科目,一级明细科目又称二级科目,二级明细科目又称三级科目。

(四)医院会计科目表

会计科目名称表将会计科目分为资产类、负债类、净资产类、收入类和费用类。

二、会计账户

(一)会计账户的概念

会计账户是根据会计科目,按照会计管理与核算的要求,具有一定格式和结构,用来分类记录会计要素增减变动情况及其结果的载体或记账实体,也就是在账簿中开设的记账单元。在会计核算中,会计账户是用货币计量单位对经济业务按会计科目进行归类、反映和监督的一种专门方法。

(二)开设账户的必要性

账户依附于账页,反映在账簿中。账簿能提供系统的、分门别类的经济信息。账户是反映会计对象具体内容的形式。会计对象是资金运动,资金运动的具体内容是通过在账簿中设置许多账户来反映的。如在"资产"总分类账中设置"库存现金""银行存款""固定资产""库存物资""待摊费用"等账户,就具体地反映出医院的资金使用在哪些方面。

1. 开设账户是核算经济业务的需要

通过每个账户,记录每笔经济业务和每类经济业务所引起资金数量的增减变化。按照财务制度的规定,计算出资金的取得、使用、耗费、收回和分配。

2. 开设账户是贮存会计信息的需要

账户记录经济业务引起资金的增减变化,既能反映资金的总分类情况,又能反映资金的明细分类的明细情况;既可以反映每一笔经济业务的情况,又可以反映一定时期全部经济业务的情况;既反映资产、负债和净资产的增加和减少情况,又反映其变化的结果情况。从而使每个账户储存有丰富的会计信息。

3. 开设账户是提供会计信息的需要

根据每个账户贮存的会计信息,按照医院管理的需要,向有关方面提供关于资金运动的总分类会计信息,或某一方面的明细分类的会计信息,或某种具体的明细的会计信息,以便借助这些会计信息加强医院管理。

(三)会计账户的设置

账户是根据事先确定的会计科目而设置的,确定有什么会计科目就相应的设置什么账户;会计科目是分级设置的,账户也应分级设置。

为了总括核算医院的经济活动情况,根据总分类科目设置的账户称为总账账户,又称一级账户,一般习惯也称为总账,用来核算某项经济内容的总括情况。按子目设置的账户称为二级账户;按细目设置的账户称为三级账户;二、三级账户统称明细账户,一般又称分户账,用来核算某项经济业务详细内容的账户。总账户与明细账户对比见表2-1。

(四)账户的基本结构

医院在开展业务活动的过程中,其经济业务的增减变化是错综复杂的,但每项经济业务所引起增减变化归纳起来不外乎是增加和减少两种情况,账户的结构就要分别记载这两种情况的变化,并为变化后的财务状况及其结果提供资料。

1. 账户结构形式

账户的基本结构分为左方和右方两部分,反映经济业务引起资金运动数量变化的增加和减少两种情况。在账户中应包括以下内容:①账户的名称,即会计科目。②日期和摘要,即经济业务发生的时间和内容。③凭证号数,即账户记录的来源和依据。④增加和减少的金额。图2-1

为账户的简化形式,通常称为"T"字账。

表 2-1　总账户与明细账户

总账户	明细账户(也称为分户账)	
一级账户	二级账户 (按子目设置)	三级账户 (按细目设置)
医疗收入	住院收入	床位收入 治疗收入 手术收入 护理收入 …
	门诊收入	挂号收入 诊察收入 检查收入 化验收入 …

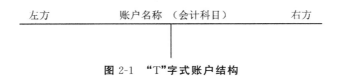

图 2-1　"T"字式账户结构

账户的左方和右方,登记经济业务引起资金运动数量变化的增加或减少。如果在"左方"记录增加额,则在"右方"记录减少额。反之,如果在"右方"记录增加额,则在"左方"记录减少额。

2.账户的余额

账户记录的内容通常包括四个金额要素:期初余额、本期增加发生额、本期减少发生额和期末余额,它们也是账户记录金额的核算指标。

(1)本期增加发生额,指本期账户所登记的增加金额的合计数。

(2)本期减少发生额,指本期账户所登记的减少金额的合计数。

(3)期末余额与期初余额,期末余额为本期期初余额加上本期增加额减去本期减少额后的金额。

上述四项指标的关系可用下列公式表示:

本期期末余额＝本期期初余额＋本期增加发生额－本期减少发生额

三、会计科目与会计账户的关系

会计科目是对会计对象的具体内容进行分类核算的标志或项目。会计账户是根据规定的会计科目开设的,用来记录各个会计科目所反映的经济业务内容的格式。两者既有联系又有区别,具体如下。

(一)会计科目与账户的联系

会计科目与账户都是对经济业务进行的分类,都说明一定的经济业务内容。会计科目给会计账户赋予了科学名称,并限定了会计账户的内涵和用途;会计账户则充分表现了会计科目所要反映的内容,两者在账页中的有机结合,构成了会计账簿。会计科目若不与会计账户相结合,只能是一种对会计要素分类后的名称;而会计账户若不以会计科目命名,则无法应用。

(二)会计科目与账户的区别

1. 制定的权限不同

在我国,会计科目是由国家财政部门颁布的会计制度统一制定的,是会计的一项基本制度,除具有方法性和指标性外,还具有法规性,是各经济单位会计核算和会计管理的一种依据;账户是各经济单位根据会计科目的规定和管理的需要在账簿中开设的。

2. 时间阶段不同

会计科目是会计主体在进行会计核算之前,事先就确定的对经济业务进行分类核算的项目;账户则是经济业务发生后,进行分类、连续登记的一种手段。

3. 具体表现不同

会计科目只有名称,表示对会计要素详细分类的项目,没有形式与结构;而会计账户则既有形式又有一定的结构,并根据不同的命名而有不同的表现。会计科目是对经济内容进行分类核算的依据,是账户的名称;而会计账户则是对会计对象具体内容进行分类核算的载体和工具,是编制会计报表的依据。

(李　靖)

第三节　借贷记账法

为了对会计要素进行核算与监督,在按一定原则设置了会计科目,并按会计科目开设了账户之后,就需要采用一定的记账方法将会计要素的增减变动登记在账户中。记账方法是指在经济业务发生以后,如何将其记录在账户中的方法。目前通常采用的方法为复式记账法。

一、复式记账法

记账方法有两类,单式记账法和复式记账法。单式记账法是对发生的每一项经济业务所引起的会计要素的增减变动,只在一个账户中进行单方面记录的一种记账法。复式记账法则是从单式记账发展而来的,是对发生的每一项经济业务,都要以相等的金额,同时在两个或两个以上相互联系的账户中进行登记。复式记账法分为借贷记账法,增减记账法和收付记账法等。

(一)复式记账法的原理

复式记账的理论依据是会计平衡关系,即会计等式:

资产＝权益＝负债＋净资产

会计要素之间的平衡关系是客观的,经济业务的发生又必然引起会计要素数量上的增减变动。要使平衡关系不受影响,就只能是等式两边的要素以相等的数额同时增加或同时减少。或等式一边的不同要素之间、同一要素的不同项目之间以相等的数额此增彼减。而每一变动都涉及不同要素或同一要素的至少两个项目的增减变化。因此,每一项经济业务都要以相等的金额同时在两个或两个以上账户中登记,才能保证记录经济业务的完整性。所以说,会计等式是复式记账法的理论基础。

(二)复式记账法的特点

复式记账法与单式记账法相比,有如下两个特点。

(1)由于对每一项经济业务都要在相互联系的两个或两个以上的账户中做记录,根据账户记录的结果,不仅可以了解每一项经济业务的来龙去脉,而且可以通过会计要素的增减变动全面、系统地了解经济活动的过程和结果。

(2)由于复式记账要求以相等的金额在两个以上的账户同时记账,因此可以对账户记录的结果进行试算平衡,以检查账户记录的正确性。

二、借贷记账法

(一)借贷记账法的概念

借贷记账法,是指以"借""贷"为记账符号,以"资产=负债+净资产"为理论依据,以"有借必有贷,借贷必相等"为记账规则,来登记经济业务,反映各会计要素增减变动情况的一种复式记账法。借贷记账法起源于13～14世纪的意大利,是历史上第一种复式记账法,也是当今世界各国普遍采用的一种记账方法。我国《事业单位会计准则》明确规定医院会计记账采用借贷记账法。

(二)借贷记账法的主要特点

(1)以"借""贷"作为记账符号,在医院的实际工作中,"借"表示资产类、费用类账户的增加和负债类、净资产类、收入类账户的减少;"贷"表示负债类、净资产类、收入类账户的增加和资产类、费用类账户的减少。借贷记账法的记账符号如图2-2所示。

借方	账户名称 (会计科目)	贷方
资产的增加		资产的减少
负债的减少		负债的增加
净资产的减少		净资产的增加
费用的增加		费用的减少或转出
收入的减少或转出		收入的增加

图2-2 借贷记账法的记账符号

(2)以"有借必有贷,借贷必相等"作为记账规则,医院的每项经济业务,如果在一个账户中记借方,必须同时在另一个或几个账户中记贷方;或者在一个账户中记贷方,必须同时在另一个或几个账户中记借方,记入借方的总额与记入贷方的总额必须相等。

(3)按"借方=贷方"的等式试算平衡,即:①所有账户在一定期间内借方发生额的总和必然等于贷方发生额的总和。②所有期末有余额的账户,它的借方余额的总和也必然等于贷方余额的总和。

上述平衡关系用公式表示如下:

$\sum$账户的借方发生额=$\sum$账户的贷方发生额

$\sum$账户的借方余额=$\sum$账户的贷方余额

(三)借贷记账法的账户结构

借贷记账法账户的结构是根据会计要素的不同而不同。然而不同性质的账户结构都是以会计等式为基础体现的一种对称。借贷记账法的账户基本结构是,每一个账户都分为左右两方,左方为"借方",右方为"贷方"。采用借贷记账法时,规定账户的借贷两方必须做相反方向的记录。

账户结构可以概括如图 2-3 所示。

1.资产类账户的结构

资产类账户的结构如图 2-4 所示。

借方	账户名称(会计科目)	贷方

图 2-3　账户的结构

借方		资产类账户名称	贷方	
期初余额	XXX			
本期增加额	XXX	本期减少额	XXX	
本期发生额合计	XXX	本期发生额合计	XXX	
期末余额	XXX			

图 2-4　资产类账户的结构

借方期末余额＝借方期初余额＋借方本期发生额－贷方本期发生额

2.负债及净资产类账户的结构

负债及净资产类账户的结构如图 2-5 所示。

借方		负债及净资产类账户名称	贷方	
		期初余额	XXX	
本期减少额	XXX	本期增加额	XXX	
本期发生额合计	XXX	本期发生额合计	XXX	
		期末余额	XXX	

图 2-5　负债及净资产类账户的结构

贷方期末余额＝贷方期初余额＋贷方本期发生额－借方本期发生额

3.收入类账户的结构

收入类账户的结构如图 2-6 所示。

借方		收入类账户名称	贷方	
本期转出额	XXX	本期增加额	XXX	
本期发生额合计	XXX	本期发生额合计	XXX	

图 2-6　收入类账户的结构

4.费用类账户的结构

费用类账户的结构如图 2-7 所示。

借方		费用类账户名称	贷方	
本期增加额	XXX	本期转出额	XXX	
本期发生额合计	XXX	本期发生额合计	XXX	

图 2-7　费用类账户的结构

其记账方法也有相应要求,具体如下。

(1)任何账户都是左借右贷。

(2)资产、费用类账户增加记左方(借方),净资产、负债和收入类账户增加记右方(贷方),资产、费用类账户减少记右方(贷方),净资产、负债和收入类账户减少记左方(借方)。

(3)各类账户的期末余额与记录增加额的一方通常都在同一方向。

(四)借贷记账法的记账规则

借贷记账法的记账规则概括地说就是"有借必有贷,借贷必相等"。借贷记账法的记账规则是根据以下两个方面来确定的。一是根据复式记账的原理,对任何一项经济业务都必须以相等的金额,在两个或两个以上相互联系的账户中进行登记;二是根据借贷记账法账户结构的原理,对每一项经济业务都应当作借贷相反的记录。因此,借贷记账法要求对每一项经济业务都要按借贷相反的方向,以相等的金额,在两个或两个以上相互联系的账户中进行登记。

结合会计等式,在账户中体现这一平衡关系,可以将不同性质的账户的结构确定为:凡是属于资产类和费用类的账户,经济业务的发生所引起的增加数记入借方,减少数记入贷方,余额在借方;凡是属于负债类、收入类和净资产类的账户,减少数记入借方,增加数记入贷方,余额在贷方。借贷记账法的记账规则见图2-8所示。

资产+费用		=	负债+净资产+收入	
借方	贷方		借方	贷方
增加	减少		减少	增加

图2-8 借贷记账法的记账规则

注意事项如下。

(1)对每一个账户来说,期初余额只可能在账户的一方:借方或贷方,反映资产或负债或净资产的期初金额。

(2)如果期末余额与期初余额的方向相同,说明账户的性质未变;如果期末余额与期初余额的方向相反,则说明账户的性质已发生改变。如"应收医疗款"是资产类账户,期初余额一般在借方,反映期初尚未收回的账款。但如果期末余额出现在贷方,说明本期多收了医疗款,多收部分就转化成应退还给对方的款项,变成负债性质的账户了。类似情况一般会在一些往来款账户中出现,如"应收在院患者医疗款""预付账款""应付账款""预收医疗款"等反映往来账款的账户及"待处理财产损溢"等双重性账户(共同性账户),应根据它们的期末余额方向来确定其性质,如果是借方余额,就是资产类账户;相反,如果是贷方余额,则是负债类账户。因此应在学习中注意深刻理解与掌握账户的结构。

(3)对于收入、费用类账户,由于这类账户的本期发生额在期末结账时都已转入结余类账户,所以一般无期初、期末余额。

(五)借贷记账法的实际运用

1.记账的一般步骤

在实际运用记账规则记录一项经济业务时,一般按下列步骤进行。

(1)分析经济业务涉及哪几个会计要素,应在哪几个账户中进行登记。

(2)确定涉及的这些账户属于什么性质的账户,哪个账户记增加,哪个账户记减少,还是同时记增加或同时记减少。

(3)判断应记入相关账户的借方还是贷方,以及各账户应记的金额。

2.借贷记账法举例

现以某医院开展的四笔经济业务为例说明借贷记账法的记账规则。

(1)医院预收住院患者医疗款6万元,存入银行存款账户,如图2-9和图2-10所示。

借方	预收医疗款	贷方
		期初余额　589 000
		①　　　　　 60 000
		期末余额　649 000

图 2-9　预收医疗款

借方	银行存款	贷方
期初余额　283 000		
①　　　　　 60 000		②　　　　　100 000
		③　　　　　200 000
期末余额　 43 000		

图 2-10　银行存款

(2) 医院用银行存 10 万元款购买卫生材料,如图 2-10 和图 2-11 所示。

借方	库存物资	贷方
期初余额　560 000		
②　　　　　100 000		
期末余额　660 000		

图 2-11　库存物资

(3) 医院用银行存款,偿还短期借款 20 万元,如图 2-10 和图 2-12 所示。

借方	短期借款	贷方
		期初余额　450 000
③　　　　　200 000		
		期末余额　250 000

图 2-12　短期借款

(4) 医院将已经完成的科研项目的余额款 25 万元,按规定转入事业基金,如图 2-13 和图 2-14 所示。

借方	科教项目结转(余)	贷方
		期初余额　300 000
④　　　　　250 000		
		期末余额　 50 000

图 2-13　科教项目结转(余)

借方	事业基金	贷方
		期初余额　158 0 000
		④　　　　　250 000
		期末余额　1 830 000

图 2-14　事业基金

通过以上四项业务可见:①借贷记账法的记账规则是"有借必有贷,借贷必相等"。②经济业务对会计等式的增减变化影响是:涉及等号两边的账户时,同增或同减;只涉及等号一边的账户时,有增有减。

三、会计分录

(一)会计分录

会计分录简称"分录",是指对每项经济业务按照复式记账的要求,列示出应记入账户的名称及其记账方向和金额的一种书面记录。在借贷记账法下,会计分录是用来指明某项经济业务应借、应贷账户的名称及金额的记录。在实际工作中,会计分录是在记账凭证中编制的,其编制依据是经济业务发生时的原始凭证。编制会计分录的作用,是通过明确账户的对应关系,使登记账簿的工作更加方便,并可提高登记账簿工作的正确性。

编制正确的会计分录,应注意以下三点。

1.明确账户名称

明确账户名称即指出账户的会计科目及其所属的二级或明细科目。

2.确定记账方向

确定记账方向即用不同记账方法的记账符号来表示出应记入账户的方向。

3.标明金额

标明金额即标明记入每一账户的金额数。

(二)会计分录分类

在会计核算中,根据每项经济业务的复杂程度不同可分为简单会计分录和复合会计分录。

1.简单会计分录

简单会计分录是指一笔会计分录只涉及两个账户发生对应关系的分录,即由一个账户的借方与另一个账户的贷方相对应所组成的分录,如上述会计分录都属于简单会计分录。

2.复合会计分录

复合会计分录是指由一个账户的借方与两个以上的账户的贷方相对应或者一个账户的贷方与两个以上账户的借方相对应所组成的分录。一般由两个或两个以上的简单分录组合而成,任何一个复合分录都可以拆成两个或多个简单分录。编制复合会计分录,可以集中地、全面地反映某项经济业务的全面情况,可以简化记账手续。

但是在实际工作中,一般不允许将不同类型的经济业务合并为多借多贷的复合分录。

四、借贷记账法的试算平衡

(一)试算平衡

试算平衡是依据会计等式的平衡关系和借贷记账法的记账规则检验会计分录是否正确的测试方法。

1.余额试算平衡

所有总分类账户的借方期末余额合计=所有总分类账户的贷方期末余额合计。

2.发生额试算平衡

所有账户借方发生额合计=所有账户贷方发生额合计。

(二)平行登记

平行登记是指同一经济业务,依据相同的会计凭证,分别在有关的总分类账户及其所属明细分类账进行登记的一种方法。总分类账户提供总括核算资料,对其所属的明细分类账户起着驾驭和控制作用,而明细分类账户提供明细核算资料,对总分类账户起着辅助和补充的作用。对任何一笔经济业务的发生,总分类账户和所属明细分类账户记录依据的会计凭证是相同的,但记录和提供的核算资料详细程度不同。因此,总分类账户和所属明细分类账户反映同一经济业务时,必须采用平行登记的方法。平行登记的要点可归纳为同时期、同依据、同方向、等金额四个方面。

1. 同时期

同时期即对同一经济业务,登记总分类账户和明细分类账户的会计期间应该一致。

2. 同依据

同依据即登记的依据相同。对每一项经济业务,应依据相同的会计凭证,一方面在有关总分类账户中进行总括登记;另一方面,在其所属明细分类账户中进行明细登记。换言之,登记总分类账户与登记明细分类账户的依据是同一原始凭证。

3. 同方向

同方向即登记的方向一致。登记总分类账户的借贷方向和登记明细分类账户的借贷方向必须相同,如果在总分类账户中记借方,则在其所属明细分类账户中也应该记入借方,反之亦然。

4. 等金额

等金额即登记的金额相等。对每一项经济业务,记入总分类账户的金额必须与记入所属明细分类账户的金额之和相等。这样平行登记的结果,总分类账户与其所属明细分类账户之间就必然形成相互核对的数量关系。可用公式表示如下:

总分类账户本期发生额＝所属明细分类账户本期发生额合计

总分类账户期末余额＝所属明细分类账户期末余额合计

通过试算平衡表来检查账簿记录是否平衡并不是绝对的,如果借贷不平衡,就可以肯定账户的记录或计算有错误。但是如果借贷平衡,却不能肯定记账没有错误,因为有些错误并不影响借贷双方平衡。如果在有关账户中重记或漏记某些经济业务,或将借贷记账方向弄反,就不能通过试算平衡发现错误。

（李　靖）

第三章 医院财务报告

第一节 收入费用总表

一、收入费用总表的概念和作用

收入费用总表是反映医院在某一会计期间内全部收入、支出的实际情况及年末结余分配情况的会计报表。利用收入费用总表可以了解医院一定时期的业务活动成果、医疗收入的来源和各项费用的去向，了解医院收支结余的分配去向及未分配结余情况。收入支出总表采取结余计算和结余分配合二为一的形式编报，既反映医院在一定期间的业务活动成果及其来龙去脉，又反映业务活动成果的分配过程。结余的实现和结余的分配一目了然。

医院应当编制月度、季度、年度收入支出总表。在实际工作中，按月计算本期结余、编报"收入支出总表"，年度中间不进行结余分配，年度终了计算出全年损益后，据实进行结余分配。

收入支出总表与资产负债表的要素，具有密切的内在联系。资产负债表可以从静态上了解在一定时期或一定时点的财务状况，但要了解在一定时期业务活动的成果，则要依赖于收入支出总表，两者互相依存，相为钩稽，缺一不可。

二、收入费用总表的内容和格式

收入费用总表反映两个方面的内容：一是医院在某一会计期间内开展业务活动所实现的全部收入与发生全部费用的情况；二是医院在年末的结余分配情况或亏损弥补情况。该表结构左右分为"本月数"和"本年累计数"两部分；上下分为"收入""支出""本期结余""结余分配""转入事业基金"五大项。按照各项收入、费用及其构成，以及结余分配或亏损弥补情况分项编制而成。

收入费用总表按反映内容性质的不同，可以分为三大部分。

（1）反映医院在一定会计期间除项目收支外的收入、费用及结余情况。体现在报表的"医疗收入、医疗结余、本期结余"部分。该部分采用多步式结构，反映医院除项目收支外的收入、费用及结余情况，其本质是反映出医院维持其基本运营活动的收支补偿机制。该部分反映的基本公式为：

医疗结余＝医疗收入＋财政基本补助收入－医疗业务成本－管理费用本期结余＝医疗结余＋其他收入－其他支出

(2)反映医院在一定会计期间的项目收支情况。体现在报表的"本期财政项目补助结转(余)""本期科教项目结转(余)"两部分。反映医院财政项目补助资金和非财政科教项目资金的本期收支及结转(余)情况。该部分反映的基本公式为:

本期财政项目补助结转(余)＝本期财政项目补助收入－本期财政项目补助支出

本期科教项目结转(余)＝本期科教项目收入－本期科教项目支出

收入费用总表的以上两大部分反映了医院全部的收入、费用情况。

(3)反映年末结余分配或弥补亏损情况。集中体现在报表的"结转入结余分配"部分,该部分反映某一会计年度实现的可供分配的结余及其分配情况或累计亏损的弥补情况。其中"结余分配"反映本期结余减去财政补助结转(余)和其他限定用途结转(余)后结转入结余分配的金额,"转入事业基金"反映非限定用途的待分配结余完成弥补亏损及提取专用基金后转入事业基金的结余数额。按照有关部门预算管理规定,财政基本补助结转资金不得提取职工福利基金和转入事业基金,因此,本年可供分配结余的计算公式如下:

本年可供分配结余＝本期结余(指本年结余)－财政基本补助结转

按照医院财务制度和主管部门规定执行"超收上缴"政策的医院如果发生结余上缴义务的,则本年可供分配结余的计算公式如下:

本年可供分配结余＝本期结余(指本年结余)－财政基本补助结转－结余上缴

医院收入费用总表主要采用多步式结构。为提供相关比较信息,便于报表使用者分析判断医院运营成果的未来发展趋势,《医院会计制度》规定年度收入费用总表应提供两年的比较数据。收入费用总表的基本格式如表3-1所示。

表 3-1 收入费用总表

会医 02 表

编制单位:　　　　　　　　　　　　　年　　　月　　　　　　　　　　　　　单位:元

项目	本月数	本年累计数
一、医疗收入		
加:财政基本补助收入		
减:医疗业务成本		
减:管理费用		
二、医疗结余		
加:其他收入		
减:其他支出		
三、本期结余		
减:财政基本补助结转		
四、结转入结余分配		
加:年初未弥补亏损		
加:事业基金弥补亏损		
减:提取职工福利基金		
转入事业基金		
年末未弥补亏损		

续表

项目	本月数	本年累计数
五、本期财政项目补助结转（余）：		
财政项目补助收入		
减：财政项目补助支出		
六、本期科教项目结转（余）：		
科教项目收入		
减：科教项目支出		

注：医院按照财务制度和主管部门规定，发生结余上缴义务的，应当在表中"减：财政基本补助结转"行和"四、结转入结余分配"行之间增加"减：结余上缴"行。

三、收入费用总表的编制方法

（一）基本填列方法

收入费用总表中"本月数"栏反映各收入、费用及结余项目的本月实际发生数。在编制季度收入费用总表时，应当将本栏改为"本季度数"，反映各收入、费用及结余项目的本季度实际发生数。在编制年度收入费用总表时，应当将本栏改为"上年数"栏，反映各收入、费用及结余项目上一年度的实际发生数。如果本年度收入费用总表规定的各个项目的名称和内容同上年度不一致，应对上年度收入费用总表各项目的名称和数字按照本年度的规定进行调整，填入年度本表中的"上年数"栏。

表3-1中"本年累计数"栏反映各项目自年初起至报告期末止的累计实际发生数。可以根据各月数据累计加总填列。

收入费用总表各项目的填列方法可归纳为以下三类。

（1）根据总账及明细账科目的本期发生额直接或分析填列。如表中"医疗收入""财政基本补助收入""医疗业务成本""管理费用""其他收入""其他支出""财政项目补助收入""财政项目补助支出""科教项目收入""科教项目支出"等项目。

（2）只在编制年度收入费用总表时才填列的项目。如表中"财政基本补助结转""结转入结余分配""年初未弥补亏损""事业基金弥补亏损""提取职工福利基金""转入事业基金""年末未弥补亏损"七个项目。这些项目直接填列在"本年累计数"栏，有些按相关科目及明细科目发生额分析填列，有些根据相关科目及明细科目的年初、年末余额填列。

（3）根据表中项目计算填列。如表中"医疗结余""本期结余""本期财政项目补助结转（余）""本期科教项目结转（余）"项目。

（二）各项目的具体填列方法

根据上述原则，《医院会计制度》规定了收入费用总表各项目的内容及填列方法，具体如下。

（1）"医疗收入"项目。反映医院本期开展医疗服务活动取得的收入，包括门诊收入和住院收入。本项目应当根据"医疗收入"科目的贷方发生额减去借方发生额后的金额填列。

（2）"财政基本补助收入"项目。反映医院本期按部门预算隶属关系从同级财政部门取得的基本支出补助。本项目应当根据"财政补助收入——基本支出"明细科目的发生额填列。

（3）"医疗业务成本"项目。反映医院本期开展医疗活动及其辅助活动发生的各项费用。本项目应当根据"医疗业务成本"科目的发生额填列。

(4)"管理费用"项目。反映医院本期行政及后勤管理部门为组织、管理医疗、科研、教学业务活动所发生的各项费用,包括医院行政及后勤管理部门发生的人员经费、公用经费、资产折旧(摊销)费等费用,以及医院统一负担的离退休人员经费、坏账损失、银行借款利息支出、银行手续费支出、汇兑损益、聘请中介机构费、印花税、房产税、车船税等。本项目应当根据"管理费用"科目的借方发生额减去贷方发生额后的金额填列。

(5)"医疗结余"项目。反映医院本期医疗收入加上财政基本补助收入,再减去医疗业务成本、管理费用后的结余数额。本项目应根据本表中"医疗收入"项目金额加上"财政基本补助收入"项目金额,再减去"医疗业务成本"项目金额、"管理费用"项目金额后的金额填列;如为负数,以"一"填列。

(6)"其他收入"项目。反映医院本期除医疗收入、财政补助收入、科教项目收入以外的其他收入总额。本项目应当根据"其他收入"科目的贷方发生额减去借方发生额后的金额填列。

(7)"其他支出"项目。反映医院本期发生的,无法归属到医疗业务成本、财政项目补助支出、科教项目支出、管理费用中的支出总额。本项目应当根据"其他支出"科目的发生额填列。

(8)"本期结余"项目。反映医院本期医疗结余加上其他收入,再减去其他支出后的结余数额。本项目可以根据本表"医疗结余"项目金额加上"其他收入"项目金额,再减去"其他支出"项目金额后的金额填列;如为负数,以"一"填列。

(9)"财政基本补助结转""结转入结余分配""年初未弥补亏损""事业基金弥补亏损""提取职工福利基金""转入事业基金""年末未弥补亏损"七个项目,只有在编制年度收入费用总表时才填列。在编制年度收入费用总表时,该七个项目的内容及"本年累计数"栏的填列方法如下。①"财政基本补助结转"项目:反映医院本年财政基本补助收入减去财政基本补助支出后,留待下年继续使用的结转资金数额。本项目可以根据"财政补助收入——基本支出"明细科目本年发生额减去"医疗业务成本""管理费用"科目下"财政基本补助支出"备查簿中登记的本年发生额合计后的金额填列。②"结转入结余分配"项目:反映医院当年本期结余减去财政基本补助结转金额后,结转入结余分配的金额。本项目可以根据本表"本期结余"项目金额减去"财政基本补助结转"项目金额后的金额填列;如为负数,以"一"填列。③"年初未弥补亏损"项目:反映医院截至本年初累计未弥补的亏损。本项目应当根据"结余分配"科目的本年初借方余额,以"一"填列。④"事业基金弥补亏损"项目:反映医院本年以事业基金弥补亏损的数额。本项目应当根据"结余分配——事业基金弥补亏损"明细科目的本年贷方发生额填列。⑤"提取职工福利基金"项目:反映医院本年提取职工福利基金的数额。本项目应当根据"结余分配——提取职工福利基金"明细科目的本年借方发生额填列。⑥"转入事业基金"项目:反映医院本年转入事业基金的未分配结余数额。本项目应当根据"结余分配——转入事业基金"明细科目的本年借方发生额填列。⑦"年末未弥补亏损"项目:反映医院截至本年末累计未弥补的亏损。本项目可以根据"结余分配"科目的本年末借方余额,以"一"填列。

(10)"本期财政项目补助结转(余)"项目。反映医院本期取得的财政项目补助收入减去本期发生的财政项目补助支出后的数额。本项目应当根据"财政补助收入——项目支出"明细科目本期发生额减去"财政项目补助支出"科目的本期发生额后的金额填列。

其中"财政项目补助收入"项目,反映医院本期取得的财政项目补助收入。本项目应当根据"财政补助收入——项目支出"科目的本期发生额填列。

"财政项目补助支出"项目,反映医院本期发生的财政项目补助支出。本项目应当根据"财政项目补助支出"科目的本期发生额填列。

(11)"本期科教项目结转(余)"项目。反映医院本期取得的非财政科教项目收入减去本期发生的非财政科教项目支出后的数额。本项目应当根据"科教项目收入"科目本期发生额减去"科教项目支出"科目本期发生额后的金额填列。

本项目下:"科教项目收入"项目,反映医院本期取得的非财政科教项目收入。本项目应当根据"科教项目收入"科目的本期发生额填列。"科教项目支出"项目,反映医院本期发生的非财政科教项目支出。本项目应当根据"科教项目支出"科目的本期发生额填列。

四、收入支出的结转方法

收入支出可以按照两种方法进行结转,即账结法和表结法。

(一)账结法

账结法是指通过会计账户结转结余的一种方法。在账结法下,每月月末均需编制转账凭证,将在账上结计出的各收入、支出类账户的余额结转入结余科目,各收入、支出类科目每月月末结转后均无余额。结转后,结余科目贷方余额反映历年滚存至本月的结余。

账结法下,由于各月收入支出类科目均要结转入结余科目,即各月均可直接通过结余科目提供当月及本年累计的结余,可以充分医院会计收入支出核算的系统性和准确性,但增加了转账环节和工作量,所以采用该方法,需要实现会计电算化的医院。对于手工操作的基础医疗机构不适用。

(二)表结法

表结法是指通过会计报表结转结余的一种方法。在表结法下,各收入、支出类科目每月月末均不需结转到结余科目,只有在年末时才将各收入、支出类科目全年累计余额结转入"结余"科目,各收入、支出科目年末结转后无余额。

表结法下,由于各月收入支出类科目无须结转入结余科目,从而减少了转账环节和工作量,但并不影响收入支出表的编制及有关指标的利用,是一种简化的基层医疗卫生机构收入支出会计核算方法。表结法适用于日常收入支出业务频繁、金额重大且尚未采用会计电算化的机构。

五、医疗收入费用明细表

(一)医疗收入费用明细表的概念

医疗收入费用明细表反映某一会计期间内医疗收入、医疗成本及其明细项目的实际发生情况。它是医院收入费用总表的附表。报表的使用者能够从这张表中得到更详细医院收入与费用的构成情况。医院应当编制月度、季度、年度医疗收入费用明细表。

(二)医疗收入费用明细表的内容和格式

医疗收入费用明细表作为收入费用总表的附表,是对收入费用总表中医疗收入、医疗业务成本和管理费用的明细内容所作的进一步说明。医疗收入费用明细表中医疗成本包括医疗业务成本和管理费用。

医疗收入费用明细表分左右两方,左边列示医疗收入各明细项目的金额,右边列示医疗成本各明细项目的金额。

1.医疗收入的列示内容

医疗收入按形成来源不同,分为门诊收入和住院收入。按照收入性质不同,门诊收入分为挂号收入、诊察收入、检查收入、化验收入、治疗收入、手术收入、卫生材料收入、药品收入、药事服务费收入和其他门诊收入;住院收入分为床位收入、诊察收入、检查收入、化验收入、治疗收入、手术收入、护理收入、卫生材料收入、药品收入、药事服务费收入和其他住院收入。

需要注意的是,各项医疗收入均应按照扣除分摊的医保结算差额后的净额列示。

2.医疗成本的列示内容

医疗成本指医疗业务成本和管理费用的总和。医疗成本应按性质和功能两种分类予以列示。

(1)按性质分类。医疗成本按性质分类,可分为人员经费、卫生材料费、药品费、固定资产折旧费、无形资产摊销费、提取医疗风险基金和其他费用。按性质分类列示医疗成本,有助于反映费用的经济用途。

(2)按功能分类。医院的业务活动通常可划分为临床服务、医技服务、医辅服务、行政后勤管理等,每一种活动上发生的费用所发挥的功能不同,因此,按功能分类列示医疗成本,有助于反映费用发生的活动领域。

按照费用在医院所发挥的功能进行分类,医疗成本可分为医疗业务成本和管理费用。其中,医疗业务成本指各医疗业务科室发生的可以直接计入各科室或采用一定方法计算后计入各科室的直接成本。具体包括临床服务成本、医疗技术成本和医疗辅助成本,分别反映临床服务类科室、医疗技术类科室、医疗辅助类科室发生的直接成本合计数。管理费用指医院行政后勤管理部门发生的费用,以及医院统一负担的管理费用。

(三)医疗收入费用明细表的编制方法

本表"本月数"栏反映医疗收入、医疗成本及其所属明细项目的本月实际发生数;在编制季度收入费用明细表时,应当将本栏改为"本季度数",反映医疗收入、医疗成本及所属明细项目的本季度实际发生数。在编制年度医疗收入费用明细表时,应当将本栏改为"上年数"栏,反映医疗收入、医疗成本及其所属明细项目上一年度的实际发生数。如果本年度医疗收入费用明细表规定的各个项目的名称和内容同上年度不一致,应对上年度医疗收入费用明细表各项目的名称和数字按照本年度的规定进行调整,填入年度本表中的"上年数"栏。

本表"本年累计数"栏反映各项目自年初起至报告期末止的累计实际发生数。

本表各项目的填列方法如下。

(1)"医疗收入"项目及其所属各明细项目,应当根据"医疗收入"科目及其所属各明细科目的本期贷方发生额减去借方发生额后的金额填列,即各项收入均按照扣除分摊的医保结算差额后的金额填列。

(2)"医疗成本"项目,应当根据"医疗业务成本"科目和"管理费用"科目本期发生额合计填列。

本项目下:①"按性质分类"下各明细项目,应当根据"医疗业务成本"和"管理费用"科目各所属对应一级明细科目本期发生额合计填列。如"人员经费"项目,根据"医疗业务成本——人员经费"和"管理费用——人员经费"科目本期发生额合计填列;"固定资产折旧费"项目,根据"医疗业务成本——固定资产折旧费"和"管理费用——固定资产折旧费"科目本期发生额合计填列。②"无形资产摊销费"项目,根据"医疗业务成本——无形资产摊销费"和"管理费用——无形资摊销费"科目本期发生额合计填列。③"提取医疗风险基金"项目,根据"医疗业务成本——提取医疗风险基金"科目本期发生额填列。④"其他费用"项目,根据"医疗业务成本——其他费用"和"管理费用——其他费用"科目本期发生额合计填列。⑤管理费用中一般不发生"药品费""卫生材料费",这两个项目根据"医疗业务成本——药品费、卫生材料费"科目本期发生额填列。⑥"按功能分类"下各明细项目,应当根据"医疗业务成本"科目及其所属明细科目、"管理费用"科目的本期发生额分析填列。其中:"临床服务成本"是指医院临床服务类科室发生的直接成本合计数;"医疗技术成本"是指医院医疗技术类科室发生的直接成本合计数;"医疗辅助成本"是指医院医疗辅助类科室发生的直接成本合计数。

(李　靖)

第二节　现金流量表

现金流量表是反映医院一定会计期间现金流入和流出的报表。它是以现金为基础编制的财务状况变动表。通过分析现金流量表,报表的使用者能够掌握与评价医院运用现金和获得现金的能力。

一、现金流量表概述

这里的"现金"是指医院的库存现金及可以随时用于支付的存款,即不仅包括"库存现金"账户核算的库存现金,还包括可以随时用于支付的银行存款、零余额账户用款额度和其他货币资金。编制现金流量表有助于会计报表使用者了解和评价医院现金获取能力、支付能力、偿债能力和周转能力,有助于预测医院未来现金流量,有助于分析判断医院的财务前景。

现金流量表以现金为基础编制,划分为业务活动、投资活动和筹资活动,按照收付实现制原则编制,将权责发生制下的信息调整为收付实现制下的现金流量信息。医院应当在年末编制本年度现金流量表。

二、现金流量及其分类

现金流量是指现金的流入和流出。医院的现金流量产生于不同的来源,也有不同的用途。例如,可通过提供医疗服务收到现金,通过向银行借款收到现金等;购买卫生材料、固定资产需要支付现金,职工工资也需要用现金进行支付等。现金流量净额是指现金流入与流出的差额,可能是正数,也可能是负数。如果是正数,则为净流入;如果是负数,则为净流出。一般来说,现金流入大于流出反映了医院现金流量的积极现象和趋势。现金流量信息能够表明医院经营状况是否良好,资金是否紧缺,医院偿付能力大小,从而为行政管理部门、债权人、医院管理者等提供有用的信息。

需要注意的是,医院现金形式的转换不会产生现金的流入和流出,如医院从银行提取现金,是医院现金存放形式的转换,不构成现金流量。此外,医院取得财政补助,在直接支付方式下,实质是现金流入和现金流出同步发生,财政直接支付所取得的补助及同时发生的支出也构成医院的现金流量。

《医院会计制度》规定,现金流量表应当按照业务活动产生的现金流量、投资活动产生的现金流量和筹资活动产生的现金流量分别反映。

(一)业务活动产生的现金流量

业务活动是指医院投资活动和筹资活动以外的所有交易和事项,包括提供医疗服务、获得非资本性财政补助、取得科研项目拨款、支付人员经费、购买药品及卫生材料、支付项目支出、支付其他公用经费等。通过业务活动产生的现金流量,可以说明医院的业务活动对现金流入和流出的影响程度,判断医院在不动用对外筹得资金的情况下,是否足以维持日常业务周转、偿还债务等。

业务活动产生的现金流入项目主要有开展医疗服务活动收到的现金、财政基本支出补助收到的现金、财政非资本性项目补助收到的现金、从事科教项目活动收到的除财政补助以外的现金、收到的其他与业务活动有关的现金;业务活动产生的现金流出项目主要有发生人员经费支付的现金、购买药品支付的现金、购买卫生材料支付的现金、使用财政非资本性项目补助支付的现金、使用科教项目收入支付的现金、支付的其他与业务活动有关的现金。

(二)投资活动产生的现金流量

投资活动是指医院长期资产的购建和对外投资及其处置活动。现金流量表中的"投资"既包括对外投资,又包括长期资产的购建与处置。其中,长期资产是指固定资产、无形资产、在建工程等。医院的投资活动包括取得和收回投资、购建和处置固定资产、购买和处置无形资产等。通过投资活动产生的现金流量,可以判断投资活动对医院现金流量净额的影响程度。

投资活动产生的现金流入项目主要有收回投资所收到的现金,取得投资收益所收到的现金,处置固定资产、无形资产收回的现金净额,收到的其他与投资活动有关的现金;投资活动产生的现金流出项目主要有购建固定资产、无形资产支付的现金,对外投资支付的现金,上缴处置固定资产、无形资产收回现金净额支付的现金,支付的其他与投资活动有关的现金。

(三)筹资活动产生的现金流量

筹资活动主要是指导致医院债务规模发生变化的活动,包括取得和偿还借款、偿付利息等。应付账款、应付票据等属于业务活动,不属于筹资活动。医院取得的财政资本性项目补助(即用于购建固定资产、无形资产的财政补助)从性质上类似于国家对企业的投资,参照企业现金流量表中将实收资本作为筹资活动现金流量的做法,《医院会计制度》规定将医院取得的财政资本性项目补助作为筹资活动产生的现金流量。

筹资活动产生的现金流入项目主要有取得财政资本性项目补助收到的现金,借款收到的现金,收到的其他与筹资活动有关的现金;筹资活动产生的现金流出项目主要有偿还借款支付的现金,偿付利息支付的现金,支付的其他与筹资活动有关的现金。医院在进行现金流量分类时,对于现金流量表中未特殊说明的现金流量,应按照现金流量表的分类方法和重要性原则,判断某项交易或事项所产生的现金流量应当归属的类别或项目,对于重要的现金流入或流出项目应当单独反映。

三、现金流量表的内容和格式

按照《医院会计制度》规定,医院现金流量表在格式的设计上主要依照现金流量的性质,依次分类反映业务活动产生的现金流量、投资活动产生的现金流量和筹资活动产生的现金流量,最后汇总反映医院现金净增加额。在有外币现金流量折算为人民币的医院,正表中还应单设"汇率变动对现金的影响额"项目,以反映医院外币现金流量折算为人民币时,所采用的现金流量发生日的汇率或期初汇率折算的人民币金额与"现金净增加额"中外币现金净增加额按期末汇率折算的人民币金额之间的差额。

医院现金流量表的基本格式如表3-2所示。

表3-2 现金流量表

会医03表

编制单位：　　　　　　　　　　　　　年　　　　月　　　　　　　　　　　　　单位:元

项目	行次	金额
一、业务活动产生的现金流量		
开展医疗服务活动收到的现金		
财政基本支出补助收到的现金		
财政非资本性项目补助收到的现金		
从事科教项目活动收到的除财政补助以外的现金		
收到的其他与业务活动有关的现金		
现金流入小计		
发生人员经费支付的现金		
购买药品支付的现金		
购买卫生材料支付的现金		
使用财政非资本性项目补助支付的现金		
使用科教项目收入支付的现金		
支付的其他与业务活动有关的现金		
现金流出小计		
业务活动产生的现金流量净额		
二、投资活动产生的现金流量		
收回投资所收到的现金		
取得投资收益所收到的现金		
处置固定资产、无形资产收回的现金净额		
收到的其他与投资活动有关的现金		
现金流入小计		
购建固定资产、无形资产支付的现金		
对外投资支付的现金		
上缴处置固定资产、无形资产收回现金净额支付的现金		
支付的其他与投资活动有关的现金		
现金流出小计		
投资活动产生的现金流量净额		
三、筹资活动产生的现金流量		
取得财政资本性项目补助收到的现金		
借款收到的现金		

项目	行次	金额
收到的其他与筹资活动有关的现金		
现金流入小计		
偿还借款支付的现金		
偿付利息支付的现金		
支付的其他与筹资活动有关的现金		
现金流出小计		
筹资活动产生的现金流量净额		
四、汇率变动对现金的影响额		
五、现金净增加额		

四、现金流量表的编制方法

(一)"业务活动产生的现金流量"填列方法和内容

1.填列方法

编制现金流量表时,业务活动产生的现金流量的填列方法主要有两种:直接法和间接法。这两种方法通常也称为编制现金流量表的方法。

(1)直接法。指通过现金收入和现金支出的主要类别直接反映医院业务活动产生的现金流量,如开展医疗服务活动收到的现金、购买药品支付的现金等就是按现金收入和支出的类别直接反映的。在直接法下,一般是以收入费用总表中的本期各项收入为起点,调节与业务活动有关的项目增减变动,然后计算出业务活动产生的现金流量。

(2)间接法。指以本期净资产变动额为起点,通过调整不涉及现金的收入、费用等项目的增减变动,调整不属于业务活动的现金收支项目,根据计算并列示业务活动现金流量的一种方法。

按照《医院会计制度》的规定,医院应当采取直接法编制业务活动产生的现金流量,对于按照间接法反映业务现金流量的情况不做要求。采用直接法编报的现金流量表,便于分析医院业务活动产生的现金流量的来源和用途,预测医院现金流量的未来前景。

2.各项目编制内容

(1)"开展医疗服务活动收到的现金"项目,反映医院开展医疗活动取得的现金净额。本项目可以根据"库存现金""银行存款""应收在院患者医疗款""应收医疗款""预收医疗款""医疗收入"等科目的记录分析填列。

(2)"财政基本支出补助收到的现金"项目,反映医院接受财政基本支出补助取得的现金。本项目可以根据"零余额账户用款额度""财政补助收入"等科目及其所属明细的记录分析填列。

(3)"财政非资本性项目补助收到的现金"项目,反映医院接受财政除用于购建固定资产、无形资产以外的项目补助取得的现金。本项目可以根据"银行存款""零余额账户用款额度""财政补助收入"等科目及其所属明细科目的记录分析填列。

(4)"从事科教项目活动收到的除财政补助以外的现金"项目,反映医院从事科研、教学项目活动取得的除财政补助以外的现金。本项目可以根据"库存现金""银行存款""科教项目收入"等科目的记录分析填列。

(5)"收到的其他与业务活动有关的现金"项目,反映医院收到的除以上项目之外的与业务活动有关的现金。本项目可以根据"库存现金""银行存款""其他应收款""其他收入"等科目的记录分析填列。

(6)"发生人员经费支付的现金"项目,反映医院为开展各项业务活动发生人员经费支付的现金。本项目可以根据"库存现金""银行存款""在加工物资""医疗业务成本""管理费用""应付职工薪酬""应付福利费""应付社会保障费"等科目的记录分析填列。

(7)"购买药品支付的现金"项目,反映医院购买药品而支付的现金。本项目可以根据"库存现金""银行存款""应付账款""应付票据""预付账款""医疗业务成本""库存物资"等科目的记录分析填列。

(8)"购买卫生材料支付的现金"项目,反映医院购买卫生材料支付的现金。本项目可以根据"库存现金""银行存款""应付账款""应付票据""预付账款""医疗业务成本""库存物资"等科目的记录分析填列。

(9)"使用财政非资本性项目补助支付的现金"项目,反映医院使用除用于购建固定资产、无形资产外的财政项目补助资金发生支出所支付的现金。本项目可以根据"银行存款""零余额账户用款额度""财政项目补助支出"等科目的记录分析填列。

(10)"使用科教项目收入支付的现金"项目,反映医院使用非财政科研、教学项目收入支付的现金;不包括使用非财政科教项目收入购建固定资产、无形资产所支付的现金。使用非财政科教项目收入购建固定资产、无形资产所支付的现金,在"购建固定资产、无形资产支付的现金"项目反映。本项目可以根据"库存现金""银行存款""科教项目支出"等科目的记录分析填列。

(11)"支付的其他与业务活动有关的现金"项目,反映医院除上述项目之外支付的与业务有关的现金。本项目可以根据"库存现金""银行存款""其他应付款""管理费用""其他支出""应缴税费"等科目的记录分析填列。

(12)"业务活动产生的现金流量净额"项目,按照"业务活动产生的现金流量"项下"现金流入小计"项目金额减去"现金流出小计"项目金额后的金额填列;如为负数,以"－"填列。

(二)"投资活动产生的现金流量"各项目的内容和填列方法

现金流量表中的投资活动包括短期投资和长期投资的取得与处置、固定资产的购建与处置、无形资产的购置与转让等。单独反映投资活动产生的现金流量,能了解医院为获得未来收益或提供服务而导致对外投资或内部长期资产投资的程度,以及以前对外投资所带来的现金流入的信息。投资活动现金流量各项目的内容和填列方法如下。

1."收回投资所收到的现金"项目

反映医院出售、转让或者到期收回长期投资而收到的现金;不包括长期投资收回的利润、利息,以及收回的非现金资产。本项目可以根据"库存现金""银行存款""长期投资"等科目的记录分析填列。

2."取得投资收益所收到的现金"项目

反映医院因对外投资而被投资单位分回利润收到的现金及取得的现金利息。本项目可以根据"库存现金""银行存款""其他应收款""其他收入——投资收益"等科目的记录分析填列。

3."处置固定资产""无形资产收回的现金净额"项目

反映医院处置固定资产和无形资产所取得的现金,减去为处置这些资产而支付的有关费用之后的净额。由于自然灾害所造成的固定资产等长期资产损失而收到的保险赔偿收入,也在本项目反映。本项目可以根据"库存现金""银行存款""固定资产清理"等科目的记录分析填列。

4."收到的其他与投资活动有关的现金"项目

反映医院除上述项目之外收到的与投资活动有关的现金。其他现金流入如果金额较大的,应当单列项目反映。本项目可以根据"库存现金""银行存款"等有关科目的记录分析填列。

5."购建固定资产、无形资产支付的现金"项目

反映医院购买和建造固定资产,取得无形资产所支付的现金;不包括为购建固定资产而发生的借款利息资本化的部分、融资租入固定资产支付的租赁费。借款利息和融资租入固定资产支付的租赁费,在筹资活动产生的现金流量中反映。本项目可以根据"库存现金""银行存款""固定资产""无形资产""在建工程"等科目的记录分析填列。

6."对外投资支付的现金"项目

反映医院进行对外投资所支付的现金,包括取得长期股权投资和长期债权投资所支付的现金,以及支付的佣金、手续费等附加费用。本项目可以根据"库存现金""银行存款""长期投资"等科目的记录分析填列。

7."上缴处置固定资产、无形资产收回现金净额支付的现金"项目

反映医院将处置固定资产、无形资产所收回的现金净额予以上缴所支付的现金。本项目可以根据"库存现金""银行存款""应缴款项"等科目的记录分析填列。

8."支付的其他与投资活动有关的现金"项目

反映医院除上述项目之外支付的与投资活动有关的现金。如果其他现金流出金额较大的,应当单列项目反映。本项目可以根据"库存现金""银行存款"等有关科目的记录分析填列。

9."投资活动产生的现金流量净额"项目

按照"投资活动产生的现金流量"项下"现金流入小计"项目金额减去"现金流出小计"项目金额后的金额填列;如为负数,以"—"填列。

(三)"筹资活动产生的现金流量"各项目的内容和填列方法

单独反映筹资活动产生的现金流量,能了解医院筹资活动产生现金流量的规模与能力,以及医院为获得现金流入而付出的代价。筹资活动现金流量各项目的内容和填列方法如下。

1."取得财政资本性项目补助收到的现金"项目

反映医院接受用于购建固定资产、无形资产的财政项目补助取得的现金。本项目可以根据"银行存款""零余额账户用款额度""财政补助收入"等科目及其所属明细科目的记录分析填列。

2."借款收到的现金"项目

反映医院举借各种短期、长期借款所收到的现金。本项目可以根据"库存现金""银行存款""短期借款""长期借款"等科目的记录分析填列。

3."收到的其他与筹资活动有关的现金"项目

反映医院除上述项目之外收到的与筹资活动有关的现金。如果其他现金流入金额较大的,应当单列项目反映。本项目可以根据"库存现金""银行存款"等有关科目的记录分析填列。

4."偿还借款支付的现金"项目

反映医院偿还债务本金所支付的现金。本项目可以根据"库存现金""银行存款""短期借款""长期借款"等科目的记录分析填列。

5."偿付利息支付的现金"项目

反映医院实际支付的借款利息等。本项目可以根据"库存现金""银行存款""长期借款""管

理费用""预提费用"等科目的记录分析填列。

6."支付的其他与筹资活动有关的现金"项目

反映医院除上述项目之外支付的与筹资活动有关的现金,如融资租入固定资产所支付的租赁费。本项目可以根据"库存现金""银行存款""长期应付款"等有关科目的记录分析填列。

7."筹资活动产生的现金流量净额"项目

按照"筹资活动产生的现金流量"项下"现金流入小计"项目金额减去"现金流出小计"项目金额后的金额填列;如为负数,以"－"填列。

(四)"汇率变动对现金的影响额"项目的内容和填列方法

现金流量表中"汇率变动对现金的影响额"项目,反映医院外币现金流量折算为人民币时,按照现金流量发生日的汇率或期初汇率折算的人民币金额,与本表"现金净增加额"中外币现金净增加额按期末汇率折算的人民币金额之间的差额。

(五)"现金净增加额"项目的内容和填列方法

现金流量表中"现金净增加额"项目,反映医院本年度现金变动的金额。本项目应当根据本表"业务活动产生的现金流量净额""投资活动产生的现金流量净额""筹资活动产生的现金流量净额"和"汇率变动对现金的影响额"项目的金额合计填列。

五、现金流量表的具体编制说明

在具体编制现金流量表时,医院可根据业务量的大小及复杂程度,采用工作底稿法、T型账户法,或直接根据有关科目的记录分析填列。

(一)工作底稿法

采用工作底稿法编制现金流量表就是以工作底稿为手段,以收入费用总表和资产负债表数据为基础,结合有关科目的记录,对现金流量表的每一项目进行分析并编制调整分录,从而编制出现金流量表。

采用工作底稿法编制现金流量表的程序如下。

(1)将资产负债表的期初数和期末数过录到工作底稿的期初数栏和期末数栏。

(2)对当期业务进行分析并编制调整分录。调整分录大体有这样几类:第一类涉及收入费用总表中的收入和费用项目及资产负债表中的资产、负债和净资产项目,通过调整,将权责发生制下的收入费用转换为现金基础;第二类涉及资产负债表和现金流量表中的投资和筹资项目,反映投资和筹资活动的现金流量;第三类涉及收入费用总表和现金流量表中的投资和筹资项目,目的是将收入费用总表中有关投资和筹资方面的收入和费用列入现金流量表投资、筹资现金流量中去。此外还有一些调整分录并不涉及现金收支,只是为了核对资产负债表项目的期末期初变动。

在调整分录中,有关现金的事项,并不直接借记或贷记现金,而是分别计入"业务活动产生的现金流量""投资活动产生的现金流量""筹资活动产生的现金流量"的有关项目,借记表明现金流入,贷记表明现金流出。

(3)将调整分录过录到工作底稿中的相应部分。

(4)核对调整分录,借贷合计应当相等,资产负债表项目期初数加减调整分录中的借贷金额以后,应当等于期末数。

(5)根据工作底稿中的现金流量表项目部分编制正式的现金流量表。

(二) T 型账户法

采用 T 型账户法编制现金流量表,是以 T 型账户为手段,以资产负债表和收入费用总表数据为基础,结合有关科目的记录,对现金流量表的每一项目进行分析并编制调整分录,从而编制现金流量表。采用 T 型账户法编制现金流量表的程序如下。

(1) 为所有的非现金项目(包括资产负债表项目和收入费用总表)分别开设 T 型账户,并将各自的期末期初变动数过入各相关账户。如果项目的期末数大于期初数,则将差额过入与项目余额相同的方向;反之,过入相反方向。

(2) 开设一个大的"现金"T 型账户,每边分为业务活动、投资活动和筹资活动三个部分,左边记现金流入,右边记现金流出。与其他账户一样,过入期末期初变动数。

(3) 以收入费用总表项目为基础,结合资产负债表分析每一个非现金项目的增减变动,并据此编制调整分录。

(4) 将调整分录过入各 T 型账户,并进行核对,该账户借贷相抵后的余额与原先过入的期末期初变动数应当一致。

(5) 根据大的"现金"T 型账户编制正式的现金流量表。

(三) 分析填列法

分析填列法是直接根据资产负债表、收入费用总表和有关会计科目明细账的记录,分析计算出现金流量表各项目的金额,并据以编制现金流量表的一种方法。

(李 靖)

第三节 成 本 报 表

成本报表反映医院各科室在经营过程中发生的直接成本和临床服务类科室的全成本情况。它是医院财务报告的重要组成部分。它对医院加强成本管理,提高医院整体管理水平有着重要的作用。

一、成本报表概述

随着医疗卫生体制改革的不断深入,医院成本核算、分析及管理工作变得越来越重要。一方面在卫生资源有限的情况下,医院需要依靠技术进步、科学管理和结构调整,降低成本,提高效率,向社会提供更多、更好的卫生服务;另一方面,科学的成本核算与分析结果也是制定合理的医疗收费标准的重要依据。

为了促进医院加强成本核算与控制,便于医院行政管理部门等相关方面了解、评价、监督医院的成本管理工作,并为国家研究、制定医疗收费标准及医疗改革政策提供依据,《医院会计制度》规定医院应当在编报财务报告时,在财务情况说明书中对医院的成本核算与控制情况做出说明,并附送成本报表。同时,《医院会计制度》提供了成本报表的参考格式。

二、成本报表的内容及参考格式

医院需要作为财务情况说明书附表编报的成本报表包括 3 张表,即医院各科室直接成本表、医院临床服务类科室全成本表和医院临床服务类科室全成本构成分析表,这3张表的编制期间均为月度和年度。

(一)医院各科室直接成本表

医院各科室直接成本表反映管理费用(行政后勤类科室成本)和医疗技术、医疗辅助科室成本分摊至临床服务类科室成本前各科室直接成本情况。直接成本是指科室为开展医疗服务活动而发生的能够直接计入或采用一定方法计算后直接计入的各种费用。

各科室直接成本需要按成本项目,即人员经费、卫生材料费、药品费、固定资产折旧费、无形资产摊销费、提取医疗风险基金和其他费用分项列示。

(二)医院临床服务类科室全成本表

医院临床服务类科室全成本表反映医院根据《医院财务制度》规定的原则和程序,将管理费用、医疗辅助类科室直接成本、医疗技术类科室直接成本逐步分摊转移到临床服务类科室后,各临床服务类科室的全成本情况。即临床服务类科室全成本包括科室直接成本和分摊转移的间接成本。

各临床服务类科室的直接成本、间接成本和全成本也应当按成本项目,即人员经费、卫生材料费、药品费、固定资产折旧费、无形资产摊销费、提取医疗风险基金和其他费用分项列示。

(三)医院临床服务类科室全成本构成分析表

医院临床服务类科室全成本构成分析表反映各临床服务类科室的全成本中各项成本所占的比例情况,以及各临床服务类科室的床日成本、诊次成本情况。

诊次和床日成本核算是以诊次、床日为核算对象,将科室成本进一步分摊到门急诊人次、住院床日中,计算出诊次成本、床日成本。

医院成本报表的参考格式如表3-3、表3-4、表3-5所示。

表3-3 医院各科室直接成本表

成本医01表

编制单位: _____年_____月　　　　　　　　　单位:元

科室名称	人员经费①	卫生材料费②	药品费③	固定资产折旧④	无形资产摊销⑤	提取医疗风险基金⑥	其他费用⑦	合计⑧=①+②+③+④+⑤+⑥+⑦
临床服务类科室1								
临床服务类科室2								
...								
小计								
医疗技术类科室1								
医疗技术类科室2								
...								
小计								
医疗辅助类科室1								
医疗辅助类科室2								
...								
小计								

科室名称	人员经费①	卫生材料费②	药品费③	固定资产折旧④	无形资产摊销⑤	提取医疗风险基金⑥	其他费用⑦	合计⑧=①+②+③+④+⑤+⑥+⑦
医疗业务成本合计								
管理费用								
本月总计								

注：说明：1.本表反映管理费用和医疗技术、辅助类科室成本分摊至临床服务类科室成本前各科室直接成本情况；2.医疗业务成本合计＝临床服务类科室成本小计＋医疗技术类科室成本小计＋医疗辅助类科室成本小计；3.本月总计＝医疗业务成本合计＋管理费用。

表 3-4 医院临床服务类科室全成本表

科室名称	人员经费①	卫生材料②	药品费③	固定资产折旧④	无形资产摊销⑤	提取医疗风险金⑥	其他费用⑦	合计⑧=①+②+③+④+⑤+⑥+⑦
科室名称								
临床服务类科室1								
临床服务类科室2								
…								
科室成本合计								

注：说明：1.本表反映医院根据《医院财务制度》规定的原则和程序，将管理费用、医疗辅助类科室直接成本、医疗技术类科室直接成本逐步分摊转移到临床服务类科室后，各临床服务类科室的全成本情况。即临床服务类科室全成本包括科室直接成本和分摊转移的间接成本；2.表中的"直接成本"反映间接成本分摊前各临床服务类科室发生的直接成本金额；3.表中的"间接成本"反映将管理费用、医疗辅助类科室直接成本、医疗技术类科室直接成本按规定的原则和程序分摊转移至各临床服务类科室的间接成本金额。

表 3-5 医院临床服务类科室全成本构成分析表

成本医03表

编制单位：_____ 年_____ 月　　　　　　　　　　　　　　　单位：元

成本项目	内科		…	各临床服务类科室合计	
	金额	%		金额	%
人员经费					
卫生材料费					
药品费					
固定资产折旧	（＃＃）			（＊＊）	
无形资产摊销					
提取医疗风险基金					
其他费用					
科室全成本合计		（100％）			（100％）
科室收入					
收入—成本					

续表

成本项目	内科		...	各临床服务类科室合计	
	金额	%		金额	%
床日成本					
诊次成本					

注：说明：本表用于对医院临床服务类科室全成本要素及其结构进行分析与监测，"＃＃"为某一临床服务类科室不同成本项目的构成比，用于分析各临床服务类科室的成本结构，确定各科室内部成本管理的重点成本项目。科室全成本包括临床服务类科室直接成本和分摊转移的间接成本。例：人员经费%(＃＃)=(某一临床服务类科室人员经费金额/该科室全成本合计)×100%；人员经费金额合计(＊＊)=各临床服务类科室人员经费之和；人员经费合计%=(各临床服务类科室人员经费之和/各临床服务类科室全成本合计)×100%；诊次和床日成本核算是以诊次、床日为核算对象，将科室成本进一步分摊到门急诊人次、住院床日中，计算出诊次成本、床日成本。

三、成本报表的编制方法

医院各科室直接成本表的各项目可以根据有关科目记录直接或计算填列。医院临床服务类科室全成本表中的"直接成本"栏可根据有关科目记录填列，"间接成本""全成本"栏需根据《医院财务制度》规定的方法计算填列。医院临床服务类科室全成本构成分析表各项目需要依据医院临床服务类科室全成本表的数据计算填列，其中，床日成本、诊次成本需根据《医院财务制度》规定的方法计算填列。

需要说明的是：以上3张报表所反映的成本信息主要以科室、诊次和床日为成本核算对象，所反映的成本均不包括财政补助、非财政科教项目资金形成的固定资产折旧和无形资产摊销。开展医疗全成本核算的地方或医院，还应将财政项目补助支出、非财政科教项目支出所形成的固定资产折旧、无形资产摊销纳入成本核算范围。

（李　靖）

第四章 医院财务分析

第一节 医院财务分析概述

一、财务分析的含义

财务分析是以经营单位财务报告等会计资料为基础,采用一定的技术方法,对经营单位的财务状况和经营成果进行评价和剖析的一项财务活动,以反映经营单位在运营过程中的利弊得失、财务状况和发展趋势。《医院财务制度》第六十九条规定:医院应通过相关指标对医院财务状况进行分析。财务分析以医院财务报告反映的财务指标为主要依据,为改进医院的管理工作和优化经济决策提供重要的财务信息。其目的是帮助医院管理者查找经营过程中的利弊,了解并掌握医院的财务状况及其发展趋势,进而将重要的财务信息应用到医院财务管理工作和经济决策过程中去。

二、财务分析的作用和主体

(一)财务分析的意义和作用

1.财务分析是评价财务状况,衡量经营业绩的重要依据

医院在持续经营中,经营业绩及财务成果都将以不同的指标表现出来,评价这种业绩指标和成果指标的前提就是对这些指标开展分析,通过对医院财务报表等核算资料进行分析,可以较为准确地了解与掌握医院所具备的偿债能力、营运能力、盈利能力和发展能力。便于经营管理者及其报表使用者了解医院的财务状况和经营成果,并通过分析将影响财务状况和经营成果的主客观因素区分开来,以划清经济责任,从而对医院经营做出较为客观的综合评价。

2.财务分析是实现理财目标和经营目标的重要手段

财务指标的分析,既能揭示成绩也能揭示矛盾和问题,通过对财务指标的分析,医院管理者可以清晰查明各项财务指标的优劣,从而找出经营管理和财务管理中的薄弱环节,并分析其原因,以便及时采取措施,重点改进,引导和促进医院采用合理的融资方式,开展理财活动,提高资金的使用效率。

3.财务分析有利于投资者和债权人做出正确的投资决策

投资者和债权人是医院经济资源的提供者,他们十分关心医院的财务经营状况。投资者关

注资金使用效果及保值增值能力,债权人关注资金的偿债能力及风险等情况。通过财务分析,便于投资者和债权人更加深入地了解医院的财务状况、经营成果和现金流量等情况,从而把握医院的收益水平和财务风险水平,为进行投资、融资决策提供依据。

4.有利于加强管理,规范财务行为,提高资金使用效率

医院管理者通过对单位财务预算执行情况的分析,可以找出工作中的差距,总结预算执行中的经验教训,促进单位加强预算管理,保证单位预算的完成。通过对单位资源消耗的分析,促使单位充分挖掘内部潜力,积极增收节支,提高资金使用的社会效益和经济效益。通过对单位内部财务规范性的分析,促进医院不断完善内部财务管理办法,规范财务行为。

5.财务分析有利于医院加强和改善内部管理

医院的会计报表只能概括地反映出医院过去的财务状况和经营成果。只有通过财务分析,才能正确评价医院的财务状况和经营成果,揭示医院在提供服务的过程及其管理中存在的问题,总结经验教训,为制订医院发展计划和财务决策提供重要依据,以促进医院管理者不断改进工作,提高管理水平。

6.开展财务分析有利于国家进行宏观经济管理和调控

新医改背景下,财政成为医院投资的主体。卫生行政管理部门通过对医院财务报表等会计信息进行汇总分析,可以了解和掌握公立医院整体运行情况,制定正确、合理、有效的管理方法和调控措施,促进医疗机构认真贯彻执行医改路线、方针和政策,保证医疗机构的公益性发展。

(二)财务分析的主体

从信息使用的角度来看,不同利益主体对财务报告的分析目的有所不同。

1.投资者

投资人和经营单位的所有者高度关心资本的保值增值状况。投资者分析的重点是医院的收益能力、发展能力和业绩综合分析评价。通过对医院进行财务分析,可以了解资金的使用状况和资金回报的基本趋势。

2.医院债权人

债权人(金融机构)对其投资的安全性高度重视。最关注的目标是经营单位是否有足够的支付能力,偿还本息的可靠性与及时性及破产财务的追债能力,重点是偿债能力、收益能力和产生现金能力。

3.医院管理者

对经营单位理财的各个方面,包括营运能力、偿债能力、盈利能力及对社会贡献能力的全部信息予以详尽的了解和掌握,并要综合分析医院的经营情况。

4.政府管理机构

政府对国家投资的单位进行财务分析,除关注投资所产生的经济效益外,还要关心投资的社会效益。因此,政府考核拨款单位经营理财状况,不仅需要了解其资金占用的使用效率,而且还要借助财务分析,检查拨款单位是否存在违法违纪、浪费国家财产的问题。最后通过综合分析,对医院发展及对社会的贡献程度进行分析考察。因此,政府其关注目标在于医院的收入能力,资产使用效率、社会贡献能力等。

三、卫生机构财务分析的基本内容

根据2012年出台的《医院财务制度》规定,财务分析的主要内容包括预算管理分析、结余和风险管理分析、资产营运能力分析、成本管理分析、收支结构分析和发展能力分析。

(一) 预算管理分析

预算管理分析是通过预算收入执行率、预算支出执行率、财政专项拨款执行率等指标反映医院的预算执行情况。预算执行率反映医院预算管理水平;财政专项拨款执行率反映医院财政项目补助支出执行进度。

(二) 结余和风险管理分析

结余和风险管理分析是通过业务收支结余率、资产负债率、流动比率等指标反映医院的获得经济收益和抵抗财务风险的能力。业务收支结余率反映医院除来源于财政项目收支和科教项目收支之外的收支结余水平,能够体现医院财务状况、医院医疗支出的节约程度及医院管理水平;资产负债率反映医院的资产中借债筹资的比重,衡量医院利用负债进行营运的能力;流动比率衡量医院流动资产在短期负债到期以前可以变为现金、用于偿还债务的能力。

(三) 资产运营分析

资产运营分析是通过总资产周转率、应收账款周转天数、存货周转率等指标反映医院的资产管理效率。

总资产周转率反映医院运营能力。平均总资产是指医院期初和期末总资产的平均值。应收账款周转天数反映医院应收账款流动速度。存货周转率反映医院向患者提供的药品、卫生材料、其他材料等的流动速度,以及存货资金占用是否合理。平均存货是指医院期初和期末存货的平均值。一年日历数(360天)与存货周转率的比值为存货周转天数。

(四) 成本管理分析

成本管理分析是通过门诊收入成本率、住院收入成本率、百元收入药品、卫生材料消耗等指标反映医院提供医疗服务过程中的成本管理水平。

(五) 收支结构分析

收支结构分析是通过人员经费支出率、公用经费支出比率、管理费用率、药品、卫生材料支出率、药品收入占医疗收入比重等指标反映医院重要的收支项目的结构比,从而认识局部与整体的关系和影响,发现存在问题的收支项目,揭示进一步分析的方向。

(六) 发展能力分析

发展能力分析是通过总资产增长率、净资产增长率、固定资产净值率等指标反映医院的资产和净资产的发展潜力及固定资产的新旧程度。

总资产增长率从资产总量方面反映医院的发展能力;净资产增长率反映医院净资产的增值情况和发展能力;固定资产净值率反映医院固定资产的新旧程度。

四、医院财务分析的基本步骤

财务分析的过程一般按照以下几个步骤进行。

(一) 明确分析目的

如何进行财务分析,首先取决于分析的目的是什么。医院开展财务分析的根本目标是保证医院可持续发展,具体目标是在医疗市场逐步完善发展的情况下,医院财务分析必须经常为医院决策服务。医院管理者通过经常性的分析来对医院医疗服务和理财等各方面工作进行评价,以洞察医院医疗服务中的风险性、资产运用中的安全性和效益性,把握医院的发展趋势,为医院医疗服务决策和控制提供依据。

（二）收集所需要的资料

一般来讲，财务报告是财务分析的主要资料来源，根据不同的分析目的，也要收集其他资料。如本单位历年的经营状况、人员构成、市场前景等。

（三）选择分析方法

分析方法服从于分析目的，应当根据不同的分析目的，采取不同的分析方法。例如，对未来发展趋势的预测，一般需要用回归分析法；对流动性的分析，需要用比率分析法；对计划执行情况的分析，需要用因素分析法等。

（四）进行分析计算

根据所掌握的数据资料和分析目的，采用一定的方法，特别是采用一定的指标，进行计算。如分析医院流动性时，就应计算其流动比率、速动比率等指标；分析其盈利能力时，就要计算其净资产收益率等。

（五）撰写分析报告

在撰写分析报告时，对分析过程，所采用的分析方法，分析依据做出明确清晰的说明和解释，对分析结果作出总结和概括，同时还应当对分析资料、分析方法的局限性做出说明。

五、医院财务分析指标体系

财务分析指标就是财务状况的概念和数值，即卫生财务活动的投入与产出在一定时间、地点或条件下的比较关系。财务指标体系取决于分析的目的。尽管不同利益主体进行财务分析有着各自不同的侧重点，但综合各方面对信息的需求，根据《医院财务制度》的规定，财务分析主要包含以下五个方面，各方之间相互依存，相互作用，相辅相成，形成财务分析的指标体系。

（一）预算管理指标

预算管理指标主要反映医院预算执行情况和财政专项拨款执行，它反映出医院预算管理水平和财政项目补助支出执行进度。预算执行情况包括预算收入和支出两个方面。主要指标包括预算收入执行率、预算支出执行率、财政专项拨款执行率。该指标越大，说明预算管理水平越高。反之，预算管理水平越低。该指标是医院管理者必须关注的指标之一。

$$预算收入执行率 = \frac{本期实际收入总额}{本期预算收入总额} \times 100\%$$

$$预算支出执行率 = \frac{本期实际支出总额}{本期预算支出总额} \times 100\%$$

$$财政专项拨款执行率 = \frac{本期财政项目补助实际支出}{本期财政项目支出补助收入} \times 100\%$$

（二）财务风险管理指标

医院在运行过程中，必然产生财务分析，反映财务分析的主要指标为偿债能力指标，它是指资产的变现能力，是衡量医院支付债务能力的重要指标。财务风险管理指标也是反映医院偿债能力的指标，偿债能力是财务目标实现的稳健保证。财务风险管理指标主要指标包括资产负债率、流动负债、速动负债等。该指标是债权人最关注的指标。

（三）资产运营能力指标

运营能力分析主要是反映医院资本利用情况和效果，反映医院的营利能力和盈利水平，掌握医院的营利情况。营运能力是财务目标实现的物质基础。资产运营能力指标主要包括总资产周转率、应收医疗款周转天数、存货周转天数等。该指标是医院管理者、投资人、债权人最关注的指标。

(四)收支结构指标

收支结构主要反映医院各项收入构成和各项支出的构成情况,反映各种来源渠道对医院的支持力度,医院使用资金的合理性。收支结构指标主要包括药品收入占医疗收入比重,人员经费支出、公用经费支出、管理费用支出占总支出的比例等。该指标是医院管理者、投资人、债权人最关注的指标。

(五)发展能力分析

反映医院的发展潜力,是评价医院发展潜力和趋势的重要指标。发展能力分析主要包括总资产增长率、净资产增长率、业务收支结余增长率等。该指标是医院管理者、政府管理机构、债权人最关注的指标。

(六)成本管理与分析指标

新出台的会计制度对医院成本核算做了重要的修改和完善,因此,适应医院发展的需要,开展医院成本管理分析,反映医院成本变化的指标也是财务分析中的主要指标之一。该指标是医院管理者、政府管理部门最关注的指标。

成本管理分析是通过门诊收入成本率、住院收入成本率、百元收入药品、卫生材料消耗等指标反映医院提供医疗服务过程中的成本管理水平。

$$每门诊人次收入=\frac{门诊收入}{门诊人次}$$

$$每门诊人次支出=\frac{门诊支出}{门诊人次}$$

$$门诊收入成本率=\frac{每门诊人次支出}{每门诊人次收入}\times100\%$$

$$每住院人次收入=\frac{住院收入}{出院人次}$$

$$每住院人次支出=\frac{住院支出}{出院人次}$$

$$住院收入成本率=\frac{每住院人次支出}{每住院人次收入}\times100\%$$

$$百元收入药品、卫生材料消耗=\frac{药品、卫生材料消耗}{医疗收入+其他收入}\times100\%$$

门诊收入成本率反映医院每门诊收入耗费的成本水平;住院收入成本率反映医院每住院患者收入耗费的成本水平;百元收入药品、卫生材料消耗反映医院的药品、卫生材料消耗程度,以及医院药品、卫生材料的管理水平。

(宋　楠)

第二节　财务分析的方法

财务分析是一项技术性很强的工作,其重点在于选择合适的方法并进行计算与分析。开展财务分析,需要运用一定的方法。通常使用的财务分析方法包括比较分析法、趋势分析法、比率分析法、因素分析法、本量利分析等。

一、比较分析法

比较分析法是将两个或两个以上相关指标(可比指标)进行对比,测算出相互间的差异,从中进行分析比较,找出产生差异主要原因的一种分析方法。比较分析法是实际工作中最常用的一种方法。主要包括4个方面。

(1)用本期的实际指标与本期计划指标比较,用以说明本期计划的完成情况和完成进度情况,并为进一步分析产生差异的原因指明方向。

(2)用本期的实际指标与上期实际指标比较,用以了解指标的发展变化情况,预计发展变化的规律和趋势,评价本期与上期财务管理状况的优劣。

(3)用本单位的实际指标与本地区的先进水平进行比较,用以说明单位的差距与不足,促进单位进一步提高财务管理水平。

(4)用本单位的实际指标与其他地区同类机构相同指标进行比较,以说明地域差异。

采用比较分析法时,应注意指标的统一性和可比性。进行对比的各项指标,在经济内容、计算方法等方面,应具有可比的共同基础。如果相比较的指标之间存在不可比因素,应先按照统一的口径进行调整,然后再进行比较。

二、趋势分析法

趋势分析法是通过比较医院连续几期的会计报表或财务指标,来分析财务指标的变化情况,并以此预测医院未来发展趋势的一种分析方法。采用这种方法可以从医院的财务账款和经营成果的发展变化中寻求其变动的原因、性质、速度等,并以此来判断医院未来的发展趋势。

(一)定基分析法

定基分析法是指连续在几期的会计数据中,以某期为固定时期(一般为第一期),指数定为100,分别计算其他各期对固定基期的变动情况,以判断其发展趋势。其中,要分析的时期称为报告期,要对比的时期称为基期。采用定基指标分析时,可以将报告期与基期进行直接对比,便于挖掘潜力,改进工作方法。定基分析法具体公式如下:

$$定基发展速度=\frac{报告期金额}{基期金额}\times 100\%$$

$$定基增长速度=定基发展速度-1$$

表 4-1 是某医院 2019—2021 年连续三年的资产负债表,以 2019 年为基期举例,计算定基百分比,并进行简要分析(单位:万元)。

表 4-1 资产负债表

项目	2019 年	2020 年	2021 年	定基百分比(%)		环比百分比(%)	
				2020 年	2021 年	2020 年	2021 年
流动资产	1 430	2 700	4 080	188.8	285.3	188.8	151.1
速动资产	1 000	2 100	3 400	210.0	340.0	210.0	161.9
其中:应收账款	3 500	2 600	1 700	74.3	48.6	74.3	65.4

续表

项目	2019年	2020年	2021年	定基百分比(%)		环比百分比(%)	
				2020年	2021年	2020年	2021年
存货	130	190	300	146.2	230.8	146.2	157.9
长期资产	5 400	5 660	5 900	104.8	109.3	104.8	104.2
固定资产	40	50	120	125.0	300.0	125.0	240.0
资产总计	10 500	11 200	12 100	106.7	115.2	106.7	108.0
流动负债	2 500	2 800	3 000	112.0	120.0	112.0	107.1
非流动负债	2 000	2 178	2 378	108.9	118.9	108.9	109.2
净资产	2 000	2 222	2 722	111.1	136.1	111.1	122.5
负债与净资产合计	10 500	11 200	12 100	106.7	115.2	106.7	108.0

从表4-1的数据中可以做出简要分析如下：①总资产稳定增长。②速动资产增长很快，是总资产增长的主要原因。③存货连续上升且幅度很大，说明在促销上成效不显著。④固定资产稳定增长。⑤负债逐年增加，是医院筹措资金的主要来源。⑥净资产增长较快，内部筹资已经成为单位资金筹资的一个主要来源。

由此可见，该经营单位总资产稳定增长，资金筹集方式除增加负债以外，还应努力从内部进行筹措。医院存货占用水平增加，说明在促销上还需要努力。速动资产增长很快，尤其在2010年，注意加强了应收账款管理问题。

(二)环比分析法

环比分析法是指在连续几期的会计数据中，每一期分别与上期进行对比，分析计算各期的变动情况，以判断发展趋势，采用环比指标分析，可以看出指标的连续变化趋势。环比分析法具体公式如下：

$$环比发展速度 = \frac{报告期金额}{上期金额} \times 100\%$$

$$环比增长速度 = 环比发展速度 - 1$$

2020年、2021年环比发展速度如表4-1所示。根据数据计算结果分析：净资产、总资产略有增加。但是总资产增加，主要是由于固定资产增加和存货增长较快，其他各项指标环比均下降，表明该医院2021年发展略逊于2020年，需要进一步寻找原因，及时加以改进。

(三)在运用趋势分析法时应注意的问题

1.选择合适的基期

基期必须具有代表性、正常性和可比性；当出现重大政策、措施出台以后，应该根据措施出台的年份来调整基期。如医改启动的2009年，《医院财务制度》实施的2012年等。

2.趋势分析法所需要的期数

从理论上讲，趋势分析法应在三期以上。一般而言，选择的期数越多，分析结果的准确性越高；从实际工作来看，应该不少于五期左右。

3.分析过程应排除不可比因素

趋势分析法所采用的指标一般是不同时间的同一个指标。但要注意在指标计算口径上力求一致，当会计政策、财务制度等变化时，应对相关因素作适当的调整，并注意偶然事件的影响。如分析2007—2012年某三级医院医疗收入时,要注意医疗收入这个指标口径的变化。2012年以前,医疗收入仅包括门诊收入和住院收入,不包括药品收入(含门诊和住院),而2012年,随着《医院会计制度》和《医院财务制度》的修订,医疗收入的口径发生了变化。医疗收入不仅包括医疗服务收入(门诊和住院),还包括药品收入(含门诊和住院)。因此,首先要将医疗收入的口径进行调整,让其口径一致,然后才能够采用趋势分析法进行分析。

三、结构分析法

结构分析是指某一类财务项目的数据在全部财务项目中所占的百分比。例如,将医院的总收入作为总体,计算财政补助收入占总收入的比重,可以反映政府对医院的支持程度。将总收入中分别计算出医疗服务收入和药品收入所占的比重,可以反映出药品在医疗收入中的作用。这是一种非常简单但很实用的方法,也是一种便于掌握的分析方法。但是在分析中要注意总体和部分之间的构成关系。

(一)筹资结构

筹资结构是指某类筹资形式或渠道所筹集的资金在所筹全部资金中的比重。筹资结构又可以细分为自有资金和借入资金类型结构。筹资结构的计算公式为:

$$某类(种)筹资形式(渠道)所占比重 = \frac{某类筹资形式所筹资金}{全部筹资总额} \times 100\%$$

(二)资产结构

资产结构是指单位某类资产在资产总额中所占的比重。分析资产占用的合理性和有效性。计算公式为:

$$某类(项)资产所占比重 = \frac{某类资产金额}{资产总额} \times 100\%$$

(三)负债结构

负债包括流动负债和非流动负债,流动负债和非流动负债占负债总额的比重称为负债结构。由于流动负债要求在一年之内偿还,如果流动负债所占比例较高,说明单位的还款压力比较大;如果流动负债比例较小,说明单位还款压力不大,可以通过医疗活动增加收入以偿还负债。计算公式为:

$$某类负债所占比重 = \frac{某类负债金额}{负债总额} \times 100\%$$

(四)收入结构

收入结构是指各个不同项目的收入额占全部收入的比重。计算公式为:

$$某类(项)收入所占比重 = \frac{某类收入金额}{收入总额} \times 100\%$$

$$药品收入占医疗收入比重 = 药品收入/医疗收入 \times 100\%$$

该指标反映医院药品收入占医疗收入的比重,反映出医院对药品收入的依赖程度,从另一个侧面也反映出就诊者的医疗费用情况。例如,本年财政补助收入占总收入(医疗收入+财政补助收入)的比例反映出政府对公立医疗机构的支持力度;药品收入(门诊药品收入+住院药品收入)占医疗收入的比例反映出药品在医疗服务中所占的比例大小。

(五)支出结构

支出结构是指各个不同项目(类别)的支出占全部支出的比重。按照修订的《医院财务制度》

的规定,按性质分类,医院的支出包括人员经费、卫生材料费、药品费、固定资产折旧费、无形资产摊销费、提取医疗风险基金和其他费用。按功能分类,医院的支出包括医疗业务支出、管理费用支出、其他支出等具体的项目。计算公式为:

$$某类(项)支出所占比重 = \frac{某类支出金额}{支出总额} \times 100\%$$

以下为不同经费支出的计算公式:

$$人员经费支出比率 = \frac{人员经费}{医疗支出 + 管理费用 + 其他支出} \times 100\%$$

$$公用经费支出比率 = \frac{公用经费}{医疗支出 + 管理费用 + 其他支出} \times 100\%$$

$$管理费用率 = \frac{管理费用}{医疗支出 + 管理费用 + 其他支出} \times 100\%$$

$$药品、卫生材料支出率 = \frac{药品支出 + 卫生材料支出}{医疗支出 + 管理费用 + 其他支出} \times 100\%$$

人员经费支出反映医院人员配备的合理性和薪酬水平高低;公用经费支出比率反映医院公用经费支出占业务支出的比重;管理费用率反映医院管理效率;药品、卫生材料支出率反映医院药品、卫生材料在医疗业务活动中的耗费情况。

四、因素分析法

因素分析法是依据分析指标与其影响因素之间的关系,从数量上来确定几种相互联系的因素对分析对象影响程度的一种分析方法。一项指标的变动一般来讲受到多种因素的影响,因素分析法就是研究各项因素变动对指标影响程度的大小,以便了解原因,分清责任,评价医院的经营工作;同时,也可以通过因素分析,找出问题之所在,抓住主要矛盾,有的放矢地解决问题。

根据《医院会计制度》中会计科目设计计算药品收入时,需要将门诊收入和住院收入下的三级科目药品收入加和计算,才能够准确确定药品收入金额。

(一)因素分析法的种类

常见的因素分析法包括连环替代法和差额分析法。

1.连环替代法

这是最基本的因素分析方法。它是根据财务指标与其影响因素的依存关系,从数值上测定各因素对分析指标差异影响程度的方法。连环替代法是利用各个因素的实际数与计划数的连环替代来计算各因素的影响程度。

连环替代法的计算步骤包括:①比较分析财务指标的实际数和计划数,确定分析对象。②确定影响分析对象变动的各项因素。③对影响这项经济指标的各项因素进行分析,决定每一项因素的排列顺序。④逐项进行连环替代,计算替代结果。⑤比较各因素的替代结果,确定各因素对分析指标的影响程度。⑥对各项因素影响程度验证,检验分析结果。

假定某一财务指标 S 受 a、b、c 3 个因素的影响,且 $S = a \times b \times c$。其实际数指标与计划数指标分别如下。

实际数: $S_n = a_n \times b_n \times c_n$

计划数: $S_0 = a_0 \times b_0 \times c_0$

实际数与计划数的总差异 $S(S_n - S_0)$ 同时受 a、b、c 3 个因素的影响。

计划数指标 $S_0 = a_0 \times b_0 \times c_0$ ①

第一次替代 $S_1 = a_1 \times b_0 \times c_0$ ②

第二次替代 $S_2 = a_1 \times b_1 \times c_0$ ③

……

第 n 次替代 $S_n = a_n \times b_n \times c_n$ ④

②式－①式：$S_1 - S_0 = (a_1 - a_0) \times b_0 \times c_0$，即 a 因素变动对 S 的影响。

③式－②式：$S_2 - S_1 = a_1 \times (b_1 - b_0) \times c_0$，即 b 因素变动对 S 的影响。

④式－③式：$S_n - S_2 = a_n \times b_n \times (c_n - c_0)$ 即 c 因素变动对 S 的影响。

将这 3 个因素各自的影响程度相加，即为总差异（$S_n - S_0$）。

某医院青霉素销售情况如下，2020 年销售收入比 2019 年减少了 6 520 元，为什么？采用因素分析法开展分析，如表 4-2 所示。

表 4-2　青霉素销售情况统计表

指标	2019 年	2020 年
销售数量（盒）	50 000	55 000
进价（元）	1.00	0.80
加价率（%）	5.0	4.5
销售收入（元）	52 500	45 980

药品销售收入计算公式：药品销售收入＝数量×进价×(1＋加价率)，具体步骤如下：

第一步，2019 年销售收入＝50 000×1.00×(1＋5%)＝52 500(元)①。

第二步，逐项替代：

替换数量因素＝55 000×1.00×(1＋5%)＝57 750(元)②。

数量因素影响＝②－①＝5 250。

替换价格因素＝55 000×0.80×(1＋5%)＝46 200(元)③。

价格因素影响＝③－②＝－11 550(元)。

替换加价率因素＝55 000×0.80×(1＋4.5%)＝45 980(元)④。

加价率因素的影响＝④－③＝－220(元)。

第三步，验证各个因素共同影响，2010 年的销售收入总的下降了 6 520 元（5 250－11 550－220）。

结论：由于数量的增加，使药品销售额增加了 5 250 元，但是由于价格的下降，使药品销售额下降 11 550 元，由于加价率下降，使得销售额下降了 220 元。3 个因素综合作用的结果，药品销售额总的变动下降 6 520 元。

2.差额分析法

差额分析法是利用各个因素的实际数与计划数的差额来计算各因素对指标变动的影响程度来计算对财务指标影响程度，它实际上是连环替代法的简化形式，在实际工作中一般都采用这种因素分析法。其基本要点是用某项因素的实际数与计划数的差额，乘以因素关系之中列在该因素前各个因素的实际数和列在计划数因素后的各因素的基数，所得出的结果就是该因素变动对分析指标的影响程度。

以某单位为例，甲产品的计划产量 100 件，计划单位耗用量 50 kg，每千克材料计划价格 8 元；该产品实际产量 120 件，实际单位耗用量 49 kg，每千克材料实际价格 7 元。要求采用因素分析法和差额分析法对材料费用差异进行分析。

$$材料费用＝产品产量\times 单位耗用量\times 材料单价$$

计划材料费用＝$100\times 50\times 8＝40\ 000$(元)①。

实际材料费用＝$120\times 49\times 7＝41\ 160$(元)。

两者相差：$41\ 160－40\ 000＝1\ 160$(元)。

第一次替代：$120\times 50\times 8＝48\ 000$(元)②。

第二次替代：$120\times 49\times 8＝47\ 040$(元)③。

第三次替代：$120\times 49\times 7＝41\ 160$(元)④。

②－①＝$48\ 000－40\ 000＝8\ 000$(元)，说明由于产量增加，使材料费用增加了$8\ 000$元。③－②＝$47\ 040－48\ 000＝－960$(元)，说明由于单耗下降，使材料费用减少了960元。④－③＝$41\ 160－47\ 040＝－5\ 880$(元)，说明由于单价下降，使材料费用减少了$5\ 880$元；三个因素共同影响额为：$8\ 000＋(－960)＋(－5\ 880)＝1\ 160$(元)。

根据上例资料，运用差额分析法计算分析如下：由于产量变动对材料费用的影响：$(120－100)\times 50\times 8＝8\ 000$(元)；由于单耗变动对材料费用的影响：$120\times (49－50)\times 8＝－960$(元)；由于单价变动对材料费用的影响：$120\times 49\times (7－8)＝－5\ 880$(元)。

三个因素共同影响：$8\ 000－960－5\ 880＝1\ 160$(元)。

(二)因素分析中应注意的问题

因素分析法既可以全面分析各个因素对某项经济指标的影响，又可以单独分析某个因素对某一经济指标的影响。在财务分析中应用较为广泛。但在应用因素分析法中，应注意以下几个问题。

1. 因素的关联性

因素的关联性即被分解的各个因素必须与总体指标存在着因果关系，客观上构成指标差异的制约因素。

2. 计算结果的假定性

采用因素分析法计算某个因素变动的影响程度时，需假定其他因素不变，并且需假定前面的因素已变动，而后面因素未变动。连环替代顺序不同将导致计算分析结果不同，为此，财务人员在开展分析时应力求这种假定是合乎逻辑的，是具有实际经济意义的。应按照事物的发展规律和各因素的相互依存关系合理排列各因素的顺序。

3. 因素替代的顺序性

替代因素时，必须遵循各因素的主次依存关系，排列成一定顺序并依次替代，不可颠倒，否则会得出不同的结果。确定各因素排列顺序的一般原则是：先数量因素后质量因素；先实物因素后价格因素；先主要因素后次要因素。

4. 顺序替代的连环性

因素分析法所确定的每一因素变动对总指标的影响，都是在前一次计算的基础上进行的，并采取连环比较的形式确定所有因素变化影响结果。因为只有保持计算过程的连环性，才能使各个因素影响数之和等于分析指标变动的差异，以全面说明分析指标变动的原因。

五、本量利分析

"本量利"分析即成本-数量-利润分析，又称收支平衡分析、盈亏平衡点分析、保本分析等。

对于一个经营实体来讲,获得利润是其经营的主要动力。为了取得一定数量的利润,就要对影响利润的有关因素进行分析和研究。在价格一定情况下,影响利润的因素有两个:成本和数量。这种研究成本、数量和利润之间关系的方法,称为"本量利分析"。这是财务分析的主要方法之一。

医院在开展医疗服务的过程中,通过医疗业务活动会取得一定的收入,同时也要消耗一定的卫生资源。为了医院的维持和发展,医院也必须使所消耗的卫生资源得到应有的补偿,从而取得一定的结余。影响结余的因素有两个:卫生服务成本和卫生服务的数量,因此,也可以采用本量利分析的方法。

本量利分析的核心是假定在收费单价和费用耗用水平不变的条件下,研究结余与服务数量的关系。本量利方法的应用有4个假设和限制:①总成本划分为变动成本和固定成本。②单价、单位变动成本和固定成本总额不变。③在相关范围内,总收入和总成本都是线性的。④数量是影响成本的唯一因素。

(一)成本的分类

成本的分类有很多种,在进行收支平衡分析中,首先按其成本性态将成本进行划分。所谓成本性态,是指成本总额与业务量之间的依存关系。按成本性态不同,成本可分为固定成本、变动成本和混合成本三大类。

1.变动成本

变动成本是指在特定的业务量范围内其总额随医疗服务业务量变动而正比例变动的成本。比如提供医疗服务的直接人员工资、直接材料耗费等。这类成本直接受业务量的影响,两者保持正比例关系,比例系数稳定。这个比例系数就是单位业务量的变动成本,即单位变动成本。

2.固定成本

固定成本是指在特定的业务量范围内不受医疗服务业务量变动影响,一定期间的总额能保持相对稳定的成本。如固定月工资、固定资产折旧、取暖费、财产保险费等。

3.混合成本

混合成本是介于固定成本和变动成本之间,其总额既随业务量变动又不成正比例的那部分成本。即同时兼有变动成本和固定成本两种不同性质的成本项目。

(二)混合成本的分解方法

在医院管理中,为了便于制订计划和控制经济活动,必须把全部成本划分为变动成本和固定成本两类。因此,对混合成本需要采用适当的方法,将其中变动和固定的两部分成本分解出来,并分别计入变动成本和固定成本中去。分解混合成本主要包括两种方法。

1.高低点法

高低点是指有效范围内,分别确定出高点的业务量和成本,低点的业务量和成本,求出其差额,然后以成本的差额除以业务量的差额,求出单位变动成本,再求出其中的固定成本数。

以某医院为例,其患者住院的天数,高点为10天,低点为5天;水电费高点1 000元,低点为700元,则住院天数的差额为5天,水电费的差额为300元。每一住院天数的单位变动成本为:

$$单位变动成本 = \frac{高低点成本差额}{高低点业务量差额} = \frac{300}{5} = 60(元)$$

按低点条件分解:

变动成本=低点业务量×单位变动成本=5×60=300(元)。

固定成本=低点混合成本-低点变动成本=700-300=400(元)。

按高点条件分解：
变动成本＝10×60＝600(元)。
固定成本＝1 000－600＝400(元)。
通过以上计算,求出混合成本分解后的固定成本是 400 元,其余部分为变动成本 600 元。
2.最小二乘方法
利用最小二乘法的公式,将某项混合成本分解为变动成本和固定成本。
设：混合成本为 Y,业务量为 X,分解后固定成本为 a,单位变动成本为 b。在不同业务量条件下,全部混合成本 Y 为：

$$Y=a+bX$$

待定常数 a 和 b 为：

$$a=Y-bX$$
$$b=\frac{\sum(XY)-(\sum X)(\sum Y)}{\sum X^2-(\sum X)^2}$$

变动成本和固定成本的划分是相对的,有一定程度的假定性,不绝对准确。因此,在一定业务量范围内,如混合成本的数量不大,为了简化手续,根据成本的具体内容,可以全部视为固定成本或变动成本,不进行分解。在实际工作中采用哪种方法进行混合成本的分解,取决于成本本身的性质和所掌握的材料。一般来讲,最小二乘法比较精确,但要求数据质量较高。在工作中,高低点法应用更多一些。

(三)本量利计算方法
当成本归并为固定成本和变动成本两大类后,就可以进行本量利分析了。
开展本量利分析时,首先要计算单位产品的边际贡献。
单位产品边际贡献＝单价－单位变动成本。
边际贡献首先用于支付固定成本,如果不够支付固定成本,医院将出现亏损。当服务量增加时,所产生的边际贡献也逐步用来支付固定成本,直到所有的固定成本都已付清。当边际贡献正好等于固定成本的时候,它的利润为零。这一点称为盈亏平衡点。

1.基本的边际贡献方程式

结余＝业务收入－成本
　　＝业务收入－(变动成本＋固定成本)
　　＝(业务收入－变动成本)－固定成本
　　＝边际贡献－固定成本
　　＝(业务量×单位收费水平－业务量×单位变动成本)－固定成本
　　＝业务量×(单位收费水平－单位变动成本)－固定成本
　　＝业务量×单位边际贡献－固定成本

2.边际贡献率方程式

$$边际贡献率＝\frac{边际贡献}{业务收入}$$

边际贡献＝业务收入×边际贡献率
结余＝边际贡献－固定成本＝业务收入×边际贡献率－固定成本

3.盈亏临界点分析

$$盈亏临界点业务量 = \frac{固定成本}{单位收费水平 - 单位变动成本}$$

$$盈亏临界点业务收入额 = \frac{固定成本}{边际贡献率}$$

盈亏临界点分析如图 4-1 所示。

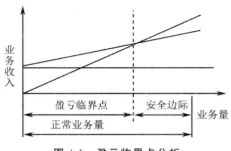

图 4-1　盈亏临界点分析

安全边际是指正常业务额超过盈亏临界点业务额的差额。安全边际率即安全边际与正常业务额的比值。安全边际率越大,发生亏损的可能性越小。

$$安全边际 = 正常业务收入额 - 盈亏临界点业务收入额$$

$$安全边际率 = \frac{安全边际}{正常业务收入额} \times 100\%$$

（宋　楠）

第三节　综合分析与评价

单纯的财务分析法无法揭示各种财务指标之间存在的内在关系,不能全面地评价医院的总体财务状况及经营成果。而只有将各种财务比率指标结合起来,进行系统的、综合的分析,才能指出有关指标之间的内在联系,才能对医院的财务状况做出全面的、合理的评价,这就是综合财务分析。企业中常用的综合财务分析方法包括杜邦财务分析体系和沃尔比重评分法。这两种方法值得医院管理者开展财务分析时引用。

一、杜邦财务分析体系

(一)杜邦财务分析的含义

杜邦财务分析体系是常用的综合财务分析的方法。杜邦财务分析是利用几种主要的财务比率之间的关系来综合地分析医院财务状况的一种分析方法。由于这种方法是由美国杜邦公司创造并首先采用的,故称杜邦财务分析。

杜邦分析法是一种用来评价公司赢利能力和股东权益回报水平,从财务角度评价企业绩效的一种经典方法。其基本思想是将企业净资产收益率逐级分解为多项财务比率乘积,这样有助于深入分析比较企业经营业绩。杜邦分析一般用杜邦系统图来表示(图 4-2)。

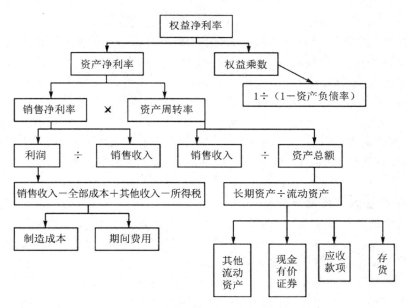

图 4-2 杜邦财务分析

杜邦财务分析是将净资产收益率作为一个综合性指标来反映企业的经营状况。净资产收益率可以分解为三部分：利润率、总资产周转率和财务杠杆。

$$净资产收益率 = \frac{净收益}{总权益}$$

$$= \frac{净收益}{总资产} \times \frac{总资产}{总权益}$$

$$= \frac{净收益}{销售收入} \times \frac{销售收入}{总资产} \times \frac{总资产}{总权益}$$

$$= \frac{利润}{销售收入} \times \frac{销售收入}{总资产} \times \frac{总资产}{总权益}$$

$$= 利润率 \times 资产周转率 \times 权益乘数$$

净资产收益率受三类因素影响：利润率反映了营运效率；资产周转率反映了资产使用效率，权益乘数又称为财务杠杆，权益乘数=1/(1−资产负债率)，它反映了负债情况。因此说净资产收益率是一个综合反映企业经营状况的指标。

(二)杜邦分析法的特点

杜邦财务分析体系是一种分解财务比率的方法，从评价企业绩效最具综合性和代表性的净资产收益率指标出发，利用各主要财务比率指标间的内在有机联系，对企业财务状况及经济效益进行综合系统分析评价。该体系以净资产收益率为龙头，以资产净利率和权益乘数为核心，重点揭示企业获利能力及权益乘数对净资产收益率的影响，以及各相关指标间的相互影响作用关系。该体系层层分解至企业最基本生产要素的使用、成本与费用的构成和企业风险，揭示指标变动的原因和趋势，满足经营者通过财务分析进行绩效评价需要，在经营目标发生异动时能及时查明原因并加以修正，为企业经营决策和投资决策指明方向。

(三)杜邦分析法的基本思路

(1)净资产收益率是一个综合性最强的财务分析指标，是杜邦分析系统的核心。

(2)资产净利率是影响权益净利率的最重要的指标,具有很强的综合性,而资产净利率又取决于销售净利率和总资金周转率的高低。总资金周转率是反映总资产的周转速度。对资产周转率的分析,需要对影响资金周转的各因素进行分析,以判明影响公司资金周转的主要问题在哪里。销售净利率反映销售收入的收益水平。扩大销售收入,降低成本费用是提高企业销售利润率的根本途径,而扩大销售,同时也是提高资产周转率的必要条件和途径。

(3)权益乘数表示企业的负债程度,它反映了公司利用财务杠杆进行经营活动的程度。资产负债率高,权益乘数就大,这说明公司负债程度高,公司会有较多的杠杆利益,但风险也高;反之,资产负债率低,权益乘数就小,这说明公司负债程度低,公司会有较少的杠杆利益,但相应所承担的风险也低。

(四)杜邦分析法的财务指标关系

杜邦分析法中的几种主要的财务指标关系为:净资产收益率＝销售净利率×资产周转率×权益乘数,其中:净资产收益率＝净利润/净资产;净资产收益率＝权益乘数×资产净利率;权益乘数＝1/(1－资产负债率);资产负债率＝负债总额/资产总额;资产净利率＝销售净利率×资产周转率;销售净利率＝净利润/销售收入;资产周转率＝销售收入/平均资产总额。

在具体运用杜邦财务体系进行分析时,可以采用因素分析法,首先确定销售净利率、总资产周转率和权益乘数的基准值,然后顺次代入这3个指标的实际值,分别计算分析这3个指标的变动对净资产收益率的影响方向和程度,还可以使用因素分析法进一步分解每个指标并分析其变动的深层次原因,找出解决的方法。

(五)杜邦财务分析在医院管理中的应用

以上各种财务分析方法都是对某一方面进行分析,难以全面综合地反映医院的发展情况。借用企业中的杜邦财务分析体系的思想,在医院财务管理的分析中,也可以利用一个综合的指标来全面反映医院的经营情况。这个指标可以采取净资产收益率。具体分析过程如下:

$$\begin{aligned}
\text{净资产收益率} &= \frac{\text{收支结余}}{\text{净资产}} \\
&= \frac{\text{收支结余}}{\text{资产平均总额}} \times \frac{\text{资产平均总额}}{\text{净资产}} \\
&= \frac{\text{收支结余}}{\text{收入总额}} \times \frac{\text{收入总额}}{\text{资产平均总额}} \times \frac{\text{资产平均总额}}{\text{净资产}} \\
&= \frac{\text{收支结余}}{\text{收入总额}} \times \frac{\text{收入总额}}{\text{资产平均总额}} \times \frac{1}{1-\text{资产负债率}} \\
&= \text{收支结余率} \times \text{总资产周转率} \times \text{权益系数}
\end{aligned}$$

净资产收益率经过层层分析,最终受3个指标的影响。

1.收支结余率

收支结余率的高低反映了医院经营状况的好坏,结余率越高,说明医院经营管理的水平和效果越好。

2.总资产周转率

总资产周转率反映了资产利用现状,总资产周转率越高,表明资产利用效果越好,说明医院对资产管理的水平和利用效果越好。

3.权益系数

权益系数反映了负债的状况,负债率越高、权益系数越高,说明医院负债程度越高、负债压力越大,而负债率越低、权益系数越低,说明医院负债压力越小。

净资产收益率是三者之间的乘积所得,所以该指标的变化,既能反映出医院的经营情况,又能反映出医院资产利用情况,同时还反映出医院负债的情况。因此,资产收益率是综合指标,它反映出医院管理水平的高低。

杜邦财务分析体系可以综合反映医院的经营情况,但它在医院管理中也存在着一定的局限性。从绩效评价的角度来看,杜邦分析法只包括财务方面的信息,对短期财务结果过分重视,忽略医院长期的价值创造,有可能助长管理层的短期行为。财务指标反映的是企业过去的经营业绩,在目前信息时代,医疗技术创新、医院的无形资产等因素对医院经营业绩的影响越来越大,而杜邦分析法不能解决无形资产的估值问题,对医院的价值判断有一定的局限性。但它不失为一种综合的评价方法,值得借助它的思想开展医院的财务分析。

二、沃尔比重评分法

沃尔比重评分法是指将选定的财务比率用线性关系结合起来,并分别给定各自的分数比重,然后通过与标准比率进行比较,确定各项指标的得分及总体指标的累计分数,从而对企业的信用水平做出评价的方法。

沃尔比重评分法的基本步骤包括:①选择评价指标并分配指标权重。②根据各项财务比率的重要程度,确定其标准评分值。③确定各项评价指标的标准值。④对各项评价指标计分并计算综合分数。⑤形成评价结果。

三、综合评价方法

综合评分法适用于评价指标无法用统一的量纲进行定量分析的场合,而用无量纲的分数进行综合评价。

综合评分法是先分别按不同指标的评价标准对各评价指标进行评分,然后采用加权相加,求得总分。其顺序如下。

(1)确定评价项目,即哪些指标采取此法进行评价。

(2)制定出评价等级和标准:先制定出各项评价指标统一的评价等级或分值范围,然后制定出每项评价指标每个等级的标准,以便打分时掌握。这项标准,一般是定性与定量相结合,可能是定量为主,也可以是定性为主,根据具体情况而定。

(3)制定评分表:内容包括所有的评价指标及其等级区分和打分。

(4)根据指标和等级评出分数值:评价者收集和指标相关的资料,给评价对象打分,填入表格。打分的方法,一般是先对某项指标达到的成绩做出等级判断,然后进一步细化,在这个等级的分数范围内打上一个具体分。这时往往要对不同评价对象进行横向比较。

(5)数据处理和评价:①确定各单项评价指标得分。②计算各组的综合评分和评价对象的总评分。③评价结果的运用。将各评价对象的综合评分,按原先确定的评价目的,予以运用。

(宋 楠)

第五章 医院财务预算管理与控制

第一节 医院全面预算管理体系

医院通过预测和决策,确定发展的长期战略目标和短期运营目标。为保证决策方案得以执行,实现既定目标,必须编制未来一定期间的全面预算,对医院的各项活动进行统筹安排及全面控制。

医院全面预算是指以数字形式表示的计划,反映医院以政府要求、患者要求和市场为导向的运营活动的各项目标及其资源配置的数量和金额等,它既是决策的具体化,又是控制医院运营活动的依据。

医院的全面预算由一系列预算构成,它覆盖整个医院的各个部门、科室。在医院全面预算的体系中,各项预算之间相互联系、相互制约、相互对应,构成一个有机的整体。

一、医院预算的概念和内容

(一)医院预算的概念

医院预算是指医院根据事业发展计划和任务编制的年度财务收支计划。医院预算由收入预算和支出预算组成。

国家对医院实行"核定收支、定额或定项补助、超支不补、结余留用"的预算管理办法。定额或定项补助的具体内容和标准,可根据各级各类医院不同的特点和业务收支状况及财力可能进行确定。大中型医院一般以定项补助为主,小型医院一般以定额补助为主。

医院预算参考以前年度预算执行情况,根据预算年度收入的增减因素和措施,编制收入预算;根据事业发展需要、业务活动需要和财力可能,编制支出预算。编制收支预算必须坚持以收定支、收支平衡、统筹兼顾、保证重点的原则,不得编制赤字预算。医院要逐步采用零基预算方法编制预算。医院所有收支应全部纳入预算管理。

医院财会部门根据年度事业计划提出预算建议数,经主管部门审核汇总报财政部门核定。医院根据主管部门下达的预算控制数编制预算,报主管部门审核批复后执行。

在医院预算执行过程中,当上级下达的事业计划有较大调整或由于国家有关政策的变化对预算执行影响较大时,医院须报经主管部门或财政部门调整预算;对预算执行影响较小时,由医院自行调整,报主管部门备案。

(二)医院预算的内容

医院未来一定期间的预算,包括收入预算和支出预算,是以决策确定的运营目标为指导,以运营预算为基础,根据医院的人力、财力和物力资源而确定的。如根据支出预算确定人力成本、药品、材料、管理费用等预算。

编制医院全面预算是通过编制一整套预计的财务报表和其他报表来实现的,这些表格相互衔接,组成医院的全面预算体系。

1.运营预算

运营预算是指为保证医院正常运营的收入、支出、存货等而编制的预算。它是预算体系的核心,包括收入预算,服务量预算,人力成本预算,药品、材料成本预算,管理费用预算等。医院的收入预算,包括财政补助收入、上级补助收入、医院收入、药品收入、其他收入等内容;医院的支出预算,包括事业支出、经营支出、自筹基本建设支出、对附属单位补助支出和上缴上级支出等项内容。

2.财务预算

财务预算是关于资金筹措和使用的预算,它以运营预算为基础,主要编制现金预算、信贷预算、预计总收入支出、预计资产负债和预计现金流量等。

3.专门(专项)决策预算

专门(专项)决策预算是指根据医院投资决策所编制的投资支出预算,即经医院有关部门反复论证确定的项目支出预算。它可能只涉及现金支出,也可能同时涉及固定成本(提取固定资产更新维护费)。

二、医院全面预算的作用

编制医院全面预算是规划和控制医院未来运营活动的手段之一,是强化医院运营管理的重要环节,其作用主要有以下几个方面。

(一)目标具体,责任明确

要实现对医院经济活动的有效控制,不仅需要制定医院发展总目标,而且需要将运营总目标按医院内部各职能部门的职责分工层层分解,使医院的运营总目标成为各职能部门工作的具体目标,以便能够控制医院内部各部门、各科室的业务活动,并使医院全体员工都知道自己在预算期内的具体任务及其与医院运营目标之间的关系,从而明确自己所承担的责任。

医院在持续运营的过程中,通过编制全面预算,可以把医院的收入、支出、收支结余、项目支出等方面的目标要求,同有关部门、科室、班组的具体工作任务有机地结合起来,使每位员工的工作在预算指导和控制下有计划、有步骤地进行。由于全面预算全面、具体,因此可时时掌握执行过程中的偏差信息,采取有效措施,保证医院在预算期内整个运营活动不偏离运营目标。

(二)可协调医院各部门的运营活动

医院为实现决策层所提出的既定目标,必须使医院内部各部门、各科室、各班组之间紧密联系,有机配合,避免医院运营过程相互脱节。通过编制全面预算,可以把各部门、各科室、班组、个人和每一环节的目标有机地结合起来,明确各自的经济责任和相互关系,有助于医院各层次、各个部门、科室、班组和个人通过正式渠道加强内部沟通。同时,有助于发现医院未来时期运营活动的薄弱环节,从而为加强薄弱环节的管理和控制,克服消极因素的影响,更好地协调医院内部各项运营活动,最终实现医院社会效益、经济效益和技术效益最大化创造良好条件。

(三)有利于日常经济活动标准的控制

医院在日常运营活动中,各项经济活动的进展如何,是否符合预算进程,能否实现决策目标,都需要根据一定的标准进行分析和判断,以便及时采取措施。预算使各个部门的管理人员、医技科室的专业人员和全体员工明确知道运营期间部门、个人都应该做什么和怎样做,并以预算为依据,通过计量、对比,及时提供实际执行结果及与预算标准之间的差异,然后采用有关的分析方法,找出原因,采取有效措施,保证预算目标顺利实现。

(四)为经营控制提供可靠依据

全面预算一经制定,就必须付诸实施,在预算执行过程中,各部门、各医技科室应以全面预算为依据,通过计量、对比,及时提供实际偏离预算的差异数额并分析其原因,以便采取有效措施,挖掘潜力,巩固成绩,纠正缺点,保证预定目标的完成。从这个意义上说,全面预算为经营控制提供了可靠依据。

(五)为评价、考核工作绩效提供客观标准

预算一旦经过全院各部门充分酝酿、讨论、起草、修改,就确立为医院内部各部门、科室、员工行动的目标和可考核的经济责任。医院可以通过对其实际完成数与预算数的比较分析,检查其完成预算目标的程度,考核评价各部门、员工的工作业绩。同时,根据预算与实际的偏差,检查预算的编制质量,以便提高预算编制水平。此外,编制全面预算,还有利于找到降低成本、提高效益的措施和途径,有利于调动全院职工为实现医院的总体目标而不懈工作。

三、医院全面预算的编制原则与依据

(一)医院全面预算的编制原则

1. 坚持收支统管、收支平衡的原则

医院在编制预算时,必须将一切财务收支全部列入预算,包括计划部门根据项目功能、规模核定安排的基本建设计划,以及医院自筹用于发展建设和对外投资的资本支出等。医院预算要做到收支平衡,根据预算收入安排相应支出,保证国家下达的卫生事业计划能够顺利完成。

2. 坚持量入为出、统筹兼顾的原则

要按照上年度的执行情况,考虑预算年度的可变因素,将收入打足,在安排支出预算时,应分清轻重缓急,将有限的资金安排到最需要的地方。要对各类资金统筹调度,合理安排。人员支出是保证医院正常运转的基本支出,必须优先安排。然后,再视财力可能,本着先急后缓、先重后轻的原则,妥善安排其他支出项目,做到既要保证重点,又要兼顾一般。基本原则是效率优先,兼顾公平。

3. 坚持积极稳妥、依法理财的原则

编制预算要坚持以收定支、量入为出、收支平衡、略有结余或要有结余的原则,不能赤字预算。收入预算既要实事求是,又要留有余地;支出预算要打紧,坚持勤俭办院的方针。要把效益放在突出位置,一切收支数字要科学、严密、准确、真实。预算是医院财务工作的重要基础,预算的编制过程也是贯彻国家有关方针、政策、法规、制度及规范财务管理的过程。因此,医院在编制预算的过程中,必须认真贯彻和准确体现国家有关财经和医疗卫生方面的政策、法规、制度,特别是财政、财务、会计等方面的规章制度。

(二)医院预算的编制依据

为了保证医院预算切实可行,在编制预算时,要有充分的依据,主要包括:①国家卫生行政管

理部门下达的卫生事业发展计划。②以往年度的预算执行情况。③本单位的业务规划及工作目标。

四、医院全面预算的编制与实施程序

(一)编制预算的准备工作

编制预算是医院预算管理的基础环节。为保障预算编制的科学、合理,应做好以下准备工作。

1.对上年预算执行情况进行全面分析研究

通过分析研究,掌握财务收支和业务规律及有关资料的变化情况,预测预算年度的收支增减趋势,为编制新年度预算打下基础。主要的分析包括分析上年计划和任务完成情况,预算执行情况,找出规律;分析各项资金来源及其变化情况;分析收支标准及定员、定编、定额的变化情况;分析资金使用中存在的问题及改进措施;分析有关政策对预算收支的影响程度。

2.核定基本数字

基本数字是反映医院规模、工作量多少、人员配置等情况的基础统计数据,是编制预算最基础的依据。核定基本数字包括:①定员,职工人数包括人员编制、在职职工实有人数、离退休职工实有数等。②定额,如每次食品检测的收费、每位从业人员的健康体检收费、支出定额中的人员经费等。③开支标准,计划年度各项费用的开支范围、额度、标准等,如差旅费、会议费等。④基本数字是卫生机构事业发展规模和业务量的依据,如各种服务量。

3.正确测算各种因素对单位收支的影响

(1)分析测算计划年度内国家有关政策对单位收支的影响,如监督和防疫分离政策、收费标准变动对收入的影响,职工医疗保险制度改革对收入的影响等。

(2)分析事业发展计划对单位收支的要求,如新建疾病控制中心,新进大型检测设备等对资金的需求和对收入的影响等。

4.准确掌握各种预算知识

准确掌握财政部门和主管部门有关编制收支预算的要求,熟悉新的预算科目及其内涵,熟悉预算表格的内在联系,熟悉预算科目,包括收入预算科目和支出预算科目,熟悉各种预算表格包括基本数字表、大型购置预算明细表、预算单位收支预算表等,理解其内在含义和联系,以保证预算编制的统一性和规范性。只有充分做好上述各项准备工作,才能将预算编制做得符合实际,更具有操作性。

(二)医院全面预算的编制程序

医院预算的编制是非常复杂的,涉及行政、后勤、医疗、医技等各个部门,只有全员参与预算的编制,才能使预算成为各部门、科室、全体员工自愿努力完成的目标。医院全面预算的编制程序如下。

(1)医院最高管理层根据医院长期发展战略规划、运营目标、运营方针,提出医院在预算期(财年)的预算总目标和具体目标。

(2)各业务部门对于分配的预算指标进行反复研究,编制本部门预算,报送医院预算管理部门。

(3)医院预算管理部门审查、论证、平衡各部门编制的预算,汇总编制医疗收支、药品收支、管理费用、专项收支等预算,汇总出医院的全面预算,提交医院院长办公会。

(4)经医院院长办公会批准,审议机构(预算管理委员会或职工代表大会)通过或驳回修改预算。

(5)主要预算指标报给主管部门(卫生局、财政局)。

(6)批准后的医院预算,下达各部门、科室并执行。

(三)医院全面预算的实施程序

1.首先要对医院的外部环境和内部环境进行调查摸底

在市场经济条件下,医院的经济目标要服从于市场经济的客观规律,所以在预算管理中要准确把握国家宏观经济政策取向,卫生改革的总体方向,周边医疗市场资源配置状况,地区居民收入发展趋势,居民医疗消费需求发展情况及同行业相关信息。对医院内部要充分把握工作思路、目标、各项事业发展计划和实施计划,全面了解单位人员编制、财产分布及使用情况,了解科室、部门的人员、设备、技术力量、盈利能力、工作量情况,并对历年数据进行加工、分析,以便做好经费的预算和项目论证工作。

2.确立医院收支目标

医院的收入主要包括业务收入、财政拨款收入和投资收入三大部分。确立医院收入目标时应以医院业务收入为重点。通常根据医院总体发展规划和目标确定总收入;根据医保定点人员的扩大、绩效激励政策的改变等因素来确定医院的增收额;根据卫生及物价等政策的改变、周边卫生资源配置变化、医保政策的变化等因素确立医院的总的减收额;根据医院总的工作量指标(如门、急诊人次,出院人数),确立医院业务收入结构。医院的支出应遵循"一要吃饭,二要建设,三要有所积累"的原则量入为出,量力而行,并与医院成本核算相结合。

3.对医院收支目标进行合理分解,并层层落实到科室、部门

(1)业务收入部门。根据业务科室的历年经营状况及技术水平,结合科室的人员结构,设备投入情况,医院对科室的扶持政策,科室所承担的职能来分解落实收入目标;根据收入来配比药品、器械、材料消耗支出;根据历年情况核定其他公用经费支出。

(2)行政后勤部门。主要根据所承担的职能、任务,强调费用的合理开支,减少浪费,通过定额、定项管理的办法来核定费用支出。当然这些收支指标的分解、落实并非一劳永逸,而是按"自上而下,自下而上,上下结合,多次平衡"的方式进行,从而缩小预算与实际的偏差,使目标更具合理性和可操作性。

4.全面预算的评价与激励

杰克·韦尔奇说:"我的经营理念是要让每个人感觉到自己的贡献,这种贡献看得见、摸得着、数得清。"医院全面预算管理是一项全员参与、全面覆盖、全程跟踪的系统工程,要使其有效实施,必须充分调动管理者和全院职工的积极性,使执行情况与医院管理者、职工的经济利益挂钩,并做到奖罚分明、到位。要奖罚必须定期对科室的实绩与预算的差异进行分析、评估,考评中要求明确责任,区分执行中的可控及不可控因素,对于那些由责任部门创造的预算绩效,按增加收入、节约支出金额的一定比例确定奖励额度;对由于主观过失所造成的损失,按收入减少、费用超支额度酌情确定责罚额度。

医院全面预算管理是单位和医院行之有效的财务管理手段与技术。积极推进医院全面预算管理将从根本上推动医院建设和发展。

五、预算编制方法

预算编制方法很多,常用的编制方法包括传统的预算编制方法、弹性预算和零基预算。

(一)传统的预算编制方法

1. 基期法

基期法指确定基期(通常为上一年度)预算收支的基数,在基期执行数的基础上,按照一定增减比例或数额确定预算年度收支指标的方法。该方法的最大优点是简单方便。它的缺点是没有考虑基数收支是否合理;它是一种增量预算,是在原预算基础上的增加,实际上是承认既成事实,而不管这个事实是否科学。

2. 系数法

$$系数 = 收支统计数 \div 同期有关技术经济指标数$$
$$收支预算数 = 系数 \times 计划年度有关的技术经济指标数$$

3. 定额法

定额法是利用各种定额和有关的技术经济指标来测算近年收支预算数。

$$收支预算数 = 定额 \times 计划年度有关的技术经济指标$$

如医院人员工资的编制采用的就是定额的方法,每一名职工工资有一个基本的定额,根据在职职工实有人数,就可以确定在职人员工资。

4. 比例法

比例法是在已知全部预算收支总额的情况下,利用局部的比例关系,测算局部收支数的一种方法。它的公式为:

$$某项收支预算数 = 预算收支总额 \times 比例$$

如根据卫生材料费占事业收入的比例,测算卫生材料预算数。

5. 分析法

分析法是在原有基础上,分析各种新发生的因素或者原有因素的新变化对预算收支影响的方法。它的公式为:

$$预算收支数 = 基数 \pm 各种增减因素$$

6. 综合法

综合法是综合利用系数法和分析法等,测算预算支出的一种方法。它的公式为:

$$预算收支数 = 系数 \times 有关指标计划数 \pm 各种增减因素$$

以上传统的预算编制方法共同的特点是操作简单,适应性强,但是,这些方法没有考虑到收支因素的变动及这些变动是否合理。运用传统方法编制预算,实际上是只能升不能降,不利于加强财务管理。

(二)弹性预算

弹性预算是在不能准确预测业务量的情况下,根据本量利关系,按照一系列业务量水平编制的有伸缩性的预算。它的特点是在可预见的业务量范围内确定多个业务量水平的预算数,根据实际业务量确定相应的费用预算。编制的步骤如下。

(1)选择业务量的计量单位。

(2)确定适用的业务量范围:70%~120%。

(3)研究各项成本与业务量之间的关系：
$$成本＝固定成本＋单位变动成本×业务量$$
(4)计算各项成本预计数，并用一定的方式表达出来。

(三)零基预算

1.零基预算的概念

零基预算是目前世界各国普遍采用的一种相对科学的预算方法。我国20世纪80年代初期有人提出这个名词，20世纪90年代陆续有些地区和部门采用这个方法。零基预算是指预算的收支以零为基点，对预算期内各项支出的必要性、合理性，预算收入的可能性及预算数额的大小，逐项审议决策从而确定收支水平的一种预算方法。零基预算适用于较难分辨其产出的服务型部门或不经常发生的及预算编制基础变化较大的预算项目。

2.零基预算的特点

零基预算的特点是以零为起点；要求针对一切业务活动；在对各项目成本效益分析的基础上，按项目的轻重缓急和财力可能分配预算金额；可以排除以前年度的不合理因素，使预算更切合实际；有利于调整单位之间的利益格局。

3.零基预算的编制

(1)各部门根据各自的分目标列出预算期内可能发生的费用支出项目及目的，并对各费用项目列示出几套不同的经济活动方式下的费用开支方案，上报预算管理委员会。

(2)对各费用开支方案进行汇总、排序。将刚性支出在尽可能节约的前提下，列为第一层，对酌量性费用进行成本效益分析，按成本效益比的大小进行排序，列为第二层和第三层。

(3)根据可动用的财力资源，按费用层次和轻重缓急进行资金分配，汇总编制成费用预算。

(罗 杨)

第二节 财务预测与财务计划

一、财务预测

财务预测是医院管理人员以对未来经济状况和经济行为的假设为基础，对医院预期的经营成果、财务状况和现金流量所作的预测。财务预测的成果是预测性的财务报告，其表现形式可以是整套的财务报告预测，也可以是财务报告一部分或多部分的预测。

从财务管理的整个过程来看，财务预测在财务计划、财务决策和财务控制之前，是财务管理的首要环节。通过财务预测可为进行财务计划、做出财务决策和实施财务控制提供依据，也是提高医院经济效益的手段。

(一)财务预测的目的

财务预测是融资计划的前提。医院要为患者提供医疗服务，必须要有一定的资产。医疗服务增加时，医院必然要相应增加医药用品等流动资产，甚至还需要增加医疗设备等固定资产。为取得改善医疗服务所需增加的各项资产，医院要筹措资金。这些资金，一部分来自保留盈余，另一部分通过外部融资取得。因此医院需要预先知道自己的财务需求，提前安排融资计划，否则就可能发生资金周转问题,影响服务质量。财务预测的真正目的是应变。财务预测与其他预测一样都不可能很准确。从表面看,不准确的预测只能导致不准确的计划,从而使预测和计划失去意义,其实并非如此。预测可以提高企业对不确定事件的反应能力,从而减少不利事件出现带来的损失,增加利用有利机会带来的收益。

(二)我国财务预测的特点

(1)财务预测体系不健全、法规不完善。现阶段的法律、法规未对医院财务预测的程序、方法、具体要求等提供相应的规定或指南。

(2)财务预测内容不完整、行为不规范。预测的范围主要是盈利预测,而不是医院全面的财务预测,盈利预测的审计主要是对预测的基本假设及所选用的会计政策、预测编制的基础和计算方法进行审核,对预测的准确性不承担审计责任。

(三)财务预测的种类

(1)按预测对象分类,可分为筹资预测、投资预测、成本预测、收入预测和利润预测。

(2)按预测性质分类,可分为定性预测和定量预测。

(3)按预测跨度时间分类,可分为长期预测、中期预测和短期预测。

(4)按预测项目多寡分类,可分为单项预测和多项预测。

(5)按预测态势分类,可分为静态预测和动态预测。

(四)财务预测的基本程序

首先,明确预测对象和要求,即确立财务预测的目标,使预测工作有目的地进行。其次,收集和分析财务预测的资料,并加以分类和整理,使之满足预测的需要。再次,选择合适的预测方法,有效地进行预测工作,以取得初步的预测结果。最后,检查和修正预测的结果,分析误差及其产生原因,以保证目标的完成。

(五)财务预测的主要方法

1.定性预测法

定性预测法也称专家预测法,是通过判断事物所具有的各种因素、属性进行预测的方法,它是建立在经验判断、逻辑思维和逻辑推理基础之上的,主要特点是利用直观的材料,依靠专家个人的经验和直觉进行综合分析,主观地对事物未来状况进行预测定性。经常采用的定性预测方法有专家会议法、德尔菲调查、访问、现场观察、座谈等。定性预测法的优点是在资料不足的情况下可以加快预测速度,但科学依据不足,可靠性较差。

2.定量预测法

定量预测法主要是根据变量之间的数量关系建立数学模型,通过分析事物各项因素、属性的数量关系来进行预测的方法。它的主要特点是根据历史数据找出其内在规律,运用连贯性原则和类推性原则,通过数学运算对事物未来状况进行数量预测。有时间序列预测法和因果预测法两种。

(1)时间序列预测法也称趋势预测法,是分析按时间顺序排列的历史资料,根据事物发展趋势进行预测的一种方法。这种方法可以分为算术平均法、加权平均法、移动平均法、指数平滑法、最小二乘法、回归趋势法等。

(2)因果预测法是根据历史资料找出要预测的因素与其他因素之间的因果关系,并建立数字模型进行预测的方法。有一元回归法、多元回归法和投入产出法等。

定量预测法和定性预测法并不是相互孤立的,在进行财务预测时,经常要综合运用。进行财务预测所取得的资料要真实、及时,采用的方法要科学、合理,预测结果要正确、可靠。

二、医院财务计划

财务计划是在一定时期内以货币形式综合反映医院资金运动和财务成果的形成和分配的计划。它是组织和指导医院财务活动及进行财务管理的重要依据,既可以使各项经营目标具体化、系统化,协调各项计划指标,综合平衡各项生产经营计划,也可以为检查、考核和分析生产经营过程与结果提供依据。

(一)财务计划的作用

财务计划是以货币形式表示的财务方面的经营计划,是规定计划期医院经营中资金来源和运用、资金消耗和收入分配的计划。正确编制财务计划,对有效地组织财务活动,控制货币收支,努力达到预定的财务目标具有重要的意义。具体来说,财务计划有以下两个方面的作用。

1. 有助于明确目标

财务计划是具体化的财务目标。编制财务计划有助于医院内部各个科室、部门的主管和员工了解本科室、部门、本人在医院财务目标中的地位、作用和责任,有助于医院财务人员为保证医院运营目标的实现,经济合理地使用资金和筹措资金。财务计划围绕医院的财务目标,把医院运营过程中各个环节的工作紧密组织起来,有利于消除部门之间的隔阂和本位主义,使医院内部各方面力量相互协调,资金运用保持平衡,减少和消除可能出现的各种矛盾冲突,从而使医院成为一个为完成其运营目标、财务目标而顺利运转的有机整体。

2. 有助于控制资金

财务计划的控制作用主要表现在3个方面:事前控制、事中控制和事后控制。计划的事前控制,主要是控制计划单位业务范围和规模,以及可用资金限额。由于医院计划总是有一定限度的,因此各科室、部门不能随心所欲,应分清轻重缓急,在资金允许的情况下,合理安排。科学合理的计划能激发各科室、部门和医院员工的工作积极性,主动献计献策,提出降低医疗服务费用、增加医疗收入的措施,以确保计划目标的完成。计划的事中控制主要是按计划确定的目标,对计划收入进行督促,争取实现预期收益和货币资金的流入;对计划的各项耗费和货币资金流出进行审核,防止超支,保证计划的执行。计划的事后控制主要是进行计划和实际执行结果的比较,分析差异产生的原因,进行业绩评价,并为下一期的计划编制工作提供依据。

(二)财务计划的内容

财务计划就是以现金收支预算为核心,编制现金收支预算表、预计损益表和预计资产负债表。

现金收支预算由现金收入、现金支出、现金多余或不足、资金的筹集和运用4个部分组成,其目的在于协调医院现金收支的平衡,提供现金收支的控制依据。预计损益表是在汇总销售、成本、费用、投资和营业外收支预算基础上编制的,其格式基本上与会计报表相同,其目的是可以掌握税后净利润。预计资产负债表是利用期初资产负债表相关数字,根据销售、生产、资本等预算的有关数据加以调整后编制的,其目的是为了预见计划期的财务状况,保证各项目的收支平衡。

(三)编制财务计划的程序

首先,收集和整理资料,并根据上期指标预计执行情况和财务决策,结合市场形势,全面提出财务计划指标;其次,紧密结合医院各项计划,对各项指标进行协调,实现计划的综合平衡;再次,在先进、合理的技术经济定额的基础上,调整各项指标,提出计划表格;最后,组织讨论,提出措施,发动职工,贯彻计划的执行。

(四)确定财务计划的方法

计划的编制是个信息的转换过程,将初始信息转化成关于医院未来发展目标、资金筹措、运用和考核效果的财务计划指标,必须借助于一定的数量分析和推断的方法。财务计划的编制方法一般有以下几种。

1. 平衡法

平衡法即利用有关指标客观存在的内在平衡关系计算确定计划指标的方法。

2. 因素法

因素法即根据影响各项指标的各种因素来推算计划指标的方法。

3. 比例法

比例法即根据医院历史上已经形成的各种指标之间的比例关系来计算计划指标的方法。

4. 定率法

定率法即根据有关规定的固定比率来确定计划指标的方法。如税金、利息、折旧等都可以按照固定比率计算确定有关计划指标。

5. 定额法

定额法即以医院规定的定额作为计划指标的一种方法。

6. 趋势计算法

趋势计算法即根据历年指标的发展趋势确定计划指标。

(罗　杨)

第三节　责任中心及其绩效考核

一、责任中心概述

(一)责任中心的概念

责任中心是医院实行责任会计制度的基础,是指医院内部按照责权统一的原则划分的、相对独立的、根据其管理权限承担一定经济责任并能反映其经济责任履行情况的核算单位。

医院在进行医疗服务的过程中,为了有效地进行内部经济管理和控制,在统一领导、分级管理的原则下,根据本院的具体情况,将整个医院的经济管理逐级划分为若干个责任领域或范围,即责任中心。让其主管负责人员在其职责范围以内,尽其职,负其责,努力工作,并定期就其经济责任进行绩效考核,实行奖惩,将权、责、利有机地结合起来,围绕各责任中心的经营活动实行自我控制。实行责任中心制,可以真实反映医院各部门、各科室自身经济责任的完成情况,进一步规范科室成本计算办法,加强成本控制,有利于激励各部门、科室和全体人员的工作热情,有利于医院总体经济管理目标的实现,从而推动医院逐步形成集约化的经营管理模式。其目的是加强医院内部管理,保证社会效益和经济效益的不断提高。

(二)医院责任中心的划分

医院划分责任中心前,必须明确每个责任单位的权责范围,做到权小责小、权大责大、权责紧密结合。医院责任中心的划分原则如下。

(1)医院在运营过程中,各部门、科室、班组应具有相对独立的地位,能独立承担一定的经济责任。

(2)作为责任中心的部门、科室、班组应有一定的管理权、控制权和责任范围。

(3)作为责任中心的部门、科室、班组均能制定明确的控制目标,并具有实现控制目标的能力。

(4)在医院运营活动过程中,各责任中心都必须能独立地执行和完成目标规定的任务。

责任中心无论其级次与大小,凡在经济管理上的责任可以辨认者,都可以作为单独的考核单位。从门诊部、药械科、制剂室、药房,到临床科室、医技科室、洗衣室、技工室、锅炉房、电工班组,甚至医院或某科室的某项设备,都可以划分为责任中心。医院内部的责任层次一般分为院、科两级,以一个科室为一个责任中心为宜。后勤保障部门少数科室所属的室(组),其责任范围易于区分并能够独立核算的,也可划分为责任中心。

二、责任中心的分类

责任中心按其责任范围所控制的区域大小,一般分为医疗成本中心、收益中心和投资中心三类。

(一)医疗成本中心

1.医疗成本中心的范围

医疗成本中心又称医疗费用中心,是指医院在运营过程中医疗成本发生的区域。医疗成本中心在一般情况下,只能控制医疗成本。即医疗成本中心的主管负责人,对责任范围内发生的医疗成本应负责任,并能对其中的若干个医疗成本项目加以控制,但无法控制医疗收入和盈亏。

医疗成本中心在医院各种形式的责任中心中应用范围较广,凡在医院内部对成本负有责任的部门、科室、班组都可视为医疗成本中心。例如,医院的挂号室、普通制剂室、无菌制剂室、药品室、输血室、输氧室等都是医疗成本中心。有条件的或分工较细的科室,也可以将若干班组、员工个人或某一项设备,如CT机、B超机、动态心电图机划为医疗成本中心,在一个医院内部,只要有需要和可能,各级组织都可成为成本中心。

2.责任成本

责任成本是指医院将成本支出按部门、科室、班组等责任者进行归类,并由责任者负责和进行核算的可控成本。计算责任成本,要求把能够分清责任的成本数据,分解到医院各部门、科室、班组或个人,做到干什么、管什么,干与管一致,干的要对一定的成本负责,经济责任清楚。责任成本是考核各成本中心工作业绩的依据,但应和奖惩制度挂钩。

责任成本有可控成本和不可控成本两类。可控成本是指可由医院一个部门、科室、班组或个人对其发生额施加影响并控制的成本。不可控成本是指不能由医院某一个部门、科室、班组或个人施加影响并控制的成本。可控成本与不可控成本的划分标准如下。①成本中心在运行过程中,是否有办法知道将要发生什么性质的耗费。②成本中心是否有办法计量此种耗费。③成本中心在运行过程中,当耗费发生偏差时,是否有能力控制并调节此种耗费。

责任成本的可控与不可控是相对的,一项成本对某责任中心来说是可控的,而对另一责任中心来说则可能是不可控的;对上级责任中心是可控的,而对下级责任中心则可能是不可控的。如医院总收入的成本,对药品责任中心来说是不可控成本,药品责任中心对其不可控成本也就不能负责。

如果成本中心对于某项成本,能够按以上3个要求进行管理,那么这项成本便称作该成本中心的可控成本;否则,就是不可控成本。成本中心的各项可控成本之和,即构成该成本中心的责任成本。如各医技科室,作为成本中心来说,对人工、水、电、医用材料、设备维修、折旧的提取,都有一定的方法计量,在实际工作中既有办法知道其耗费中活劳动与物化劳动各占的比重,又有能力控制、调节其耗费量,但对间接费用则不能控制和调节。

由于成本中心只对其可控成本负责,因此,每个成本中心在月、季、年计划开始以前,应根据上级下达的工作任务先编制责任预算,平时应根据本中心的可控成本,对责任成本的实际发生数进行记录,定期编制该成本中心的责任成本实绩报告,其工作实绩也以它的可控成本作为效绩评估和考核的依据;对不可控成本,由于成本中心无能为力,在定期的实绩报告中不予反映,最多只能作为补充资料上报,供上级参考。

成本中心的负责人,只能对其可以直接影响和控制的责任成本负责,对其不能影响和控制的不可控成本就不能负责。可见,只有可控成本才能构成该成本中心的责任成本。通过经济责任制的实施,医院根据需要和可能可以将本院所属各部门、科室、班组或个人都划分为成本中心,分别编制责任预算,记录、分析和考核各成本中心的责任成本,并据其绩效实行奖惩,促进各成本中心积极努力抓成本管理,这是医院控制成本,增加效益的必要途径。

在实际工作中,一个医疗成本中心的不可控成本,往往是另一个医疗成本中心的可控成本。如医院实行医疗项目成本核算后,各医疗项目成本的间接费用和行政管理费,对辅助科室和行政部门来说是可控成本,而对各医疗项目的成本中心则是不可控成本;又如直接用于制剂室生产的原材料、燃料、动力、人工工资等,对于制剂室成本中心是可控成本,而制剂室应摊的医院行政管理费等间接费用则是不可控成本。

在通常情况下,小规模的部门、班组、某项设备的成本中心,与较大规模的科室成本中心相比,其所计算的成本指标范围不尽相同。前者涉及的成本项目较少,后者可能要涉及全部成本项目,但都是责任成本。

(二)收益中心

1. 医院收益中心概述

收益中心是指既对医疗成本负责,又对医疗收入和盈亏负责的医院内部单位。该单位既要控制成本的发生,又要对应取得的收入和收益进行控制,即它能通过对运营决策的调整来对该单位的盈亏产生影响,为医院增加经济效益。

2. 医院收益中心分类

医院的收益中心可以是自然形成的,也可以是人为划分的。自然的收益中心一般是指医院内部的独立单位,如所属分院、门诊(所)、独立的药品零售店、服务中心等,这些单位一般可以直接与外部市场发生业务上的联系,提供劳务或销售最终产品,既有收入,又有成本,可以计算盈亏,并且直接以完成的财务成果与其责任预算对比,即可评价和考核其工作业绩。人为划分的收益中心,一般不与外部市场发生业务上的联系,它适用于医院内部具有独立收入来源的药房、医技科室、在加工材料等部门。采用收益中心的管理办法,可以充分调动这些部门的积极性,达到节约挖潜、增加收入、提高经济效益的目的。

3. 医院收益中心的管理

医院在实行收益中心管理时,既可以对其进行完整的、独立的全部成本核算,也可以采取不分摊不可控成本,如间接费用和管理费用的办法,只计算收益中心的毛收益,让收益中心由净收益中心变为毛收益中心。

4.医院收益中心应实行等价交换

应当指出的是,医院的收益有自然形成的,也有人为的。如供给患者的药品实现的收益是自然形成的。人为的收益是指在医院内部各责任中心之间,采用"内部货币"的结算办法,按照"内部转移价格"或称"内部费用转移"的办法,实行等价交换所实现的收益。如汽车班按照内定价格收取使用车辆的费用;维修班、洗衣房、供应室、药库等按照内定价格向有关科室收取的费用。由于将成本中心作为收益中心来运营管理,能够加强工作人员的责任心,做到人人既关心成本,又关心收益,因此,人为的收益中心随着市场经济的发展和医院经济管理的深化,逐渐被一些医院采用。

(三)投资中心

投资中心是指既对成本、收入、利润负责,又对投入的资金的使用效果负责的医院所属内部单位。投资中心不但能控制成本、收入与收益,同时也能控制所占用的全部资金,包括流动资产和固定资产。投资中心一般适用于运营规模和经营管理权限较大的内部单位。如医院后勤体制改革后,服务公司对某医院的后勤部门——洗衣、食堂、运输、维修、小卖部等实行统一管理,由于在保证优质服务的前提下要对投资的经济效益负责,所以,服务公司有充分的运营决策权和投资决策权。各投资中心共同使用的资产必须划分清楚,共同发生的成本应按适当标准进行分摊,这样才能比较准确地算出各投资中心的经济效益。投资中心比医院其他责任中心的权力更大、责任更重。医院的投资中心是在医院规模不断扩大、市场竞争加剧以后医院获得较大运营投资权的产物。

三、责任中心的绩效考核

绩效考核是指以责任报告为依据,分析、评价各责任中心责任预算的实际执行情况,找出差距,查明原因,借以考核各责任中心工作成果,实施奖罚,促使各责任中心积极纠正行为偏差,完成责任预算的过程。

从考核的指标口径看,绩效考核包括狭义和广义两种。前者仅考核责任中心的价值指标(如成本、收入、利润及资产占用额等责任指标)的完成情况;后者则还包括非价值责任指标的完成情况。

(一)成本中心的绩效考核

由于医疗成本中心没有收入,只对医疗成本负责,因而对医疗成本中心的绩效考核应以责任成本为重点,即以其责任报告为依据,来衡量责任成本发生的实际数与预算数的差异,并分析研究其产生的原因。

医疗成本中心编制的责任报告,也称作实绩报告,通常只需按该中心可控成本的各明细项目列示其预算数、实际数和差异数三栏。实绩报告中的"成本差异"是评价和考核医疗成本中心工作实绩好坏的重要指标。

(二)收益中心的绩效考核

对医院收益中心的绩效考核,应以贡献毛益与税前净利为重点,也就是应以责任报告为依据,来衡量其实际收入与成本是否达到目标收入和成本水平。

医院收益中心编制的责任报告,又称为成果报告。在这报告中需分别列出总收入、变动成本、贡献毛益、期间成本和税前净利等五项指标的预算数、实际数和差异数。

(三) 投资中心的绩效评估

投资中心实质上也是利润中心,对投资中心的效绩评估,不但要计算收益,而且要考虑投资,除考核成本、收入、利润等指标外,要重点考核"投资报酬回收率",又称投资的"获利能力",它是全面反映投资中心运营管理活动的综合质量指标,可以综合考核投资中心的运营成果。投资报酬回收率的计算公式为:

$$投资报酬回收率 = 投资中心收益额 \div 投资中心平均占有资产额 \times 100\%$$

上述公式中的"收益",是指减去成本后的收益;"资产额"是指运营业务所用的全部资产的平均占用额。计算时应以期初和期末的平均占用额为准。根据以上公式,提高投资报酬回收率的主要途径如下。

1. 增加服务收入

(1) 设法使服务收入增长的比例高于服务成本增长的比例。

(2) 设法在服务用资产额相对稳定的情况下,增加服务收入。

(3) 设法使收益增加的幅度高于服务用资产额增加的幅度。

2. 降低成本数额

设法在服务收入稳定的情况下,逐步降低服务成本。

3. 减少服务用资产额

(1) 压缩库存,减少外欠,减少资金占用,加速资金周转。

(2) 设法在收益不变或增加的情况下,减少服务用资产额。

(3) 设法使服务用资产额减少的幅度,大于收益减少的幅度。

(4) 提高设备完好率和使用率,出售或调出多余的固定资产。

综上所述,在实际工作中采用什么模式,建立何种责任会计制度,如何划分责任中心的层次和如何将医院的全面预算从最高层逐级向下分解,形成责任预算,都要同医院的具体情况,如组织结构等相适应。将各责任单位对应的责、权、利紧密结合,使相关制度同时兼顾国家、集体和个人三方面的需要。同时应注意促使各个责任单位为了医院总体目标的实现而协调工作,使各个责任单位的目标和利益同企业的总体目标和利益保持一致。

(罗 杨)

第四节 财 务 控 制

财务控制是指财务人员(部门)通过财务法规、财务制度、财务定额、财务计划目标等对资金运动(或日常财务活动、现金流转)进行指导、督促和约束,确保财务计划(目标)实现的管理活动。在医院财务管理工作中,财务控制是财务管理的重要环节或基本职能,与财务预测、财务决策、财务分析与评价一起成为财务管理的系统或全部职能。医院的任何一项财务活动都需要控制。

财务控制是通过对财务活动约束、调节、疏通,使个别、分散的财务行动按预定目标运行的过程。财务控制要以消除隐患、防范风险、规范经营、提高效率为宗旨,建立全方位的控制体系、多元的监控措施和循序渐进的多道控制防线。

一、财务控制的目的

(1)对理财目标本身进行控制,使它达到先进的水平,进而确定一个优良的财务活动运行轨道。

(2)对理财目标的执行情况进行控制,消除财务活动运行结果与既定目标的偏差,以保证整个财务活动按照既定的目标进行。

(3)通过财务对经营活动进行控制,使经营活动的发展符合理财目标,并保证理财目标的实现。

二、财务控制的地位与作用

财务控制在医院财务管理中具有重要的地位和作用,财务预测、决策、计划、控制、分析、检查构成财务管理的循环体系。从一定意义上说,财务预测、决策、计划是为财务控制指明方向,提供依据,规划措施,财务控制则是对这些规划和设想的具体落实。在医院财务管理中,财务控制是财务管理循环中的关键环节,没有控制,一切预测、决策和计划都是徒劳无益的。财务控制是经济控制系统的重要组成部分。经济控制系统由物质控制系统、技术控制系统、人员控制系统及财务控制系统等多个控制系统构成,而其中的财务控制是借助于货币这一价值尺度所实施的控制。

(一)保证作用

通过控制资金占用规模,保证医院正常业务活动对资金的合理需要;通过控制资金占用结构,保证医院业务活动持续高效地运行;通过控制资金耗费价值的补偿,保证和维护医院业务的顺利进行。

(二)促进作用

通过对资金占用的日常控制,促进医院加速资金周转;通过对基金耗费的控制,促进医院提高经营管理水平,不断增收节支,提高经济效益。

(三)监督作用

通过控制医院各项财务收支,督促医院严格执行党和国家有关方针政策与财经纪律,防止违法乱纪,保护医院资产的安全与完整;通过控制医院财务活动,防止损害国家利益和患者利益,以利于医院的健康发展。

(四)协调作用

通过控制资金运用的结构与规模,控制资金的收入、支出及分配,协调国家、单位、患者及职工个人之间的经济利益关系。

三、财务控制的基础和原则

(一)财务控制的基础

财务控制的目的是为了实现财务预算,而财务预算所包含的各项指标都是以价值形式来反映的,因此财务控制必须借助价值手段来进行。财务控制以价值控制为手段,可以对不同岗位、不同部门、不同类型的经济业务活动进行度量,有利于进行对比、分析和考核。财务控制的基础是进行财务控制所必须具备的基本条件,这主要包括以下几个方面。

1.组织保证

控制必然涉及控制主体和被控制对象。就控制主体而言,应围绕财务控制建立有效的组织保证。如为了确定财务预算,应建立相应的决策和预算编制机构;为了组织和实施日常财务控制,应建立相应的监督、协调、仲裁机构;为了便于考评预算的执行结果,应建立相应的考评机构等。就被控制的对象而言,应本着有利于将财务预算分解落实到内部各部门、各层次和各岗位的原则,建立各种执行预算的责任中心,使各责任中心对分解的预算指标既能控制,又能承担完成责任。

2.制度保证

财务控制必须以财务控制责任制为基础。实行责任控制,按照职务分管的原则,明确职权,使各个部门既相互联系,又相互制约,便于检查。进行财务控制,要按照各自的职责分工进行,以有效达到控制的目的。内部控制制度包括组织机构的设计和医院内部采取的所有相互协调的方法和措施。这些方法和措施用于保护医院的财产,检查医院会计信息的准确性和可靠性,提高经营效率,促使有关人员遵循既定的管理方针。

3.科学管理

财务控制必须以医疗业务活动过程、管理方法、程序、标准为依据,才能有效实施。财务控制效率的高低,很大程度上与医院管理工作密切相关,要提高资金利用效果,必然要求医院各管理部门对其工作进行科学的管理和有效的控制。因此,必须以科学管理为基础,才能充分发挥财务控制的作用。

4.预算目标

财务控制应以健全的财务预算为依据,面向各个部门的财务预算是控制经济活动的依据。财务预算应分解落实到各责任中心,成为控制各责任中心经济活动的依据。若财务预算所确定的财务标准严重偏离实际,财务控制就无法达到目的。

5.财务信息

无论是财务控制目的的选择和财务控制标准的制定,还是差异揭示和分析,都必须建立在及时掌握并加工和反馈信息的基础上。财务信息是财务控制的指示信号,因此,要搞好医院经营管理的各项工作,应建立健全管理制度和方法,建立医院财务信息网,及时收集、加工、传递、储存、处理信息。财务信息包括 2 个方面内容。

(1)财务预算总目标的执行情况必须通过医院的汇总会计核算资料予以反映,透过这些会计资料可以了解和分析医院财务预算总目标的执行情况,找出存在的差异及其原因,并提出相应的纠正措施。

(2)各责任中心及各岗位的预算目标的执行情况必须通过各自的会计核算资料予以反映,透过这些会计资料可以了解、分析各责任中心以至各岗位预算目标的完成情况,将其作为各责任及各岗位改进工作和考核工作业绩的依据。

6.信息反馈系统

财务控制是一个动态的控制过程,要确保财务预算的贯彻实施,必须对各责任中心执行预算的情况进行跟踪监控,不断纠正执行中出现的偏差。这就需要建立一个信息反馈系统。

7.奖罚制度

财务控制的最终效率取决于是否有切实可行的奖罚制度,以及是否严格执行了这一制度,否则,即使有符合实际的财务预算,也会因为财务控制的软化而得不到贯彻落实。

财务控制必须以充分调动职工的积极性为基础。实施财务控制,不能仅靠制度、上级的监督和检查,还应充分发动群众,调动广大干部职工的积极性,想办法、出主意、定措施,把财务控制变成干部职工的自觉行动,只有建立在此基础上的财务控制,才能发挥更大的作用。

(二)财务控制的原则

1.全面控制与重点控制相结合的原则

全面控制也就是对医院资金运动全过程的各个环节及影响财务成果的全部因素,实施全员、全方位的控制。重点控制就是按照例外管理的原则,对医院资金运动过程中出现的重点事项及重大差异实施的控制。重点控制寓于全面控制之中,重点控制使全面控制更为有效,全面控制与重点控制结合在一起才能发挥更大的作用。

2.专业控制与非专业控制相结合的原则

财务人员根据占有的资料,借助专业的方法,对资金运动进行专业控制。为了使专业控制发挥更大效能,还应充分发动广大干部职工参加财务管理,对各部门各环节的经济活动进行控制。只有将专业控制与非专业控制结合起来,才能实施对资金运动的有效控制。

3.责权利相结合的原则

控制本身是一种责任,从某一方面讲也是一种权力。光有责任,没有权力,不能保证责任的完成。有责权,还要与考核奖惩制度相联系,责权利相结合,才能充分调动医院各部门和个人在财务控制中的责任心和主动性。

4.目标控制与追踪控制相结合的原则

控制是对目标进行控制,控制的关键在于确定目标。但只对目标控制还远远不够,在实际资金运动过程中,资金运动不可能完全按既定的目标进行,总会有差异。因此,必须搞好资金的动态追踪控制,查找差异原因,及时采取措施或重新修订目标。只有把两者有效地结合起来,才能保证财务控制的有效性。

5.日常控制与定期控制相结合的原则

日常控制主要与各责任中心、各部门、各科室的正常工作结合进行。为了保证日常控制的有效性,还要定期不定期地检查落实日常控制情况,分析资金利用效果,找出不足,以便采取相应的措施。

6.财务控制与行为控制相结合的原则

要使财务控制有效,必须研究人们对财务控制的行为因素。一般情况下,人们对控制有一种反感情绪,医院是技术密集型单位,技术专业人员荟萃,又是与患者打交道,如果控制标准方法缺乏科学性,更容易使财务控制效果大打折扣,因此,必须把财务控制与行为控制结合起来,讲清财务控制的目的和意义,让广大下部职工认识理解,并变成他们自觉接受的一种管理制度。既要坚持政治思想教育,发动广大干部职工讨论财务控制标准,力求公正合理,又要严格考核制度,实事求是,奖优罚劣。

7.强制性控制与建议性控制相结合的原则

强制性控制是指对违法违纪的经济活动所进行的强制惩罚。建议性控制是指财务控制能引导经济活动更迅速地朝着既定目标前进。把强制性控制与建议性控制有效结合起来,以达到开源节流、增收节支、提高资金使用效益的作用。

四、财务控制的形式

财务控制可采取多种多样的方式,而且随着客观环境的变化而变化。医院常用的控制形式包括集中控制与分级控制。

(一)集中控制

集中控制是指由一个控制中心对所有子系统的情况进行集中加工、处理,集中指令,操纵所有子系统的财务活动的一种控制形式。集中控制一般适用于规模较小的医院。控制中心对信息的掌握、传输与处理具有高效率与可靠性,有利于实现整体的最优控制。对于规模较大的医院来说,实行集中控制,不利于调动各方面的积极性,风险集中,信息传递不快,容易使控制失效。

(二)分级控制

分级控制是指在一个最高控制中心的领导下,按照整个系统内在的结构层次,分别设置不同级别的控制中心,层层控制、分级控制,一般适用于规模较大的医院。

五、财务控制的种类

(一)按控制的时间分类

可分为事前控制、事中控制和事后控制。

1.事前控制

事前控制是指在活动发生之前所进行的控制活动。如对指标进行分解,将各项指标分解后落实到各归口部门,使各项指标的实现有切实可靠的保证。又如规定计划执行的标准和制度——现金使用范围、费用开支标准等,用以事前加强内部的控制能力。

2.事中控制

事中控制是对医院经营过程中实际发生的各项业务活动按照计划和制度的要求进行审查,并采取措施加以控制。如为了控制医院的短期偿债能力,随时分析医院的流动比率,在发现该比率不合理时,采取措施加以调整。又如为了执行限额制度,在医院内部实行限额发料、限额开支等措施,保证计划目标的执行。

3.事后控制

事后控制即在计划执行后,认真分析检查实际与计划之间的差异,采取切实的措施,消除偏差或调整计划,使差异不致扩大。

(二)按控制的依据分类

可分为具有激励性的预算控制和具有防护性的制度控制。

(二)按控制的对象分类

可分为以降低成本、减少支出和实现利润最大化为目的的收支控制和以确保现金流入与流出的基本平衡,避免现金短缺或沉淀为目的的现金控制。

(四)按控制的手段分类

可分为缺乏弹性的定额控制(绝对控制)和具有弹性的定率控制。

六、财务控制的主要方法

(一)组织控制法

医院要实行财务控制,不仅要有控制目标,而且要有实施控制的机构,有些目标还要按照机构设置状况进行分类或分解,以便于贯彻和执行。合理的组织规划是保证经济业务按照医院既定的方针执行,提高经营效率,保护资产,增强会计数据可靠性的重要条件。各个医院所处的环境、规模大小及业务复杂程度不同,组织机构也应根据各单位的不同实际情况而定。机构设置以后,首先要进行职责划分,明确规定每一层次机构的任务和应负的职责,还要按不相容职务分离的原则,规定相互配合与制约的方法。组织控制法是一种事前控制法。在实施组织控制时,要分清职责,杜绝一个部门或个人控制经济业务的全过程。每类经济业务循环,必须经过不同的部门并保证业务循环有关部门之间互相进行检查,同时,在每项经济业务检查中,检查者不应从属于被检查者。职能责任和职权的分配,应避免重叠、重复和冲突,还要避免职权分工过细,力求机构精干。

(二)授权控制法

授权控制是指在各项财务活动发生之前,单位的各级人员必须获得批准或授权,才能开展正常的或特殊的业务。授权控制是一种事前控制,能使一切不正确、不合理、不合法的经济行为在其发生之前被制止。授权管理的方法是通过授权通知书来明确授权事项和使用资金的限额。

进行授权控制的注意事项:①要求医院内部要有授权环节并明确各环节的授权者。②授权级别应与授权者地位相适应。③授权人应该是称职的人员,对于不能胜任的人不得授权。④各级人员应严格按所授权权限办事,对在授权范围内的行为给予充分信任,对其超越权限外的行为不予认可。⑤无论采取什么样的授权方式,都应有文件记录。

按授权的性质可分为一般授权和特定授权。一般授权是指对单位内部较低层次的管理人员在正常业务范围内的授权,是根据既定的预算、计划、制度等标准,对正常的经济行为进行的授权。一般授权在单位大量存在。与一般授权不同,特别授权是对某些非经常经济业务进行的专门授权,这些经济业务往往是个别的、特殊的,一般没有既定的预算、计划等标准,需要根据具体情况进行具体分析和研究。例如,授权购买一件重要医疗设备就是特别授权的事例。

授权控制对于保护医院财产安全与完整,防止出现弊端是一项重要措施。一个医院的授权控制应做到以下几点:①医院所有人员不经合法授权,不能行使相应权力。这是最起码的要求,不经合法授权,任何人不能审批。有权授权的人则应在规定的范围内行事,不得越权授权。②医院的所有业务不经授权不能执行。③财务业务一经授权必须予以执行。按照责权利相结合的原则,在合理分工的基础上,授予各层次管理人员以相应的权限并赋予相应的责任,各级领导授权后应按规定执行,以身作则,不能越权办事。

(三)目标控制法

目标控制法是指一个单位内部的管理工作应遵循其创建的目标,分期对经济业务活动制定切实可行的计划并对其执行情况进行控制的方法。目标控制是一种事前控制。

实行目标控制的注意事项:①应根据财务控制的对象与要求,制定控制目标。②根据财务指标的组成因素,分解目标,落实到责任单位,做到层层把关。③规定财务指标责任单位的权责利,并制定相应的奖惩办法。④连续不断地检查财务目标的实现情况,并与计划进行比较,揭示差距,查明原因,及时采取相应措施。⑤对财务目标达到的情况进行考核,做到奖惩兑现。

为了进行目标控制,医院要编制计划,实行分级分口管理,推行全面经济责任制,对医院内部职能目标任务的完成情况进行严格考核。

(四)预算控制法

预算控制法是以预先编制的财务预算为标准来实施控制的方法。实际上,预算控制是在年度经济业务开始之前,根据预算期的结果,对全年经济业务的授权批准控制。医院预算按其内容可分为财务收入预算、财务支出预算、财务收支综合预算等;按时间则可分为长期预算、短期预算、临时预算;按形式分为固定预算、滚动预算和弹性预算。医院预算是由多个相互联系的预算组合而成的严密的体系。

预算控制能够最大限度地保证预算得以实现,通过对预算目标与实际执行情况的比较,可及时了解实际进展情况,找出存在差异的原因,反映原始预算的现实性和可行性,据此决定是否修改原始预算,使之更有利于目标的科学性与合理性。预算控制的方法包括制定预算、指标分解、指标落实、检查考核与奖惩兑现等,与目标控制法相似。

(五)措施控制法

措施控制法主要指政策制度控制措施、文件记录控制措施和实物控制措施。

1.政策制度控制

政策制度控制主要指以国家有关方针政策及医院的计划预算、制度作为控制手段。现代医院财务管理决不能在基础工作不扎实、管理制度不健全的环境中进行。因此,医院内部要建立健全财务管理制度及各项制度,按照国家有关法律、法规、规章、制度,结合医院的实际情况,使医院的财务管理做到有章可循。

2.文件记录控制

文件记录在医院财务控制中有着重要的地位,要使文件记录有效,必须进行可靠性控制。各种文件记录资料的可靠性主要来源于经济业务的真实性及反映的正确性,各种资料的记录应符合其内在联系的规律,按文件记录的性质可分为管理文件和会计记录。管理文件是以书面方式明确单位、各部门、各级管理人员的任务、职权和责任等的方针程序,以便单位有关人员全面了解内部控制的文件,一般包括组织结构图、岗位工作说明、方针和程序手册、系统流程图等。会计记录反映经济业务的发生、处理及其结果。会计记录制度要求保证会计信息反映及时、完整和正确。会计记录制度的主要内容有会计凭证的审核、复式记账、账账核对、复核、稽核、科目控制、凭证控制、账簿控制、权责控制、核算形式控制及电算化控制等。

3.实物控制

实物包括医院的资产、物资及会计账表等,实物控制是指为保护各种实物的安全与完整,防止舞弊行为所进行的控制。实物控制的主要内容包括实物的限制接近(根据医院的实际情况,一般情况下限制接近现金,限制接近库存物资及其他容易转作个人使用的实物,以及会计账单、账册、账簿),实物的保护和实物的定期盘点清查。

(六)责任控制法

科学的组织结构、合理的分工、建立适合医院特点的责任制度是财务控制的又一种形式。责任控制是以明确经济责任,检查和考核责任履行情况为主要内容的控制,要求把职责和权利结合起来,把工作任务和工作方法结合起来,把上下左右的工作结合起来。责任控制的具体形式有2种。

1.部门责任制

医院由许多部门组成,各部门之间存在着密切的联系,部门责任制就是按照单位各部门各自具有的职能来明确责任,考核责任的制度。目的就是理顺各部门之间的联系,督促各职能部门互相配合、协调同步,防止扯皮现象的发生。实行部门责任制,首先要确定各部门的工作内容、责任范围及部门之间的联系,其次制定各部门工作标准,并经常检查执行情况。

2.岗位责任制

岗位责任制是在合理分工的基础上,按照岗位明确责任、考核责任的制度,目的是使单位内部有关人员都有明确而具体的职权范围和工作责任。

(罗 杨)

第六章 医院财务成本核算与管理

第一节 成本核算的理论

一、医院成本的概念和分类

(一)医院成本的概念

医院成本是指医院在提供医疗服务过程中所消耗的物化劳动和活劳动的货币表现,包括人力成本(工资、奖金、补助等)、物耗成本(低值易耗品、卫生材料)、设备成本、房屋成本等。

(二)医院成本的分类

1.按成本性态分类

分为固定成本、变动成本和混合成本。

(1)固定成本。指在一定时期和一定业务量范围内,成本总额不随业务量、作业量变动而发生增减的成本。固定成本常常是维持性作业消耗的资源耗用,维持性作业是指使医院内部某部门受益,而与医疗服务项目或患者几乎没有联系的作业。固定成本总额只有在一定时期和一定业务量范围内才是固定的,这就是说固定成本的固定性是有条件的,不能以绝对化的观点来看待固定成本与业务量之间的依存关系,超出相关范围,固定成本还是会发生变动。

(2)变动成本。指在一定相关范围内,成本总额随着业务量的变动而成正比例变动的成本。这里的变动成本是就总业务量的成本总额而言。变动成本是与业务量的总数成正比例增减变动的成本总额,主要是科室可以控制的成本,包括各种材料消耗、水电气的消耗等。

(3)混合成本。介于固定成本和变动成本之间,其总额虽受业务量变动的影响,但其变动幅度并不与业务量保持严格比例的成本。固定成本与变动成本只是经济生活中诸多成本形态的两种极端类型,多数成本是以混合成本的形式存在,即同时兼有变动成本和固定成本两种不同性质的成本项目。

2.按与成本对象之间的关系分类

分为直接成本和间接成本。

(1)直接成本。指在成本核算中,不需要通过分配可以直接追踪归属于某一成本对象的成本,即医院在开展业务活动中可以直接计入医疗服务支出的费用。直接成本包括医疗科室开支的人员经费、耗用的药品及卫生材料支出、计提的固定资产折旧、无形资产摊销、提取医疗风险基金,以及医疗科室直接发生的、可独立计量的办公费、印刷费、水费、电费、邮电费、取暖费、物业管理费、差旅费、会议费、培训费等其他费用。

(2)间接成本。指同多个受益对象相联系的成本,需要先归集而后采用一定的成本分摊方法在多个受益对象之间进行分配的成本,即不能直接计入医疗服务支出的管理费用和其他支出。包括医院行政管理部门和后勤部门发生的各项支出。间接费用按照一定的方式(如按人员比例)可以在医疗科室中进行分摊。

3.按核算内容分类

分为人员经费、材料经费和其他费用。

(1)人员费用。指应计入医疗业务成本和管理费用的职工工资、奖金、津贴、补贴和其他工资性支出及职工福利费和对个人和家庭的补助支出等。

(2)卫生材料费和药品费。医疗运营过程中实际消耗的医疗耗材、辅助材料和药品、燃料的原价、运输、装卸等费用。

(3)固定资产折旧费、无形资产摊销费。固定资产折旧、租赁费、修理修缮费和低值易耗品的摊销、无形资产的摊销。

(4)提取医疗风险基金。用于支付医院购买医疗风险保险发生的支出或实际发生的医疗事故赔偿的资金。

(5)其他费用。不属于以上各要素但应计入医疗业务成本和管理费用的支出,如办公费、水电费、差旅费等。

二、医疗保险付费方式

医院成本核算层次的划分与医保付费方式的变革密不可分。当前,医保付费方式的改革正在进行中。实行付费方式的改革能控制医疗需求和医疗费用的增长,使之与GDP增长水平相适应;能够促进医院转变管理模式、降低医疗成本、提供适宜的医疗服务;能够优化医疗费用报销流程,缩短报销周期;能够实现医疗保险基金管理的信息化,便于调节与控制。

我国医疗体制改革试点的实践证明,单一的费用支付方式难以达到预期的效果,建立多元化、混合的支付体系,便于实践管理,保留综合优势以消除单一支付体系的负面效应。

(一)医保付费方式

医疗保险付费方式是指医疗保险经办机构代表参保患者为患者提供医疗服务的定点医疗机构支付费用的方式,即第三方付费(也就是通常所说的保险报销费用)。目前国际上保险人对医院的付费方式有五种,分别是按服务项目付费、总额预付、按人头付费、按服务单元付费和按病种付费。当前我国城镇职工医保、城镇居民医保和新农合的支付方式主要是按服务项目付费,总体逐步转化为按服务单元付费、按病种付费等多种付费方式。由于不同的支付方式对医疗供需双方存在着不同的刺激作用,直接影响卫生费用的控制和医疗保险制度实施的成败。

1.按服务项目付费

按服务项目付费是对医疗服务过程中所设计的每一服务项目制定价格。参保人员在享受医疗服务时逐一对服务项目计费或付费,然后由医疗保险经办机构向参保人或者定点医疗机构依照规定比例偿付发生的医疗费用。这是一种运用最早而又最常用的一种付费方式,也是我国当前医疗服务付费的基本方法。

2. 总额预付

总额预付制是政府或医保经办机构与医疗服务提供方协商,以前期医院总支出为依据,在剔除不合理支出后,确定供方下一年度总额预算,保险机构在支付供方费用时,以此为最高限额。这种付费方式对医院服务量方面有高度的控制权,医疗机构一旦采纳这种补偿方式,对所有前来就诊的参保人必须提供医疗保险范围内的服务,因此会在总预算额内精打细算,控制过量医疗服务。我国在进行医院体制改革前,国家对多数公立医院实行这种付费方法。现在一些地方社保机构也采用这种方法。

3. 按人头付费

按人头付费是医疗保险机构每月或每年按医院或医师服务的人数和规定收费的定额,预付给服务提供方一笔固定的费用。在此期间,供方提供合同范围内的一切医疗服务。这是在没有完整、高效的管理系统前,常被社会保险采用的一种方法。按照既往数据,测算出每一住院人次的花费,再考虑地域费用水平和医疗费用上涨等因素确定付费标准。

4. 按服务单元付费

服务单元是指将医疗服务的过程按照一个特定的参数划分为相同的部分,每一个部分为一个服务单元。例如,一个门诊人次、一个住院人次和一个住院床日。按服务单元付费即保险机构根据过去的历史资料及其他因素制定出平均服务单元费用标准,然后根据医疗机构的服务单元量进行偿付。与按人头付费方式相比,按单元付费更进一步,它把患者每次住院分解成每天或其他单元来付费,相对科学一些。

5. 按病种付费

即按疾病诊断付费方案(DRG)。这一概念是由耶鲁大学研究者于20世纪70年代提出来的。它的出发点是基于患者所接受的治疗与患者的病情有关而与医院的特性无关,如病床规模、是不是专科医院等。治疗每位患者都要消耗一定的资源,而每位患者因其年龄、性别、主要和次要诊断及入院时的状况等因素的不同而消耗不同的资源。疾病诊断付费方案正是基于这个出发点用大量的临床数据,采用量化的办法,核算每种条件下资源消耗的正常值(或平均消耗量)建立起来的。医院被看成是一个生产多种产品的企业,它可以医治多种类型和不同状态下的疾病。显然,按照补偿的价格和医院可能消耗的资源,医院总是承担着一定的经济风险。按疾病诊断付费方案是一个庞大而复杂的系统,它首先将疾病分成23种主要的诊断类型,进而将它们分成470个独立的组,然后再按美国不同地区工资指数制定不同的支付比例。预付标准从疾病的主要诊断、是否需要手术、患者年龄及有无并发症四个方面综合平衡,确定每种疾病的住院日和费用,用预付方式支付给医疗服务提供者。DRG方式因涉及医疗机构之间利益的公平性、标准评判和医疗责任界定等问题,为可能出现的法律诉讼,DRG是通过法案的方式推行下去的。

(二)医保付费方式对医院财务管理的影响

医疗保险付费方式改革对医院的管理理念、管理模式、工作流程、医疗行为等都带来了一定的影响,对医院的医保管理工作更是提出了挑战。如何适应改革,应对挑战成为医院管理和医保管理必须面对而又亟待解决的问题。

《关于进一步推进医疗保险付费方式改革的意见》(人社部发〔2011〕63号)指出当前推进付费方式改革的任务目标是结合基金收支预算管理加强总额控制,探索总额预付。在此基础上,结合门诊统筹的开展探索按人头付费,结合住院门诊大病的保障探索按病种付费。建立和完善医疗保险经办机构与医疗机构的谈判协商机制与风险分担机制,逐步形成与基本医疗保险制度发展相适应,激励与约束并重的支付制度。

门诊医疗费用的支付,要结合居民医保门诊统筹的普遍开展,适应基层医疗机构或全科医师首诊制的建立,探索实行以按人头付费为主的付费方式。实行按人头付费必须明确门诊统筹基本医疗服务包,首先保障参保人员基本医疗保险甲类药品、一般诊疗费和其他必需的基层医疗服务费用的支付。要通过签订定点服务协议,将门诊统筹基本医疗服务包列入定点服务协议内容,落实签约定点基层医疗机构或全科医师的保障责任。

住院及门诊大病医疗费用的支付,要结合医疗保险统筹基金支付水平的提高,探索实行以按病种付费为主的付费方式。按病种付费可从单一病种起步,优先选择临床路径明确、并发症与并发症少、诊疗技术成熟、质量可控且费用稳定的常见病、多发病。同时,兼顾儿童白血病、先天性心脏病等当前有重大社会影响的疾病。具体病种由各地根据实际组织专家论证后确定。有条件的地区可逐步探索按病种付费的办法。生育保险住院分娩(包括顺产、器械产、剖宫产)医疗费用,原则上要按病种付费的方式,由经办机构与医疗机构直接结算。暂不具备实行按人头或按病种付费的地方,作为过渡方式,可以结合基金预算管理,将现行的按项目付费方式改为总额控制下的按平均定额付费方式。

要针对不同付费方式明确监管重点环节。采取按人头付费的,重点防范减少服务内容、降低服务标准等行为;采取按病种付费的,重点防范诊断升级、分解住院等行为;采取总额预付的,重点防范服务提供不足、推诿重症患者等行为。

三、成本责任中心的划分

(一)责任中心的概念和划分

1.责任中心的概念

责任中心是医院实行责任会计制度的基础,是指医院内部按照责权统一的原则划分的、相对独立的、根据其管理权限承担一定经济责任并能反映其经济责任履行情况的核算单位。

医院在进行医疗服务的过程中,为了有效地进行内部经济管理和控制,在同一领导、分级管理的原则下,根据本院的具体情况,将整个医院的经济管理逐级划分为若干个责任领域或范围,即责任中心。让其主管负责人员在其职责范围以内,各尽其职,各负其责,努力工作,并定期就其经济责任进行绩效考核,实行奖惩,将权、责、利有机地结合起来,围绕各责任中心的运营活动实行自我控制。实行责任中心制,可以真实反映医院各部门、各科室自身经济责任的完成情况,进一步规范科室成本计算办法,加强成本控制,有利于激励各部门、科室和全体人员的工作热情,有利于加强医院内部管理,保证不断提高社会效益和经济效益。

2.医院责任中心的划分

医院划分责任中心前,必须使每个责任单位对它们所进行的经济活动要有十分明确的权责范围,做到权小责小,权大责大,权责紧密结合。

医院责任中心的划分原则:①医院在运营过程中,各部门、科室、班组应具有相对独立的地位,能独立承担一定的经济责任。②作为责任中心的部门、科室、班组应有一定的管理、控制权利和责任范围。③作为责任中心的部门、科室、班组均能制定明确的控制目标,并具有实现与控制目标的能力。④在医院运营活动过程中,各责任中心都必须能独立地执行和完成目标规定的任务。

责任中心无论其级次与大小,凡在经济管理上的责任是可以辨认者,都可以作为单独的考核单位。从门诊部、药械科、制剂室、药房,到临床科室、医技科室、洗衣室、技工室、锅炉房、电工班组,甚至医院或某科室的某项设备,都可以划分为责任中心。医院内部的责任层次一般分为院、科两级,以一个科室为一个责任中心为宜。后勤保障部门的班组,少数科室所属的室(组),其责任范围易于区分并能够独立核算的,也可划分为责任中心。

(二)责任中心的分类

责任中心按其责任范围所控制的区域大小,一般分为医疗成本中心、收益中心和投资中心三类。

1.医疗成本中心

(1)医疗成本中心的范围。医疗成本中心又称医疗费用中心,是指医院在运营过程中医疗成本发生的区域。医疗成本中心在一般情况下,只能控制医疗成本。即医疗成本中心的主管负责人,对本责任范围内发生的医疗成本应负责任,并能对其中的若干个医疗成本项目加以控制,但他无法控制医疗收入和盈亏。

医疗成本中心在医院各种形式的责任中心中应用范围较广,凡在医院内部对成本负有责任的部门、科室、班组都可视为医疗成本中心。如医院的挂号室、普通制剂室、无菌制剂室、药品、输血、输氧等都是医疗成本中心。有条件的或分工较细的科室,又有可能对若干班组、员工个人或某一项设备,如CT、B超、动态心电图划为医疗成本中心,在一个医院内部来说,只要需要和可能,各级组织都可成为成本中心。

(2)责任成本。指医院将成本支出按部门、科室、班组等责任者进行归类,并由责任者负责和进行核算的可控成本。计算责任成本,要求把能够分清责任的成本数据,分解到医院各部门、科室、班组或个人,做到干什么、管什么,干与管一致,干的要对一定的成本负责,经济责任清楚。责任成本是考核各成本中心工作业绩的依据,但应和奖惩制度挂钩。

责任成本有可控成本和不可控成本两类。可控成本是指可由医院一个部门、科室、班组或个人对其发生额施加影响并可控制的成本。不可控成本是指不能由医院某一个部门、科室、班组或个人施加影响并控制的成本。

可控成本与不可控成本的划分标准为:①成本中心在运行过程中,是否有办法知道将要发生什么性质的耗费。②成本中心对其是否有办法计量它的耗费。③成本中心在运行过程中,在其发生偏差时,是否有能力控制并能调节它的耗费。

责任成本的可控与不可控是相对的,一项成本对某责任中心来说是可控的,而对另一责任中心则可能是不可控的;对上级责任中心是可控的,而对下级责任中心则又可能是不可控的。例如,医院总收入的成本,对药品责任中心来说是不可控成本,药品责任中心直接发生的费用属于药品责任中心的可控成本,间接分配的费用又是不可控成本,因为责任中心无法控制,因此,药品责任中心对不可控成本也就不能负责。

如果成本中心对于某项成本来说,能够按以上3个要求对其进行管理,那么这项成本便称作该成本中心的可控成本;否则,就是不可控成本。属于成本中心的各项可控成本之和,即构成该成本中心的责任成本。如各医技科室,作为成本中心来说,对人工、水、电、医用材料、设备维修、折旧的提取,都有一定的方法计量,在实际工作中既有办法知道其耗费中活劳动消耗与物化劳动消耗各占的比重,又有能力控制、调节其耗费量,但对间接费用则不能控制和调节。

由于成本中心只对其可控成本负责,因此,每个成本中心在月、季、年计划开始以前,应根据上级下达的工作任务先编制责任全面预算,平时又根据本中心的可控成本,对责任成本的实际发生数进行记录,定期编制该成本中心的责任成本实绩报告,其工作实绩也以它的可控成本作为效绩评估和考核的依据;对不可控成本,由于成本中心无能为力,在定期的实绩报告中不予反映,最多只能作为补充资料上报,供上级参考。

成本中心的负责人只能对其可以直接影响和控制的责任成本负责,对其不能影响和控制的不可控成本就不能负责。可见,只有可控成本才能构成该成本中心的责任成本。通过经济责任制的实施,医院根据需要和可能将本院所属各部门、科室、班组或个人都可划分为成本中心,分别编制责任全面预算,根据记录、分析和考核各成本中心的责任成本,并据其绩效实行奖惩,就能促进各成本中心积极努力抓成本管理,这是医院控制成本增加效益的必要途径。

在实际工作中,一个医疗成本中心的不可控成本,往往是另一个医疗成本中心的可控成本。如医院实行医疗项目成本核算后,各医疗项目成本的间接费用和行政管理费,对辅助科室和行政部门来说是可控成本,而对各医疗项目的成本中心则是不可控成本;又如直接用于制剂室生产的原材料、燃料、动力、人工工资等,对于制剂室成本中心是可控成本,而制剂室应摊的医院行政管理费等间接费用则是不可控成本。

在通常情况下,小规模的部门、班组、某项设备的成本中心,与较大规模的科室成本中心相比,其所计算的成本指标范围不尽相同。前者涉及的成本项目较少,后者可能要涉及全部成本项目,但都是责任成本。

2.收益中心

收益中心是指既对医疗成本负责、又对医疗收入和盈亏负责的医院内部单位。该单位既要控制成本的发生,也要对应取得的收入和收益进行控制,即它能通过对运营决策的调整来对该单位的盈亏产生影响,为医院增加经济效益。

(1)医院收益中心分类。医院的收益中心可以是自然形成的,也可以是人为划分的。自然的收益中心一般是指医院内部的独立单位,如所属分院、门诊部(所)、独立的药品零售店、服务中心等,这些单位一般可以直接与外部市场发生业务上的联系,提供其劳务或销售最终产品,既有收入,又有成本,可以计算盈亏,并且直接以完成的财务成果与其责任全面预算对比,即可评价和考核其工作业绩。人为划分的收益中心,一般不与外部市场发生业务上的联系,它适用于医院内部具有独立收入来源的药房、医技科室、在加工材料等部门。采用收益中心的管理办法,可以充分调动这些部门的积极性,达到节约挖潜、增加收入、提高经济效益的目的。

(2)医院收益中心的管理。医院在实行收益中心管理办法时,既可以对其进行完整的、独立的全部成本计算净盈亏,也可以采取不分摊不可控成本的办法,如间接费用和管理费用,只计算收益中心的毛收益,让收益中心由净收益中心变为毛收益中心。

医院收益中心应实行等价交换。应当指出的是,医院的收益由于有自然形成的,也有人为的收益。如供给患者的药品实现的收益是自然形成的,人为的收益是指在医院内部各责任中心之间,采用"内部货币"的结算办法,按照"内部转移价格"或称"内部费用转移"的办法,实行等价交换所实现的收益。如汽车班按照内定价格收取使用车辆的费用;又如维修班、洗衣房、供应室、药库等按照内定价格向有关科室收取的费用。由于将成本中心作为收益中心来运营管理,能够加强经管人员的责任心,做到人人既关心成本,又关心收益,因此,人为的收益中心随着市场经济的发展和医院经济管理的深化,逐渐被一些医院采用。

3.投资中心

投资中心是指既对成本、收入、收益负责,又对投入的资金的使用效果负责的医院所属内部单位。投资中心不但能控制成本、收入与收益，同时也能控制所占用的全部资金，包括流动资产和固定资产。投资中心一般适用于运营规模和运营管理权限较大的内部单位，如医院后勤工作体制改革后，实行服务公司管理的地区，对某医院的后勤工作，如洗衣、食堂、运输、维修、小卖部等实行统一管理，由于运营的职责是在保证优质服务的前提下要对投资的经济效益负责，所以，服务公司有充分的运营决策权和投资决策权。各投资中心共同使用的资产必须划分清楚，共同发生的成本应按适当标准进行分配，这样才能比较准确地算出各投资中心的经济效益。投资中心比医院其他责任中心的权利更大、责任更重。医院的投资中心是在医院规模不断扩大、市场竞争加剧以后医院发生较大运营投资权的产物。

四、医院成本核算的层次

开展成本核算，首先要明确的是成本核算的对象，这是开展成分费用归集的前提和基础。成本核算对象不同，核算的内容、方法和口径都不同。按照我国财务制度的规定，根据核算对象的不同，成本核算可分为总成本核算、科室成本核算、医疗服务项目成本核算、病种成本核算、床日和诊次成本核算。成本核算一般应以科室、诊次和床日为核算对象，三级医院及其他有条件的医院还应以医疗服务项目、病种等为核算对象进行成本核算。

（一）医院总成本

医院总成本是指医院在医疗运营过程中耗费资金的总和。它可总括反映医疗成本状况，评价和考核医院的运营水平，也是用于对外和向上级报告的财务成本，如财务会计报表反映的医疗总成本。在总成本中可划分为门诊总成本、住院总成本、医疗总成本、药品总成本。

（二）科室（部门）成本

科室、部门成本是按责任会计理论方法对责任单位的成本核算，是责任单位在医疗运营过程中所耗费的资金。科室、部门成本主要是对责任单位并对科室的运营作出预测和决策，在医院的管理中有着重要作用。

（三）医疗项目成本

医疗项目成本是针对每个医疗项目所核算的成本，反映了医疗项目所耗费的资金。项目成本主要作用在于考核医疗项目的盈亏作为补偿和定价的依据。

（四）病种成本

病种成本是反映在治疗某病种所耗费的资金总和。可以作为对治疗过程的综合评价，为病种收费提供依据，为医保的结算开辟新的途径。

（五）床日和诊次成本

1.床日成本

床日成本是指住院患者每一床位日所耗费的成本，是医院为一个住院患者提供一天的诊疗服务所耗费的平均成本。床日成本包括住院、检查、治疗、药品、血液、其他医疗材料等所有住院服务的成本。

2.诊次成本

诊次成本是医院为患者提供一次完整的门诊服务所耗费的平均成本。一个诊次的服务包括从挂号、交款、检查、诊断，直至明确结局的全过程。它和住院患者病种成本一起构成了医院最终极的两个成本核算对象。事实上，医院任何一项成本核算工作最终都指向这两类成本。

每诊次成本和每床日成本是考核医院实际成本水平的指标，便于同类医院之间的比较。在一般情况下,一个医院的某单位成本的升降,可以直接表示医院在此方面成本控制上的成效。

在以上述核算对象为基础进行成本核算的同时,开展医疗全成本核算的地方或医院,应将财政项目补助支出所形成的固定资产折旧、无形资产摊销纳入成本核算范围;开展医院全成本核算的地方或医院,还应在医疗成本核算的基础上,将科教项目支出形成的固定资产折旧、无形资产摊销纳入成本核算范围。

五、不计入医院成本核算范围的支出

为了正确反映医院正常业务活动的成本和管理水平,在进行医院成本核算时,凡属下列业务所发生的支出,一般不应计入成本范围。

(1)不属于医院成本核算范围的其他核算主体及其经济活动所发生的支出。
(2)为购置和建造固定资产、购入无形资产和其他资产的资本性支出。
(3)对外投资的支出。
(4)各种罚款、赞助和捐赠支出。
(5)有经费来源的科研、教学等项目支出。
(6)在各类基金中列支的费用。
(7)国家规定的不得列入成本的其他支出。

(罗 杨)

第二节 科室成本核算

一、科室成本核算的含义

科室成本核算是指将医院业务活动中所发生的各种耗费以科室为核算对象进行归集和分配,计算出科室成本的过程。建立成本责任中心,核算科室成本,将成本形成过程的控制落实到具体科室和个人,节省医院开支,减少卫生资源浪费。科室成本核算有利于改善医院运营管理,加强医院对科室医疗投入、产出的管理。

二、科室成本核算的作用

(1)实行科室成本核算,有利于医院各层次的成本核算。成本核算分为总成本核算、科室成本核算、医疗服务项目成本核算、病种成本核算、床日和诊次成本五个层次,科室是医院组织架构中最基本明晰的责任单元,科室成本是对医院总成本的细分,科室成本核算既是医院总成本核算的延伸,又是项目成本核算和病种成本核算的基础。

(2)实行科室成本核算,有利于增强职工的成本效益责任意识。随着我国医疗卫生改革的不断发展和深入,医院面临着前所未有的压力。医院要发展就必须强化内部管理,完善内部机制,明确经济责任。将科室作为成本责任中心,进行科室成本核算,不仅能培养职工成本效益责任意识,促使科室人员自觉加强管理,节约开支,减少浪费,而且有利于降低医院的运行成本,提高医疗管理水平。

(3)实行科室成本核算,有利于医疗资源合理配置。医院在重大项目的立项选择和决策上,充分依靠成本核算数据,进行事前的成本分析及成本预测,最大可能地减少投资风险,避免盲目决策,使医院的发展规划决策更具科学性,对科室的业务发展、人力的配备、床位的设置更加合理化,医疗卫生资源配置更加高效。

(4)实行科室成本核算,有利于控制医院的整体成本。进行科室成本核算,有利于更好地执行医院的支出标准和消耗定额制度。通过实行定额制度和部门预算管理,能有效地控制卫生材料和业务费用的增长。

(5)实行科室成本核算,有利于正确处理经济效益和社会效益的关系。医院实行成本核算能够调动职工工作的积极性、主动性,为医院开源节流、增收节支,有利于持续改进、提高医疗质量和医院声誉,不断加强和提高医院管理水平,在获得较好的经济效益的同时,也获得较好的社会效益,保证医院持续、稳定、健康地发展。

三、科室分类

根据《医院财务制度》的规定,科室成本核算的科室区分为以下类别:临床服务类、医疗技术类、医疗辅助类和行政后勤类等。

(一)临床服务类

临床服务类指直接为患者提供医疗服务,并能体现最终医疗结果、完整反映医疗成本的科室,包括门诊和病房。

(二)医疗技术类

医疗技术类指为临床服务类科室及患者提供医疗技术服务的科室。该类科室作为一个医疗检查、治疗项目的执行科室,只是提供医疗服务过程中的中间服务,并不体现医疗服务的最终产品,如检验科、心功能科等。

(三)医疗辅助类

医疗辅助类科室是服务于临床服务类和医疗技术类科室,为其提供动力、生产、加工等辅助服务的科室,如门诊病案室、咨询导诊室等。

(四)行政后勤类

行政后勤类指除临床服务、医疗技术和医疗辅助科室之外的从事院内外行政后勤业务工作的科室,如医务处、财务处、行保处等。

四、科室成本的归集

医院应通过健全的组织机构,按照规范的统计要求及报送程序,将支出直接或分配归属到耗用科室,形成各类科室的成本,包括直接成本和间接成本。

直接成本的归集分两种情况,一种情况是为开展医疗服务活动而发生的能够直接计入或采用一定方法计算后直接计入该科室的各种支出,即直接成本,如人员支出、直接耗材、药品成本等,按照实际耗用情况,计入相关科室成本。对于科室有用水、用电记录的,水费、电费也直接计入相关科室成本。

另一种情况为开展医疗服务活动而发生的不能直接计入、需要按照一定原则和标准分配计入该科室的各项支出,即科室的间接成本,即公摊成本。公摊成本需按一定的分摊标准在医院所有科室进行分摊。公摊成本包括煤、水、电、取暖费,房屋修缮费等。分摊标准可以采用人员比例、房屋面积或仪器设备占用等。如取暖费、房屋维修费按房屋面积比例进行分摊,科室无用水、用电记录时,水费按科室人员比例分摊,电费按房屋面积或按仪器设备占用比例进行分摊。

以水费为例,计算公式如下:

$$某科室分摊的水费 = \frac{该科室的人员数}{无用水记录的科室人员数之和} \times 水费$$

医院根据成本核算的要求设置成本核算科室,在各级科室下还需要设定核算单元,它是成本核算的最小单位。核算单元与成本责任中心既有区别又是相互关联的。成本责任中心是按照成本管理目标,将医院运营的整体目标分解为不同层次的子目标,落实到有关单位完成而形成的内部责任单位。核算单元是成本责任中心的分支单位,核算单元的成本核算是责任中心的成本核算的延伸和细化,每个责任中心的成本等于其各个核算单元的成本之和。如神经内科是成本责任中心,但它的核算单元有神经内科一病区、神经内科二病区和神经内科门诊。核算单元的确定要科学合理,如果核算单元过多,就会增加核算难度和成本,如果核算单元过少,也无法精细化进行成本核算。所以,确定核算单元既要遵循成本效益原则,又要满足成本核算的要求。

经过归集,可以编制科室直接成本表,如表6-1所示。

表6-1 医院各科室直接成本表

成本医01表

编制单位_____ ____年____月 单位:元

成本项目 科室名称	人员经费(1)	卫生材料费(2)	药品费(3)	固定资产折旧(4)	无形资产摊销(5)	提取医疗风险基金(6)	其他费用(7)	合计(8)=(1)+(2)+(3)+(4)+(5)+(6)+(7)
临床服务类科室1								
临床服务类科室2								
…								
小计								
医疗技术类科室1								
医疗技术类科室2								
…								
小计								
医疗辅助类科室1								
医疗辅助类科室2								
…								
小计								
医疗业务成本合计								
管理费用								
本月总计								

说明:①本表反映管理费用和医疗技术、辅助类科室成本分摊至临床服务类科室成本前各科室直接成本情况。②医疗业务成本合计=临床服务类科室成本小计+医疗技术类科室成本小计+医疗辅助类科室成本小计。③本月总计=医疗业务成本合计+管理费用。

五、科室成本的分摊

医院全成本核算过程对各级各类科室成本都要核算和反映,但医技科室、医辅科室和行政后勤科室并不是医院成本核算的终点,临床科室才是终点,其他科室的成本要归集分配到临床各相关科室。

根据《医院财务制度》规定,各类科室成本应本着相关性、成本效益关系及重要性等原则,按照分项逐级分步结转的方法进行分摊,最终将所有成本转移到临床服务类科室。

科室成本的分摊通常按照受益原则进行,即"谁受益、谁分摊"。分摊流程可以用图 6-1 来表示。

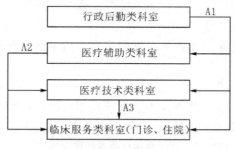

图 6-1 科室成本分摊流程图

(一)管理费用的分摊

在将公摊成本进行分配后,将行政后勤类科室的管理费用向临床服务类、医疗技术类、医疗辅助类科室分摊,如图 6-1 中 A1 所示。分摊参数可采用人员比例、内部服务量、工作量等。

分摊标准以人员比例为例:

$$某科室分摊到的管理费用 = \frac{该科室人员数}{临床、医技、医辅类科室人员总数} \times 管理费用$$

在管理费用的分摊中,可以根据科室服务对象的性质采用不同的人员系数,如医务处主要为医疗人员提供管理服务,所以人员系数采用科室医师、医技人员总数分摊,护理部主要为护理人员提供管理服务,人员系数采用科室护理人员总数分摊。

(二)医疗辅助成本分摊

管理费用分配后,再将医疗辅助类科室成本向临床服务类和医疗技术类科室分摊,分摊参数可采用人员比例、内部服务量、工作量等,如图 6-1 中 A2 所示。

如消毒供应室成本按该科室向临床科室、医疗技术科室提供的消毒服务量比例分摊,挂号室成本按该科室向临床科室提供的挂号工作量比例分摊。以分摊消毒供应室为例:

$$某科室分摊的消毒供应室成本 = \frac{消毒供应室向该科室提供的消毒服务量}{消毒供应室全部服务量 \times 消毒供应室总成本}$$

这里所分摊的消毒科总成本含消毒科直接成本(包括直计成本与分配的公摊成本),以及行政后勤科室分摊到消毒科的成本。

在医疗辅助成本的分摊中,如果医疗辅助科室按其为其他科室提供的服务指定内部价格,并按内部价格归集科室成本时,由于该科室的成本已经计入各被分摊科室中,因此其成本不能直接再分摊,应将已计入科室成本的部分先剔除,差额部分再按服务量进行分摊。

如供应室的成本,在核算时已按消毒费内部价格将一部分成本直接计入到了各科室中。

供应室未分摊成本＝供应室总成本－已计入科室的消毒费之和

某科室所分摊到的供应室的成本＝供应室未分摊成本×$\dfrac{\text{供应室向该科室提供的服务量}}{\text{供应室全部服务量}}$

需要注意的是,医院内部价格应定期检查,发现实际成本与内部价格差异较大时应重新核定,以尽可能减少未分摊成本。

(三) 医技科室成本分摊

最后将医疗技术类科室成本向临床服务类科室分摊,分摊参数可采用工作量、业务收入、收入、占用资产、面积等,分摊后形成门诊、住院临床类科室的成本。以手术麻醉室成本分摊为例:

某科室所分摊到手术麻醉室的成本＝$\dfrac{\text{手术麻醉室提供给该科室的工作量}}{\text{手术麻醉室提供给所有科室的工作量}}$×手术麻醉室总成本

这里所分摊的手术麻醉室总成本含手术麻醉室直接成本已经分摊到的行政后勤科室成本和医疗辅助科室成本。

科室全成本核算公式:

某临床科室全成本＝直计成本＋公摊成本＋管理费用分摊＋医辅成本分摊＋医技成本分摊

经上述分摊后,可以编制医院临床服务类科室全成本表,如表 6-2 所示。

表 6-2　医院临床服务类科室全成本表

成本医 02 表

编制单位＿＿＿＿＿＿　　　年＿＿＿月　　　　　　　　　　　　　　　　单位:元

成本项目 科室名称	人员经费(1)			卫生材料费(2)			药品费(3)			固定资产折旧(4)			无形资产摊销(5)			提取医疗风险基金(6)			其他费用(7)			合计(8)＝(1)＋(2)＋(3)＋(4)＋(5)＋(6)＋(7)		
	直接成本	间接成本	全合计	直接成本	间接成本	全合计	直接成本	间接成本	全合计	直接成本	间接成本	全合计	直接成本	间接成本	全合计	直接成本	间接成本	全合计	直接成本	间接成本	全合计	直接成本	间接成本	全合计
临床服务类科室(1)																								
临床服务类科室(2)																								
…																								
科室全成本合计																								

说明:①本表反映医院根据《医院财务制度》规定的原则和程序,将管理费用、医疗辅助类科室直接成本、医疗技术类科室直接成本逐步分摊转移到临床服务类科室后,各临床服务类科室的全成本情况。即:临床服务类科室全成本包括科室直接成本和分摊转移的间接成本。②表中的"直接成本"反映间接成本分摊前各临床服务类科室发生的直接成本金额。③表中的"间接成本"反映将管理费用、医疗辅助类科室直接成本、医疗技术类科室直接成本按规定的原则和程序分摊转移至各临床服务类科室的间接成本金额。

(罗　杨)

第三节 项目成本核算

一、医院项目成本核算介绍

医院服务项目成本核算是以各科室开展的医疗服务项目为对象,归集和分配各项支出,计算出各项目单位成本的过程。核算办法是将临床服务类、医疗技术类和医疗辅助类科室的医疗成本向其提供的医疗服务项目进行归集和分摊,分摊参数可采用各项目收入比、工作量等。

医疗服务项目成本核算就是对围绕某一服务项目所发生的一切成本进行审核、记录、汇集和分配,并计算实际成本的过程。

医疗服务项目成本核算是以临床服务科室及医疗技术科室二次分摊后的科室成本为基础,以各科室开展的医疗服务项目为对象,归集和分配各项支出,计算出各科室所开展医疗服务项目单位成本的过程。

通过项目成本核算,可以明晰成本与价格关系,有利于政府部门准确制定医疗服务项目的价格,对医院发生的各种费用进行合理补偿;有利于对不同部门或不同医院的同一医疗服务项目进行成本差异分析,找出运营管理的差距及存在的问题,指导医院优化资源配置;项目成本的核算也是病种成本核算的基础。

二、项目直接成本的归集

即收集可直接归集到各医疗服务项目的费用,如人员经费、卫生材料费等。

三、项目其他成本的分摊

即将项目开展科室的医疗成本按照一定方法分摊至服务项目。以二次分摊后的临床服务类、医疗技术类科室成本为基础,向所有医疗服务项目分摊。

一般来说,成本分摊系数包括收入分配系数、工作量分配系数和操作时间分配系数。因为项目成本核算的对象是医疗服务项目,其目的是为政府部门制定医疗服务价格提供依据,因此参与项目成本核算的成本范围不包括单收费材料和药品的成本。

(一)收入分配系数

收入分配系数是指某服务项目年医疗收入占该项目所在科室总医疗收入的百分比。计算公式如下:

$$某服务项目成本 = \frac{该服务项目医疗收入}{该科室总医疗收入} \times (该科室二次分摊后成本 - 该科室所有医疗服务项目直接成本 - 单独收费的药品及材料成本)$$

(二)工作量分配系数

工作量分配系数是指某服务项目工作量占该项目所在成本科室总工作量的百分比。计算公式如下:

$$某服务项目成本 = \frac{该服务项目工作量}{该科室总工作量} \times (该科室二次分摊后成本 - 该科室所有医疗服务$$

项目直接成本-单独收费的药品及材料成本)

(三)操作时间分配系数

操作时间分配系数是指某项目的操作时间占该项目所在成本科室总操作时间的百分比。计算公式如下:

某服务项目成本 = $\frac{该项目操作时间}{该科室总操作时间}$ ×(该科室二次分摊后成本-该科室所有医疗服务项目直接成本-单独收费的药品及材料成本)

四、项目成本的汇总

由于项目成本核算的工作量较大,通常以年为单位进行核算,将项目消耗的人员经费、卫生材料费、低值易耗品、专用设备折旧等直接成本,加上项目开展科室的成本分摊额,即可得到该服务项目的年总成本,再根据该项目年工作量可得到单位成本。

项目的单位成本 = $\frac{该服务项目年总成本}{该服务项目年工作量}$

五、作业成本法

为了准确核算项目成本,要以作业成本法为指导。作业成本法(简称 ABC 法)作为一种先进的成本管理方法,可以提高医院的运营业绩和决策水平,促进医院的内涵建设,增强医院的生命力和竞争力。作业成本法是一种通过对所有作业活动进行动态追踪反映,计量作业和成本对象的成本,评价作业业绩和资源利用情况的成本计算和管理方法。与各种传统的成本计算方法相比,作业成本法把医疗服务提供过程看作是由一系列作业组成的动态过程,在资源和医疗服务项目之间引入"作业"。以作业为中心,根据作业对资源耗费的情况将资源成本分配到作业中,然后根据医疗服务项目所耗用的作业量,最终将成本分配医疗服务项目,即对价值的研究着眼于"资源→作业→项目"的过程,而不是传统的"资源→项目"的过程。作业成本法的计算原理如图 6-2 所示。

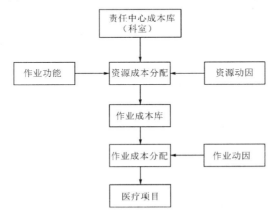

图 6-2 作业成本法计算原理

根据作业消耗资源、服务项目消耗作业的指导思想,先将消耗的资源分配到作业,再将作业成本归集到服务项目,医院的医疗服务活动过程可被分为若干作业,这些作业分别以各自不同的方式耗费资源为患者提供服务,所以需要根据医院行业特点和实际情况,把资源费用分配到直接成本中心,最后分配到各项作业中。而医疗服务项目是由一系列的作业构成的,这样就可以通过归集作业成本来核算医疗服务项目成本。

资源是指在一定期间内为提供服务而发生的各类成本,是作业进行中被耗费的人力、物力、财力等经济要素,这些资源消耗用货币形式来表现就是作业成本。从成本计算的角度看,作业是基于一定目的,以人为主体,消耗一定资源的特定范围内的活动。从管理角度讲,医疗服务提供过程中的各个工序或环节,如诊疗、手术(消毒、探查)、护理等行为都可以视为作业。可以根据人员类型、工作流程、日常工作范围及工作内容划分科室作业。

在医院的运营活动中,会有多个作业消耗同一经济资源的情况,这就需要寻找一个标准,来将这一资源合理地分配到有关的作业中去,这一标准就是资源动因。资源动因是指作业消耗资源的原因或方式,反映了作业对资源的消耗状况,是对一项作业所消耗资源数量的计量。资源动因可以根据作业人数、作业工时、材料消耗比例、设备原值、房屋占用面积等进行设置。在医院里资源动因即指各医疗或医技的科室成本向作业分配的依据。

作业动因是引起作业发生的因素,是指各项作业被最终服务消耗的原因和方式,是对一项作业产出的定量计算,是成本对象对作业需求的频度与强度,反映了每项作业利用率的产出计量标准,反映了成本对象对作业消耗的逻辑关系,是将成本库中汇集的各种成本分配到医疗服务中去的标准,也是沟通资源耗费和最终服务的中介。作业动因可以根据医疗项目执行人员类型、作业时长、工作量、工时、项目消耗材料比例、项目耗用设备额定功率等进行设置。在医院里作业动因即指各项作业成本向医疗项目分配的依据。作业成本法的计算方法如图6-3所示。

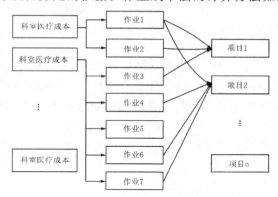

图6-3 作业成本法计算方法

(罗 杨)

第四节 病种、诊次与床日成本核算

一、病种成本核算

(一)病种成本概述

病种成本核算是以病种为核算对象,按一定流程和方法归集相关费用计算病种成本的过程。

核算病种在治疗过程中的全成本。它是医院成本核算的重要组成部分,是对医院成本核算工作的深化和细化。

(二)病种成本核算的意义和作用

(1)病种成本核算可以为政府制定科学合理的单病种付费医疗服务价格政策提供科学依据。以前我国医院实行的是全部按服务项目收费方式,政府按服务项目补偿的政策,由于医疗服务的垄断性,存在诱导消费的现象,是导致"看病贵"的根源之一,病种成本核算有利于政府进行医疗服务价格的控制。

(2)实行病种成本核算,有利于促进医疗资源的有效利用。以病种作为成本核算单位,建立单病种诊疗标准成本,能反映出各病种治疗的时间与耗费,能较准确地反映医疗成本与产出。将不同时期、不同医院的同一指标对比,能够反映医院的技术管理水平、医疗服务质量水平和经济效益情况,有利于医院成本的控制。

(3)实行病种成本核算,有利于临床路径的实施。临床路径的表现形式通常是一套以时间为顺序的,具体而详细的"医疗服务计划单",或者是表格式程序、路径图。临床路径是一种科学的服务与管理方法,既能为服务对象减少花费,又能有效保证高质量的医疗服务。实施临床路径将缩短患者的平均床日数,减少不必要的检查化验次数,使流程更加合理高效,成本更加低廉。因此,进行病种成本核算,有利于促进临床路径的实施。

(三)病种成本核算方法

在科室成本核算基础上,进行项目成本核算,而项目成本核算又是病种成本核算的基础。病种成本核算是在确定临床路径的前提下,以项目成本为基础进行核算的。首先,确定病种及它的临床路径;其次,根据临床路径,确定临床服务项目,计算项目成本;最后,把临床路径中所有项目成本相加,就形成了病种成本。

病种成本的核算方法主要有两种,分别是实际成本法和以临床路径为基础的病种成本核算法。在开展了项目成本核算的医院,如进行病种成本的核算,则应选择第二种以临床路径为基础的病种成本核算法,具体核算路径是对出院患者在院期间为治疗某单病种所耗费的医疗项目成本、药品成本及材料费成本进行叠加,进而形成单病种成本。

单病种成本 = $\sum$ 医疗项目成本 + $\sum$ 单收费材料成本 + $\sum$ 药品成本

二、诊次成本核算

诊次成本核算是以诊次为核算对象,将科室成本进一步分摊到门急诊人次、计算出每诊次的成本。

诊次成本是医院为患者提供一次完整的门诊服务所耗费的平均成本。一个诊次的服务包括从挂号、交款、检查、诊断,直至明确结局的全过程。它和住院患者床日成本一起构成了医院最终极的两个成本核算对象。事实上,医院任何一项成本核算工作最终都指向这两类成本。

$$诊次成本 = \frac{某门诊科室成本总额}{该科室门急诊人次}$$

其中成本总额可以是医疗成本总额、门诊成本总额、科室成本总额、项目成本总额。人次数做相应调整,如以某项目成本总额为成本总额计算时,人次数为该科室该项目的门急诊人次数。

三、床日成本核算

床日成本核算是以床日为核算对象,将科室成本进一步分摊到住院床日中,计算出每床日成本。

床日成本是指住院患者每一床日所耗费的成本，是医院为一个住院患者提供一天的诊疗服务所耗费的平均成本。床日成本包括住院、检查、治疗、药品、血液、其他医疗材料等所有住院服务的成本。

$$床日成本 = \frac{某住院科室成本总额}{该科室住院床日}$$

其中成本总额可以是医疗成本总额、住院成本总额、科室成本总额、项目成本总额。

（罗　杨）

第五节　成本分析与控制

开展医院成本核算是成本管理最重要的一个环节，根据成本核算的结果进行分析，从而发现问题，采取相应措施，对不合理成本进行有效控制，从而达到成本管理的目的。因此，成本分析和控制是成本管理的重要环节。

一、医院成本分析

医院成本分析指医院应根据成本核算结果，对照目标成本或标准成本，采取趋势分析、结构分析、量本利分析等方法，及时分析实际成本变动情况及原因，把握成本变动规律，提高成本效率。

（一）趋势分析

趋势分析法主要是通过对比两期或连续数期的成本数据，确定其增减变动的方向、数额或幅度，以掌握有关成本数据的变动趋势或发现异常的变动。典型的趋势分析是将本期成本数据与上期成本数据进行比较，更为复杂的趋势分析则涉及多个期间的比较。

在具体运用趋势分析法时，一般有两种分析的方式，绝对数趋势分析和相对数趋势分析。绝对数趋势分析是通过编制连续数期的报表，并将有关数字并行排列，比较相同指标的金额或数据变动幅度，以此来说明其发展变化。相对数趋势分析是根据会计报表中许多重要的财务指标，如成本收益率指标等。可采用环比动态比率、定期动态比率等方法。

以某三级甲等医院2018—2021年卫生材料费为例，该医院的卫生材料费呈逐年上升趋势，经分析主要是，由于工作量增加，手术量增长，导致弹簧圈、支架等材料的使用大幅增加，使得卫生材料费增幅较大。结合医院具体情况发现，卫生材料费的增长幅度远高于成本平均增长幅度，需要医院对卫生材料费加强关注。（图6-4）

（二）结构分析

结构分析是指对成本中各组成部分及其对比关系变动规律的分析。它通常采用计算成本中各组成部分占总成本比率的方法，用以分析医院成本的内部结构特征和合理性。

结构分析可以分析整个医院，以及各个科室的人力成本、材料成本、药品成本、折旧成本、离退休人员成本等成本元素的构成，为成本控制及管理提供依据。如分析某科室全成本的构成情况，根据人力成本、材料成本、药品成本、固定资产折旧等在该科室总成本中的比重，据此分析该科室的各类成本构成是否合理。

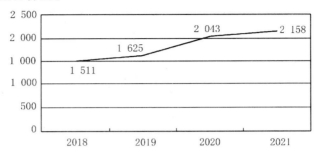

图 6-4　2018—2021 年卫生材料费趋势分析图（千万元）

通过成本结构分析产出的成本结构分析报表主要有成本构成总表、直接医疗成本构成表、医疗技术类科室成本构成表、医疗辅助类科室成本构成表、管理科室成本构成表等。

如通过对科室成本的核算，可以编制《医院临床服务类科室全成本构成分析表》，便于分析和监测科室成本结构，对重点成本项目进行管控。（表 6-3）

表 6-3　医院临床服务类科室全成本构成分析表

成本医 03 表

编制单位＿＿＿＿＿＿　　　年＿＿＿月＿＿＿日　　　　　　　　　　　　　　　　单位：元

科室名称	内科		…	各临床服务类科室合计	
	金额	%		金额	%
人员经费					
卫生材料费					
药品费					
固定资产折旧					
无形资产摊销					
提收医疗风险基金					
其他费用					
科室全成本合计					
科室收入					
收入－成本					
床日成本					
诊次成本					

以某三甲医院内科 2021 年科室成本的结构为例，2021 年该院内科药品费占 53%，人员经费和卫生材料费均占 13%（图 6-5）。

(三)量本利分析

量本利分析又称盈亏平衡分析，是"服务量、成本、结余"分析简称，即指成本、业务量、结余三者之间的依存关系，又称 CVP 分析、保本分析、盈亏临界点分析。量本利分析所考虑的主要相关因素有固定成本、变动成本、保本点、边际贡献等。

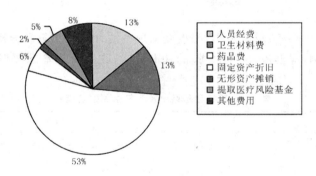

图 6-5　2021 年内科成本构成图

医院应结合医疗服务特点和成本性态，合理分析成本变动与业务量之间的依存关系，科学划分固定成本和变动成本，并根据实际情况及时调整。

保本点是指达到保本状态时的业务量的总称。即在该业务量水平下，收入正好等于全部成本；超过这个业务量水平，就有盈利；低于这个业务量水平，就会发生亏损。量本利分析主要研究如何确定保本点和有关因素变动对保本点的影响。

边际贡献是指销售业务收入减去变动成本后的余额。

变动成本率也称为补偿率，是变动成本在收入中所占的比率。

门诊结余＝门诊医疗收入－门诊变动成本－门诊固定成本

住院结余＝住院医疗收入－住院变动成本－住院固定成本

当结余等于零时，此时的业务量即为保本点的业务量。

$$保本点业务量 = \frac{固定成本}{单位收费水平 - 单位变动成本}$$

$$保本收入 = \frac{固定成本}{1 - 变动成本率}$$

医院通过对保本点的计算，反映出业务量、成本间的互动关系，用以确定保证医院正常有序发展所达到的保本点业务量和保本收入总额，进一步确定所必需的目标业务量和目标收入总额，同时，固定成本和变动成本的改变也会影响医院的运营发展。

量本利分析所建立和使用的数学模型和有关图形，是建立在一定假设基础上的。因此，进行量本利分析时一定要注意以下几个假定条件。

1.成本性态分析的假定

量本利分析必须以完成成本性态分析为前提，即医院的全部成本都必须被划分为固定成本和变动成本两部分，并且建立了成本性态模型。

2.相关范围及一元性假定

假定医院在一定时期和一定服务量范围内，成本水平保持不变，即在相关范围内，固定成本总额和单位变动成本保持不变。成本和业务收入在相关范围内均表现为直线关系。

3.医院服务项目构成保持不变的假定

假定医院在多种医疗服务项目的情况下，其总的服务量发生变化时，各个服务项目的收入额在全部医疗服务项目总收入额中所占比重不会发生变化，即医疗服务项目的种类及其收入额的构成一般保持不变。

4.变动成本法的假定

假定医院的各医疗服务项目的成本,是按变动成本法计算的本量利分析。

以某三甲医院为例,根据盈亏平衡分析的基本公式,收集所需基础数据,分析诊次和床日盈亏平衡情况(表6-4)。

表6-4 某三甲医院202*年相关财务指标

指标名称	金额
每门急诊人次平均收费水平(元)	450.25
每床日平均收费水平(元)	1 877.15
每门急诊人次变动费用(元)	323.10
每床日变动费用(元)	1 521.43
固定费用(万元)	14 070.31
其中:门急诊固定费用	5 628.12
住院固定费用	8 442.19
年实际开放床日(床日)	201 780
年门急诊人次数(人次)	805 100
年实际占用床日(床日)	196 208

门诊结余=门诊医疗收入-门诊变动成本-门诊固定成本
住院结余=住院医疗收入-住院变动成本-住院固定成本

分析如下。

(1)诊次盈亏平衡分析。

每门诊人次收费水平×盈亏点门诊量=每门诊人次变动费用×盈亏点门诊量+门诊固定费用

根据基础数据计算得出:

每门诊量贡献毛益=450.25-323.10=127.15(元)。

盈亏点门诊量=56 281 200÷127.15=442 637(人次)。

盈亏点门诊收入=450.25×442 637=19 929.73(万元)。

(2)床日盈亏平衡分析。

每住院床日收费水平×盈亏点住院床日=每住院床日变动费用×盈亏点住院床日+住院固定费用

根据基础数据计算得出:

每床日贡献毛益=355.72(元)。

盈亏点住院床日=84 421 900÷355.72=237 327(床日)。

盈亏点住院收入=1 877.15×237 327=44 549.84(万元)。

(3)根据以上计算结果,可得出以下结论:目前,该公立医院是门诊已达到有盈余的水平,但住院处于亏损状态,实际开放床日数处于低水平。该医院应当扩大住院规模,积极收治患者,以求获得较高合理收益。

二、成本控制

医院应在保证医疗服务质量的前提下,利用各种管理方法和措施,按照预定的成本定额、成本计划和成本费用开支标准,对成本形成过程中的耗费进行控制。

(一)成本控制的原则

1.经济性原则

经济性原则指成本控制的代价不应超过成本控制取得的收益,否则成本控制就是不经济的,难以持续。要选择重要领域的关键环节实施成本控制措施,并且措施要具有实用性和灵活性。对正常成本费用开支按规定的成本费用开支标准从简控制,对于例外情况则要重点关注。

2.因地制宜原则

因地制宜原则指医院成本控制系统的设计要考虑医院、科室和成本项目的特定情况,针对医院的组织结构、管理模式、发展阶段,以及科室、岗位、职务的特点设计对应措施。

3.全员参与原则

全员参与原则指成本控制观念要得到医院全体员工的认可,并且使每位领导和员工负有成本控制的责任。成本控制是全体员工的共同任务,只有通过医院全体员工的一致努力才能完成。

(二)成本控制的方法

1.标准成本法

比较标准成本与实际成本差异并分析原因,从而采取成本控制措施。这种方法是将成本计划、控制、核算和分析集合在一起进行成本管理。

2.定额成本法

将实际费用划分为定额成本和定额差异,分析差异产生的原因并予以纠正。这种方法在发生费用时,及时揭示实际成本与定额成本的差异,将事后控制发展为事中控制。

(三)成本控制的具体措施

《医院财务制度》规定,医院应建立健全成本定额管理制度、费用审核制度等,采取有效措施纠正、限制不必要的成本费用支出差异,控制成本费用支出。

成本控制的具体措施包括:①建立成本支出预算管理制度。②开展医院全成本核算,提高成本管理的效能。③合理控制人力成本,实现减员增效。④建立健全招标采购制度,实现质优价廉的物资供应。⑤加强资金的筹集、投放与使用管理,保证资源利用最大化。⑥医院开展技术改造,革新项目或内容,提高劳动效率,减少运行成本。⑦其他成本控制措施。

(罗　杨)

第七章 医院经济核算

第一节 医院经济核算的意义与特点

一、医院经济核算制度的现状

(一)医院管理层不重视医院经济核算

医院管理层一般不太懂医院经济核算方面的知识,只要求会计人员做好各临床科室的成本核算,各临床科室的效益与成本的对比,从而确定各临床科室的奖金分配。这样做导致了医院的成本核算管理混乱,对医院的成本不能全面反映,使医院的成本信息失真。

(二)会计人员业务素质水平不齐

医院的会计人员虽然具有一定的会计知识和技能,但没有对会计核算方面的知识及时更新和掌握,缺乏创新精神和创新能力,对医院的成本核算的方法没有及时掌握,不能对各个临床科室的成本进行细化,从而使医院的成本核算简单化,不能起到成本会计的真正作用。

(三)医院经济核算制度收入分配不合理,经济核算方法单一,指标简单

这通常表现为科室占用优质卫生资源,科室收入高,科室经济效益好奖金高,反之就低;科室因专业原因及医疗收费不合理原因,在其本身工作量不大、技术附加值不高的情况下,其科室经济效益反而高,科室奖金亦较高。同时,而对于收入和成本的发生是否合理,是否该发生,医院没有相应的管理措施和评估,医院经济核算也就缺乏完善的核算制度和监督机制。因此,医院在制定经济核算过程中,不仅应该考虑其占用医院卫生资源金额的情况,还应考虑其一线人员、所属科室、所属专业、实际工作量、人员、技术附加值等等因素,否则,将会影响医院职工的积极性和创造性。妨碍了医院经济核算工作的深入开展。由于信息化建设不能直接为医院到来经济效益,并且投资大建设周期长。从而使医院在信息网络建设方面投资少,对医院经济核算到来了不少困难。同时,医院既懂得经济核算又懂得信息技术的复合人才缺乏,医院的信息网络建设不完整,数据不能充分的共享,导致了经济核算数据收集、传输、汇总和分析的及时性受到影响,使医院经济核算的水平低下。

二、医院经济核算的特点

医院成本核算就是指对医院在提供医疗服务时,医院所发生的各类成本费用进行核算。医院进行成本核算的主要目的是考核医院提供医疗服务时发生的资源消耗,加强医院的经费管理,严格控制违规和超支现象的发生。

医院承担着为国家提供社会医疗服务的重任,行业本身具有一定的社会公益性;医院本身经营业务不同企业,成本核算呈现以下几个特点:第一,核算项目众多,成本核算方法多。虽然医院仅仅提供医疗服务,但是具体服务有很多项目构成,不同项目对技术水平、人员专业素养要求不同,发生成本费用的方式也是不同的,不能用统一的成本核算方式进行核算,加大了核算难度。第二,医院成本可比性低。按照费用归集分配方式不同,医院可以选取完全成本发、变动成本法、作业成本法等进行核算,这就降低了部门之间成本的可比性。

三、医院经济核算的意义

经济核算是指把医院每一个专业作为核算对象,按照一定原则和方法统计其收支。计算其收支结余,了解投入产出情况,从而满足医院规划、计划、管理和分配等多方面需要的经济活动。因为,医院目前实行医药分开核算,所以,此处所述经济核算中的收入主要是指各种医疗收入,如挂号收入、床位收入、诊查收入、检查收入、治疗收入、化验收入、护理收入、其他收入等,但应不包含出院患者欠费和医疗收入以外的其他收入。经济核算中的支出也主要是指各种医疗支出,如工资、补助工资、职工福利费、社会保险费、公务费、卫生材料费、其他材料费、低值易耗品、业务费、购置费、修缮费、其他费用等,但应不包含医疗支出以外的其他支出和专项支出。

(宋　楠)

第二节　医院经济核算的基本要求

一、医院经济核算的基本要求

(一)医院管理层应加强成本管理意识

医院管理层不仅要提高医院各管理部门的成本意识,还要提高全体职工的成本意识,使全院职工对成本和效益的关系有深刻的认识,对医院的经济发展具有巨大的推动作用。

(二)加强会计人员的培训

医院管理层应定期对会计人员进行培训,提高会计人员的业务水平,保证成本核算资料的真实性、可靠性,使医院管理层对医院的成本核算有更进一步的认识和了解。

(三)医院经济核算制度要实行全面预算管理

随着社会的发展,预算管理是医院经营发展目标的业务收支计划,实行全面预算管理必须遵循相关政策,细化预算编制,提高预算管理的整体水平。结合医院实际情况,医院财务管理部门应及时编制预算,实行长期与短期财务管理计划,在医院经营核算的过程中,要把这些预算管理目标与计划具体细分到部门、科室和项目上,只有这样,医院经济核算才能起到真正的作用。

(四)医院经济核算制度要实行全面成本核算制度

医院经济核算要运用管理手段进行医院全面成本核算,以便了解医院的资源和潜力及时改变医院管理项目的资金支出,节能降耗。实现目标成本管理,医院要根据实际情况,指定临床、医技等科室的消耗定额和目标成本,作为医院控制成本的标准。同时,增加年末医疗成本的考核制度,各科室部门等责任单位计算各自目标成本和实际成本,比较并进行考核,责任落实作为评价各单位业绩评价标准项目。医院根据考核的结果,并对其合理调整后,再将核算结果分配至各科室,科室根据对员工的个人考核结果进行分配。这种经济核算制度体现了医院、科室、员工三者之间的关系,从而进一步加强了职工的竞争和激励作用。

(五)医院经济核算制度要建立起合理的奖励分配机制

奖金分配要体现按劳分配、效率优先、兼顾公平及奖金分配不得与药品收入挂钩的原则。因此,医院经济核算就应依据不同科室业务内容、技术水平、风险程度、劳动强度等制定不同的考核内容与分配系数,建立重技术、重实效、重贡献的奖励分配机制。同时,医院经济核算也要建立相应的考核指标,主要包括服务效率、服务质量、经济效益、科研、教学等指标,只有这样,才能充分发挥医院经济核算的作用,使医院的经济效益和社会效益双丰收。

(六)建立医院经济核算制度,必须要加强医院信息化技术

医院要加强经济核算,必须运用先进的信息化技术,才能提高经济核算工作的完整性、准确性和及时性。医院领导和职能部门都能够通过信息系统及时掌握医院和科室的经济活动情况,并通过控制系统进行有效监督、控制和考核。科室负责人也能做到随时通过信息系统了解收入和成本、费用发生情况,真正做到事前、事中、事后的控制。

总之,随着我国医药卫生体制改革的不断深入,医疗保障制度的不断完善,一个好的医院经济核算制度,能使医院在市场竞争中立于不败之地,使医院保持可持续、良性发展。

二、医院成本核算现状及问题分析

(一)医院成本核算目的认识有误

目前医院进行成本核算的直接目的并非是为了核算资源消耗、控制成本,而是用作内部奖金分配的依据。如果成本核算与员工工资直接挂钩,员工就会出于多拿奖金的目的,盲目的降低成本,从而影响医疗质量,进而影响医院的社会形象和医疗服务水平。因为医院核算目的不合理,导致医院运行中存在诸多的问题。如有些部门为降低成本,以次充好,影响患者的恢复速度;坚持使用陈旧设备,影响医院的医疗水平,这严重阻碍医院的发展。有些员工则可能虚报医疗器材的消耗,使得账实不符,影响成本核算的真实性,无法为医院领导的决策作出合理的数据支持。

(二)医院核算制度不健全

现行的"医院会计制度"并未对成本核算做出具体规定,这导致医院在进行成本核算时缺乏指导性文件。医院深受计划经济体制的影响,加上医院提供的医疗服务本身具有很强的社会福利性质,医院一直深受国家的财政支持,从来就不用考虑钱财的问题,因此成本核算一直没有受到医院管理层的重视,这也导致医院成本核算发展缓慢。加上医院成本核算制度先天基础差。在这两个因素的影响下,医院成本核算存在的问题日积月累,已经不适应当前的社会环境,无法为自身的运营服务。

(三)医院成本核算内容不全面

当前医院在进行成本核算时,重点是有形资源消耗和人力资源消耗这两个方面,如医疗器具的消耗、设备的损耗、人工费用等。其实医院发生的成本有很大一块属于无形资产的摊销,而且很多无形资产的消耗和医院的收入有直接关系。医院拥有众多无形资产,而且医院无形资产存在形式是多种多样的,如医院品牌就是医院带来经济收益的重要因素。因此医院的科研成果、创

新技术、医院品牌等无形资产发生的费用也应纳入医院成本核算范围之内。像医院这种无形资产占资产总额比例很高的结构,在进行成本核算时不包括无形资产损耗是不科学的。

(四)医院成本核算方法单一,费用归集不合理

按照部门工作内容和性质的不同,医院内部分为不同的科室,如门诊科室、临床科室等。每个科室提供的医疗服务是有很大区别的,具体操作环节也是有很大差异的,因此造成的成本费用的构成、归集、分配也是不同的。按照费用的构成、归集、分配特点应该选取合适的成本核算方法,但是目前医院往往采用统一的核算方法进行成本核算。在进行费用归集和分配时,医院依据的标准不合理。直接费用直接计入成本不存在分配的问题,但是间接费用需要按照标准合理的进行分配。当前医院采用"全成本"或是"服务次数"进行分配,这造成收入成本不匹配。

(五)成本核算人员专业素质参差不齐

参与医院成本核算的工作人员,有很大一部分人员的专业素质达不到要求。有部分人没有接受过专业的教育和培训,甚至有部分工作人员没有会计从业资格证,根本就无法胜任成本核算工作,这就导致医院成本核算不准确,成本核算出来的数据也是毫无价值的。参与成本核算人员专业素质不强也是导致医院成本核算方法单一,核算管理发展缓慢的重要原因。

三、医院成本核算的改进措施

针对医院成本核算现状,本文认为可以从以下几个方面采取措施进行改进。

(一)加强成本核算学习,明细成本核算目的

医院领导要认清医院现在面临的社会环境,应该充分认识到成本核算在提升医院竞争力的重要作用。首先,医院领导要起到带头作用,以身作则,加强成本核算学习,认识成本核算的本质内涵。然后,医院领导层要明确成本核算的目的是为提升医院管理服务的,并非只是奖金分配的依据。最后,医院领导还要在医院内部推广,让全体员工意识到成本核算的意义和目的。在全员参与、积极配合下,医院成本核算才能高效、高质量的展开。

(二)健全医院成本核算制度

医院成本核算不仅仅是对发生成本进行计算,更重要的是发现医院降低成本、提升服务质量的途径。医院要制定完善的成本核算体制,这包括科学的预算、精确的核算、严格的监督、合理的评价机制。科学的预算是医院成本核算的指导依据,精确的核算是成本核算的基础工作,严格的监督是成本核算得到执行的有力保证,合理的评价机制为下一次的预算提供依据,这是一个封闭、循环的流程,只有上述四个环节形成一个循环,相互配合,成本核算才能在医院的日常管理中发挥重大作用。

(三)充分认识成本核算内容

医院在进行成本核算工作时,要结合企业成本核算范围,将应纳入医院核算范围的项目统统纳入核算范围。尤其是拥有很强科研能力、很强创新能力、很好名誉口碑的医院更要加强医院无形资产的成本核算工作。这样收入和成本才匹配,才能通过指标的对比,发现医院管理中存在的问题,及时改正,便于提升医院的竞争能力。

(四)因地制宜,采取合理成本核算方法

现在主流的核算成本方法有完全成本核算法、变动成本核算法、作业成本核算方法,不同的成本核算方法各有优缺点。根据不同科室的特点和服务内容,选取与科室相适应的成本核算方法。在进行间接费用分配时,采用作业成本核算方法往往比按数量进行分配的核算方法更精确。

依据各部门的成本预算开展医院整天的成本预算工作,这样才是最科学的、最合理的。

(五)提升专业人员职业素养

一支具有过硬专业知识的成本核算队伍是医院成本核算发挥作用的重要保障。医院在进行成本核算人才引进时不要仅仅局限医院内部提拔或是岗位轮换,要通过多种渠道进行人才引进工作。在进行人员选拔时,要严格考察任用人员的专业素质和执业资质。在对其进行工作能力考察时,应该主要考察其财务知识和财务能力,尤其是成本核算方面的能力。除此之外,医院领导应该还要重视人员工作能力的提升,加强人员的后期培训教育。如定期组织专项培训学习或到兄弟医院进行学习交流。对成本核算人员进行考核时,要以其成本核算工作给医院带来的效果为依据,而非像其他工作岗位以医疗水平、医疗收入为标准。

(宋 楠)

第三节 医院经济核算的管理体系

一、全成本核算系统

全成本核算系统是医院经济管理的核心,2011年,财政部会同原卫生部推出了医疗机构财务制度和医疗机构会计制度,新的医疗机构会计制度引用了企业会计制度的核算方法,对医院提出实行全成本核算的要求。提出把会计工作从预算会计向成本会计、管理会计转变,会计制度上由收付实现制向权责发生制转变。这个转变对医院的会计工作提出了更高的要求,核算对象、核算方法、结账基础及账务处理方面均发生了变革。会计工作从预、决算管理过渡到经营管理,对医院经营进行预测、计划、控制、分析、决策、考核及评估全流程管理。

医院实行全成本核算,可以提高对成本的认识,培养职工的效益意识,通过全成本核算,规范医院的业务管理流程,加强内部核算,促进物流供应。可加强医院财务会计制度的执行,提高决策的效力。加强信息化建设,为全面开展项目核算、病种成本核算,建立数据基础奠定基础。

实施全成本核算的医院可以更加清楚地了解医院在提供医疗服务和相关管理过程中实际消耗的人力、物力与财力,找出医疗、管理中存在的不足,特别是其中不必要的财务支出,将经济责任分配到每个科室。因为在成本核算管理的过程中从经济目标的制订、分解到经济目标的组织实施、考核都与落实技术经济责任制的责、权、利密切相关。在降低医疗成本的同时也能减少患者的经济负担,一定程度上缓解"看病难、看病贵"的问题,更好地承担公立医院的社会责任;同时通过减少患者医疗支出,提高全民医疗的覆盖程度,使所有居民都能最大限度地享受医疗服务。

(一)医院全成本核算内容

医院全成本核算的内容分为院科两级核算。

1.院级核算内容

院级核算内容是指医院经营过程所消耗的资金总和。院级核算内容有多种分类方法,根据资产类型分为资产、负债、净资产、收入、费用、结余;根据成本来源分为门诊总成本、住院总成本、医疗总成本和药品总成本。

2. 科室级核算内容

科室级核算是以科室为独立单位进行全成本核算,然后进行汇总,科室成本核算能够细致地反映各个科室的成本消耗情况,并可对于科室的资金利用合理状况进行判断。科级核算的内容根据核算单位的划分及责任单元性质不同而分别按照临床科室、医疗技术科室、医疗辅助类科室、行政管理类科室划分。

(1)临床科室的成本核算内容。临床科室的收入包括开展医疗业务活动中取得的所有收入加挂号收入、床位收入、药品收入、检查收入、治疗收入等。临床科室的医疗成本包括人力成本、医疗设备成本、材料耗用成本、药品成本、保障服务成本、科研教育成本、管理费用成本和其他成本。医疗收益是指科室收入扣除科室成本后的余额。

(2)医疗技术科室的成本核算内容。医疗技术科室,如放射科、检验科、超声科、手术室等属于为临床科室服务的平台科室,收入以执行收入为主。成本包括人力成本、医疗设备成本、材料耗用成本、保障服务成本、科研教育成本、管理费用成本和其他成本。医疗收益是指科室执行收入扣除科室成本后的余额。

(3)医疗辅助类科室的成本核算内容。医疗辅助类科室,如医疗设备维修、供应室、工程动力保障等,没有业务收入,主要核算其科室的成本,包括人力成本、设备成本材料及低值易耗品成本、保障服务成本、科研教育成本、管理费用成本和其他成本等。

(4)行政管理类科室的成本核算内容。行政管理类科室,如医院办公室、人事科、财务科等也没有业务收入成本,参照医疗辅助类科室成本核算办法,行政管理的成本可按单个核算单位核算后逐级向各收益单元分摊。

3. 新制度全成本核算的要求

新制度也在成本管理方面非常详尽地提出要求,新制度规定的成本核算可以概括为5个层面(图7-1)。其中床日成本、诊次成本、医疗服务项目成本以科室成本为基础,病种成本与医疗服务项目成本为基础,科室成本是这些成本核算的核心。新制度规定的科室成本核算可以概括为"四类三级"成本核算,最终形成临床科室的全成本(图7-2、图7-3)。

新医院财务制度详细规定了医疗成本、医疗业务成本、医疗全成本、医院全成本的概念,联系新医改政策不同资金投入对医疗服务价格的影响及新会计制度中代冲基金科目相关业务处理的规定,可以将医院的成本核算按照不同资金来源分为4层,它们之间的关系如下。

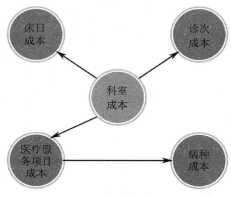

图7-1 成本核算5个层面

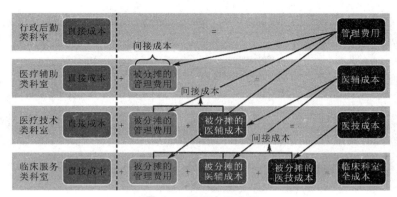

图 7-2 四类三级分摊

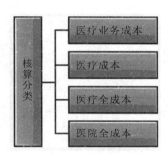

图 7-3 全成本内容

医疗成本＝医疗业务成本＋管理费用

医疗业务成本＝人员经费＋卫生材料费＋药品费＋固定资产折旧费＋无形资产摊销费＋提取医疗风险基金＋其他费用

医疗全成本＝医疗成本＋财政项目补助支出形成的固定资产折旧和无形资产摊销

医院全成本＝医疗全成本＋科教项目支出形成的固定资产折旧和无形资产摊销

综上，结合医院成本管理的实际情况及其新制度对医院成本核算的要求，需要信息系统从以下方面保证医院成本核算工作的顺利开展。

(1) 按照新制度要求设立成本账户，进行科室成本归集分摊，开展成本核算，完成自有资金下科室全成本核算、诊次床日成本核算，并根据制度要求出具成本报表。

(2) 按照新制度要求完成医疗全成本、医院全成本核算，并出具相应成本报表，进行对比分析等。

(3) 建立符合制度要求和医院业务特点的科室全成本核算模型，通过多元、多级、成本分摊，核算出各科室的全成本，给医院算一笔明白账，为领导决策提供相应的成本信息。

(4) 进行对比、结构、趋势、量本利分析，提供医院内部管理要求的成本报表及其关键成本指标，为医院、科室领导进行成本控制和决策提供数据支持。

(5) 与资产管理、物资管理、收支管理、薪酬工资管理等子系统紧密集成，实现从业务源头直接采集核算数据，实现精细、高效、一体化的财务成本核算。

(6) 实现财务成本一体化核算，保证数据一致性，避免两套账，重复对账。

(7) 结合预算管理和绩效考核，在成本核算的基础上将成本控制落到实处，提高全员的成本意识，节约资源。

(8)待条件成熟时,逐步开展项目成本核算和病种成本核算。

(二)业务流程及费用分摊

1.成本一体化管理

医院成本管理从成本预算开始,运用管理会计的理论,采用弹性预算、零基预算等方法,配合定额指标进行标准成本制订;成本管理采用管理会计理论和方法,运用成本管理模型,将医院的战略目标和财务会计和管理会计结合起来,以成本预算为起点,以成本核算为重点,以成本考核为末点对成本进行有效的全面预算与控制和精细化管理;对成本性态科学分类,提高效率及服务质量,明确经济责任,防止资产流失,实现成本一体化管理(图7-4、图7-5)。

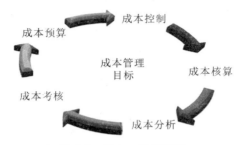

图7-4　成本一体化流程

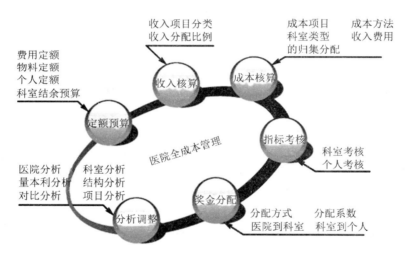

图7-5　全成本管理模型

医院全成本管理采用系统的管理理论和现金的管理模型,将成本管理从功能扩大到业务范围,对医疗收入、药品收入、其他收入及科室收入成本、收支结余、指标考核奖金分配等业务进行全面的管理,将战略执行过程中的财务层面的预算情况、执行情况进行全方位的管理,实施财务收支、成本核算、奖金发放的精细化管理。大大减轻了工作繁度与工作跨度,提高了整体业务工作的精度,实现收支考核一体化。

整体来讲,通过财务成本一体化核算和一体化的成本管理,可以达到以下管理目标。

(1)与往来管理、资产管理、物资管理、出纳管理、薪酬工资管理等子系统紧密集成,实现高度精细化、高效化、统一化的财务核算。

(2)从相应归口科室采集科室成本数据,在会计核算的同时进行科室成本核算,实现财务成本一体化核算。

(3)通过建立符合医院业务特点的科室全成本核算与成本分摊模型,通过多元、多级、多方式成本核算,核算出不同类型、不同级别的科室的全成本,给医院算一笔明白账,为领导决策提供相应的成本信息;同时,满足新制度要求的"四类三级"科室全成本核算,出具三大类成本报表。

(4)与 HIS 系统紧密连接,采集各个业务科室的收入数据,核算出各个科室的效益,为科室的绩效考核提供对应的经济指标。

(5)建立起一整套医院成本核算与成本管理制度,将成本管理的理论与方法成功引入医院,提高全员的成本意识,节约资源。

(6)充分发挥成本管理的管理会计功能,区分变动成本与固定成本、可控成本与不可控成本,优化医院财务结构与成本结构,提高医院的风险抵御能力。

2.成本核算流程

目前成本核算的主要依据是成本分摊理论,全成本核算系统应能支持成本直接分摊、顺序多级分摊和定向分摊(科室间服务关系分摊)等多种分摊方式。医院可以根据需要为其制订符合管理要求的成本核算模型,并在产品中按需配置成本核算方案和成本分摊路线,从而完成科室全成本核算。在成本数据的归集分摊的同时进行财务上的核算,生成相关成本账表和财务账表,并接受财务成本预算控制。在科室全成本核算的基础上进行项目成本和病种成本的核算,并进行科室和医院的床日成本、诊次成本分析、本量利分析和成本形态的多维度分析,实现精细化成本核算,为医院领导决策提供信息服务(图 7-6、图 7-7)。

成本核算的同时必然涉及收入的核算与效益的核算,科室成本核算系统基于两种成本收入核算理论基础:比例分配法与全额成本法,前者将开单科室与执行科室合作创造的收入按照一定的比例进行分配,带有一定的主观性,但是能够保证财务数据与成本数据保持完全一致;后者将开单科室与执行科室合作创造的收入都全额计入开单科室与执行科室,弥补了前者的缺点。这样会从两种方法分别核算出各个科室的效益,便于管理者从不同角度把握各个科室的经营情。

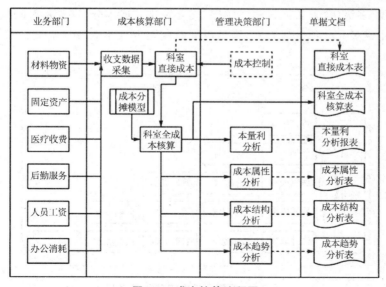

图 7-6　成本核算流程图

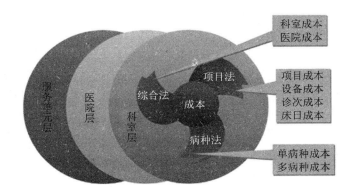

图 7-7　成本核算层级图

3.财务成本及分析考核体系

财务成本一体化体系包括体系架构、账户设置、管理目标、成本项目、核算对象、核算方法、计价方式、收入分配、控制分析、报表管理十要素。根据财务成本一体化体系十要素，构建具有不同医院特色的财务成本及分析考核体系。

(1)医院成立成本管理组织，设立专职成本管理岗位，实行业务归口负责制，建立完善的成本管理制度，采用以一级成本核算体系为主、二级核算为辅的方式，进行全院及科室全成本核算。

(2)根据医院财务成本情况，科学进行成本科目设置、成本科室划分，确定成本核算单元级次，服务关系，划分成本责任中心。按照医院需求，设置收入支出项目，确定与财务科目的关系，同时进行多维度的成本分类管理。

(3)建立内部价格体系，制订共同收入科室之间收入分配方案，设置共同成本分摊方法，按照价值规律实现收入成本在科室之间的科学转移。

(4)建立单级、多级(含五类四级法)、顺序、交互及定向成本分摊模型，对间接成本进行科学、系统、有效的一元或多元分项分配方式，满足不同医院财务成本管理的需要。分摊模型见图 7-8 和图 7-9。

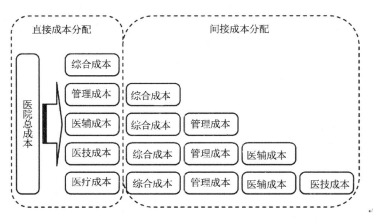

图 7-8　医院全成本核算分摊模型

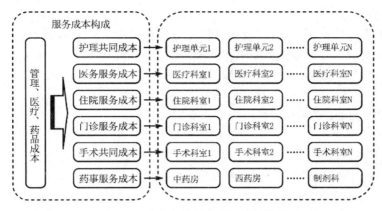

图 7-9 科室定向服务成本分摊模型

(5)对科室收入支出进行分科分项核算,形成与财务报表体系对应的全成本报表体系,定期检查财务成本控制情况,形成分析资料,对科室进行成本考核。

(6)建立适合医院财务成本核算的内部报表体系,形成外部、内部数据采集规范,快速、准确实现 HIS 收入、工资、材料物资、固定资产、内部业务等多子系统之间数据共享,形成内部管理基础数据仓库。

(7)参照历史成本法、当量法、收支配比法、分类分型法、工序作业法等方法,建立健全设备项目成本核算、医疗项目成本核算、病种成本核算模型,开展项目成本及病种成本核算。

(三)全成本核算系统功能设计

1.基础配置

基础设置里面最重要的是核算单元的定义、成本项目的定义、成本分摊标准的定义、成本分摊标准的数据采集、收入数据分摊方案的定义和成本分摊方案的定义。

进行科室全成本核算首先要细化核算单元,一般来说具有独立收支业务的都可以设置成核算单元,也可以根据管理需要设置一些虚拟核算单元来归集某些成本。为了进行量本利分析、住院床日成本分析、门诊诊次成本分析等,建立成本核算模型的时候应根据需要进行合理设置。

成本项目是用来对科室成本进行明细分类,其直接与业务发生的源头成本数据关联。成本项目支持级次,可以根据需要增加和调整。为了对某些重点成本进行监控,需要成本费用性质的分类功能。为了进行成本的多维度分析和精细化管理,需要对成本属性进行定义,每个属性下面可以根据需要配置属性值,然后为不同科室的不同项目赋予对应的属性值以满足管理上对成本分析的要求。

成本分摊标准用于成本分摊方案的定义,为了满足多种成本动因分摊成本要求,系统应能够提供多种成本分摊标准,可以按照员工人数、面积、工资、固定资产、收入、床位数、入院人数、出院人数、门诊诊次、手术诊次、服务量等标准进行分摊,也可以按照上述标准的组合进行分摊。

成本分摊标准定义好之后,必然采集成本分摊数据,需要和 HIS 接口采集各种数据,比如工作量、床日数、人员数、面积数等,能够实现分期间、分科室、分标准采集不同的分摊数据,从而实现科室间服务关系的成本分摊和进行不同层次的成本分析。

根据比例分配法的核算要求,有的收入数据需要在开单科室、执行科室、患者科室之间进行分配。系统需要支持单计、双计、配比等多种分配方式。

成本分摊方案的定义,系统应能提供多种成本分摊方式,分别是根据管理费用直接分配医疗、药品等科室的直接管理费用分摊;根据科室类型的分摊级次定义多级分摊方案,进行分摊的多级顺序分摊;根据服务与被服务关系的按照服务量进行分摊的定向分摊等。一般采用多级顺序分摊方案,这时需要定义来源科室和来源科室的成本项目、分摊标准和分摊对象科室等。具体含义是:"把某科室的某些成本按一定的分摊标准分摊到某些对象科室。"同一科室的同一成本项目可以按照一定的比例按照不同的成本分摊标准进行分摊。

2.成本预算

全成本管理系统以成本预算为起点,以成本核算为基础,以成本控制为重点,对医院成本管理工作进行全面规划、逐层深化,为医院建立起完善的成本管理体系和会计核算体系,全面降低医院成本,推动医院发展前进。

(1)科室收入、支出预算。用户可选择已定义的预算方案,进行收支预算的编制。

(2)预算报警。保证了预算的可控性,对超出预算的相关费用能及时地通知用户,以帮助快速决策、调整。

3.成本采集

通过上面基础定义就可以进行全成本核算了,首先要进行成本的采集。成本的采集如前所述有3种方式,分别是手工录入、通过一体化由其他业务系统自动生成和通过数据采集平台采集。这里以数据采集平台采集成本数据为例进行简单介绍。

一个典型的成本归集流程如下:各个对口核算人员或者部门报送数据到相应的财务成本核算岗位,相应人员在做会计核算的同时完成成本核算。如果实现了财务业务、成本一体化,那么物资消耗、资产折旧、人员经费、收入数据、零星支出等都可以通过其他系统自动归集到财务成本系统,这样就实现了财务会计和责任会计双轨制并轨,极大地提高了核算的效率和准确度,使得会计核算与成本核算的结果保持一致。

4.成本分摊

直接成本归集结束后,期末进行间接成本分摊,以完成全成本核算,需要提供多种分摊方案,如单级成本分摊、定向成本分摊、多级顺序成本分摊等,并且能够实现重置分摊,清除上次分摊数据等功能。

进行多级顺序成本分摊时候,系统自动调月设置好的多级顺序分摊方案进行成本分摊,分摊之后完成科室全成本核算,具体的分摊模型需要根据医院的管理实际进行个性化定义。

一个典型的成本多级分摊模型如图7-10所示。

成本分摊方案按照来源科室、成本项目、分摊比例、分摊标准、对象科室这种形式来定义,分科室、分成本项目按照一定的比例选择不同的分摊标准进行成本分项分摊,并指定分摊的对象科室,分摊对象的科室分摊级次不能大于分摊来源科室的分摊级次,分摊级次根据科室类型定义。

各个类型科室分摊的成本数据包含直接成本和上级科室分摊来的各种成本。根据实际情况选取比较合理的分摊标准,也可以针对不同科室的不同项目选用不同的分摊标准,使得分摊结果趋于合理,如根据服务量分摊、根据收入分摊等。

这样,临床科室的全成本包括:①临床科室的直接发生的成本。②公共类型科室分摊来的公共成本。③管理类型科室分摊来的管理成本。④后勤类型科室分摊来的后勤服务成本。⑤辅助类型科室分摊来的医疗辅助成本。⑥药品类型科室分摊来的药品成本。⑦医技类型科室分摊来的医技成本。

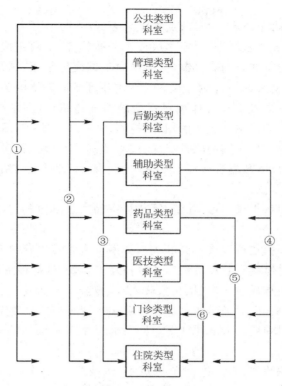

图 7-10 成本多级分摊模型

注:①公共类型科室成本分摊形成各个科室的公共成本。②管理类型科室成本分摊形成各个科室的管理成本。③后勤类型科室成本分摊形成各个科室的后勤服务成本。④辅助类型科室成本分摊形成各个科室的医疗辅助成本。⑤药品类型科室成本分摊形成各个科室的药品成本。⑥医技类型科室成本分摊形成各个科室的医技成本。其中,各个类型科室分摊的成本数据包含直接成本和上级科室分摊的各种成本

其中⑥、⑦药品/医技科室分摊到各个临床科室的成本根据业务科室之间的收入开单执行情况,按照药品/医技科室配合临床科室完成的收入比例分摊到各个临床科室。即:药品/医技科室分摊到某临床科室的成本=由当前临床科室开单,药品/医技科室完成执行的收入×(药品/医技科室总成本÷当前医技科室完成执行的总收入)。

通过上述的多级顺序分摊形成了临床科室全成本,医技科室和药品科室的全成本通过定向(逆向)分摊完成。即:临床科室分摊到某药品/医技科室的成本(开单成本)=由药品/医技科室完成执行当前临床科室开单的收入×[当前临床科室全成本(不包含药品/医技分摊来的成本)÷当前临床科室完成的总收入]。

这样药品/医技科室的全成本包括:①药品/医技科室的直接发生的成本。②公共类型科室分摊来的公共成本。③管理类型科室分摊来的管理成本。④后勤类型科室分摊来的后勤服务成本。⑤辅助类型科室分摊来的医疗辅助成本。⑥临床类型科室分摊来的开单成本。

5.成本报表与分析

全成本核算类报表包含了成本明细表、成本汇总表、收入明细表、收入汇总表、科室成本形态表、医院成本形态表、科室成本核算表、科室多级成本分摊核算表、科室成本分摊明细表、科室全成本分摊汇总表、成本分摊正向查询表、成本分摊逆向查询表等报表,满足医院全成本精细化核算的需要。报表可以自定义查询项目、查询条件、格式并且新增需要的关键字段,报表可以另存为一张新的报表,能够从不同级次充分体现科室全成本核算结果,满足医院财务成本报表个性化、快捷化、简明化的需求,为科室全成本的预算、控制、分析和考核打下了良好的基础。

(1)综合分析。该模块提供全院的收益状况、成本状况、本量利、排名等综合信息,并提供数据钻取功能,可以对收入、成本数据进行深入的钻取、挖掘,逐层展开明细数据,将经营结果完整展现。

(2)保本点分析。该模块提供门诊/住院/医技科室的本量利分析。测算保本工作量和保本收入。

(3)科室盈亏分析。该模块可以按不同的成本类型查看直接医疗科室和医技科室的盈余数量和亏损数量,并可以通过链接查看相关科室的收益及工作量,分析跟踪具体明细。

(4)收入分析。该模块提供收入项目/临床收入/医技收入分析功能。可以按收费项目统计某一时间段的医院收入构成,同时通过饼图显示收费构成情况。把收费类别、收入项目通过趋势分析方法,分析医院这一时间段收入变化状况。同时通过报表和图形的方式显示,提供查询、打印、导出Excel功能。

(5)成本分析。该模块提供成本项目/临床成本/医技成本/医辅成本/管理成本分析功能。可以按成本项目统计某一时间段的医院的成本构成,同时通过饼图显示成本构成情况。把成本项目通过趋势分析方法,分析医院这一时间段成本变化状况。同时通过报表和图形的方式显示。提供定基比较、环比比较,提供查询、打印、导出Excel功能。

(6)收益分析。该模块提供医院收益/临床收益/医技收益分析功能。可以把收益通过趋势分析方法,分析医院这一时间段收益变化状况。同时通过报表和图形的方式显示。提供定基比较、环比比较,提供查询、打印、导出Excel功能。

(7)单元分析。该模块从人均分析、诊次分析、床日分析的视角,分析科室的收入、成本、收益情况,并提供查询、打印、导出Excel功能。

(8)收益预测。该模块提供本量利法、基期收益率法、安全边际法的收益预测,提供查询、打印、导出Excel功能。

(9)医院"五品"分析。对于印刷品、办公用品、卫生材料、高值耗材和低值易耗品,通过系统的专项物资管理功能给予了重点监控,分析差异,通过人均费用耗费或材料收入比重等分析差异及趋势分析及医疗项目材料的定额实际追踪分析,一旦出现异常情况,可以立即通过系统追溯到业务发生的责任科室和责任人,重点分析异常的原因并采取一定的措施进行成本控制。

(10)目标预测。该模块提供以门诊和住院的核算时间数据为基准,为工作量、单位业务收入、单位业务成本和固定成本,依据变动程度,预测收入、成本、收益的增减,分析影响程度。将住院科室的基期数据与计划期的数据比较,实现工作量、单位收入、单位变动成本、固定成本的预测,提供查询、打印、导出Excel功能。

(11)追踪报告。该模块提供按照数据的核算时间、报告时间查询指定科室的盈亏报告。

二、医院主要经营过程核算

医院作为医疗保健服务机构主要职能是向社会公众提供医疗、保健、康复、体检化验、健康与心理咨询、培训与医疗保健宣传等服务。为了提供这些服务,医院必须拥有或控制一定的经济资源,比如库存现金、银行存款、药品、卫生材料、房屋建筑物、医疗设备等,这些物质资源的货币表现就是资金。随着医疗服务经营活动的进行,资金以货币资金→储备资金/固定资金→服务资金→货币资金的形式不断运动。资金投入医院以后,依次经过购买、服务两个过程。在购买过程中,医院要用货币购买,并按照等价交换原则支付货款及采购费用,结转物资采购成本或固定资产成本,这时资金从货币资金形态转化为储备资金或固定资金形态。在服务的提供过程中,医院会发生各种药品、卫生材料等物资的消耗,设备的磨损,也会发生工资的支付和其他支出,这一过程就是医院物化劳动价值转移和活劳动转化为医疗劳动价值的过程,资金从储备资金和固定资金形态转化为服务资金形态;同时,随着医疗收入的实现,资金则从服务资金形态再次转化为货币资金形态。在这个过程中,医院要进行费用成本、收入的计算和结转,从而计算出财务成果。这些都是在购买过程和服务提供过程中发生的经济业务,具体来说,医院的主要经济业务包括资金筹集、购买业务、制剂业务、医疗服务、教学科研、行政后勤、结余形成和资金退出八类。医院经营过程、资金运动及主要经济业务用流程图来表示如图 7-11,本节将按图 7-11 所示的医院经营过程所涉及的主要经济业务逐一讲解经济业务的核算。

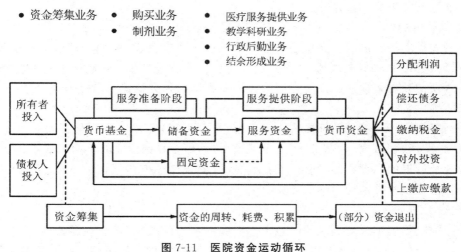

图 7-11 医院资金运动循环

三、资金筹集业务核算

资金的筹集是指医院为了满足生存和发展的需要,通过改变医院资本及债务规模和构成而筹集资金的活动。医院资金的筹集渠道主要包括政府财政补助、金融机构借款及社会捐赠三个渠道。

(一)主要账户设置

1."银行存款"账户

为核算医院存入银行的各种存款,医院应当设置"银行存款"账户。该账户属于资产类账户,借方登记银行存款的增加,贷方登记银行存款的减少,期末借方余额反映医院实际存放在银行的款项。医院应当按开户银行、存款种类及币种等,分别设置"银行存款日记账",由出纳人员根据收付款凭证,按照业务的发生顺序逐笔登记,每天终了应结出余额。"银行存款日记账"应定期与"银行对账单"核对,至少每月核对一次。月度终了,医院账面余额与银行对账单余额之间如有差额,必须逐笔查明原因并进行处理,按月编制"银行存款余额调节表"调节相符。

2. "财政补助收入"账户

为核算医院按部门预算隶属关系从同级财政部门取得的各类财政补助,医院应设置"财政补助收入"账户,并在该账户下设置"基本支出"和"项目支出"两个一级明细账户进行明细核算。在"基本支出"明细账核算医院由财政部门拨入的符合国家规定的离退休人员经费、政策性亏损补贴等经常性补助,并按《政府收支分类科目》中"支出功能分类科目"的相关科目进行明细核算;"项目支出"明细账核算医院由财政部门拨入的主要用于基本建设和设备购置、重点学科发展、承担政府指定公共卫生任务等的专项补助。该账户属于收入类账户,借方登记财政补助收入的缴回、冲销或转出数,贷方登记医院按部门预算隶属关系从同级财政部门取得的各类财政补助数。期末结转后,该账户应无余额。

3. "零余额账户用款额度"账户

为核算实行国库集中支付的医院根据财政部门批复的用款计划收到的零余额账户用款额度,医院应当设置"零余额账户用款额度"账户,该账户属于资产类账户,借方登记收到授权支付到账额度,贷方登记支用的零余额用款额度,本账户期末借方余额,反映医院尚未支用的零余额用款额度。本账户年末应无余额。

4. "短期借款"账户

为核算医院短期借款的取得和偿还,医院应当设置"短期借款"账户。该账户属于负债类账户。借方登记偿还借款的本金数额,贷方登记取得借款的本金数额,期末余额在贷方,反映医院尚未偿还的短期借款本金数额。该账户应当按照贷款单位和贷款种类进行明细核算。

5. "长期借款"账户

为核算医院向银行等借入的期限在1年以上(不含1年)的各种借款及发生的相关利息,医院应当设置"长期借款"账户。该账户属于负债类账户,借方登记偿还的长期借款本息数额,贷方登记借入资金及计提的利息数额,期末余额反映医院尚未偿还的长期借款本息。该账户应当按贷款单位和具体贷款种类进行明细核算。

6. "预提费用"账户

为核算医院按照规定预先提取的已经发生但尚未支付的费用,医院应当设置"预提费用"账户。该账户属于负债类账户,借方登记支付的预提费用数额,贷方登记预提的费用数额,期末余额在贷方,表示医院已经预提但尚未实际支出的各项费用。该账户应当按照费用种类设置明细账,进行明细核算。

7. "财政项目补助支出"账户

为核算医院本期使用财政项目补助发生的支出,应当设置"财政项目补助支出"账户,该账户属于费用类账户,借方登记在财政直接支付方式下发生的财政项目补助支出及在财政授权支付方式下使用零余额账户用款额度发生财政项目补助支出,贷方登记财政项目补助支出的转出数,期末结转后,该账户应无余额。该账户按照《政府收支分类科目》中"支出功能分类科目"的"医疗卫生""科学技术""教育"等相关科目及具体项目进行明细核算。

8."财政应返还额度"账户

医院应当设置"财政应返还额度"账户来核算实行国库集中支付的医院应收财政返还的资金额度。该账户为资产类账户,借方登记财政应返还额度的增加,贷方登记财政应返还额度的减少,期末余额在借方,表示医院应收尚未收的财政返还的资金额度。本账户应当设置"财政直接支付"和"财政授权支付"两个明细账户,进行明细核算。

(二)资金筹集经济业务核算

1.财政补助业务核算

医院的财政补助是指医院按部门隶属关系从同级财政部门取得的各类财政补助收入,包括基本支出和项目支出。基本支出补助收入是指由财政部门拨入的符合国家规定的离退休人员经费、政策性亏损补贴等经常性补助收入;项目支出补助收入是指医院由财政部门拨入的主要用于基本建设和设备购置、重点学科发展、承担政府指定公共卫生任务等的专项补助。

政府财政给予医院的财政补助在实行国库管理体制改革后,分为财政直接支付和授权支付两种方式进行支付。以下分别介绍。

(1)财政直接支付方式。在财政直接支付方式下,按照财政直接支付金额,借记"医疗业务成本""财政项目补助支出"等科目,贷记"财政补助收入"科目;对于为构建固定资产、无形资产、购买药品等库存物资而由财政直接支付的支出,还应借记"在建工程""固定资产""无形资产""库存物资"等科目,贷记"待冲基金——待冲财政基金"科目。

年度终了,医院根据本年度财政直接支付预算指标数与当年财政直接支付实际支出数的差额,借记"财政应返还额度——财政直接支付"科目,贷记"财政补助收入"科目。

(2)财政授权支付方式。在财政授权支付方式下,按照财政授权支付到账额度金额,借记"零余额账户用款额度"科目,贷记"财政补助收入"科目。年度终了,医院本年度财政授权支付预算指标大于零余额账户用款额度下达数的,借记"财政应返还额度——财政授权支付"科目,贷记"财政补助收入"科目。

(3)其他方式。在其他方式下,实际收到财政补助收入时,按照实际收到的金额,借记"银行存款"等科目,贷记"财政补助收入"科目。

2.借款业务核算

医院在开展医疗服务活动中,银行或其他金融机构借款是医院筹集资金的重要渠道。医院的借款按照偿付期限的长短,可分为短期借款和长期借款。

(1)短期借款的核算。短期借款是偿还期限在1年以内(含1年)的各种借款。短期借款一般是医院为维持正常业务活动所需资金而借入的或者为抵偿某项债务而借入的。

医院取得各种短期借款时,按照借款本金数额,借记"银行存款"科目,贷记"短期借款"。发生短期借款利息时,借记"管理费用"科目,贷记"预提费用""银行存款"等科目。如果短期借款的利息按月支付,或者借款到期时本息一并偿付且利息金额不大的,可以不采用预提的方法,而在实际支付利息时,按照实际支付的利息金额,借记"管理费用"科目,贷记"银行存款"等科目。

(2)长期借款核算。长期借款是指医院向银行或其他金融机构借入的偿还期限在1年以上(不含1年)的各项借款。当医院向银行借入长期借款时,按照实际借入额,借记"银行存款"等科目,贷记"长期借款"科目。长期借款的用途不同,其产生的利息在会计核算时应计入不同的科目:为构建固定资产发生的专门借款利息,属于工程建设期间发生的,计入工程成本,借记"在建工程"科目,贷记"长期借款"科目;属于工程完工交付使用后发生的,计入管理费用,借记"管理费用"科目,贷记"长期借款"科目。其他的长期借款利息应当计入管理费用,借记"管理费用"科目,贷记"长期借款"。

四、购买业务核算

医院要维持正常的医疗服务活动,就要不断地消耗药品、卫生材料和低值易耗品及其他材料等,医院就会不断地发生购买行为,从而满足医院日常经营需求。本节所述的购买业务主要指购买固定资产、药品、卫生材料及其他物资。

(一)主要账户设置

1."固定资产"账户

该账户属于资产类账户,用来核算医院固定资产的原价,借方登记固定资产的增加,贷方登记固定资产的减少,期末借方余额反映医院固定资产的账面原价。为了详细反映医院固定资产情况,应当设置"固定资产登记簿"和"固定资产卡片",按固定资产类别、使用部门和每项固定资产设置明细账,进行明细核算。

2."待冲基金"账户

待冲基金是指医院使用财政补助、科教项目收入构建固定资产、无形资产或购买药品、卫生材料等物质所形成的,留待计提资产折旧、摊销或者领用发出库存物资时予以冲减的基金。待冲基金反映国家财政对医院的投入程度,以及非财政部门或单位对医院科研、教育的支持程度。

医院应当设置"待冲基金"账户,核算待冲基金的增减变动及结存情况。该账户属于净资产类账户,借方登记待冲基金的减少,贷方登记待冲基金的增加,期末余额在贷方,表示医院尚未冲减完毕的待冲基金数额。该账户需设置"待冲财政基金"和"待冲科教项目基金"两个明细账户。其中,"待冲财政基金"明细账户核算使用财政补助构建固定资产、无形资产或购买药品、卫生材料等物资所形成的,留待计提资产折旧、摊销或领用发出库存物资时予以冲减的基金;"待冲科教项目基金"明细账核算使用科教项目收入购入固定资产、无形资产或购买药品、卫生材料等物资所形成的,留待计提资产折旧、摊销或领用发出库存物资时予以冲减的基金。

3."库存物资"账户

医院应当设置"库存物资"账户,核算医院为了开展医疗服务及其辅助活动而储存的药品、卫生材料、低值易耗品、其他材料的实际成本。该账户属于资产类账户,借方登记库存物资的增加,贷方登记库存物资的减少,期末借方余额反映医院库存物资的实际成本。该账户应当按照库存物资的类别,设置"药品""卫生材料""低值易耗品"和"其他材料"一级明细账。"药品"一级明细账下应设置"药房""药库"两个二级明细账户,并按西药、中成药、中草药设置三级明细账户,进行明细核算。

4."应付票据"账户

医院应当设置"应付票据"账户,核算医院为购买库存物资、医疗设备,接受服务供应等而开出、承兑的商业汇票。该账户属于负债类账户,借方登记偿还到期票据本息,贷方登记开具应付票据发生额及计息额,期末余额在贷方,反映医院持有的尚未到期的应付票据本息。该账户可按照债权人设置明细账,并按照应付票据的种类进行明细核算。

5."应付账款"账户

医院应当设置"应付账款"账户,核算医院因购买库存物资、固定资产和接受服务而发生的应付账款。该账户属于负债类账户,借方登记偿还供货单位应付账款数,贷方登记应付账款的发生数,期末余额在贷方,表示医院尚未支付的应账款。该账户按照债权人进行明细核算。

6."预付账款"账户

医院应当设置"预付账款"账户,核算医院预付给商品供应单位或者服务提供单位的款项。该账户属于资产类账户,借方登记预付账款的增加,贷方登记预付账款的减少,期末余额反映医院实际预付尚未结算的款项。该账户按商品供应单位或服务提供单位设置明细账,进行明细核算。

7."在建工程"账户

医院应当设置"在建工程"账户,核算医院为建造、改建、扩建及修缮固定资产及安装设备而进行的各项建筑、安装工程所发生的实际成本。该账户属于资产类账户,借方登记在建工程的增加,贷方登记在建工程的减少,期末余额在借方,表示医院期末尚未完工的在建工程发生的实际成本。该账户下应设置"建筑工程""设备安装""基建工程"等明细账户,进行明细核算。

(二)购买经济业务核算

1.固定资产购买业务核算

(1)固定资产的定义及入账价值。固定资产是指医院持有的预计使用年限在1年以上(不含1年)、单位价值在规定标准以上、在使用过程中基本保持原有物质形态的有形资产,包括房屋、建筑物、专业设备、一般设备和其他固定资产等。

固定资产取得时,按取得时的实际成本入账。取得时的实际成本包括买价、包装费、运输费、缴纳的有关税金等相关费用,以及为使固定资产达到交付使用状态所必要的支出。对于无偿调入、接受捐赠的固定资产,其实际成本比照同类或类似资产的市场价格或有关凭证上注明的金额加上相关的税费确定;盘盈的固定资产按照同类或类似资产市场价格确定的价值入账。

(2)固定资产取得的核算。①购入的不需要安装的固定资产是指不需安装就可以直接交付使用。购入时,借记"固定资产"科目,贷记"银行存款""应付账款"等科目。②购入需要安装的固定资产是指医院购入的固定资产需要经过安装才能交付使用。购入时,借记"在建工程——设备安装"科目,贷记"银行存款""应付账款"等科目。发生安装费用,借记"在建工程——设备安装"科目,贷记"银行存款"等科目。安装完毕交付使用时,借记"固定资产"科目,贷记"在建工程——设备安装"科目。

2.存货购入业务核算

(1)存货的概述。存货是指医院为开展医疗服务及其他活动而储存的低值易耗品、卫生材料、药品、其他材料、在加工物资等。卫生材料是医院向患者提供医疗服务过程中一次性使用的医用物资,如脱脂棉、纱布、绷带、酒精、X线片、针管、输液器等;低值易耗品是医院在医疗服务过程中经多次使用不改变其实物形态,但其单位价值低于固定资产标准的物品,以及其单位价值达到固定资产标准,但使用期限较短或易于损坏的物品。

医院在取得库存物资时,应当以其实际成本入账。取得的库存物资单独发生的运杂费,能够直接计入医疗成本的,计入医疗业务成本;不能直接计入医疗业务成本的,计入管理费用。

(2)存货购买的核算。外购的存货物资验收入库,按确定的成本,借记"库存物资"科目,贷记"银行存款""应付账款"等科目。使用财政补助、科教项目资金购入的物资验收入库,按确定的成本,借记"库存物资"科目,贷记"待冲基金"科目;同时,按照实际支出金额,借记"财政项目补助支出""科教项目支出"等科目,贷记"财政补助收入""零余额账户用款额度""银行存款"等科目。

五、制剂业务核算

医院为了解决本医院临床医疗、科研工作的需要,补充医药部门药品物资供应的不足,需要自制加工某些中西药品复方制剂、炮制药品和委托加工物资。这些自制加工某些中西药品复方制剂、炮制药品和委托加工物资统称"在加工物资"。此处将讲述医院制剂业务的核算,即制剂业务所发生的物资的领取、加工及加工完成后的验收入库的相关核算。

(一)主要账户设置

1."在加工物资"账户

医院应当设置"在加工物资"账户,核算医院自制或委托外单位加工的各种药品、卫生材料等物资的实际成本。该账户属于资产类账户,借方登记在加工物资的增加,贷方登记在加工物资的减少,期末借方余额反映医院自制或委托外单位加工但尚未完工的各种物资的实际成本。该账户应按"自制物资"和"委托加工物资"设置一级明细账,并按照物资类别或品种设置明细账,进行明细核算。医院自制药品、卫生材料时,应当在本账户的相关明细账下归集自制药品、卫生材料等发生的直接材料、直接人工(专门从事药品、卫生材料等物资制造的生产工人工资)等直接费用;生产多种药品、卫生材料发生的间接费用,在本账户的"自制物资"一级明细账下单独设置"间接费用"二级明细账予以归集,会计期末,再按一定的分配标准和方法,分配计入有关药品、卫生材料的成本。

2."应付职工薪酬"账户

医院应当设置"应付职工薪酬"账户,核算医院按有关规定应付给职工(包括离退休人员)的各种薪酬,包括工资、津贴补贴、奖金等。该账户为负债类账户,贷方登记应付职工薪酬的增加数,借方登记应付职工薪酬的减少数,期末余额在贷方,表示医院应付未付的职工薪酬。该账户应按国家有关规定,比如按"应付工资(离退休费)""应付地方(部门)津贴补贴""应付其他个人收入"等设置明细账户,进行明细核算。

3."应付职工福利"账户

医院应当设置"应付职工福利"账户,核算医院按国家有关规定从成本费用中提取的、准备用于职工个人福利方面的资金。该账户为负债类账户,贷方反映应提取的职工福利费,借方反映按规定的开支范围支付的职工福利费,期末余额在贷方,反映医院提取但尚未支付的职工福利费余额。

4."应付社会保障费"账户

医院应当设置"应付社会保障费"账户,核算医院按照规定应付给社会保障机构的各项社会保障费的确认和支付情况。该账户是负债类账户,贷方反映计算确定的应付社会保障费数额,借方反映实际支付给社会保障机构的社会保障费数额,期末贷方余额,反映医院应付但尚未支付给社会保障机构的社会保障费。

5."累计折旧"账户

医院应当设置"累计折旧"账户,核算医院固定资产计提的累计折旧。该账户属于资产备抵类账户,借方登记累计折旧的减少,贷方登记累计折旧的增加,期末余额在贷方,表示医院提取的固定资产折旧的累计数。该账户应当按照所对应的固定资产的类别及项目设置明细账进行明细核算。

（二）医院制剂业务的核算

医院的制剂业务包括医院自制库存物资业务和委托外单位加工库存物资两类。

1. 医院的自制物资业务核算

（1）医院自制物资入账价值的确定。医院自制的库存物资加工完成并验收入库，其成本按照所发生的实际成本（包括耗用的直接材料费用、发生的直接人工费用和分配的间接费用）确定。

直接材料指直接耗用、构成所生产物资实体的材料；直接人工指医院专门从事、直接进行物资生产的人员薪酬。生产物资所耗用的直接材料、直接人工能单独区分的直接计入所生产药品、材料的成本；生产多种药品/材料共同耗用的直接材料和直接人工应采用适当方法分配计入各种药品、材料的成本。

间接费用指上述直接费用以外的归属于自制物资成本的费用，包括专门从事物资生产管理但不直接进行物资生产的人员薪酬、生产场所的办公水电费、生产厂房及设备折旧修理费等。生产物资所发生的间接费用应先进行归集，期末按适当方法分配计入有关药品、材料的成本。

（2）自制物资的核算：医院自制物资的核算包括以下步骤。①领用药品、卫生材料等物资用于加工时，借记"在加工物资——自制物质——××药品/卫生材料"科目，贷记"库存物资——药品/卫生材料"科目。②加工过程中发生直接生产费用时，借记"在加工物资——自制物资——××药品/卫生材料"科目，贷记"银行存款""应付职工薪酬"等科目。发生间接费用时，借记"在加工物资——自制物资——间接费用"科目，贷记"银行存款""累计折旧""应付职工薪酬"等科目；会计期末，按照收益对象、规定的标准和方法进行分配时，借记"在加工物资——自制物资——××药品/卫生材料"科目，贷记"在加工物资——自制物资——间接费用"。③已经生产完成并验收入库的药品或卫生材料，按所发生的实际成本（包括直接生产费用和分配的间接生产费用），借记"库存物资——药品/卫生材料"科目，贷记"在加工物资——自制物资——××药品/卫生材料"。

2. 医院委托加工物资业务核算

委托外单位加工收回的库存物资，其成本按照所发生的实际成本（包括加工前发出物资的成本和支付的加工费）确定。医院委托外单位加工物资业务核算的会计处理如下。

（1）发给外单位加工药品、卫生材料等时，按照其实际成本，借记"在加工物资——委托加工物资——××药品/物资"科目，贷记"库存物资——药品/卫生材料"科目。

（2）医院支付加工费用时，按实际支付的金额，借记"在加工物资——委托加工物资——××药品/物资"科目，贷记"银行存款"等科目。

（3）委托加工完成的药品、卫生材料等验收入库时，按加工前发出物资的成本和加工成本，借记"库存物资——××药品/物资"科目，贷记"在加工物资——委托加工物资——××药品/物资"科目。

六、医疗服务业务核算

医疗服务是医院业务活动的主体和中心，在开展医疗业务活动中，医护人员借助各种诊疗手段和专业技术为患者进行各种检查、治疗，就会发生各项耗费，包括耗用各种药品及卫生材料、医疗设备的折旧、人员工资福利的发放及办公费、水电费、会议费等其他费用的支出，同时也会取得挂号收入、诊察收入、检查收入、化验收入、治疗收入、手术收入、卫生材料收入、药品收入等相关的收入，以便对耗费支出进行补偿，维持医院的正常运转。

(一)主要账户设置

1. "医疗业务成本"账户

为核算医院开展医疗服务及其辅助活动过程中发生的各项费用,医院应当设置"医疗业务成本"账户,该账户属于费用类账户,借方登记医疗业务成本的发生数,贷方登记医疗业务成本的冲销、转出数,期末结转后,该账户无余额。该账户下应设置"人员经费""卫生材料费""固定资产折旧费""无形资产摊销费""提取医疗风险基金""其他费用"等一级明细账,并按照具体科室进行明细核算,归集临床服务、医疗技术、医疗辅助类各科室发生的、能够直接计入各科室或采用一定方法计算后计入各科室的直接成本。

2. "医疗收入"账户

为核算医院开展医疗服务活动取得的收入,医院应当设置"医疗收入"账户,该账户属于收入类账户,借方登记收入的退还、冲销、转出数,贷方登记发生的收入数,期末结转后,该账户无余额。为了详细的反映医院的各项医疗收入,应在该账户下设置"门诊收入"和"住院收入"两个一级明细账户进行明细核算。

(1)"门诊收入"一级明细账户。"门诊收入"一级明细账户核算医院为门诊患者提供医疗服务所取得的收入。该一级明细账户下应当设置"挂号收入""诊察收入""检查收入""化验收入""治疗收入""手术收入""卫生材料收入""药品收入""药事服务费收入""其他门诊收入"等二级明细账户,进行明细核算。其中"药品收入"二级明细账户下,应设置"西药""中成药""中草药"等三级明细账户。

(2)"住院收入"一级明细账户。"住院收入"一级明细账户核算医院为住院患者提供医疗服务所取得的收入。该一级明细账户下应当设置"床位收入""诊察收入""检查收入""化验收入""治疗收入""手术收入""护理收入""卫生材料收入""药品收入""药事服务费收入""其他住院收入"等二级明细账户,进行明细核算。其中"药品收入"二级明细账户下,应设置"西药""中成药""中草药"等三级明细账户。

3. "应收在院患者医疗款"账户

医院应当设置"应收在院患者医疗款"账户,核算医院因提供医疗服务而应向住院患者收取的医疗款;该账户属于资产类账户,借方登记应收在院患者医疗款的增加,贷方登记应收在院患者医疗款的减少,期末余额在借方,反映医院尚未结算的应收在院患者医疗款。该账户应按照住院患者进行明细核算,比如"应收在院患者医疗款——××患者"。

4. "应收医疗款"账户

医院应当设置"应收医疗款"账户,核算医院因提供医疗服务而向门诊患者、出院患者、医疗保险机构等收取的医疗款。该账户属于资产账户,借方登记应收医疗款的增加,贷方登记应收医疗款的减少,期末借方余额反映医院尚未收回的应收医疗款。该账户应当按照应收医疗款的类别,即"门诊患者""出院患者""医疗保险机构"等设置明细账,进行明细核算。

5. "库存现金"账户

医院应当设置"库存现金"账户,核算医院的库存现金。该账户属于资产类账户,借方登记库存现金的增加,贷方登记库存现金的减少,期末余额在借方,表示医院实际持有的库存现金。

6. "预收医疗款"账户

医院应当设置"预收医疗款"账户,核算医院从住院患者、门诊患者等预收的款项,该账户属于负债类账户,贷方登记收到的预交医疗款数额,借方登记结算冲转和退还的预收医疗款数额,期末余额在贷方,反映医院向住院患者、门诊患者等预收但尚未结算的款项。该账户应当按照门诊患者、住院患者等进行明细核算。

7."专用基金"账户

为核算医院所设置、提取的具有专门用途的净资产的增减变动和结余情况,医院应当设置"专用基金"账户,该账户属于净资产类账户,借方登记专用基金的使用、减少数,贷方登记专用基金的提取、增加数,期末余额在贷方,反映医院按规定设置、提取的专用基金的金额。按专用基金的类别设置"职工福利基金"和"医疗风险基金"两个明细账户。

8."坏账准备"账户

为核算医院对应收医疗款和其他应收款提取的坏账准备,医院应当设置"坏账准备"账户,该账户属于资产类账户,为"应收医疗款"和"其他应收款"的备抵账户,借方登记坏账准备的减少,贷方登记坏账准备的增加,期末余额在贷方,反映医院提取的坏账准备金额。

9."应缴税费"账户

医院应当设置"应缴税费"账户,核算医院按照有关国家税法规定应当缴纳或代扣代缴的各种税费。该账户为负债类账户,贷方登记按照税法规定计算的应交税费额,借方登记实际缴纳税费额,期末余额在贷方,表示医院尚未缴纳的税费。应在该账户下按应交的税费种类设置明细账户,进行明细核算。

(二)医院医疗服务业务核算

1.医疗支出业务的核算

医疗支出业务核算主要涉及的是医疗业务成本的归集。医疗业务成本是指医院开展医疗服务及其辅助活动发生的各项费用。按照成本项目分类,医疗业务成本包括人员经费、耗用的药品及卫生材料费、固定资产折旧费、无形资产摊销费、提取医疗风险基金和其他费用。其中人员经费包括基本工资、绩效工资(津贴补贴、奖金)、社会保障缴费、住房公积金等;其他费用包括办公费、印刷费、水费、电费、邮电费、取暖费、物业管理费、差旅费、会议费、培训费等。按科室性质进行分类,可分为临床服务类科室成本、医疗技术类科室成本和医疗辅助类科室成本。医疗业务成本应当按照具体科室和成本项目进行归集。具体核算如下。

(1)开展医疗活动及其辅助活动中,内部领用或出售的药品、卫生材料等,按其实际成本,借记"医疗业务成本——卫生材料费/药品费——××科室"科目,贷记"库存物资"科目。

(2)为从事医疗活动及其辅助活动人员计提的薪酬、福利费等,借记"医疗业务成本——人员经费——××科室"科目,贷记"应付职工薪酬""应付福利费""应付社会保障费"等。

(3)对开展医疗活动及其辅助活动所使用的固定资产、无形资产计提折旧、摊销,按照财政补助、科教项目资金形成的金额部分,借记"待冲基金"科目,按应提折旧、摊销额中的其余金额部分,借记"医疗业务成本——固定资产折旧费/无形资产摊销费——××科室"科目,按照应计提的折旧、摊销额,贷记"累计折旧""累计摊销"科目。

(4)提取医疗风险基金,按照计提金额,借记"医疗业务成本——提取医疗风险基金"科目,贷记"专用基金——医疗风险基金"科目。

(5)开展医疗活动及其他辅助活动中发生的其他各项费用,借记"医疗业务成本——其他费用——××科室"科目,贷记"银行存款""待摊费用"等科目。

2.医疗收入业务核算

医疗收入是指医院开展医疗服务活动,按照现行国家规定的医疗服务项目及所属物价部门制定的项目服务收费标准取得的收入。医疗收入按照提供服务的地点不同,分为门诊收入和住院收入;按照收入性质,可分为劳务性收入、检查类收入、设施类收入和药品及卫生材料收入。下面分别介绍医院的门诊收入业务和住院收入业务的核算。

(1)门诊患者医疗收入业务核算:目前医院的门诊收费有两种形式,即一种预收医疗款形式,即门诊患者在就诊卡中预存资金,发生的挂号费、医药费由门诊收费处直接从预存资金中扣除;另一种形式是直接结算,即门诊患者无须预存资金,发生的挂号费、医药费由患者到收费处以现金或者银行转账的形式支付。下面分别介绍两种形式的核算。①预收医疗款形式:采用预收医疗款形式,当患者向就诊卡中预存资金时,医院按照患者预存的资金额,借记"库存现金"或"银行存款"科目,贷记"预收医疗款"科目。与门诊患者结算医疗费时,如患者应付的医疗款金额大于其预交金额,按患者补付金额,借记"库存现金""银行存款"等科目,按患者预交金额,借记"预收医疗款"科目,应由医保机构等负担的部分,借记"应收医疗款"科目,按患者应付的医疗款金额,贷记"医疗收入"科目;如患者应付的医疗款金额小于其预交金额,按患者应自付部分的医疗款金额,借记"预收医疗款"科目,应由医保机构等负担的部分,借记"应收医疗款"科目,按患者发生的医疗费全额,贷记"医疗收入"科目;退还患者差额的,还应按退还金额,借记"预收医疗款"科目,贷记"库存现金""银行存款"科目。②直接结算形式:采取直接结算形式结算门诊患者医疗费时,按医疗应收费总额,贷记"医疗收入——门诊收入";医疗费用中,应由医疗保险机构负担的部分,借记"应收医疗款——××医疗保险机构"科目;患者自负部分,以现金或银行存款方式支付时,借记"库存现金"或"银行存款"科目,发生患者欠费时,借记"应收医疗款——××患者"。

(2)住院患者医疗收入业务核算:医院的住院业务包括收取住院患者住院押金业务、医疗收入实现业务、出院医疗费的结算业务及与医保中心结算业务。具体核算如下:①收取住院患者住院押金,医院的住院医务一般采取住院患者办理住院时交纳住院押金的形式,收到住院患者预交金时,按实际预收的金额,借记"银行存款""库存现金"等科目,贷记"预收医疗款"科目。②医疗收入的实现,实现医疗收入时,按照依据规定的医疗服务项目收费标准计算确定的基金额,借记"应收在院患者医疗款",贷记"医疗收入——××收入"。③患者出院医疗费用结算业务,住院患者办理出院手续,结算医疗款时,如患者自付的医疗款金额大于其预交金额,应按患者补付金额,借记"库存现金""银行存款"等科目,按患者预交金额,借记"预收医疗款"科目,应由医保机构等负担部分及患者欠费部分,借记"应收医疗款"科目,按患者全部医疗费金额,贷记"应收在院患者医疗款"科目;如患者自付的医疗款金额小于其预交金额,应按患者预交金额,借记"预收医疗款"科目,应由医保机构等负担部分,借记"应收医疗款"科目按患者全部医疗款金额,贷记"应收在院患者医疗款"科目,按退还给患者的差额,贷记"库存现金""银行存款"等科目。

(3)与医保中心进行应收医疗款结算业务核算:医院在同医疗保险机构结算应收医疗款时,由于医院是按照医疗收费项目确认应收医疗款,而在医疗服务预付制付费方式下,医疗保险机构依据每出院人次次均费用或单病种定额费用等方式与医院进行实际结算支付,或医疗保险机构直接大致付费,两者经常会出现不一致,所产生的差额就叫医保结算差额。

医院同医疗保险机构结算应收医疗款时,按照实际收到的金额,借记"银行存款"科目,按照医院因违规治疗等管理不善原因被医疗保险机构拒付的金额,借记"坏账准备"科目,按照应收医疗保险机构的金额,贷记"应收医疗款"科目,按照借贷方之间的差额,借记或贷记"医疗收入——门诊收入/住院收入——结算差额"科目。

3.坏账损失核算

(1)坏账的概念及判断。坏账是指医院无法收回或收回的可能性极小的应收款项。由于发生坏账而产生的损失,称为坏账损失。

医院在判断坏账时,应当具体分析各应收款项的特性、金额的大小、信用期限、债务人的信誉和当时的财务状况等因素。一般来讲,医院对有确凿证据表明确实无法收回的应收款项,如应收医疗款项中因违规管理医保拒付的部分和患者无力支付的部分,其他应收款中因债务人已撤销、破产、资不抵债、现金流量严重不足等而无法收回的部分,按医院管理权限,报经批准后作为坏账损失。

(2)坏账损失的核算方法。医院应当采用备抵法核算坏账损失,即采用一定的方法按期预计坏账损失,计提坏账准备,计入当期费用,当某项应收款项全部或部分被确认已经成为坏账时,按确认的坏账金额冲减已计提的坏账准备,同时转销相应的应收款项的一种核算方法。计提坏账准备的范围为应收医疗款和其他应收款,每年度终了,医院应当对应收款项进行全面检查、分析其可收回性,对于预计可能产生的坏账损失计提坏账准备、确认坏账损失,不得多提或少提。计提坏账准备的方法有应收款项余额百分比法、账龄分析法、个别认定法等,具体由医院根据应收款项的性质等自行确定。确定坏账准备计提比例时,由医院根据以往经验、债务人或债务单位的还款能力,以及其他相关信息合理地估计。

医院每期应补提或者冲减的坏账准备可按以下公式计算:

当期应补提(或冲减)的坏账准备＝当期按应收医疗款和其他应收款计算应计提的坏账准备金额－坏账准备科目贷方余额(或＋坏账准备科目借方余额)

按照上述公式,如果当期按应收款项计提坏账准备金额大于"坏账准备"科目的贷方余额,应当按其差额提取坏账准备;如果当期按应收款项计算应提坏账准备金额小于"坏账准备"科目的贷方余额,应按其差额冲减当期已提取的坏账准备。

(3)坏账准备的会计处理。①提取坏账准备时,借记"管理费用"科目,贷记"坏账准备"科目;冲减坏账准备时,借记"坏账准备"科目,贷记"管理费用"科目。②医院同医疗保险机构结算时,存在医院因违规治疗等管理不善原因被医疗保险机构拒付情况的,按照拒付金额,借记"坏账准备"科目,贷记"应收医疗款"科目。③当账龄超过规定年限并确认无法收回的应收医疗款或其他应收款,应当按照有关规定报经批准后,按照无法收回的应收款项余额,借记"坏账准备"科目,贷记"应收医疗款""其他应收款"科目。如果已转销的应收医疗款、其他应收款在以后期间又收回,按照实际收回的金额,借记"应收医疗款""其他应收款"科目,贷记"坏账准备"科目;同时,借记"银行存款"等科目,贷记"应收医疗款""其他应收款"科目。

(宋　楠)

第八章 医院经济管理

第一节 医院经济管理的必要性

我国医院的经济管理,以党的十一届三中全会为分水岭。十一届三中全会之前,我国卫生事业依照苏联模式,更多强调卫生事业的福利性,医疗机构是国家办,医院的经济运转靠国家计划,预算拨款(从全额到差额)。医院负责提供价格低于实际医疗成本的卫生服务,医院不计成本,不讲究经济核算,医院的经济管理局限于行政事业单位式的简单收付型管理。十一届三中全会后,卫生部门在解放思想、实事求是的精神指引下,指出卫生部门也要按经济规律办事,狠抓医院服务质量,积极推进经济核算,努力提高社会效益和经济效益,医院经济管理逐步走向科学和规范。在推进医药卫生事业现代化建设的进程中,要从我国的实际情况出发,充分利用卫生资源,发挥现有人力、物力、财力等经济资源的作用。为此,加强医院经济管理有着十分重要的意义。在医院实际工作中,将医院和科室的经济利益与个人经济利益相结合,确实起到了较好的激励效果,在一定程度上提高了工作效率和效益。做好医院奖金的分配工作,对于调动全院人员的积极性,合理有效地利用各种卫生资源,创造更好的社会效益和更多的经济效益,满足广大患者对医疗、保健的需求都有着重要意义。医院加强经济管理的必要性有以下几个方面。

一、医院的性质决定其必须加强经济管理

医院是满足人们医疗保健需求服务的单位,是一个知识密集的单位,分工严密,又联系密切,需要各部门各科室和全体职工的协作和努力,为了使每个职工都积极配合,密切合作,发挥最优整体功能,就必须加强经济管理。

二、社会主义基本经济规律要求加强经济管理

医院在社会主义市场条件下,经济规律在医院一定程度地发挥着作用,要求医院运用经济手段,对医疗活动的投入产出进行有效的管理,充分发挥现有设备和人力的潜力,扩大医疗服务范围、降低各种消耗,更好地完成各项工作任务。

三、加强经济管理是医院经济活动的需要

医院的各项医疗业务离不开经济活动,包括劳动的消耗和补偿、卫生资源的合理利用、流动

资产和固定资产的管理、医疗成本的构成与升降。

四、加强经济管理是协调各种分配关系的重要手段

医院要正确处理,国家、单位和个人之间的物质利益关系,同样要求医院加强经济管理,遵循客观经济规律和按劳分配的原则,用经济手段调整三者之间的利益关系。

五、经济管理是市场经济条件的要求

医院处于社会主义市场的大环境之中,医院同其他部门发生经济交往时,必须按价值规律,进行记录、计算、核算、控制和监督。

六、加强经济管理是提高社会效益和经济效益的需要

加强经济管理,建立和健全各项规章制度,运用经济杠杆,有利于调动广大职工的积极性,促进增收节支,降低成本,减轻患者负担,促使社会效益和经济效益同步提高。

(宋　楠)

第二节　医院经济管理的内容

传统医院财务管理和科级核算两部分内容分属两个不同部门进行管理,因关注对象、统计口径、统计节点不同,造成财务数据失准,难以直接用于管理和绩效分配。医院经济管理模式实行大财务管理,把院级财务管理和科级核算合并为一个财务运营部,依托数字化医院平台,从组织建设、流程优化、财务人员角色定位等方面进行全方位改革,使服务寓于管理、管理服务于运营,促进医院全面、协调、可持续发展。

一、医院经济管理模式概述

(一)数字化医院经济管理主要特点

1.经济信息精确共享

网络环境下,医院信息系统已成为提供经济数据的主要来源,通过网络模式下各子系统和工作站之间的录入操作,HIS不停地采集、整理、加工来自各方面的信息,使我们能够通过网络及时获取即时发生的各类经济信息,对医疗经费的收支情况了解准确,及时掌握动态情况,改变了手工统计、汇总信息的滞后现象。如门诊收费、住院收费、人均费用、病种费用、药品去向等通过应用模块能够实时进行查询、核算。院领导、机关职能部门和相关科室通过网络,浏览信息掌握数据,避免了以往信息传递过程中的丢失和失真现象,促进了领导与机关、机关与科室、科室与科室之间信息的互动性,提高了经济信息的透明度,加大了对信息质量的监控力度,提高了经济信息的利用水平。

2.经济管理流程优化

医院利用计算机网络系统进行卫生经济管理,不仅增强了收费的透明度,加强了医疗成本的客观性,而且实现了会计收费账簿管理、价表管理、分类记账及转记账、凭证生成等自动化处理,

形成了较为优化的医院经济管理流程。

3.经济管理效率提高

医院经济专业软件的应用,可以帮助决策者及时了解医院经济运行的情况,通过分析数据,总结卫生经济活动规律,有针对性地采取必要措施,以提高对医疗护理工作决策的能力和水平,最终实现管理决策的效果,提高计划工作的有效性。

4.经济管理标准规范

经济管理标准规范主要包括信息数据标准化和业务流程标准化,涉及从信息编码的标准化,到报表、单据的标准化,从文档资料的标准化到各种名词术语的标准化等。数字化建设把工作站建在数据采集的最原始点,使得经济信息从数据采集的原始点得到控制,从自然信息到费用信息和人员物资信息,从费用产生的源头(收费处、医师工作站等)到成本产生的发源地(药库、药房、物资库、供应室等),从统计到核算全过程实现了计算机管理,减少了人为因素对信息组成的影响,保证了整个医疗工作的连续性和信息组成的完整性。

5.人员素质要求更高

医院经济管理人员不仅要精通本职业务,而且,还要掌握计算机系统的基本知识、应用技术和操作技能,掌握医院管理知识、基础医学、统计学、运筹学等知识,熟悉基本的医院经济业务管理软件的使用与维护,掌握网络环境下医院经济管理工作新的规律和方法。

(二)医院经济管理组织模式

1.医院经济管理组织体系

按照医院管理决策层、机关管理职能层、基层科室执行层的多层次管理,形成全院的经济组织管理网络体系。

为更好地运行新的医院经济管理模式,在建立健全按行政组织体制编设的组织管理体系基础上,还应建立决策咨询的组织体系医院经济管理委员会。同时设立相对独立于财经的审计部门。医院的业务活动始终处于夜以继日的持续运行中,医院的每一名工作人员,无论是医务人员、机关管理人员,还是从事后勤保障等各类工作岗位的职工,实际上都掌握着经济资源的使用权。他们每时每刻所从事的每一项实际操作,或是每一项具体工作,都可以产生节约资源,或是浪费资源的后果。从这一角度出发,医院各个工作岗位的每一名工作人员才是真正的"经济管理人员"。因此,要使医院整体的经营目标和任务变为全院各部门、科室和全体工作人员的统一行动,建立人人参与、民主决策的经济管理组织体系,见图8-1。

2.财务运营部(同财经中心)组织结构

医院结合自身人力资源情况,按照财经集中管理要求,依托信息平台建立职能分工明确的扁平化财务运营管理组织结构,见图8-2。

(1)财务管理办公室。分为计划和结算两大职能。计划职能包括预算管理、总账档案、账务分析,负责执行会计制度;定期编制、决算报表,分析报告财务收支活动和经费结存情况;按预算进度拨款,保证资金供应;负责财务总分类账和各种资料、档案的保管等。结算职能包括收费管理、工资报销、银行往来,负责门诊、住院医疗及其他收费,并负责医疗收费的账务管理;各项经费的支出,编制记账凭证,内部人员的收、付、报、领、工资、津贴、补助等的计算分发等。

(2)物资管理办公室。负责全院物资资产的全生命周期管理:组织实物资产的内部定价;实物采购的计划、审核、报销,控制采购成本;完成采购流程中的商务标组织管理;设置实物资产明细分类账,实物资产的账务处理等;定期编制各类资产会计核算报表(折旧、修购、坏账准备)等。

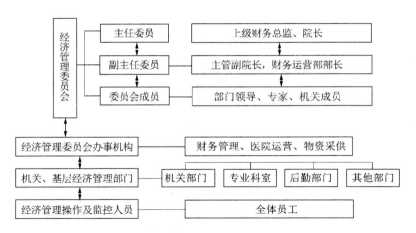

图 8-1　医院经济管理组织体系

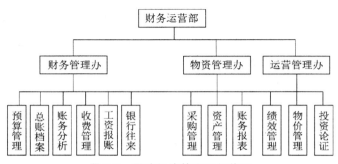

图 8-2　医院经济管理组织体系

（3）运营管理办公室。负责医院绩效管理的方案制定及组织实施的总体协调管理工作；收集整理各项成本数据，参与投资项目分析论证；定期编制各级各类成本核算报表，及时分析、预测、反馈成本核算结果；奖金核算，负责执行国家物价政策，申报及调整医疗服务价格。

3.财务运营部运行模式

（1）权力集中与职能分散相结合。①权力集中是指医院在经济运行中的重大问题决策权要高度集中于医院最高决策层；医院日常经费开支实行"一支笔审批"制度。如全年的预算、决算，大型仪器设备引进、基建维修安排等涉及资金较多或较敏感的经济问题，应经专业委员会等最高决策层讨论和院长签署同意方可实施。经济管理的权力集中有利于医院经济的决策统一，步调一致和统筹安排。②职能分散是指医院经济运行中的具体计划、组织实施和检查监督等工作，应授权分散在不同的职能部门、实物管理部门或成本耗用部门。医院的专业财经管理人员、掌管专项经费使用的机关干部、实物管理部门或科室的兼职核算员等，应共同承担并负责医院具体的经济管理工作。如经费分配、采购计划、成本控制、统计报表和信息反馈等。经济管理的职能分散有助于经济管理工作的分工落实，互相监督和科学高效。

（2）预算计划和核算控制相结合。一方面要精打细算做好预算计划，医院的年度经费预算应当是基于充分调研、数据分析和科学预测的基础上，而不应是根据上年的分配惯例或是使用单位的申请，否则易形成虚报计划，预算过紧或过松，以及年终突击花钱等现象；另一方面，要做好成本核算。医院成本核算的重点是减少浪费和降低成本，只有在全院各部门都实行了成本核算，减员增效,才能最大限度地降低成本,提高工作效率和控制浪费。医院的经济运行应当根据预算来控制支出,依据成本来计划预算,这样的成本核算管理才能科学、经济、高效。

(3)制度规范与科学技术相结合。医院的经济运行需要有合理的流程、完善的制度、规范的操作和适用的标准。制度和规范是监督和约束医院经济运行的基础,只有遵守国家、地方政府和行业管理的各项法规制度,才能保证医院的经济运行合理合法,惯性运转。各种工作程序、操作流程,各种原始凭证、明细记录等,必须科学严谨、合理有效。只有合理的流程、规范的操作,才能使医院的经济运行减少误差,低耗高效。

二、医院经济管理内容

(一)计划管理和定额管理

实行计划管理和定额管理制度是搞好医院经济管理的基础。为此,医院要在国家和地方政府的计划指导下,上下结合实行五定,即:定任务、定床位、定人员编制、定业务技术指标、定经费补助,并制定相应的定额标准和管理制度。

1.计划管理

医院计划管理是指医院在努力提高医疗服务质量、医院工作效率和不断满足社会人群对医疗保健需求的基础上,科学地编制计划,组织实施和检查评估,指导本单位各构成部分的全部医疗服务和经济活动,充分利用医院人力、物力和财力资源,为社会提供优质,高效,低耗和适量的医疗保健服务,提高社会效益、工作效益和经济效益。

由于医院具有技术性强、分工细的特点。因此,医院计划管理具有涉及面广,计划内容差别大,但相关性又强的特点。这一复杂性,对确定计划管理内容,划分计划内容带来一定困难。一般来说,医院应根据自己的管理基础,确定管理内容,管理基础好的,可管得细一点,深一点,计划内容范围可广一些,深一些。反之,线条则可粗一些。通常医院计划是按技术大类或按部门工作性质分类编制的。医院计划的主要内容大致如下。

(1)医疗业务计划。医疗业务计划是医院计划的中心计划。医疗业务计划规定医院在计划年度内所要完成的主要业务指标,包括医疗服务所要达到的数量和质量。它是编制其他计划的依据,是医院计划的核心。

(2)医技服务计划。医技服务主要是指医疗技术部门为临床第一线提供的各项检查、检验,提供各项治疗手段。医技服务计划是医院计划的主要计划之一。根据医疗业务计划的规模和要求,编制医技服务计划,为医疗第一线提供服务,保证医疗业务计划的实施,它是医疗业务计划的辅助计划。广义的医疗业务计划包含医技服务计划。

(3)设备维修更新计划。为了使医疗手段始终保持良好的技术状态,必须对医疗仪器设备进行必要的维护修理。其主要内容包括计划期内仪器设备的维护、保养和大修理的期限、工作量及备用配件的准备任务等。同时,为了使医院设备经常保持先进水平,还必须用工作效率高、性能好的新仪器设备,去更换已经陈旧、报废或虽可使用,但不能保证医疗质量,在经济上又极不合理的设备。这类设备维修及更新计划一般由设备科制订。

(4)基建和零星土建计划。为改善医院建筑状况,对新建或改建装修项目,要根据基建技术管理程序,从医院业务特点出发全面考虑,综合规划,编制基本建设和零星基建计划。此计划一般由基建科或总务科编制。

(5)后勤服务与物资供应计划。根据在计划期内为完成医疗业务计划、仪器设备更新维修计划等的需要,提供后勤服务及全部医用卫生材料、燃料、动力、外购件、配套件等的数量和供应来源、期限及合理的储备量等,它从后勤保障及物力方面为完成医疗业务等计划提供保证。此计划由总务科负责编制。

(6)劳动组合与人员工资计划。这是医院综合计划中的重要度计划提供人力方面的保证。其主要内容包括职工人数需要量计划,专业技术设置计划,工作定额计划,医疗服务劳动生产率的提高计划;工资及奖金分配计划和职工培训计划等。由人事部门负责编制。

(7)财务计划。这是医院一切货币收支的计划,反映医院全部经济活动所需要货币资金的来源和用途。其主要内容包括预算收入计划,预算支出计划,大修理大购置计划,专项资金计划,医疗成本计划和医院流动资金周转计划等。它以货币形式反映医院全部经济活动和财务成果,从财力方面保证医疗服务任务的完成。它由财务部门负责制定。

2.定额管理

"五定"和各项定额的确定,应根据《医院工作条例》和《医院工作制度、医院工作人员职责试行草案》并参照《综合医院编制原则试行草案》等有关规定的要求,充分发动群众,根据各方面的条件进行科学的分析计算,实事求是,区别对待,做到既积极可靠,又留有余地,不搞一刀切。"五定"指标报上级卫生主管部门核定。

(1)定任务。要根据医院的性质和历来承担的工作范围,以医疗为中心,并结合安排好卫生预防、医学教育、科学研究等各项业务工作,提出明确的要求。

(2)定床位。要根据现有床位使用情况和房屋面积、技术力量、医疗设备等条件,确定床位数。床位数确定之后,如再增设床位,必须有相应的条件保证,并列入国家和地方发展医院床位年度计划,经上级卫生主管部门批准。为了保证正常医疗秩序,临时增加病床要有所控制。

(3)定人员编制。要根据现有人数和医疗、预防、教学、科研等任务和床位设置,核定人员编制数。增加人员要列入国家大、中专毕业生分配、招工年度计划,并经过上级卫生部门批准。对超编人员,要逐步加以调整。凡是未经上级卫生部门批准的人员或医院不需要的人员,有关部门不得硬性分配,医院有权拒绝接收。

(4)定业务技术指标。要根据医院的规模、任务和技术水平,参照医院近几年的实际情况和历史最高水平及本地区医院的平均先进水平,确定工作效率和质量指标。

(5)定经费补助。国家对卫生部门、地方财政对地方卫生部门,应继续实行现行的补助办法。卫生主管部门对医院可实行"全额管理、定额补助、结余留用"的制度。补助定额的确定,要根据各类医院的不同情况,区别对待。要考虑医院的职工工资、补助工资、职工福利费等方面的实际需要,以及财力的可能,并注意保持稳定。补助的款额,可以根据实际病床数,也可以实行一部分按工资、一部分按床位或完成任务的数量和质量确定。如因任务调整、人员编制增减、国家规定的开支标准改变、调整物价,以及其他特殊原因,而影响医院收支较大时,主管部门对所属单位的补助经费可适当调整。

对患者欠费基金、大型设备购置、房屋大修专款,不包括在定额补助之内,每年根据财力可能专项安排。

退职退休人员经费,从第二年起按实际需要编列预算。

对经济管理工作搞得好,有结余的单位,不应减少补助,要鼓励它们加强经济管理的积极性。

(二)医院财务管理

医院财务管理是通过货币形式,对医院资金筹集、分配、收回、循环周转情况的反映和监督。

我国的医院是社会主义的公益性事业单位,它所拥有的一切财产、物资和货币,都是医院的资金。医院的房屋建筑、设备、器械、药品材料、货币资金,各有自己的存在形式和运动规律,又都以货币的形式存在于会计记录之中,这些资金的存在形式和运动,构成了医院财务的基础。医院的财务活动寓于医院的业务活动之中。因此我们可以说,医院财务管理是围绕医院资金活动的一切管理工作,是利用价值形式进行医院经营管理的一个重要方面。

医院进行经营活动,首先必须有资金。没有资金的运动,就没有医院的经营活动。医院要有房屋、设备这样的固定资金,也要有药品材料及用来作为交换和交付手段的货币这样的流动资金。这些资金的筹集、使用、收回、补偿、管理就是医院财务管理的内容。就是说,医院资金运动的内容就是财务管理的内容。搞好医院财务管理,必须建立和健全科学的管理制度。正确执行医院会计制度和财务制度,实行定额管理,制定符合本单位实际的考核奖惩制度,从而提高医院的科学管理水平。根据卫生主管部门的有关规定和要求,医院应实行定任务、定人员、定业务技术指标、定床位、定经费补助的五定制度,逐步实现对医院的等级管理。

医院资金的运动比较复杂,一般来说有不断循环和周转的经营资金,有按规定提取的专项资金,有国家拨给的预算资金。近几年来,随着医院的不断发展与改革,医院资金构成的比例有变化,医院经营资金的比重有所上升,预算资金的比重有所下降。主要是近些年全国各地对原来极不合理的医疗收费标准作了适当调整。但是,在社会主义初级阶段,医院的发展主要靠国家经济的发展和国家预算资金的支持,这是医院具有社会主义公益性的性质所决定的。医院财务管理的主要内容有以下几方面。

1. 预算管理

医院是差额预算管理单位,国家对医院实行"全额管理,差额(定额、定项)补助,超支不补,结余留用"的预算管理办法。医院的各项收支均纳入预算管理。

医院根据事业计划和工作任务编制年度预算,以预算为依据,对医院各项业务活动进行管理和监督,这是促进医院完成事业计划和工作任务的一种管理办法,也叫计划管理。要以货币形式反映和监督医院各项任务的执行情况,对医院管理提供可靠的资料,对充分发挥医院资金的使用效益,促进各项任务的完成有着重要的作用。

(1)医院预算编制的原则。①医院预算是国家预算的组成部分。医院根据国家的有关方针、政策,按照主管部门下达的事业计划指标、任务,本着收支平衡的原则,编制医院预算。②医院在编制预算时,收入预算要参考上年预算执行情况和对预算年度的预测编制。支出预算要量入为出,要正确处理好需要与可能的关系,分别轻重缓急,把有限的资金安排到最重要的地方。③要坚持勤俭办事业的原则,开源节流,增收节支,挖掘内部潜力,努力提高资金使用效果。

(2)医院预算编制的内容。①医院收入预算的编制,应参考上年度实际收入水平,结合预算年度医院事业发展和工业任务计划,以及医疗收费标准等因素决定。②医院支出预算的编制应本着既要保证医疗业务活动需要,又要合理节约的精神,根据预算年度事业发展计划、工作任务、人员编制、有关开支定额标准和物资供应计划及价格变化因素等情况计算编制。③专用基金收支预算的编制。医院的专用基金包括一般修购基金、大型设备更新维护基金、事业发展基金、福利基金、职工奖励基金、院长基金等。应根据有关规定,按提取的比例、额度及专项用途编制预算。

(3)医院年度决算的编制。医院应按下列要求,认真、及时、准确地编报年度决算。①要认真总结医院预算安排及执行情况、财务管理及资金使用效果等方面的经验教训,并系统地整理、分析财会基础资料。②医院在编报财务决算时,必须做好各项基础工作,做到账实、账证、账账相符。

2. 收入管理

医院是向患者提供医疗服务的卫生事业单位,必须按照收费标准收取医疗服务费用,用以补偿医疗服务消耗。医院的收入管理是指按计划按政策对各项收入进行反映和监督。医院收入主要为医疗收入、药品收入、制剂收入和预算补助等,这是医院收入的主要来源。此外还有超额医疗服务收入和业务医疗服务收入等。对这些收入必须加强管理,严格执行有关政策规定,在医院统一领导和组织下进行。

(1) 医院收入管理的原则。①要认真执行国家物价政策应收则收,应收不漏。②医院要本着救死扶伤的精神,正确处理好治病和收费的关系。对危重患者在不影响抢救治疗的前提下,及时收取医疗费用。要及时结算住院患者的医疗费用。③要坚持因病施治,合理用药、检查、治疗的原则,不断改善服务态度,提高医疗质量。④要充分挖掘和利用现有人力、设备和技术条件的潜力,扩大医疗服务项目,增加业务收入。⑤医院新开展的各项检查、治疗服务项目的规定,实行按成本(不含工资)收费。

(2) 医院收入管理内容。①为了切实加强门诊、住院的收费管理工作,医院要健全各项收费管理制度,积极合理地组织收入。②要切实加强涉外医疗收费的管理工作。③建立健全收入凭证的管理制度。④凡是医院从医药部门购入的药品,其零售价格应按国家规定的加成率计算。⑤医院为保障资金周转的需要,应建立住院患者预交金制度。⑥医院开展的家庭病床、各种形式的承包责任制、业余医疗服务、横向医疗联合、咨询服务等所得收入,均纳入预算内管理,医院统一核算。⑦要加强患者医疗欠费管理和催收工作,经核实无法收回的自费患者医疗欠费,在核定的医疗欠费基金中核销。

3. 支出管理

医院的支出是医疗业务活动正常开展所必需的物质保证。支出的管理要根据国家的有关方针、政策和财政规章制度,按照主管部门核定的预算,本着少花钱、多办事、事办好的原则,合理安排使用。

(1) 医院支出的管理原则。①必须严格按照批准的预算和计划所规定的用途,建立健全必要的支出管理制度和手续,讲求资金使用效果。②严格执行国家规定的财政、财务制度和开支标准及开支范围。③各项资金的使用要划清资金渠道,分别列支。④医院购置大型、贵重仪器设备和大型修缮,要事先进行可行性论证和专家评议,并提出两个以上方案,上报卫生主管部门审批后,专项安排支出预算。一般性购置和修缮,要经常进行,以保证医疗工作的需要。⑤医院要积极开展科室核算和医疗成本测算工作,有条件的应进行成本核算。

(2) 支出管理的要求。①统一领导:医院的各项支出要在院长统一领导下,由财会部门统一安排、掌握使用。②分级归口管理:医院根据批准的预算,分级归口由有关职能部门负责,按有关制度规定及定额标准,实行指标控制。各项支出报销凭证要由有关部门负责人签署意见,以资证明。③医院各职能科室预算内的开支,要事先提出使用计划交财会部门审核后执行。涉及开支计划调整,在预算范围内的由财会部门审批;超预算或计划外开支,要由有关科室提出书面报告,交财会部门审核后,由院长审批执行。

4. 财产物资管理

医院的财产物资是完成医疗各项任务所必需的物质条件。随着医疗事业的不断发展,医院的财产物资不仅数量上不断增加,而且质量也显著提高。因此,加强医院财产物资的管理,提高财产物资的使用效果,发挥其各自的最佳效能,就显得越来越重要。医院财产物资管理包括固定资产管理、低值易耗品管理、药品管理、卫生材料管理、其他材料管理和专项物资管理。

5.货币资金管理

货币资金的管理主要是指现金和银行存款的管理,还包括周转金管理、往来款管理、专项资金管理。它是医院开展业务活动必需的资金条件。加强货币资金管理必须严格划清资金渠道,认真贯彻国家金融政策法令,合理制定周转金定额,及时清理往来款项,防止资金积压浪费,做到合理调度资金,加速资金周转,提高资金使用效果。

(1)银行(专项)存款管理。①医院银行(专项)存款要严格遵守银行的有关制度,接受银行的监督。②医院的银行(专项)存款管理要做好如下工作:银行(专项)存款的收支要在取得凭证后立即入账,并每天结出余额;财会人员及时进行银行(专项)存款对账工作,定期编制银行(专项)存款调节表,并及时清理未达账项;严格加强支票管理,不得签发空白、空头、远期支票,作废支票妥善保管和处理;不许向外单位、个人转借账户或代存、代领现金。

(2)现金管理。①医院收入现金要当日存入银行,不许坐支。库存现金不得超过规定限额,不得以白条抵现金。②现金必须按规定的范围使用。凡超出现金支出限额的支出,必须通过银行划拨。

(3)往来款的管理。①往来款项是待结算资金,医院要加强对往来款项的管理,及时处理债权、债务。②对应收款项要及时收回,对长期呆账确认无法收回的,要经过清查,分清责任,经卫生主管部门核准后核销。个人不得挪借公款。

(4)周转金管理。周转金是医院为维持正常业务活动而设置的具有专门用途,可以不断循环使用的资金,主要包括药品、材料和结算周转金等。①药品、材料周转金的核定方法。一般以上年度最高两季度的药品、材料实际消耗金额为计算基础,求出每天消耗,再乘以规定的储备天数计算。储备天数的确定应根据前后两次供应间隔期,再加上一定的保险储备期计算。②结算周转金的核定方法。一般根据上年的各类应收款和暂付款的每月平均余额,减去各类预收款和暂付款的每月平均余额乘以规定的周转期确定。

(5)专项资金管理。专项资金是指由国家拨入的专项补助款,由医院内部形成的专用基金,以及由其他方式取得的具有专门用途的资金。专项资金的管理应遵循"专户储存、专款专用"的原则。

6.财务分析与监督检查

医院的财务分析与监督检查是财务管理的重要组成部分。为了促进医院更好地完成各项工作任务,财会机构应统一负责,积极组织各有关部门对经济活动资料进行收集和分析。分析结果应及时反馈给医院领导和有关部门。

(1)财务分析的主要内容。预算执行情况分析、收入、支出及资金运用情况分析等。通过财务分析反映医院业务活动和经济活动的效果。

(2)财务分析指标。职工平均工作量指标;公务费占业务支出的比重;周转金周转次数;药品加成率;病床与人员之比;病床与门诊人次的比例;病床周转次数及使用率;患者平均经济负担水平;病床占用固定资产数;按床位计算的差额预算补助水平;大型仪器设备使用率等。

(3)医院的财务分析。一般采用指标对比法、因素分析法等。财务监督、检查要以国家有关方针、政策和财政制度、财经纪律及主管部门的有关规定为依据,实事求是,严肃认真地对单位财务收支、财产物资管理、各种专项资金的使用,以及医疗收费制度执行情况进行监督、检查。

(三)药品经济管理

1. 药品经济管理的方法

为了改进和加强医疗单位药品经济管理,依据《医院财务管理办法》,应加强药品材料的管理。根据《关于改进医疗机构药品管理的通知》,对药品要实行"金额管理、重点统计、实耗实销"的管理办法,设专职或兼职的药品会计,并建立相应的管理制度,保证患者用药安全,防止损失浪费。药库和药房要分别管理。

(1)"金额管理"是药品经济管理改革的主要环节和主要内容,是按购进价或零售价进行金额核算,控制药品在医院流通的全过程。医院的药库、药房、各科室等单位药品的入库、出库、消耗、库存都要按价格(入库按购进批发价、出库按零售价)记载金额,进行金额核算。

(2)"重点统计"是指药房对各种毒、麻、剧、限及稀缺贵重药品的领退、销售、消耗、结存都必须按数量进行统计。具体统计的品种和范围,由上级主管卫生部门根据实际情况确定。

(3)"实耗实销"是指药房必须根据实际销售、消耗的药品按金额列报支出,做到实耗实销,账物相符。这是加强药品经济管理所要达到的目的。其中,金额管理是中心环节,重点统计是保证金额管理的辅助环节,实耗实销是加强药品管理所要达到的核算目的。医院药品管理办法的改革,有利于增强药剂人员的责任心,加强经济管理,提高管理水平;有利于掌握药品的金额、数量及实耗实销情况,做到心中有数;有利于防止药品的积压、变质、失效,减少损失浪费,堵塞漏洞,节约资金,保证医疗质量和医院合理收入,提高经济效益和社会效益。

2. 药品经济管理制度

医疗机构实行"金额管理、重点统计、实耗实销"的药品管理办法,必须建立相应的药品管理制度和核算办法。

(1)确定药品储备定额。医疗单位在进行医疗服务过程中,对所使用的中、西药品,必须按品种在药库中保持一定的储备,以保证医疗业务的需要。储备药品需要有相应的资金,药品储备的多少,要有一个合理的储备定额。药品储备定额的确定,既要防止储备过少,影响防病治病工作,又要防止储备过多,占用资金,造成药品的呆滞、积压、变质、失效和浪费。药品的储备以保证医疗工作正常需要为目的,尤其是保证急症抢救的需要。医疗单位应根据近几年来药品的使用情况及今后的医疗任务,确定药品储备定额。药品的储备期一般不超过3个月。药品每天消耗量,以上年度最高两季度的药品实际消耗金额为计算基础(特殊情况除外)。根据《关于〈医院财务管理办法〉〈医院会计制度(试行)〉的补充规定》,药品周转金的计算公式为:

药品周转金=上年度药品平均每天消耗定额×计划储备天数×(1+计划年度医疗任务增减幅度%)

(2)制订药品采购、验收、入库的管理制度。医疗单位采购药品,一定要有计划地进行。药库应同有关用药部门,在有关科室和医护人员的配合下,根据实际需要和库存情况,在核定的储备金额范围内,按月编制药品采购计划。药品采购计划的制定,一定要根据医疗业务的需要,确定需要采购药品的品种、数量、规模等,医药双方要互相配合,互通信息。防止由于医师不知道药房有什么药和药房不知道医师需要什么药,盲目采购,造成积压,浪费资金。

在采购药品时,要严格按计划进行,严格防止盲目进药和搭配药品,并要按质量逐一盘点,认真验收。在药品采购过程中,还要组织好运输,要注意节约运输费用,防止运输途中的损耗、丢失,尽可能就近就地采购。

药品入库时,药库保管员要根据"发货单"(副发票)按品名、规格、数量、质量、单价等逐一认真验收。如发现质量不合格或数量缺少,应及时查明原因,进行处理,验收合格的药品,由保管员在采购员填制的"药品验收单"上签名,以示验收合格。

(3) 规定药品保管、领用、消耗的具体办法。药品入库后,一定要保管好,防止积压、损耗、丢失、变质和失效等。为了保证医疗工作的顺利进行,确保用药安全,按国家规定,药库、药房应对毒药、剧药、限剧药和麻醉药品严加管理。一般均应将这些药品分别贮存在毒剧药柜内,由专人加锁保管,取用时要进行详细登记及检查核对。

在药品的保管工作中,对药品的上架、入柜、分装、补充等,都应仔细进行检查核对,发现有疑问时,要详细进行鉴别,有条件的要进行化学分析,决不能马虎从事,以免发生"错药"事故。对有失效期限的药品,要单独建立账卡保管,或在统一账卡上作出明显标记,在药品上也要有明显记号,标明失效日期,或专柜保存,以便查找。

在药品的保管工作中,药库、药房应按药品类别立户,分别建立"库存药品数量明细账"和"库存药品金额账"。同时,药品再放处还要按药品品名建立"药品进销存数量卡"。药品入库、出库时,药库记账员和保管员应及时记载账卡。

在医疗单位,从药库领出药品,主要是药房领取用于门诊和住院患者医疗方面的药品,此外,各科室还要直接领用一些专用药品,制剂室也需要领取供制剂用的原料药品,还有转让拨给其他单位的药品。一切从药库领用的药品在出库时,由药库保管员填制"药品材料调拨单",并经经领人清点无误后,在调拨单上签字盖章,以明责任。

制剂室向药库领取的药品将调拨给其他单位时,应凭"药品材料调拨单"作销售处理;各科室向药库领用的专用药品,在领用时,即可由药库凭"药品材料调拨单"向会计部门报列业务支出;药房从药库领用的药品,由于药房需要经常保持一定的药品存量,因此,药品由药库调往药房属于药库药品的转移,不能在药房领用时作为业务支出,而应把它作为药品库存的一部分,等到一定时期(一般在每月月终)再根据药房药品实际消耗(按处方逐日统计数)进行账务处理。

在实行"金额管理、数量统计、实耗实销"的药品管理情况下,药库的药品应按批发价进行核算,药房药品应按零售价核算。药品从药库调往药房时,调拨单上必须填写药品名称、规格、数量、单价(零售价)、总价。相应地,药房除应建立"药品金额登记簿"以登记药品金额外,对于剧毒、麻醉、贵重、紧俏药品及新药特药药品应有专人管理,实行"数量统计",并按药品品名立户,建立"药品数量登记簿"。

(4) 药房药品销售的处理。用于门诊和住院患者的药品,在销售时,药房要以药品的零售价在"处方笺"上划价,收款员收现金或记账后由药剂人员发药治疗。每天业务终了,药房应根据当日配方处方签汇总装订,加记处方张数和金额。收款处收款员应将当日处方收费存根按"现金""银行""记账"汇总,编制业务收入日报表,药房与收款处两方核对相符后,填制处方封面相互签字盖章。

由于药房向药库领取的药品出库时不作业务支出,而是作为库存药品的转移。因此,月末要根据当月药品收入总额转销一次药品费,其办法是:先根据库存金额和批零差金额求出药品综合加成串,再求出本月药品销售额中所合的成本金额,然后将本月药品收入总额减去本月药品收入中药品成本,得出实际的批零差价,药品收入成本作为药品费支出。

(5) 药库、药房药品的盘存和调价。药库、药房的库存药品应定期盘点,并根据盘点结果填写"药品盘存明细表"。如有盈亏,应查明原因,报请医院领导审批后,进行相应的财务处理。同时,还应当根据盘存情况,分别计算出药品损耗率,作为药库、药房管理工作的一项考核指标。

医疗单位药品发生调价时,应用药库、药房法规定执行日期的药品库存数量编制"药品调价单",经领导批准后送会计部门做账务处理。

(6)药品的会计核算。根据原卫生部、财政部1988年颁发的《医院会计制度规定(试行)》,在医院会计核算上,医院会计应设置"药库药品""药房药品""药品进销差价"三个总账科目,药库药品按批发价或实际购进价计价,药房药品按零售价计价,药品管理部门设药品会计,对药品的增减情况进行核算和监督。正确计算每天处方销售额并与收款核对。

(四)医疗设备经济管理

医疗设备经济管理是医院经济管理的重要组成部分,与医院的经营管理密切相关。医疗设备的经济管理包括前期投资预测分析(或称投资决策分析)、中期(使用期)成本-效益分析、后期报废残值回收和设备的更新。

1. 投资决策分析

医院在引进大型医用设备前,应充分利用财务管理资料及其他相关信息,对固定资产投资运用专门方法进行科学的计算和比较分析,预测设备的寿命周期和获利能力,权衡利弊,扬长避短,筛选出最优投资方案。

(1)现值法。把不同时间内支付的费用一律折为现值,使其具有可比基准的一种方法。现值寿命周期费用最低的设备是总费用真正最低的设备。

计算公式:
$$P=S[1/(1+i)^n] \text{ 或 } S=P\times d$$

式中:P—现值;S—n时期后的费用;n—年数;i—利率或贴现率;d—现值系数。

(2)内含报酬率法。若内含报酬率大于资金成本,则该方案可行;若内含报酬率小于资金成本,则该方案不可行。

内含报酬率要求是:
$$\text{未来报酬总现值} = \text{原投资额的现值}$$
$$\text{各年现金净流量} \times \text{年金现值系数} = \text{原投资额的现值}$$
$$\text{年金现值系数} = \text{原投资额的现值}/\text{各年现金净流量}$$

然后在现值表中找出与上述年金现值系数相邻近的较大与较小的两个折现率,采用插值法计算出该项投资方案的内含报酬率近似值。

(3)回收期法的计算公式:
$$\text{预期回收期} = \text{原投资额}/(\text{收益}-\text{经营费用})$$

要求所得回收期≤1/2,设备经济寿命为可取。

实际工作中,可以把上述三种方法综合起来加以运用。

2. 大型设备成本-效益分析

成本-效益分析,也称为投资效益分析,是一种经济学评价指标,是系统分析各种方案的投入与产出,从而最优化地配置利用资源,保证资源利用的质量和效率的方法。

(1)固定资产折旧。固定资产在使用过程中,因逐年磨损而转移到医疗成本中,从医疗收入中取得补偿的那部分价值,称为折旧。

①使用年限法(直线法)。
$$\text{某项固定资产年折旧额} = [\text{原值}-(\text{预计残值}-\text{预计清理费})]/\text{使用年限}$$
$$\text{月折旧额} = \text{年折旧率}/12$$

$$年折旧率 = 固定资产折旧额/固定资产原值 \times 100\%$$
$$月折旧率 = 年折旧率/12$$

②加速折旧法。

余额递减折旧法:
$$折旧率 = \sqrt[n]{预计残值/固定资产原值} \times 100\%$$

年数总和折旧法:
$$固定资产使用 1+2+3+4+5\cdots+n 年$$
$$折旧份数 = n(n+1)/2$$

双倍余额递减法:先用直线法计算出折旧率,然后将折旧率加倍即为双倍余额递减法。

(2)固定资产成本。医疗设备成本是指医院为保证该设备进行正常诊疗服务所消耗的物化劳动和活劳动的总和。成本内容如下。①固定资产折旧费和大修理费。②医用材料费(包括试剂、卫生材料)、低值易耗品消耗费。③业务费(包括水电费、印刷品费、医疗杂支费等)。④公务费(相关科室办公费等)。⑤劳务费(相关人员的各项支出,包括工资、奖金、养老金、公积金、医疗保险各单位承担部分、其他补贴等)。

(3)成本-效益分析方法,即成本·业务量·利润分析法。

计算公式:
$$盈利或亏损 = (单价 - 单位变动成本) \times 业务量 - 固定成本$$

当盈利为零时,固定成本 = (单价 - 单位变动成本) × 业务量,这一点即为盈亏平衡点。

3.残值回收

大型医用设备根据有关规定报废后,应由相关人员,包括院领导、设备管理人员、工程技术人员、资产评估人员、财会人员等,共同对该设备寿命周期内的费用进行总结,然后根据国家有关规定及医院本身的管理制度,最终确定设备的残值和清理费用,并作账务处理。

4.设备更新

设备的更新是指当原有设备经过多次损耗、修复,在技术上已不能再继续使用,或在经济上经过分析计算已不宜再继续使用时,医院购置新的同类设备或技术上、经济上更加完善的新设备来代替原有设备,以便维持和提高医疗质量和医疗服务能力。

我们通常所说的设备更新有两种情况,一种是原型更新,即简单更新,就是用结构相同的新设备去更换有形损耗严重而不能继续使用的旧设备。这种更新主要是解决设备的损坏问题,不具有更新技术的性质。

另一种设备更新,就是以结构更先进、技术更完善、效率更高、性能更好和原材料消耗更少的新型设备来代替那些技术上陈旧、遭到无形损耗、在经济上不宜继续使用的旧设备。通常所说的设备更新主要是指后一种更新,它是技术发展的基础。

(宋 楠)

第九章 医院绩效管理

第一节 医院绩效管理的内容

要想进行有效的医院绩效管理，就必须做好两项重要的基础工作：目标管理和工作分析（见图 9-1）。目标管理的最佳结果，就是让所有的员工自愿地将组织战略和实际行动结合起来。"以岗位为核心的人力资源管理整体解决方案"就是指企业人力资源管理的一切职能都是以工作分析为基础的，以战略为核心的组织多采用关键指标法和平衡计分卡来将战略放在其变化和管理过程的核心地位，并推动新的以绩效为基础的文化形成。绩效管理重视行为也重视结果，绩效考核结果的合理转化和利用是发挥绩效管理推进器的作用，提高人力资源管理水平的关键。绩效的激励机制建设已经逐渐成为企业赢得竞争优势，形成核心竞争力的关键。

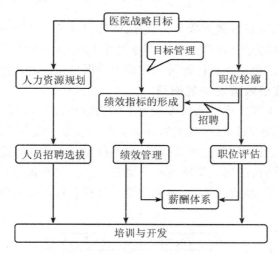

图 9-1 绩效管理在医院人力资源管理系统中的核心地位

一、目标管理

(一) 目标管理的基本含义

目标管理（management by objectives，MBO）的概念最早由管理大师彼得·德鲁克于 1954 年在其著作《管理实践》中提出的。他认为，并不是有了工作才有了目标，而是相反，有了目标才有了工作。目标管理的具体形式多种多样，但其基本内容是一致的。它的主要内容为：组织的最高领导层根据组织面临的形势和社会需要，制定出一定时期内组织经营活动所要达到的总目标，然后层层落实；要求下属各部门主管人员以至每个员工根据上级制定的目标和保证措施，形成一个目标体系，并把目标完成的情况作为各部门或个人考评的依据。简言之，目标管理就是让组织的主管人员和员工亲自参与目标的制定，在工作中实行"自我控制"并努力完成工作目标的一种管理制度或方法。

根据德鲁克的观点，目标管理应遵循的一个原则是：每一项工作都必须为达到总目标而展开。衡量一个管理者或员工是否称职，就要看其对总目标的贡献如何。目标管理是一种管理哲学，把员工是否达到由员工和管理者共同制定的目标作为评估依据。

目标管理的精髓是需要有共同的责任感，依靠团队合作。主要是因为医院作为一个组织，只有具备了明确的同一目标，并在组织内部形成紧密合作的团队才能取得成功，但在实践过程中，不同因素妨碍了团队合作。如不同部门之间缺乏协调，目标不明确等。

1. 目标管理的特征

从本质上说，目标管理是一种科学管理方法，它是参与管理的一种形式。他强调自我控制、促使权力下放、注重成果第一。目标管理是面向未来的管理，是系统的整体管理，是重视成果的管理，同时也是一种自主的管理。

2. 目标管理的威力

通过人人制定目标，迫使每个人为未来做准备，防止短期行为，有利于个人和企业的稳定与长期发展；通过上下级共同制定评价标准和目标，能够客观、公平地考评绩效和实施相应的奖罚，便于对目标进行调整及对目标的实施进行控制。总之，目标管理在提高效率的同时，也提高了员工的胜任力，增进了企业的内部团结。

3. 目标管理的新理念

设置目标的方法不同，目标管理强调个人目标、团体目标和企业目标的统一；目标管理采用员工自我管理的方式，上级通过分权和授权来实施例外控制；成果评价方法不同，目标管理根据上下级结合制定的评价标准由员工自己评价工作成果并做出相应的改进。

（二）目标管理在医院绩效管理中的应用

绩效管理是运用绩效管理体系以绩效考核为主体的管理过程，是管理者和团队或员工双方对等的承诺，就目标及如何达到目标而达成的共识。医院绩效管理体系是一套有机整合的流程和系统，专注于建立、搜集、处理和监控绩效数据，它既能增强医院的决策能力，又能通过一系列综合、平衡的测量指标，帮助医院实现策略目标和经营计划。绩效管理是建立在综合目标管理的基础上，注重公平、目标管理、绩效考核、效率和质量。目标管理法的实施具体可以分为5个步骤（见图9-2）。

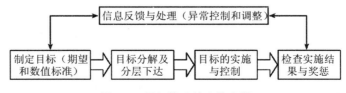

图9-2 目标管理的实施步骤

1. 医院综合目标的建立

医院综合目标的建立是目标管理程序的第一步，是指上下级共同确定各个层次所要达到的绩效目标。医院综合目标的建立应紧紧围绕医院愿景与目标来进行。愿景是医院未来发展的战略展望，将医院的战略目标按照实现的期限分解成逐级目标。医院的目标包括长期目标与短期目标；年度目标与月度目标；预期目标与期望目标。其中，预期目标是必须完成的，期望目标是证明团队或个人的潜力。

建立综合目标需要兼顾以下几个原则：围绕总体目标的原则、符合相应的法律法规的原则、突出重点的原则、实现和适度的原则、定性和定量相结合的原则和指标动态变化的原则。

院级管理层在综合目标管理中的作用决定了医院的发展方向及目标实现的可能。具体表现为医院宗旨、理念、战略目标的确定，医院组织管理结构的构建，高层次管理人才的培养与调配，以及提供物质保障和营造良好的公共关系。医院职能部门的作用包括：医院战略目标的执行、本系统目标及实施计划的制订、为高层决策提供信息支持、为业务科室提供服务保障。临床科室的作用是根据医院战略制定科室目标，并组织实施；考核员工，落实奖惩与激励；创新技术、促进科室发展。

2. 目标的分解及分层下达

综合目标的确定，要紧紧围绕医院的战略目标。综合目标明确后，必须要有相应的措施和办法加以保证落实。因此，医院的综合目标必须层层展开，逐步分解，使各部门、各环节及每个员工都有自己的分目标，把任务变成员工的具体行动，把责任落实到具体人身上。

在确定目标时，上下级之间，各部门、各环节及相关责任人之间必须有效沟通，充分协商，实行有效的分权管理，充分发挥个人能动性和积极性。可以把综合目标分解为医疗效率指标、医疗质量指标、科研指标、教学指标、医保指标、服务指标、科室管理指标、成本控制指标、安全管理指标几部分。如制定患者平均住院日，要根据全院总的年度目标，结合科室的具体情况、病种特点、既往相关指标的实际完成情况，历年来的增长幅度等因素分解到各临床科室。最后还要充分考虑科室将会发生的各种变动情况对分解后的目标进行调整。此外，床位的变动，人员的调整、新学科人才的引进、新设备的购置、新技术新业务的开展等都是需要考虑的因素。

使指标具有明确的导向性对于制定目标十分重要，可以让全体员工通过指标了解哪些工作是医院当前重点要抓的事情。具体做法是将所有指标分为一般指标、核心指标和单项否决指标，突出同一类指标中不同指标的不同权重。如医疗指标中包含有门诊诊次、出院患者数、平均住院日、床位周转率、床位使用率、手术例数等。其中把出院患者平均住院日和手术例数定为核心指标，而把其余的指标定为一般指标，员工由此就可以看出医院今年的重点工作就是要缩短平均住院日和提高手术例数，从而使科室在制定自己的工作计划时能够符合医院的工作要求。同样，完成不同类别的指标，绩效奖励的力度也是不同的。

3. 目标实施的控制

要经常检查和控制目标的执行和完成情况，查看在实施过程中有没有出偏差。目标管理的检查考评不是为了考评行为，而是为了考评绩效。指标的预期值和期望值指标没有压力就会失去考核的意义，不用努力就能完成的目标等于没有目标，就无法通过绩效达到提升医院工作的目的。但是指标定得高不可及同样也会失去考核的意义，而且可能导致员工失去希望，挫伤员工的积极性。针对这个问题可以用分层次制定指标的方式来解决，将一个指标分为预期值和期望值两个层次。预期值是根据科室的能力及以往科室指标完成的情况等制定的，在科室正常运转下经过努力完全可以完成的指标。而期望值则是需要科室做出一番努力,充分发挥自身潜力才能达到的目标。完成不同层次的目标会有相应不同的绩效奖励方式。这样既能使科室感到努力有希望,同时为了获得更好的绩效奖励而去想方设法完成高一层次的指标。

制定与目标相匹配的目标管理考核体系。制定目标管理考核体系时,既要明确各项指标的制定部门,同时也要明确指标的考核部门、考核要求、考核方式及考核结果的落实方案,重视过程管理,定期评估并按照指标对应的时限落实奖惩与激励。针对不同的指标提出不同的实现时限,有的是月考核指标,有的是年考核指标,有些指标的考核时限还可以从整体完成的时限进行考核。有的指标既要有月考核指标,同时还要有年考核指标。如医疗效率指标中的出院患者数,既要有月度指标还要有年度指标,而科研指标中的论文数就要按照年度进行考核,至于科研课题就要按照课题计划书要求完成的时限进行考核。

上下级之间要进行及时的沟通和定期的反馈,当实际进展与目标出现偏差时采取纠正措施。这一步骤有利于分析对培训的需求,同时也能提醒上级考评者注意组织环境,对下属工作表现可能产生的影响,而这些客观环境是被考评者本人无法控制的。

4. 检查实施结果及奖惩

当目标管理周期结束时,管理者要对下属目标完成情况进行总体评价,并根据评价结果给以相应的物质和精神鼓励,进一步激发下属的组织目标认同感和工作自豪感。需要注意的是,我们要根据目标结果而不是根据过程来进行评价,即考评评价依据只能是目标实施结果而不是努力程度。经过评价,使得目标管理进入下轮循环过程。

5. 信息反馈及处理

在考评之前,还有一个很重要的问题,即在目标实现的过程中,会出现一些不可预测的问题。要根据工作反馈及时对目标进行调整和反馈。使整个运行系统与实现目标的要求相匹配,促进目标的实现。因医院总体目标变更,科室设置调整等原因造成科室的工作性质、工作场所、工作范围、工作能力等发生变更的,医院将根据具体情况对目标进行合理的调整。

二、工作分析

(一)工作分析及其意义

工作分析,在人力资源管理中又称职位分析、岗位分析,是整理、分析、总结和描述一个系统化的技术操作(见图9-3)。通过工作分析得到的关于工作的任务、内容、必要的工作条件、环境、能力素质要求和任职资格等信息,即以"工作说明"的形式明确岗位工作职责的定位和角色分工,优化组织结构和职位设置,强化组织职能,对人员的考核录用、培训开发、晋升、调整、工资等提供可靠的信息和依据。

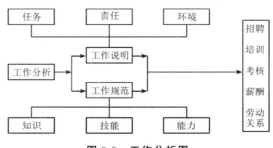

图 9-3　工作分析图

它是现代人力资源管理所有职能工作的基础和前提,是建立在对企业一切问题进行深刻了解的基础上,工作分析的结果可以在企业人力资源管理的规划、招聘配置、员工培训、绩效管理、薪酬福利等多个领域应用,只有做好了工作分析,企业的人力资源管理工作才能有的放矢,有章可循,更加规范,工作分析是现代人力资源管理所有职能工作的基础和前提,它在人力资源规划、招聘配置、员工培训、绩效管理、薪酬福利等多个领域得到广泛应用,在节省人力,提高工作效率,推动企业生产发展等方面具有不容忽视的重要意义。

1. 工作分析是人力资源规划的基础

人力资源规划是根据企业内外环境和条件的变化。运用科学的方法对企业人力资源的需求和供给进行预测,并制定相应的政策和措施,使企业人力资源达到供需平衡,实现最佳配置。人力资源规划者在动态的环境中分析企业的人力需求和供给,所以必须要获得广泛的信息。在企业内工作任务的分配状况,工作岗位人员的配备情况,现岗位员工的工作效率等可从工作分析中得到较详细的资料,根据这些资料能够制定出组织人事规划、制度建设规划、员工开发规划等制度。另外在组织的不断发展中,工作分析可作为预测工作变更的基本资料,并且可让员工或其主管对将来的工作预先做好准备。

2. 工作分析是人员甄选录用的需要

人员的招聘工作主要包括准备、实施、评估三个阶段。工作分析是准备、评估两阶段的重要前提。在准备阶段,必须根据工作分析确认是否一定需要进行招聘活动,所招聘的岗位具有什么特征、有什么要求、明确岗位应聘者的知识、技能、身体素质等方面的具体要求和所能给予的待遇条件。只有这样才能制定出具体的、可行性高的招聘计划和策略,招聘工作的实施才能做到有的放矢。招聘结束后,需对招聘工作进行评估,分析时间效率和经济效益及应聘者在工作岗位上的表现,以便及时发现问题、分析原因,寻找解决的对策,调整有关招聘计划。

人员的配置是指人与事的配置关系,通过人与事的配合及人与人的协调,充分开发利用员工,实现组织目标。通过工作分析,可以掌握工作任务的特点,对岗位的用人标准做出具体而详尽的规定。为企业人事部门在选人用人方面提供客观的依据。要使企业员工得到合理的配置,需做好人与事总量分析、人与事结构分析、人与事质量配置分析、人与工作负荷分析、人员使用效果分析。

3. 工作分析是员工培训的必要条件

培训工作开展之前,培训者就要有意识地收集工作说明书、岗位规范、岗位评价等相关材料,以便随时掌握现有员工知识、技能情况。岗位对员工的基本要求。从而了解岗位培训需求及变动情况,并制定企业的相应培训制度。企业生存的内外环境是不断变化的,为适应企业的发展,岗位培训更加显得重要。

4. 工作分析是绩效管理的依据

工作分析为企业员工的绩效管理提供了依据。员工的考核、晋级、提升如果缺乏科学的依据,将会挫伤员工的积极性,使企业的生产及各项工作受到严重影响。根据工作分析结果,企业劳动人事部门可制定出各类人员的考核指标和标准,以及晋级、提升的具体条件,从而使员工考核、晋升的科学性得到加强,提高员工的工作积极性。

5. 工作分析是薪酬福利的重要步骤

岗位评价是工作分析结果的一种编写形式,它是对企业所设岗位的难易程度、责任大小、相对价值的多少进行分析,从而对岗位的价值进行判断,纳入薪酬等级。岗位评价能够确认哪些岗位在企业战略目标实现中具有更加重要的地位,哪些岗位需要高业务和技术水平的人员,现有岗位上人员是否符合岗位的任务要求从而实现薪酬的改进及合理确定工作。它是建立、健全企业工资制度的重要步骤。

(二)工作分析在医院绩效管理中的具体应用

1.工作分析的前期准备

在工作分析过程中,大量的收集、分析、记录工作相关信息等工作既耗费时间、金钱,又耗费人力和物力。因此,在正式启动该工作之前,应首要考虑以下几方面的问题:

(1)确定工作分析的内容。工作分析,顾名思义是对具体工作信息的系统化描述过程。因此,我们首先应获得以下几方面的信息。

工作的关系:包括工作的内部关系和外部关系。内部关系涉及上下级关系,即该岗位的直接上级和直接下级是谁,与医院内部哪些部门或岗位有合作关系。外部关系是指该岗位与哪些政府部门(如卫健委、市/区卫生局、疾病控制中心、税务局)、企业机构(银行、药厂、医疗器械供应商)或其他组织(如医药卫生学术团体)有联系。

工作职责:包括员工的主要工作内容是什么,每项内容在整体工作中的重要性是怎样的,任务的负责程度等。

岗位的发展路线:分为员工发展和自我发展两种。自我发展针对每一位员工,他们为了做好本职工作及本身的发展需要接受哪些培训(如去其他医院进修、继续教育),员工发展针对管理人员岗位,管理人员岗位需要对其下属做出什么样的培训安排。

工作条件与环境:工作条件包括该岗位完成工作任务需要哪些工具、机器和设备等,比如医疗诊断所用的心电图机、呼吸机、计算机设备等。医务人员工作环境根据其特殊性包括:工作的地点、有无传染源、放射源、有毒药品试剂及有害气体、室内温度。工作对任职人员的要求包括受教育程度、工作经验、岗前培训种类、相关上岗资格证、身体条件、心理素质、性格和特殊技能。

(2)确定参与分析的角色。为保证工作分析的顺利进行,对参与分析的角色定位至关重要,医疗行业的特殊性决定了其成员应包括医院主管人事的院长、院中层干部、咨询公司的专业咨询师。

2.工作分析的实践过程

(1)信息搜集。即主要根据医院目前的岗位和工作流程搜集现有资料(各部门的部门职责、工作总结、工作目标、工作流程图、原有的职位说明书、医疗行业的相关政策法规等),并辅以访谈和调查问卷。为了使我们的访谈进行更有效,应当灵活地运用访谈、问卷、观察和典型事件法等工作分析方法,广泛深入收集有关职务特征和工作人员所要求的数据资料。

访谈法:工作分析访谈是指工作分析者于一个或者多个有关专家之间的有结构的谈话。访谈一般与员工及其科室主任们一道进行。与员工的面谈大多集中在工作内容和工作背景的信息上。

观察法:直接观察,顾名思义,就是由人力资源管理人员直接观察员工完成操作的过程、所用仪器设备、工作环境和工作有关的其他内容,并采取规范的格式记录观察结果。

工作日记法:以岗位员工填写日记表的方式记录其每天的工作活动,作为工作分析的资料。一般记录以一周为宜,由人力资源部对其日记按工作内容分类、整理、抽查,然后根据工作范围定岗位职责。

重要事件法:是指对员工工作中重要事件的完成过程进行详细记录并分析的一种方法。通过对实际工作中特别有效或者无效的工作行为进行描述来确定工作要求和特点。

工作体验法:指人力资源管理人员亲自体验工作,熟悉和掌握工作要求的第一手资料。

问卷调查法:一般采用较为成熟的问卷,工作小组首先对问卷进行讨论,选出符合本次任务的问卷,然后对问卷进行修改。

各工作方法优缺点的比较(见表9-1)。

表 9-1　工作分析常用方法优缺点比较一览表

工作方法	优点	缺点
访谈法	1.可以获得完全的工作资料,已免去员工填写工作说明书的麻烦 2.可以加强员工与管理者的沟通,以获取谅解和信任 3.可以不拘于形式,问句内容有弹性,又可以随时补充和反问,这是填表法所不能办到的	1.信息可能受到扭曲,因受访者怀疑分析者的动机,无意误解,或分析者访谈技巧不佳等造成信息的扭曲 2.分析项目费时,费成本 3.占用员工工作时间,妨碍生产
观察法	根据工作者自己陈述的内容进行分析,再直接到工作现场深入了解状况	1.干扰正常工作行为或工作者心智活动 2.无法感受或观察到特殊事故 3.如果工作在本质上偏重心理活动,则成效有限
工作日记法	1.可充分了解工作,有助于主管和员工面谈 2.逐日或在工作活动后及时记录,可以避免遗漏 3.可以收集到最详尽的资料	1.员工可能会夸大或隐瞒某些活动,同时掩盖其他行为 2.费时,费成本且干扰员工工作
重要时间法	1.主要针对员工在工作上的行为,故能深入了解工作的动态性 2.行为是可以观察可以衡量的,故记录的信息容易应用	1.需花大量时间收集、整合、分类资料 2.不适于描述日常工作
工作体验法	可在短时间内从生理、环境、社会层面充分了解工作。如果工作能够在短期内学会,则不失为一种好方法	不适于长期训练者及高危险工作者
问卷调查法	1.最便宜、最迅速 2.容易进行,且可同时分析大量员工的资料 3.员工有参与感,有助于双方对计划的了解	1.很难设计出一个能够收集完整资料的问卷表 2.一般员工不愿花时间正确填写问卷表

(2)分析确认。初步整理搜集到的职位信息,经工作分析小组共同汇总,并对所搜集的信息进行适当的调整。

(3)汇总反馈。工作分析小组成员整理形成工作说明书初稿,并向上级反馈,经确认和补充最终完成工作说明书。

(4)应用和维护。将工作分析的成果运用到医院的岗位管理、绩效考核、招聘培训等人力资源管理与开发过程中。并在职位发生变化、医院组织发生变动时及时更新工作分析。

(三)工作分析在医院管理应用中的难点与对策分析

1. 必须在明确的医院岗位说明书前提下开展

如前所述,工作分析又称职位分析、岗位分析,也正如此,它一定要在医院的工作岗位已经明确的前提下才能开展。在医院组织结构混乱或工作岗位尚未完全确定的情况下,通过工作分析所获得的信息对医院是毫无价值的。因此,明确工作岗位是进行工作分析的首要前提。

2. 工作说明书编制的不完善

在工作分析过程中也有一个较为普遍的问题,即在工作说明书中没有将岗位的职责与绩效考核挂钩。负责考核的医院领导感到最困难的一件事往往是选取考核指标,即对一个岗位应该考核哪些指标才是最合理的,领导往往不得而知。事实上,发生这样问题的关键,是在做工作分析时没有充分考虑到工作说明书中工作职责与绩效考核的对应关系,因而导致岗位的职责与绩效考核不能有机结合。

3. 避免工作分析过程中隐性因素的流失

隐性因素是指隐藏在岗位说明书背后,无法用语言完全表达的,却能被医院内部人员理解的因素。在岗位价值实现中,这些因素往往发挥着重要的作用,却极易被忽视。由于岗位之间有许多关联因素,而这些因素极易造成岗位职责交叉,导致岗位职责难以截然分开的局面。岗位说明书的特点在于它的概括性,这是岗位说明书作为正式规范性文件的基础。但是,岗位说明书的缺点也就在于无法完全表达工作中的细节和隐藏的东西。为避免这种情况,我们应高度重视工作分析的过程,充分理解岗位,产生相对科学的工作说明书,在岗位评价时用以参考但不能依赖。

4. 人员的搭配也是不容忽视的方面

我们应注意人员的合理搭配,实行360度评价:咨询人员、领导、部门主管、在岗者、同事共同参与,然后就各自的记分结果进行适当的加权而得出来岗位总分。这样分析的结果即包括了岗位价值中那些显性的、细节的部分,因而可能会更加全面、公正。

5. 在工作分析实践过程中员工存在恐惧心理

由于员工害怕工作分析会对其已熟悉的工作环境带来变化或者会引起自身利益的损失,因而会对工作分析小组成员及其工作采取不合作,甚至敌视的态度,从而会影响到员工所提供的信息资料的准确性,这对工作分析的实施过程、工作分析结果的可靠性及工作结果的应用等方面会产生较大的影响。因此,想要成功地实施工作分析,就必须克服员工对工作分析的恐惧,从而使其提供真实的信息。鉴于此,我们首先应就工作分析的原因、工作分析小组成员组成、工作分析不会对员工的就业和薪水福利等产生任何负面影响、为什么员工提供的信息资料对工作分析十分重要等问题向员工进行详细的解释,并将员工及其代表纳入工作分析过程之中。

(宋晓丽)

第二节 医院绩效管理的实施

一、医院绩效管理的基本流程步骤

绩效管理内部系统是一个循环的过程,包括绩效计划、绩效管理的实施与管理、绩效评估、绩效反馈和绩效改进5个基本环节,是一个持续不断地沟通、控制、调整、反馈和改进的环节(见图9-4)。

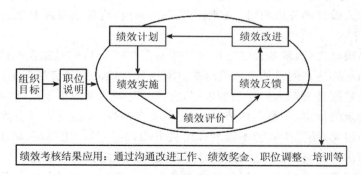

图9-4 绩效管理流程图

(一)绩效计划

绩效管理的第一个环节是绩效计划,它是绩效管理系统的起点。组织战略要付诸实施,必须先将战略分解为具体的目标或任务,落实到各个岗位上。然后再对各个岗位进行相应的工作分析、人员资格条件及职位说明。这些步骤完成后,管理就该与员工一起根据本岗位的工作目标和工作职责进行讨论,明确在绩效计划周期内员工应该做什么工作、做到什么程度、何时应做完,以及员工权力大小和决策权限等。在这个阶段,管理者和员工的共同投入与参与是绩效管理的基础,如果是管理者单方面布置任务、员工单纯接受要求,就变成了传统的管理活动,失去了协作性意义,绩效管理也就不名副其实了。

1. 明确组织战略

组织战略是组织对未来发展方向及资源进行部署的总纲,它是基于组织对未来发展的预测及对本组织各方面条件的认识而规划的。社会中任何一个成功的组织都具有明确的组织战略,它是引导组织前进的指南针。绩效管理的目的是实现组织战略,如果组织战略不清晰或不正确,组织目标就无法确定,组织发展就失去了方向。因此,组织战略的清晰性是我们实施绩效管理的首要因素。不同的医疗卫生机构所面临的问题也不同,而战略规划又具有前瞻性的特点,未来对于我们来说不确定性因素又有很多,因此,不同的医院在确定自己的发展战略时都应该尽可能地全面考虑各种因素的影响,把不确定因素降低到最低的限度,以保证战略规划的正确性。一般来说,医院在制定发展战略时应该重点考虑以下几个方面。

(1)社会环境。包括国家、政府有关医疗卫生发展的方针、政策,未来医疗卫生工作的重点,区域文化特点,风俗习惯等。

(2)经济环境。包括宏观经济环境和微观经济环境。经济发展水平直接关系到卫生服务的利用水平。

(3)技术环境。医学技术发展状况,新的医疗技术及手段的应用情况。

(4)资源环境。包括医院各种资源的数量、质量,也包括资源的配置情况。

(5)需求特点。包括卫生服务人群的人口构成、城乡人口比重、职业特点、收入情况、重点疾病等。

(6)竞争环境。包括对竞争对手的医疗技术、服务质量、价格、医院文化等方面的研究。

医院通过对各种影响发展因素的研究,明确自己的优势、劣势、机会和威胁,通过对医疗卫生服务市场的调查及对未来卫生服务需求的预测等,寻求医院的发展机会,明确医院的定位。即医院未来向何处发展、怎样发展、通过什么途径去发展等问题都要有明确的答案。也就是说医院要具有明确一致且令人鼓舞的发展战略。在制定发展战略时,应注意发挥专家、咨询公司的作用。

2.确定组织目标

医院发展战略确定之后,就要确定组织发展的总目标。总目标是医院根据其任务和目的确定在未来一定时期内要达到的具体成果或结果。对医院绩效成绩的衡量标准最重要的就是看其实现目标的程度。目标是协调人们行动的依据,它既是管理活动的出发点,同时也是管理活动追求的结果。目标确定的依据,一是内涵清晰,二是具有挑战性,三是具有可衡量性。目标定得低,可导致卫生资源的浪费,使卫生资源不能发挥出最大的效率;目标定得高,员工会因为缺乏信心而丧失努力的动力。因此,目标确定的适宜性是组织完成战略使命的关键。医院可根据内部、外部等具体情况来制定适宜目标,并根据任务的多寡程度来确定完成目标的期限,即遵循管理学上的许诺原理。医院的总目标确定之后,不同的管理层次和部门就要根据总目标来确定自己的分目标,而组织内各个岗位上的具体人员也要根据所在部门的分目标来确定自己的工作目标。在目标系统中,上级目标为下级目标的确定提供了依据,下级目标为上级目标的实现提供了保证。根据目标对医院战略达成的贡献程度和影响程度,我们又将目标分为关键业绩指标和普通业绩指标。承担关键业绩指标的岗位——关键岗位,是对整个医院绩效贡献最大的岗位,因此,关键业绩指标的确定是我们工作的重中之重,在制定关键业绩指标时应该反复论证,以保证它的准确性。确定的目标必须具体、可测量,否则将无法实施,更无法考核。无法考核的目标是没有意义的目标。对于定量目标来说,可以用数字来描述其实现的程度,可测量性强。但是对于定性目标来说,则很难用具体的数字来描述,即便是这样,我们管理者在制定定性目标的测量方法时也应该尽可能地去寻求恰当和比较客观的方式。如在进行测评时,所设计的问题应该具体、清晰、特异性强,使其能够真正反映出每个人对组织的贡献程度,使接受测评者感觉到客观、公正,真正起到绩效评价的作用。进取性强且可衡量的目标是我们所共同期望的结果。组织通过目标来引导人们的行动并考核其行为结果,监督、检查目标实现的程度,是检验、衡量我们工作绩效的最直接、最有效的手段。

3.建立保证目标实现的高效组织结构

目标是实现组织战略的具体步骤,对于整个医院来说,目标系统具有层次性、网络性及多样性的特点。如果说目标是组织的灵魂,那么,适宜的、富有效率的组织结构就是实现组织目标的保障。因此,我们要根据实现组织目标的要求来设计、调整、激活医院的组织结构,以保证组织绩效的持续提高与组织目标的实现。组织结构是全面反映组织内各要素及其相互关系的一种模式,是围绕着组织目标,结合组织内外环境,将组织内各部分结合起来的一个框架。构成组织结构的要素有目标、协同、人群、职位、职责、关系、信息等。组织结构设计应该遵循精简、统一、效能的原则。组织结构的类型有很多,如有直线型、职能型、直线—职能参谋型、矩阵型、多维立体型等,不同的医院可根据自己的发展战略及目标来设计组织结构的类型。无论是何种类型的组织结构都包括纵向设计、横向设计和职权设计。纵向设计即管理层次的设计,根据目标的要求来确定管理层次和管理宽度;横向设计即为组织部门的设计,根据医院专业化分工的特点及工作重点来划分部门;职权设计即根据各个管理层次与各个部门相交叉的每一个节点来确定组织中的各个岗位及每个岗位的职权。一般来说,组织中存在 3 种形式的职权:直线职权、职能职权和参谋职权,对于不同的组织结构,存在的职权类型也不同。关键部门、关键岗位是实现组织目标的关键,也是我们绩效管理的重点,因此,在进行组织结构设计时,应该重点考虑这一点。

为了保证所设计出来的组织结构能够高效能地运转,我们必须处理好几种关系,如集权与分权的关系,个人管理与集体管理的关系,稳定性与灵活性的关系等。值得注意的是,设计出来的组织结构不是一成不变的,它应该随着组织内外环境的变化而适时地进行调整、修正,使我们所设立的每一个层次、部门、岗位、人员都与目标的实现相匹配。医院组织结构欠佳的表现有:①医院决策者无法预知医院问题的发生,要事后才能做出补救。②医院本身对医疗卫生服务市场的变化缺乏反应。③医院内信息流通不畅。④医院管理人员对自己所扮演的角色认识越来越模糊,职责不明确。⑤各部门人员相互埋怨或投诉。⑥出了问题不知道该由谁来负责。

(二)绩效实施

在绩效周期开始时根据组织的经营目标、战略方向,对部门的经营和个人提出要求,分解出员工的具体绩效目标、工作职责,一般由上级和员工共同探讨并达成一致。制定绩效计划后,员工就按照计划开始工作。绩效计划不是在制定之后就一成不变的,随着工作的开展会不断调整。在工作过程中,管理者要对员工工作进行指导和监督,对其发现的问题及时予以解决,并随时根据实际情况对绩效计划进行调整。在整个绩效期间内,需要管理者不断对员工的工作进行指导和反馈,即进行持续的绩效沟通。这种沟通是一个双方追踪进展情况,找到影响绩效障碍及得到使双方成功所需信息的过程。绩效沟通起着绩效监控、指导的作用,在整个绩效期间通过上级和员工持续不断地沟通,解决员工实现绩效过程中可能发生的各种问题,在调整方法后最大限度地保证实现绩效目标。持续的沟通能够保证管理者与员工共同努力,及时处理出现的问题,修订工作职责。

绩效沟通是实现绩效管理的重要手段,它贯穿于整个绩效管理的全过程,沟通的价值在于它能够打通组织内的信息屏障、情感屏障和交流屏障。绩效沟通包括3个部分,即纵向沟通、横向沟通与内外沟通。纵向沟通是指医院内不同管理层次之间的沟通,如院长(上层管理者)与各科室主任(中层管理者)之间的沟通,医师(基层管理者)与科主任(中层管理者)之间的沟通。纵向沟通能让管理者将最明确的指令和责任传递给员工,也能让员工将工作中遇到的问题和最直接的工作效果反映给管理者。通过沟通,使上下级共同明确每一个人必须达到的各项工作目标,明确个人的主要责任领域,最终根据目标的实现程度来考核每个成员的贡献。横向沟通是指同一管理层人员之间所进行的沟通,它是不同部门之间、同一部门内部进行交流的纽带与桥梁,通过横向沟通可以促进人员之间的相互了解,进而在组织中创造出工作上相互支持、相互依赖、相互配合得和谐的工作氛围。内外沟通是指与医院以外的其他部门及人员之间的沟通,如医院与政府、医院与药品供应商、医院与医疗器械公司、医院与服务人群之间的沟通。内外沟通在市场经济的今天,其地位越来越重要。内外沟通是医院与社会之间相互交流的通道,它既可以使医院了解医疗卫生服务市场的各种信息,为制定管理决策提供第一手资料;还可以使医院通过与各种新闻媒体的交流来传播自己的经营理念。

(三)绩效评价

绩效评价是绩效管理系统的核心,通过各种绩效评价方法对评价对象的绩效进行综合评议,它是一个按照事先确定的工作目标及其衡量标准,通过评价员工完成绩效目标的实际情况,分析和总结对人力资源决策提供各种有效信息。绩效评价可以根据实际情况和实际需要进行月度、季度、半年度和年度考核评价。考核期开始时签订的绩效合同或协议一般都规定了绩效的目标和绩效衡量标准。

绩效合同是进行评价的依据,一般包括工作目的的描述、员工认可的工作目标及衡量标准等。在绩效实施过程中,收集到的能够说明员工绩效表现的数据和事实,可以作为判断员工是否达到绩效指标要求的证据。绩效评价的目的,一方面是为了监督、检查目标实现的程度,另一方面是为了激励优秀员工、惩罚问题员工,以促进卫生服务绩效的不断持续改进。

应该注意的是,在绩效评价过程中要做到"用事实和数据说话",对被考核者的任何评价都应该有明确的评价标准和客观事实依据。一个具有良好评价功能的绩效管理系统,能让管理者在最短的时间内获得各层级员工的工作绩效,能发现实际工作与期望目标之间的差距,能给员工最准确和客观真实的工作业绩反馈。

(四)绩效反馈

绩效的管理过程不是为员工打出一个绩效考核的分数就结束了,管理人员还需要与员工进行一次甚至多次面对面的交谈,已达到反馈与沟通的目的。通过绩效反馈与面谈,使员工了解自己的绩效、了解上级对自己的期望,认识自己有待改进的方面;与此同时,员工也可以提出自己在完成绩效目标中遇到的困难,请求上级指导和理解。

绩效反馈是指考核者将绩效考核的结果真实、及时地反馈给被考核者本人,以达到员工工作绩效持续改进的目的。在绩效反馈中,应允许被考核者提出异议,如果确实存在有失公正的地方,应该及时纠正。及时、准确的绩效反馈,能够激发优秀员工的工作激情,同时也能够使问题员工得到及时的训导与警示。由绩效反馈提供的各种信息推进绩效管理工作,总结绩效管理工作的得失。绩效管理是一个周而复始、循环上升的过程,是一个以绩效评价为核心的绩效改进的过程。

(五)绩效改进

绩效改进是绩效管理过程的一个重要环节。传统绩效考核的目的是通过对员工工作业绩进行评估,将评估结果作为确定员工薪酬、奖惩、晋升或降级的依据,而现代绩效管理的目的不限于此,员工能力的不断提高及绩效的持续改进和发展才是其根本目的。所以绩效改进工作的成功与否,是绩效管理过程是否发挥效果的关键。

(六)考核结果应用

当绩效考核完成后,评估结果并不该束之高阁,而是要与相应的其他人力资源管理环节相衔接。其结果主要可以用于以下方面。

1.招聘和甄选

根据绩效考核结果分析,可以确认采用何种评价指标和标准作为招聘和甄选员工的工具,以便提高绩效的预测浓度,同时提高招聘的质量并降低招聘成本。

2.薪酬及奖金的分配

员工绩效中变动薪酬部分是体现薪酬激励和约束的主要方式,员工绩效则是确定和发放变动薪酬的主要依据之一。一般来说,绩效评价结果越好,所得工资越多,这也是对员工努力付出的鼓励和肯定。

3.职务调整、职务晋升、轮换、降职或解聘的决定

很大程度上是以绩效考核结果为依据的。一名经过多次考核业绩始终不见改善的员工,如果确实是能力不足,不能胜任,则管理者应考虑为其调整岗位;业绩保持优良且拥有一定发展潜力的员工,则可以通过晋升的方式更加充分地发挥其能力并激励其继续努力。

4.培训与开发

绩效考核的结果可以用于指导员工工作业绩和工作技能的提高,通过发现员工在完成工作过程中遇到的困难和工作技能上的差距,制定有针对性的员工培训和发展计划。发现员工缺乏的技能和知识后,企业应该有针对性地安排一些培训项目,及时弥补员工能力的不足。这样既满足了工作需要,又可以使员工自我提升的目标得以实现,对企业和员工都有利。

二、医院绩效管理的过程控制

(一)绩效管理基本流程步骤的整合

绩效管理是一个循环的动态系统,各环节紧密联系,环环相扣,任何一环的脱节都将导致绩效管理的失败。所以在绩效管理过程中应该重视每个环节的工作,并将各环节有效地整合在一起。

绩效计划是管理人员与员工合作,对员工下一绩效周期应该履行的工作职责、各项任务的重要性等级和授权水平、绩效衡量、可获得的帮助、可能遇到的障碍及解决办法等一系列问题进行探讨并达成共识的过程。因此,绩效计划在帮助员工找准路线、认清目标方面具有前瞻性,是整个绩效管理流程中最基本也是首要的环节步骤。

绩效实施的过程与核心,就是持续的绩效沟通,也就是管理者与员工共同工作以分享信息的过程。这些信息包括工作进展情况、问题和困难、可能的解决措施及管理员对员工的指导和帮助等。这种双向的交互式沟通必须贯穿于整个绩效管理过程,通过沟通让员工清楚考核制度的内容、目标的制定、工作中的问题、绩效与奖酬关系等重要问题,同时聆听员工对绩效管理的期望和建议,从而确保绩效管理最终目的的实现。

绩效评价本身也是一个动态持续的过程,所以不能孤立地进行考核,而应将绩效考核放在绩效管理流程中考虑,重视考核前期和后期的相关工作。绩效计划和实施过程中的沟通是绩效考核的基础,因为只要计划合理,执行认真并做好了沟通工作,考核结果就不会让考核双方大跌眼镜,最终产生分歧的可能性就会比较小。而考核最终结果也要通过与员工沟通反馈得到对方的认可,并提供工作改进的方案,再将结果应用到其他管理环节中。

绩效诊断和改进作为一种有效的管理手段,其意义就在于为企业提供促进工作改进和业绩提高的信号。正确地进行绩效管理,关键不在于考核本身,而在于如何综合分析考核资料并将之作为绩效改进的切入点,而这正是绩效诊断和改进的内容。通过绩效诊断发现绩效低下或可以进一步提升的问题,然后找出原因。分析和解决的过程也是管理人员和员工沟通的过程,双方齐心协力将绩效水平推上一个新的平台。

一个循环过后,绩效管理活动又回到起点:再计划阶段。此时绩效管理的前一轮工作基本完成,应在本轮工作的基础上进行总结,制定下一轮的绩效计划,使得医院的绩效管理活动在一个更高的平台上运行。这些环节的整合,使绩效管理流程成为一个完整的、封闭的循环,从而保障了绩效能够不断得以提升和改善。

(二)医院绩效管理的监督与控制

医院人力资源管理的核心任务,就是形成医院的动力系统,建立一个高效的工作体系,所以,上至对医院战略的支撑,下至每个员工的个人利益,在很多重要管理环节,绩效管理都发挥着至关重要的作用。但是有些医院虽然建立起符合自身特点的绩效管理体系,但在实施过程中缺失问题摆出,归结起来,就是绩效管理体系的实施环节出了问题,而其中一个重要的原因,就是没有对绩效体系的实施进行有效的监督和控制。

在绩效管理的实施过程当中,需要进行多个层次的监控。对于最基础的层次,可以通过程序上的监督和及时的检查实施有效地控制。例如,如果我们希望医院的员工能够将填好的表格及时返回到人力资源部门,我们应该对实施的程序和实际的执行情况进行监督。程序上,我们检查这些表格是不是真正被返还了。如果没有,那么很明显肯定存在着某种问题,如由于某种原因使得该系统没有被员工接受等。实际执行情况方面,我们可以根据返还的表格进行随机或全面的调查,看看各项指标的落实情况,如果表格的数据和实际情况之间存在差距,就会暴露出问题,其原因需要深入分析,可能是员工对指标的认识方面的原因,也可能是道德方面的原因,而这正是我们需要加以监督控制的环节。如果这类问题的产生没有被有效预防,那么,再好的绩效管理体系都不能发挥出任何作用。

绩效管理的监督与控制是一项非常复杂的工程,因为要对绩效实施过程中出现的问题进行评价,要对表格所提供的书面资料进行分析,而其中所反映问题的原因则可能是涉及医院内外很大的范围。例如,可能需要对某些指标的变动情况进行随时的跟踪,以确保能够发现其中的原因,并能针对这些原因提出建议或采取必要的措施;可能需要对培训和开发的有关环节提出建议;还可能需要对所提出的建议和措施的实施采取某种监督;对于绩效管理系统和薪酬支付,则需要对所提出的建议和措施进行监督,以确保公平、公正、确保绩效考评结果的应用有助于提高绩效水平,有助于发挥动力机制的作用,而不是降低绩效水平,使绩效管理系统的最终效果大打折扣。

在管理实践中,医院要实行绩效的有效监督和维护,就需要了解医院的管理人员和员工对医院绩效管理活动的看法。实施上述外部控制手段,通过充分的沟通和协调,建立起各类各级员工对实际工作行为的自我诊断和检查,发现各自工作中存在哪些影响个人绩效、部门绩效和医院绩效的认识和行为上的因素,有必要的话,可以把这种自我诊断和检查建立在调查问卷的基础上,该调查问卷的设计,要围绕绩效指标体系,尤其要有针对性,通过调查使各级管理人员与员工更加深入地认识到各自的工作绩效在整个医院战略目标所处的位置和所发挥的重要作用。

(宋晓丽)

第三节 医院绩效管理的评价

一、医院绩效管理评价指标的设立

(一)建立医院绩效管理评价指标体系的必要性

开展医院绩效管理与评价是我国实现卫生全行业管理的迫切需要。我国医疗机构全方位改革的目的之一就是要逐步建立一套科学的管理体系,与现代医疗机构管理中产权清晰、权责明确、管理科学、管理与经营分开的要求相适应。实施医院绩效管理与评价,是实现卫生全行业管理的重要经济手段之一,它对改变我国医疗机构传统的管理方式,促进医疗机构适应社会需要,保障广大人民对卫生服务的需求具有重要意义,符合我国建立社会主义医疗卫生保障体制的要求。建立一种多维度的绩效评价体系,符合我国医院发展需要的同时,适应世界范围内医院绩效评价的发展趋势。

(二)医院绩效评价指标体系的建立

医院绩效评价指标体系应由一系列相互关联、相互补充、相互制约的指标构成。同时医院的绩效评价指标的设立应当科学全面,通俗易懂,便于操作,最终形成的指标体系既能服务于综合医院,又能服务于专科医院;既能用于医院之间的横向评比,又能用于医院自身发展建设的纵向比较。指标体系内容也要充分,指标体系既要涵盖医院的硬件,也要考虑医院的软件;既要反映医院的效益,又要表现出医院的效率。

在总结有关专家和学者努力的基础上,采用特尔斐专家咨询法和现场调查法相结合,选出有道表型的指标,组成一套比较系统的二级考核指标体系。同时根据这些指标在医院绩效管理评估中的比重,分别给予不同的权重。并对每个二级指标设立若干个评估标准及其分值,以便在绩效评估时把握考核要点,合理评分。评价医院运行绩效主要包括以下三个方面的指标。

1.社会效益指标

随着社会主义市场经济体制的建立和完善,医疗市场的竞争性对医院的冲击越来越大,谋求医院的生存与发展必须坚持改革,医院改革必须重视社会效益。新一轮医院改革的目标是为了适应社会主义市场经济发展的需要,同时也是为了更好地贯彻执行国家的卫生工作方针政策,增强医院综合服务能力和医疗水平,提高医疗服务质量,以促进医院的自我发展,适应经济、社会发展和人民群众日益增长的医疗需求。因此要衡量公立医院的管理绩效,设立社会效益指标十分重要。

衡量医院社会效益好坏的标准,有以下几个方面:医疗业务的完成情况、医疗服务质量高低及成本效益比价关系等。以政府的目标,从社会的角度,用患者的眼光,要求医院提供的基本医疗服务应当具有良好的可及性、公平性和满意度等。

医院社会效益指标主要有:门急诊人次及计划完成率、住院床位平均使用率、手术患者住院人数、平均住院日达标水平、预防保健工作完成指标、常规病种诊断符合率及其治疗有效率、药物应用合理程度指标和医疗收费总体水平合理性等。

2.经济效益指标

经济体制改革将使医院经济效益受到冲击。在医疗补偿机制还未能建立的情况下,如何把握市场,加强医院经济管理,有效利用人力、物力和财力,降低成本,提高效益是一个十分重要的问题。需要指出的是,医院讲经济不是简单地追求业务收入和经济利益,而是在注重医疗质量的前提下,降低医疗成本,规范医疗价格。

医院经济效益指标一般是:业务收入总量控制目标完成率、药品占业务收入比重及其增长、万元固定资产业务收入及其增长、单位业务收入水平、人员经费占业务支出比例、医院成本费用率、综合药品进销差价率和资产负债率等。评判医院经济效率高低的标杆,主要看管理执行过程中的收入合法性、成本适应性和效益合理性。

3.管理效益指标

市场营销理论告诉我们,任何一个企业或单位首先要做好市场调查工作,对政策环境、市场规则、行业特征、消费对象和支付能力等经营要素进行排序和预测,做出高质量的可行性报告;其次要确立自身的市场定位、经营策略和发展目标,在激烈的市场竞争中扬长避短,集中优势力量、扩大市场份额、实现高水平的经营效益。医院在经营管理方面,应当努力做好基础工作,包括制定医院战略目标、强化竞争管理、实行机制创新、讲究授权经营、实施成本战略、考核管理绩效等。

医院管理效益指标包括：管理费用占业务支出百分比、工资性支出与人员配比率、工作人员人均业务收入、工作人员人均业务工作量、大型医疗设备综合使用率、医院成本控制效率、专项经费投入效果和医院管理科研水平等。医院管理活动既是党和国家方针、政策的执行过程，又是医疗服务市场策略的实施过程，需要很高的管理艺术和科学方法，其间涉及诸多专业知识和工作技巧，是一门综合性的管理科学。医院管理效益评价具有政策性、综合性和非线性等特征，需要联系地域特点、医疗性质和功能定位等因素综合评定。

二、医院绩效评价的方法及选择

医院绩效考核方法多种多样。一套好的绩效考核方法可以为医院员工的升迁、培训、薪酬等提供更好的信息来源，可以使医院继续保持高绩效，保证医院的持续发展。当然，医院绩效考核方法的选用也取决于医院的文化、发展战略、被考核员工的工作性质和特点等因素。

(一)医院绩效评价的主要方法

1.360度绩效考核法

(1)360度绩效考核法的含义。360度绩效考核法又称全方位绩效考核法或多源绩效考核法。其基本原理是员工的工作是多方面的，工作业绩也是多维度的，不同个体对同一工作会得出不同评价。因此，通过上级主管领导、同事、下属、医院内外服务对象和医院内其他协作部门等信息渠道来收集绩效信息，进行多方面、全方位的考核，更能全方位、准确地评价员工的工作业绩。360度绩效考核信息来源的多样性和匿名性保证了绩效信息反馈的准确性、客观性和全面性，也可以促使医院将员工的工作行为与医院整体的战略目标结合在一起，使医院朝着更好的方向发展。

上级的评价：由员工上级尤其是直接主管人员对员工的工作绩效评价是大多数绩效考评制度的核心所在。其优点是直接上级对被考核员工的工作表现、工作业绩最为了解，并且有责任提高下属的绩效，因此考核较为认真，是绩效考核者的最理想人选，同时直接上级为考核主体的方法也是目前最为普遍的考核形式。但上级考核时容易受个人偏好与心理影响，易产生偏松偏紧的倾向或定式思维。

同事的评价：上级只能观察到员工工作表现的一部分，在很多情况下，员工的同事更能够全面地了解员工的日常工作情况。来自平级同事的考核可能会更加客观全面，因为同事之间接触较上级和下级频繁，易发现深层次的问题；但同事考核易受私心倾向、感情因素和人际关系等影响。

下级的评价：在对管理人员的绩效考评过程中，下级的评价过程往往可以使医院的高层管理者了解医院运营过程中潜在的认识问题。优点在于有利于管理的民主化，下级员工对上级主管的工作能力与工作表现有切身的体会，因此有利于发现上级主管工作的不足，同时形成对上级工作的有效监督。但其缺点是受考核者自身素质的限制，考核时可能只拘泥于细节；同时担心考核会引起被考核上级主管的打击报复，因此为了取悦上级而隐瞒事实。

员工自评：员工在正式的上级评价之前对自己的业绩、能力等多方面做出初步的评价。优点在于被考核者可能对自身有更清楚的认识，考核可能会较客观，也为以后管理部门制定相应的培训方案提供可靠的依据；同时，自我考核有利于员工增强参与意识，提高工作热情。但自我考核中，考核者也容易高估自己，隐瞒失误。

医院内外服务对象的评价：收集患者的满意度及相关医疗供应商的意见。优点在于所受干扰少,考核更真实客观;它有利于医、药、护、技、管等医院不同岗位的员工强化服务意识,提高服务能力;同时考核的反馈信息有利于医院发现自身的优势和不足,以及潜在的发展需求。该形式的缺点在于操作难度较大,耗时久,成本较高,考核资料不易收集、整理。

(2)360度绩效考核法的优点和不足。

360度绩效考核法的优点体现在以下几个方面。

360度绩效考核法由于其全视角绩效考核的功能,集中了较为全面的反馈信息,因此考核的综合性非常强,被考核者可以获得多角度(上级主管、同级同事、下级员工、服务对象及自己)的考核信息,增强了被考核者的自我发展意识,为今后绩效的提升和职业生涯的发展提供可靠的依据。

360度绩效考核法可以弥补传统的直线型考核的不足,避免考核的片面性和因单线绩效考核方法造成的偏见与考核结果的偏差。

通过服务对象的考核和监督可以推动工作效率和工作质量的提高,有利于组织发现自身的优势和不足,从而加强组织建设和促进组织更好地继续发展。

以上描述了360度绩效考核法的特殊优势,但它还是存在一些潜在问题和风险,如考核结果容易受情感因素、人际关系的影响,应用成本较高。由于在进行360度绩效考核法时一般都是采用多名考核者匿名进行考核,考核者可能会借评估来发泄心中不满,也有可能出于与被考核者良好的人际关系或怕得罪上级权威而给出较高的评价,因此360度绩效考核法的有效性得到质疑。此外,360度绩效考核法涉及的考核角度多、范围广、程序复杂,因此不可避免地造成了时间和应用成本上的大量耗费。

(3)360度绩效考核法的应用原则。

正确认识360度绩效考核的价值:当360度绩效考核目的定位在员工的晋升、奖惩和各种利益的分配时,考核者就会考虑到个人利益的得失,所做的评价相对来说很难做到客观公正,被考核者也很有可能质疑考核的结果,因此会造成人际关系的紧张。而当360度绩效考核目的定位在员工的发展、绩效的提升和管理的改善时,考核者所做出的评价会更为客观和公正,被考核者也更愿意接受考核的结果。因此我们建议尽量把360度绩效考核用于员工的发展、绩效的提升和管理的改善等方面,效果会更佳。

实施前要进行充分沟通:对员工做好360度绩效考核法的含义、目的及程序等方面的宣传和信息的沟通,并申明此次为匿名考核,可使考核者尽可放心畅所欲言、实事求是。

重视反馈环节:需要一方将考核结果及时反馈发给员工,以帮助其提高能力水平,另一方面在实施过程中就评价的准确性、公平性向评价者提供反馈,以帮助其提高评价技能。

注意与医院文化的匹配:在选择360度绩效考核法之前,要充分考虑医院文化预期基本理念的匹配度。

2.关键绩效指标

(1)关键绩效指标的定义。关键绩效指标是通过对组织内部某一流程的输入端、输出端的关键参数进行设置、取样、计算、分析,来衡量流程绩效的一种目标式量化管理指标,是把医院的战略目标分解可运作的远景目标的工具,是医院绩效管理系统的工具。在医院绩效考核中,关键绩效指标需要医院人力资源管理部门或员工主管部门为每一位需要考核的员工设立一本"考绩日记"或"绩效记录",由考核者或知情人(一般是直属上级)随时记录每一位被考核者在工作活动中所表现出来的突出的好方式或者特殊的不良行为或事故。然后每隔一段时间,通常是每半年或每一年,考核者和被考核者根据所记录的特殊事件,讨论被考核者的工作绩效。根据特别好的或者特别差的工作表现,考核者可以把最好的和最差的员工从一般员工中挑出来。因此,关键绩效指标关注于特别好或者特别差的事例。

(2)实施关键绩效指标考核的流程。在以关键绩效指标为基础的医院绩效考评时,需要遵循一定的流程。实施的过程起始于对医院战略目标的分解,结束 KPI 考核的监控。严格来说,随着医院所处环境的改变,医院的战略目标的相应调整,这一过程循环往复,使 KPI 能够适应企业发展的要求,从而使整个目标体系得到不断地完善。

分解医院战略目标,提取关键成功要素。实施 KPI 考核,首先要对医院的战略目标进行分解,以明确各部门和个人在一定时期内应该完成的任务。医院的战略目标是对医院战略经营活动预期取得期望值。战略目标是一种宏观目标,它所提出的是医院总体发展总要求和总任务。它规定了整体发展的根本方向,具有高度概括性。因此,医院必须首先对高度概括性的战略目标进行分解和细化,找到医院战略目标实现的关键点,确立支撑战略目标的成功要素。

关键成功要素的提取可以使用以下的方法:①标杆基准法是医院将自身的关键业绩行为与那些在行业中领先的医院的关键业绩行为作为基准进行评价与比较,分析这些基准医院的绩效形成原因,在此基础上建立本医院可持续性发展的关键业绩标准及绩效改进的最优策略的程序与方法。②成功关键分析法就是要寻找一个医院成功的关键要点是什么,并对医院成功的关键要点进行重点监控。其基本思想就是通过分析医院获得成功的关键因素,提炼出导致成功的关键业绩模块,再把业绩模块层层分解为关键要素。③策略目标分解法首先要确定医院战略,通过业务价值分析,对战略方案和计划进行评估,并按照他们对医院价值创造的贡献大小进行排序,分别建立医院的价值体系,并以此找出医院的关键战略价值驱动因素,进而确定关键的岗位和科室部门。

以关键成功要素为基础,设定 KPI 考评指标:①医院级 KPI。在明确了保证医院战略目标实现的关键成功要素后,医院的高层领导者可以在此基础上对关键成功要素进行进一步细化,从而确定医院的关键绩效要素,在此基础上进一步寻找可以支撑这些关键绩效要素的关键性指标,并对这些关键性指标进行提炼,就可以得到医院级 KPI。②部门科室级 KPI:首先要建立医院级 KPI 和各主要业务流程的关系,找出流程的关键控制点,其次在医院各个流程关键控制点确定之后,应根据参与各主要业务流程的职能部门的职责确定各部门应该承担的任务重点,建立流程和各职能部门之间的联系。③岗位级 KPI:根据员工岗位说明书确定的岗位职责及工作特点,确定各岗位对科室部门 KPI 所贡献的绩效要素,然后在此基础上设计各岗位的 KPI。

审核关键绩效指标:对关键绩效指标的审核主要是确认所建立的关键绩效指标体系是否能够较为全面和客观地反映被考核对象的工作绩效,以及是否适合于绩效考核的具体操作。

KPI 考核的实施与监控。KPI 体系的实施主要包括:KPI 计划的明确与分析、KPI 跟进与监控、KPI 评价及针对 KPI 的反馈 4 个环节,其中的每个环节都需要上级领导与员工进行持续有效的沟通,每个环节的成败都与沟通密切相关。KPI 体系的实施绝不仅仅是员工的职责,各级管理者特别是员工的直接主管必须意识到自己的责任。

(3)关键绩效指标的优缺点及注意事项。

关键绩效指标的优点:①它为考核者向被考核者解释绩效考核结果提供了一些确切的事实证据,使考核结果容易被员工理解和接受。②它确保考核者在对被考核者的绩效进行考核时比较客观公正,因为所依据的是被考核员工在一定时间内(半年或者一年)积累下来的表现,而不是最近一段时间的表现。③它保持一种动态的关键事件记录,通过对记录下来的关键绩效指标的考评,可以向被考核员工提供明确的反馈,有助于员工更好地了解自身的优点和不足,改进自己的工作行为,把握个人发展方向。④可以通过重点强调那些能够最好支持医院发展战略的关键事件,使员工的绩效考核与医院的战略目标紧密联系起来。

关键绩效指标的不足:①考核者在搜集和整理每一个被考核员工工作行为的关键事件时,需要花费大量的时间和精力,并且可能还会忽略中等绩效的员工工作表现。②关键绩效指标在对员工进行比较或做出与之相应的薪酬、晋升等决策时,可能作用并不大。

因此,最好不要单独使用关键绩效指标进行员工绩效考核,可以将它作为其他绩效考核方法的一种补充。

3.平衡计分卡

(1)平衡计分卡的含义。

平衡计分卡是美国哈佛商学院教授罗伯特·卡普兰和复兴方案公司总裁戴维诺顿在对美国12家优秀企业为期一年研究后共同创建的一套企业业绩评价体系。平衡计分卡是一个将企业的战略落实到可行的目标,可衡量指标和目标值上的战略实施工具。它能够使企业有机地跟踪财务目标,同时关注企业关键能力的进展,并开发对未来发展有利的无形资产。它促使企业高层管理人员从财务、客户、内部流程和创新成长四角度关注企业绩效,分析它们之间的相关性及其链接;能够根据对目标值结果的跟踪分析,尽早发现问题,及时调整战略、目标和目标值;建立战略实施的架构以确定重点。因此平衡计分卡克服了传统绩效评估以单一财务指标作为评估标准的局限性,而兼顾了客户、内部流程和创新成长三个重要方面,从四个角度观察企业,定义企业的战略,使企业全面平衡地发展。平衡计分卡的基本理念就是在一系列指标间形成平衡,即平衡组织的财务指标和非财务指标;平衡组织和相关利益群体的利益;平衡组织的短期行为和长期行为。

医院的财务指标,可以综合反映医院的业绩,具有长期及可进行总量控制的功能,因而平衡计分卡保留了财务业绩的评价方法和要实现的财务目标。它是以后进行评价工作的基础,概括了过去行动的直接经济结果。财务指标主要包括业务收入、就诊人数、经济增加值;现金流充足度、资产周转率;固定资产折旧、存货周转率、成本利润率;市场占有率、病床利用率。

患者方面的评价,体现了医院对外界变化的反映。平衡计分卡为解决患者方面的问题,选择两套评价方法:一套是医院期望在患者方面达到的某些经营业绩而采取的评价指标。主要包括门诊患者满意度、住院患者满意度、护理服务满意度、患者投诉率、市场占有率、医疗纠纷次数。另一套评价方法则是对第一套评价方法中各项指标的细化,分析达到第一套指标应采取的措施及影响,建立健全客户指标的考核体系。

医院内部流程过程方面,是平衡计分卡与传统的医院业绩评价制度最显著的区别之一。传统的医院经营业绩评价方法集中于控制和改善现有医院职能科室和业务科室的作用。目前国内很多医院实行目标管理,将目标的完成情况与科室及个人的收益挂钩,从而起到相应的激励作用,但其弊端也同样明显,可能导致医务人员为了追求经济指标而出现一些短期的经济行为,从长远来讲会损害医院的社会效益与经济效益。医院内部业务流程可以按其内部价值链划分为3个过程:医疗质量改进、医院服务经营、医疗服务随访。

创新与成长方面的实施和成效是其他3个方面的驱动因素和基础。医院以提高医院的核心竞争力,进行医院的战略管理为指导思想,通过推进学科及人才梯队建设、深化人事体制改革、引进与培养临床学术人才、不断培育国家级高级人才等措施来提高医院的核心竞争力,提高医务人员医疗技术水平,强化科室建设,提高掌握运用医学尖端技术的能力(见图9-5)。

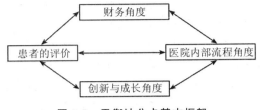

图 9-5　平衡计分卡基本框架

(2)平衡计分卡的实施流程。

运用平衡计分卡进行医院绩效管理通常可以遵循"前期准备、构建计分卡、设计运作系统、反馈和修正"的流程。

前期准备。在实施平衡计分卡之前,医院需要做一定的准备工作,这些准备工作包括:组建负责平衡计分卡项目实施的团队,编制平衡计分卡实施进度计划,进行前期调查,组织宣传和培训。

构建平衡计分卡。平衡卡的构建应当从明晰医院的使命、价值观、愿景及战略重点与目标开始,所以首要的工作是进行医院的战略研讨,在此基础上,由上至下构建各层次平衡计分卡。构建医院平衡计分卡、部门平衡计分卡及员工个人平衡计分卡。

设计运作系统。运作系统的设计实际上是对平衡计分卡与医院绩效管理整个过程的规范,主要包括三方面内容:①设计平衡计分卡与绩效管理流程:运作系统的第一步就是对平衡计分卡的流程进行设计。这一流程是日常运作的规范与标准,是运作系统设计最为核心的部分。②制定平衡计分卡与绩效管理制度:该制度是在医院日常运作的规范性文字描述,主要是对平衡计分卡及绩效管理流程与方法进行描述。③制作平衡计分卡流程表单:这些表单是医院在后期推进实施平衡计分卡时所需要的。

实施、反馈和修正。此阶段为组织平衡计分卡的具体实施。在平衡计分卡实施的过程中,需要进行实时监控,不断反馈其实施情况,及时分析其对医院战略实现的促进力度,进而评估平衡计分卡的实施效果。根据反馈信息、发现问题和员工意见对平衡计分卡中涉及的指标体系进行修正和完善,并改进医院战略。

(3)平衡计分卡的优缺点及注意事项。

与目前医院实行的目标管理责任制的管理方法相比较,运用平衡计分卡管理工具进行绩效管理体现出以下几点优势。①管理理念更加先进化:原实行的目标管理责任制有注重追求经济效益趋向,更加关注各项经济指标和服务数量,弱化了服务质量和社会效果。平衡计分卡实施的是医院全方位的绩效管理,它从明确医院战略定位入手,以提高医院综合竞争能力为目的,以绩效管理为手段,制定出关键业绩指标,其中既有针对财务的绩效考核指标,也包括了非财务的绩效考核指标。与目标管理责任制的管理方法相比较,平衡计分卡的管理理念更加注重对服务质量、服务态度和社会效果的评价,追求的是服务效率,兼顾经济效益,使医院管理更加到位。②管理模式更加科学化:目标管理责任制的管理主要集中在经济指标上,衡量医院和员工的工作绩效时,均将经济收入指标与科室与个人的收入挂钩。而运用平衡计分卡管理可以弥补这一缺陷,它从 4 个角度设计了绩效衡量标准,全方位地考虑医院持续发展的各个方面。③管理流程更加规范化在绩效管理的过程中通过管理者与员工的不断沟通,使整个管理过程更加透明。将员工的个体行为融合成为整个医院统一的、规范的行为,进而最大限度地提高医院的工作效率。④管理效果更加人性化:平衡计分卡推崇的是良好的参与气氛和畅通的沟通渠道,绩效管理不仅是用来控制员工的,更是用来激励员工的,它强调的是管理者与员工之间持续的双向沟通过程,两者之间是合作伙伴关系,管理人员不仅要评估员工的绩效,还要帮助员工找到影响绩效的障碍,再共同制订出绩效改进计划,让员工充分参与医院的管理过程。

但是平衡计分卡也存在着对使用者的要求较高,工作量极大,部分指标难以量化,权重分配会增加应用平衡计分卡的复杂性等问题。

(二)各种绩效考核方法的选择

前面我们已经对医院员工绩效考核的多种方法进行了说明和比较,每一种方法都有它的优势和不足,每一种方法都有它最佳的适用范围。因此,医院在选择绩效考核方法时,必须全面考虑各种因素。例如,医院的战略目标、医院的发展方向、医院绩效考核的目的、员工的工作性质和特点、员工的素质、绩效考核方法本身的特点及绩效考核的成本支出等。

1.医院绩效考核的目的对绩效考核方法选择的影响

医院绩效考核的目的对医院绩效考核方法的选择起着决定性的作用。我们在之前已经讨论了医院绩效考核的目的分为管理目的和发展目的,选择合适的绩效考核方法对实现医院绩效考核目的会起到事半功倍的作用。例如,如果以优化医院员工的职业生涯为医院绩效考核的主要目的,则选择关键事件考核法、360度绩效考核法等会比较有效,而选择比较考核法就很难达到目标。

2.医院员工工作性质与工作特点对绩效考核方法选择的影响

医院有医师、药剂师、护士、技术工人、行政人员等各种岗位的员工,各岗位的职称又有高、中、低之分,不同的工作岗位、不同的职称级别,其工作性质和工作特点也各不相同。在进行绩效考核方法的选择时,应根据医院内部不同岗位、不同职称人员的工作性质和工作特点,选择不同的绩效考核方法,才能做到合理的评价、选拔和使用各类人才。例如,医院行政管理人员,他们的绩效目标难以量化,因此可以选择关键事件法等绩效考核方法进行考核。

3.绩效考核方法本身的特点对医院绩效考核方法选择的影响

每一种绩效考核方法都有它们各自的特点,每一种方法与组织战略的一致性及其适用范围、开发与应用成本、信度与效度、优势与不足,都有所不同。医院必须根据绩效考核的目的、员工的工作性质,并结合绩效考核方法本身的特点,选择某种绩效考核方法或某几种绩效考核方法的组合。

4.绩效考核所需时间和成本对医院绩效考核方法选择的影响

医院是个特殊行业,在注重社会效益的同时,需兼顾经济效益。因此医院在选择绩效考核方法时,考核所占时间(包括时间成本)和考核方法开发与应用所需成本,也是必须考虑的一个重要因素。以360度绩效考核法为例,该方法综合性强,反馈信息全面,可以有效避免偏见,有利于优化医院员工的职业生涯,有助于加强医院建设。但是,开发和应用该方法的成本相当高,而且实施时需要花费大量的时间和精力。所以,医院在选择绩效考核方法时,要做到合理预算和利用好绩效考核所投入的资金,不过量占用考核者和被考核者的时间;对非核心岗位员工进行绩效考核时,不宜选择诸如360度考核法等比较复杂的绩效考核方法。

(宋晓丽)

第十章 医院文书管理

第一节 文书与文书工作

一、文书与文书工作的基础

文书是伴随文字的产生而出现的,它是人们记录信息和表达思想的一种文字材料。自从人类社会出现阶级和国家之后,统治阶级就利用文书发号施令、指挥国事、记录信息,于是产生了公务文书,并逐渐形成一套文书拟制和处理的程序及办理手续,这就是现在所称的文书工作。

(一)认知文书含义

做好文书工作,应正确认知文书的含义,认知的基本步骤如下所述。

1."文书"概念历史的梳理

要了解什么是文书,首先应对"文书"这一概念的历史进行梳理。

最早出现"文书"一词,是在西汉初期贾谊所著的《新书·过秦下》中"禁文书而酷刑法,先诈力而后仁义"之句。司马迁的《史记》中,也多次提到"文书"一词。至东汉,班固在其所著的《汉书·刑法志》中,又有"文书盈于几阁,典者不能遍睹"之句,意思是说,当时的司法部门,审理犯人的材料堆满公案和阁架,以至执法官都看不过来。这里的"文书"泛指古代的文籍典册。在我国先秦时期,"文"与"史"是不分的,如《尚书》即上古之书,既是历史的记载,又是政治文件的汇编。大约到唐宋以后,"文书"概念的含义相对狭窄一些,主要是指实用性强的文字材料,而且有了公用和私用之分。

2."文书"概念现实的判定

现在研究的文书,不再是古代意义上的文字材料。古代有史料价值的文字材料或者应用性的文字材料都可以叫作文书,而现今文字材料的划分越来越细,诸如文学作品、图书情报、档案材料等,如果都称为文书则不利于对不同文字材料的研究,同时也不符合现代人对"文书"一词的理解习惯。

现在文书的定义是行为主体在社会实践活动中为了凭证、记载、公布和传递信息的需要,在一定书写材料上形成的具有应用性和特定格式的文字材料。

3."文书"含义的正确理解

对文书的含义,具体来说,可以从以下几个方面来理解。

(1)文书首先是一种文字材料,即书面材料。然而,它不同于别的书面材料,如文学作品、图书情报等。随着科学技术的发展,出现了声像材料,如处理公务或者私事的录音带、录像带等,这些材料虽然具有文书的功用,但从文书这个特定的概念来说,不具有文字的属性,因而不能称为文书,但我们可以把它理解为一种特殊的文书。

(2)文书有特定的格式。文书是社会交际的工具,这就需要有统一的通用的格式要求,以便实现社会交际的功用。文书在内容上,一般而言,要能表达一个较为完整的思想和意图。

(3)文书具有应用性。文书的功用主要是应用,它是处理公、私事务和进行社会交际活动的工具。而且所涉及的事项除个别情况外,都是现行的,即正在进行或要进行的工作和事务。

(4)文书具有很强的目的性、针对性。文书作为处理事务的一种工具,有明确的目的,根据社会交际活动的需要而形成。同时,它定向、定范围传达意图、记载活动、推动工作,具有很强的针对性。

(5)文书的形成和使用有特定的主体,即党政机关、企事业单位、群众团体等社会组织和具体的个人或家庭。

(二)文书工作的含义

文书工作是通过互相衔接的一系列程序和手续,完成拟制、处理和管理文件材料的工作。不同时期,不同的机关单位,文书工作的内容是不一样的。不同类型的公文,也有不同的程序和手续。例如,制发一个文件,从思想酝酿、材料收集、调查核实、起草讨论、审核定稿、缮印校对到用印发出,需经过一系列程序并遵循一定的制度,文件处理完毕,有保存价值的文件还要整理立卷,这些都属于文书工作。概括起来,文书工作的内容包括文件材料的拟稿、审核、签发、缮印、校对、用印、收发、登记、分送、拟办、批办、承办、催办、立卷、归档等。

对于文书工作者来说,要掌握公文的形成和处理过程,了解公文的形成与处理程序对公文的结构和作用的影响,还需要了解文书工作的历史及其发展,研究和掌握文书工作的原则和方法,以便更好地为机关、企事业单位的工作和科学研究服务。

(三)公文的特点与作用

1.公文的特点

(1)法定的权威性。这种权威性是由于公文传达了公文制发机关的决策与意图,体现出制发机关的意志与权力,此外,公文具有其他文献无法替代的凭证功能,也保证了其权威性。在权威性的要求下,公文在法定的时间与空间范围内能对受文者产生强制性影响,强制贯彻执行,强制予以阅读与办理,要求予以回复等。

(2)鲜明的政治性。公文具有传达贯彻方针政策、处理行政公务、党务的重要职能,其内容具有鲜明的政治性。有些公文直接代表了党和国家的政治立场和原则,而所有公文都不能背离党和国家的法律规定。

(3)程序的严格性。《党政机关公文处理工作条例》对发文的撰写、审核、签发、复核、缮印、用印、登记、分发和收文的签收、审核、拟办、批办、承办、催办等公文处理程序都有严格明确规定,任何机关单位都必须严格遵照执行。

(4)体式的规范性。公文的体式是公文文体、格式、用纸、装订及各种标记等内容的统称,这些内容都有原则性的规定。

(5)作者的法定性。公文由法定作者制成并发布,所谓法定作者,是指依据法律法规成立并能以自己的名义行使职权、承担义务的国家机构和其他社会组织。公文必须以法定作者或其代表人的名义制发,其他人无权制发。在公文上载有凭证取信生效的标志以证明法定作者的职能地位并赋予公文以法定的效力。

2.公文的作用

公文的使用极为广泛,涉及社会生活的各个领域,具有各个方面的实用功用。作为社会管理的工具,它主要有3个方面的功用:管理功用、交际功用、反映客观现实的功用。作为国家行政机关的公文,其作用主要在于它可以作为传达和贯彻执行党和国家的各项路线方针政策、管理政务、处理事务、沟通机关或单位之间联系的一种工具。具体来说有以下几个方面的作用。

(1)领导指导作用。机关、单位可以通过制发文件来部署各项工作,传达党和国家的路线、方针、政策,传达各级领导机关及本机关的意见和决策,对下级的工作进行具体的领导与指导。领导的方式不外乎两种:一是书面领导,即利用公文来实现;二是实行面对面的领导。但一般来说,对于重大问题的处理、决策等适宜采用书面领导的方式,这样就能避免面对面的领导存在的随意性。另外,一个机关、单位,无论如何都不可能实行完全的面对面的领导,领导者不可能同下级每一个组织及成员直接接触,这就需要通过公文来贯彻有关方针、政策,进行具体的领导和指导。

(2)行为规范作用。党和国家的各种法规都是以文件的形式制定和发布的,这些法规性文件一经发布,便成为人们的行为规范,必须坚决遵照执行,不得违反。它对于维护正常的社会秩序、安定社会生活,保障人民的合法权益有着极其重要的作用。有些单位无权制定法规,但仍然可以根据本单位的实际情况,制定一些规定、办法等,这些规定、办法同样具有规范作用。

(3)联系知照作用。各机关单位在处理日常事务工作时,经常要与上下左右的有关机关单位进行公务联系,公文往来则是机关单位之间协商和联系工作的一种方式。这种公务联系作用是公文最常见、最普遍的作用。同时,公文在机关单位之间互相知照意图、协调关系及协调机关内部关系等方面都起着重要的作用。

(4)凭证记载作用。公文是机关单位职能和公务活动的文字记录。一般来说,绝大多数公文在传达意图、联系公务的同时,也具有一定的凭据作用。这是因为,既然每一份公文都反映了发文者的意图,那么,对于受文者来说,就可以将公文作为安排工作、处理问题的依据。有些公文,本身就具有凭证作用,如经当事人双方共同签订的协议书、合同等文书。可以说,形成这类文书的目的,就是为了作文字凭证的。还有一些公文,本身就是凭证,如会计文书中的会计凭证、借据等。另有一些公文具有明显的记载作用,如会议记录、谈话记录、会议纪要、大事记等,它们都是机关工作活动的真实记录,可以供日后利用和查考。

(5)宣传教育作用。公文有很强的政策性,有些公文还蕴含着丰富的知识,对于各机关、单位都是良好的宣传教育材料。当文书传播开后,对接触到的干部、群众也是非常好的教育读本。党政领导机关制发的方针政策性的、领导性的重要文件,不仅是进行各种宣传教育工作的重要依据,也是很好的教材,具有重要的宣传教育作用。有些会议常印发一些重要文件作为会议的学习材料,许多重要文件也可以通过报刊、广播、电视加以公布,或者印发到各级机关有组织地进行传达、宣讲和学习。

(四)文书工作的特点与原则

1.文书工作的特点

文书工作是一个机关的组织或办事机构管理活动的重要组成部分。要有效地开展并做好文书工作,必须熟悉、把握好文书工作的特点,具体来说,可以总结为以下几点。

(1)政治性。文书工作作为管理活动的一部分,体现管理者的意志,必然表现出强烈的政治性。在我们社会主义制度下,文书工作要为社会主义现代化建设服务,全面体现并传达党和国家的路线、方针、政策,违背了这一点,其他方面工作做得再好,也只能起反面作用。

文书工作是使整个国家机器得以正常运转的重要保证。国家是个统一体,在这个统一体中,文书工作是通过信息传递进行有机联系和协调一切活动的,从而使全国上下按照统一的意志、统一的目标有效地运转。如果文书工作不能正常运转,势必影响到整个国家机器的正常运转。

文书工作还是提高机关工作效率的重要环节。机关的一切工作,从总体上说,都是为社会主义现代化建设服务的,机关工作效率如何,与社会主义现代化建设速度有着一定的直接关系。而机关的工作效率同文书工作的效率又密切相关。文书工作如果准确、及时、高速、高效地运转,就能促进机关提高工作效率,也就能相应地促进社会主义现代化建设的速度,反之,则会阻碍社会主义现代化建设的进程。

(2)机要性。文书工作的机要性主要体现在以下两个方面。①文书工作的机密性:这是由它所涉及的物质对象——文件所决定的。党政机关、各企事业单位,都要制发具有不同程度机密性的文件,尤其是高层领导机关制发的文件,许多都是涉及国家政治、经济、军事、高科技、高技术等核心机密的,而这些机密性文件的形成、处理和管理都离不开文书及文书工作。如果文书工作中的某一环节出现问题,失密、泄密或误时、误事,都将会造成政治、经济、军事、科技等方面的严重损失。②文书工作的重要性:这是指文书工作的岗位重要。文书工作中,有一部分工作就其性质而言,并不那么机密,但确实又很重要,如各机关的印章、介绍信等。

(3)有序性。文书工作的有序性,是指处理文书的每一个工作环节都是紧密衔接的,不允许随意割裂、颠倒。从收发阶段来看,如果没有外收发的第一次验收,就不可能进行内收发的第二次审核,如果没有文秘部门的拟办意见和机关负责人的批办,就不可能有承办等后续文书处理工作。所以,文书工作的各个环节紧密相连、前后有序,不能随意减省或颠倒顺序。

(4)规范性。文书工作的规范性,主要是通过以下几个方面体现的。一是体现在文书的形成上,文书的形成除了在行文方面有必须遵循的规则之外,在公文的文面格式、印装格式等方面,都有规范的要求;二是体现在文书处理上,包括文书的办理、整理、归档等方面,也都有规范性的操作要求,只有坚持文书处理工作的规范性,才能使文书工作科学、有序、高效地运行;三是体现在文书的管理上,包括文书的管理利用、清退、销毁等,都分别有规范的要求。只有按规范操作去做,才能对文书工作进行统一管理,才有利于文书工作的自动化处理。

2.文书工作的原则

根据《党政机关公文处理工作条例》等文件的精神,文书工作应遵循以下几个基本原则。

(1)准确周密。准确周密是对文书工作的质量要求。文书工作关系到党和国家事务管理,关系到机关或者企事业单位领导、指挥、组织和管理社会主义建设的工作效率问题。"准确周密"这4个字,包含了对文书工作在政治上、文字上、运转处理上的全面质量要求。机关、企事业单位拟制和发出一份文件,或是对于方针政策的制定、宣传与贯彻,或是对具体工作的组织、计划与安排,或是汇报情况、请示与答复问题,商讨具体措施,联系办理具体工作问题等,都要求准确周密。如若办得粗枝大叶、错漏紊乱,不仅会使机关办事效率降低,甚至还会造成严重的损失。

一个领导机关撰写的文件,如果内容空洞或词句含糊笼统、表述不清,或者前后发文互相矛盾,收文单位就很难贯彻;又如发出的指示、决定,若是主观武断、机械死板,也会使下属单位难以贯彻执行。

下级向上级报告工作,要抓住主要问题,文件内容不能空泛,而要如实、准确地反映情况,否则会给工作带来一定的影响和损失。

缮写、印刷、校对文件工作需要细致、认真,文字上错漏颠倒,会造成误解、费解,从而误时误事。文件的登记、装封、分发、送批等发生差错,也会造成错发、漏送、延误或泄密等。文书的立卷,如不注重质量,收集不齐全、整理不系统、鉴定不准确,必然会影响机关现行工作的查考和日后档案的长期利用。

"准确周密"是提高效率的基础,也是反对官僚主义、文牍主义作风的一种保证。要做到"准确周密"这4个字,必须加强责任心,科学地组织文书工作,严格执行制度,完备手续,明确责任。

(2)及时迅速。文书工作者必须有紧迫的时间观念,力求解决问题及时,处理工作迅速,反对拖拖拉拉、公文旅行、迂缓停滞、积压不动。

紧急的文件,有明显的时间要求,超过时限必然会给工作造成损失。文书工作的每个程序,都应当分清轻重缓急。首先应保证紧急文件的及时处理,对没有十分明确时间要求的文件,如那些未限定必须某月某日下达、上报或答复的,也不可任意延缓拖拉。机关正常的收发文件,都有一定的时间要求,必须尽可能地及时处理。缩短文件在机关、企事业单位的运转办理周期,才有益于提高工作效率,从而促进事业的发展。

为了实现文书处理的及时、迅速,还必须健全制度,简化手续和层次。为了加速文件运转,提高处理工作效率,要尽可能地在文书工作中运用现代化的技术手段。

(3)精简实用。要一切从实际出发,力求简捷,讲究实效。精简文件,控制发文数量,不该发的文不发,可发可不发的文少发;语言要贴近实际,简明扼要,表述内容具体,不玩弄虚文。克服文书工作中存在的文件多、种类繁、内容重复、文字冗长、层层转阅、费时颇多、效率低下的现象。

(4)保守机密。文书是党政机关传达方针政策的重要工具,尤其是高级领导机关制发的文书,涉及党和国家的重大决策,以及政治、经济、军事等重要机密,因此,文书工作必须严格执行保密制度,不得疏忽大意。一切尚未公布的机密文书,经手办理的文书工作人员,都要注意保密,不能随便给无关人员阅看或谈论。文书的运转交接应当严格登记,履行签收手续,明确责任。绝密文书应有专人负责和安全的设备保管,不得擅自携带外出或带回家中,以免造成失密、泄密。

二、文书工作的组织

(一)文书工作的组织形式与机构设置

1.文书工作组织形式的类别

从我国目前党政机关现行的文书工作来看,文书工作的组织形式大体分为集中和分散两种类型。

(1)集中的形式。集中的形式就是把文书工作中除文件承办外的其他环节的工作,都集中由文书部门来处理。换言之,在一个机关内,除了文件承办外,文书处理的其他各个环节都集中在机关的中心机构进行。其他业务部门不再设置文书工作机构或专、兼职文书人员。按一般工作规律,这种集中形式适用于小机关和一部分中等机关。这些机关的规模不大,业务不太复杂,内部组织机构不多,有的甚至只有人员的分工,没有设内部组织机构,收发文件也比较少,办公驻地当然也是集中的。所以这类机关的文书处理工作适宜集中进行。

采取集中形式进行文书处理工作,其优点在于:一是简化文书工作手续;二是节省人力;三是提高文书工作效率。

(2)分散的形式。指将一个机关的文书处理工作分别由机关的中心机构(即各机关的办公室、厅)和各业务机构的文书部门和文书工作人员,各负责一部分文书处理工作。这种形式一般适用于比较大的机关或部分中等机关。分散形式的具体组织又可分为以下2种情况。①把文书处理的不同工作环节,一部分集中在中心机构,另一部分放在各业务部门。例如,文件的收发、催办、打印等环节,可以根据本机关的各种条件,集中或者分散进行。文件的打印,可以集中由一个打印室负责;催办、查办、整理、归档工作,可以集中,或分散由各部门的文书人员负责。②按文书的内容和各部门的业务进行分工。一般而言,可以将属于方针政策性、全局性、综合性、重大问题的文件,以及以机关名义收发的文件,放在中心机构处理,而将属于业务方面的文件,放在有关业务机构的文书部门或交给专、兼职文书工作人员处理。

2.文书工作组织形式的选择

一个机关究竟是该选择集中形式还是分散形式,应视具体情况区别对待。

(1)选择文书工作组织形式的原则。①要有利于机关工作。选择文书工作的组织形式,目的是保证和推动机关工作的有效进行。因此,在选择文书工作组织形式时,需要从本机关的实际出发,以便更好地完成文书工作任务,提高机关工作效率和方便工作。②要保持相对的稳定。一般来说,一个机关的组织机构是较为稳定的,这就要求为其服务的文书工作的组织形式也要相对稳定。所以,一旦选择了某种组织形式,就不应轻易变换,而应相对稳定一个时期。否则,时而采取集中形式,时而采取分散形式,势必造成文书工作的混乱。

(2)选择文书工作组织形式的依据。明确文书工作组织形式的选择原则,只是在选择时有了总的遵循规则。在具体选择时,还要考虑与文书工作组织形式密切相关的各种情况,以此作为选择的主要依据。

总的来说,工作任务重,职权范围大的机关,机关内部机构设置的层次和数量就多,收发文件的数量自然也就多,就有必要采用分散形式;而工作任务少,职权范围小的机关,内部机构层次设置和数量相对的少,收发文件的数量也比较少,这就有必要采用集中形式。同时还应看到,机关所属部门是否集中、距离远近、有无相对独立性等。

在上述各种情况的比较中,究竟依据哪些因素,确定采取哪种文书工作组织形式,则应根据起主要作用的那些因素,灵活判定。

3.文书工作的机构设置

文书工作是机关日常工作的一个重要组成部分,是直接为机关的领导工作、业务工作服务的,但文书工作不是机关的一项专门业务。通常文书工作都被纳入机关的综合性办事机构,即办公厅(室)、秘书处、秘书科等。各机关文书工作机构的设置必须根据任务轻重、工作量多少来确定。就机关的中心机构来说,一般也只是承担文书工作的主要任务,如主要由办公室负责文件的收发、运转、打印、核稿及文书的管理等。具体来说,文书工作机构的设置大体有以下2种情况。

(1)专门机构。这是对较大的机关来说,因为它们的文书处理任务繁重,而且某些环节又具有专门的业务技能,所以应考虑设立专门的文书工作部门(机构),如文书工作由办公厅(室)负责,下设秘书处(科、室)或文书处(科),负责拟稿、核稿、会议记录等;设机要室,负责机密文件的管理;设打印室(文印室)、印刷厂,负责打印文件;设收发室,负责文件的收发工作等。有的大机关还设通信科,专门负责机要文书的传递工作。

中心机构及其下设的某些科、室主要或专门承担某些文书处理工作任务,通常又称它们为文书处理部门或文书部门,而相对地称其他业务机构、职能机构为承办单位或办文部门。

文书处理工作不只是由文秘部门负责的,机关的领导和其他职能部门也要承担一部分文书处理工作,如拟稿、核稿、签发、阅办等工作。

(2)专职或兼职人员。这主要是对较小的机关来说,由于他们的文书处理工作的任务较少,就没有必要成立专门的文书工作部门,一般只在办公室安排1~2个专职或兼职的文书工作人员。大机关的中间层机构的办公室也往往如此。文书工作人员主要负责文件的收发、运转、催办、查办等工作环节,通常简称文书人员或按他们的职务简称为文书。

(二)文书工作的组织领导与责任制度

1.文书工作的组织领导

文书工作主要是对本机关负责,为本机关服务,因此不可能有一个全国性的领导机构对全国各地、各系统、各机关的文书工作进行领导。文书部门主要接受本机关的领导,但也不排除上级文书部门对其文书工作的指导。一般地说,对文书工作的领导、指导关系可以从以下几个方面分析。

(1)从全国来说,中共中央办公厅、国务院办公厅分别负责领导和指导党和政府系统的文书工作。这种领导和指导主要是通过制定和发布有关的条例、制度和办法,做有关的指示和决策,负责召开有关的会议等形式和途径对文书工作进行业务上的指导。

(2)从一个机关来说,文书工作由本机关的秘书长或办公厅(室)主任负责领导。其主要职责是对本机关文书工作的任务和文书工作的组织工作,提出全面的工作计划和实施方案;总结本机关及其所属单位文书工作的经验,推广先进典型,发现问题,及时纠正,并提出改进的意见和办法;根据《党政机关公文处理工作条例》设计文书规格,制定机关文书工作规范,促进文书工作科学化、规范化、制度化;组织购置文书设备,促进文书工作的办公自动化;指导、帮助机关各部门专职、兼职的文书工作人员提高业务水平。

(3)从上下级机关的关系来说,上级领导机关的办公厅(室)有责任对其所属的机关单位的文书工作进行业务上的指导。如省人民政府办公厅有责任指导省的各厅、局和下属的各地、市、县的办公部门的文书工作。

(4)由于文书工作与档案工作有着密切的联系,因此,机关档案部门有责任按照档案工作要求,对机关各部门的归档文书进行整理分类及对归档工作进行指导监督和检查。

2.文书工作的责任制度

文书工作的责任制度包括文书工作岗位责任制和文书工作目标管理制度。它们是加强文书工作机构建设、强化文书工作管理、提高文书工作效率、发挥文书工作组织职能的重要措施。

文书工作岗位责任制与文书工作目标管理制度,两者既有联系,又有区别,它们的共同目的是促进文书工作组织在管理上的优化。

(1)文书工作岗位责任制度。①文书工作岗位责任制度的具体内容。文书工作岗位责任制度的具体内容应包括4个方面:一定任务,即确定文书工作机构的总任务,同时确定其分支机构的任务。二定机构,即机关内的文书工作机构如何设置。换言之,是设专门机构,还是设专职或兼职人员;专门机构怎样设置,是设置一个还是多个,机构名称怎样确定;专职或兼职人员设在哪个部门等。三定编制,即对已设置的文书工作机构确定人员编制。因为如果没有人员编制,即使有了机构,也形同虚设。人员编制的数量应根据文书工作任务的多少和工作量的大小来确定。四定人员,即根据既定的人员编制确定人员的工作岗位。通过人事安排,每一个文书岗位都能有人员到位。②建立文书岗位责任制须注意的问题。按照职位标准的要求,在建立文书岗位责任制时,应当注意并明确以下几点:A.岗位责任与职位的工作权限要相符。什么样的职位赋予什么样的权限,承担什么样的工作任务。超过职位的权限,或没有赋予职位应有的权限,都无法确定岗位的责任。B.岗位责任的范围要清楚,即文书工作的某一岗位的责任要具体明确,不应与其他岗位相交叉。C.一切从实际出发。文书工作制度的确立,应从实际出发,实事求是,采取领导和群众上下结合的办法,各司其职,各负其责。

(2)文书工作目标管理制度。文书工作目标管理制度,就是把文书工作岗位责任制目标化和具体化的管理制度和方法。其主要特点是引进了目标责任。要真正建立科学合理、有效公正的目标,必须把握和协调好以下几组矛盾的关系,这样才能做好目标管理的工作。

坚持领导和群众相结合的原则:制定文书工作的目标必须要由领导者亲自参加,同时还要依靠群众的智慧与才能,充分发扬民主,走群众路线,这才是制定和实施目标的基础和保证。

坚持定性与定量相结合的原则:目标考评首先需要明确考评的目标,必要时对考评目标进行量化管理,细化考评目标,并确定经过细化后的每一目标的量值,进行量化统计与量化分析。而对于那些不适宜进行量化考核的工作目标和工作内容,则采取定性分析的方法进行考评,并使定性与定量考评两者有机地结合起来,进行综合考评。

坚持可行性和先进性相结合的原则:目标是激发和调动人们积极性的动力,但没有先进性目标,就没有激励作用;同时,如果目标经过努力无法达到,也会挫伤人们的积极性。因此,必须把先进性与可行性有机地结合起来。

坚持目标管理与加强思想政治工作相结合的原则:在实施目标管理的进程中,必须加强思想政治工作,树立大局意识,树立具有协同合力的集体观念;同时又必须不折不扣地贯彻目标管理制度。总之,要尽一切可能地把思想政治工作与目标责任制两者有效地结合在一起,充分发挥文书工作人员的积极性与创造性。

(三)建立文书工作岗位责任制度

文书工作岗位责任制,是规定了文书工作机构中各个工作岗位职、权、责、利关系的有效制度。建立文书工作岗位责任制度,除了应具备一定的建立基础和条件,还要采取必要的、恰当的步骤,具体步骤如下所述。

1.对单位内部文书工作责任进行划分

如果文书工作机构如何设置尚未确定,文书部门与其他部门的职责权限也没有划清,就无法确立文书工作的岗位责任制,所以建立文书责任制首先应划清文书工作在整个单位工作中的责任。

2.对文书工作岗位进行调查分析

要先摸清情况,了解不同岗位与职责的要求,然后对调查出来的材料进行分析,并相应地确定各个工作岗位的职责和权力。

3.制定文书工作岗位的职位标准

职位标准包括职位名称、职务内容、责任制度、工作权限、任职条件等,把这些细化、量化,最后确定各个工作岗位职位要求的规范与条件。只有把文书工作各个岗位的职位标准确定下来,建立岗位责任制才有所遵循。因此,制定职位标准这一步骤是建立文书工作岗位责任制度的中心环节。

(四)建立文书工作目标管理制度

1.确定目标

通过论证,制定文书工作的目标。这是文书工作目标管理的第一步,是实行目标管理的基础,也是建立文书工作目标管理制度的关键环节。

确定目标时,要把上级的总体目标、工作计划和工作任务,作为制定本级目标的依据;把本单位的人力、物力和管理水平及上期目标责任的完成情况,作为制定本期目标的基础;同时考虑本单位各部门和外部机关等各种因素的影响。

确定目标需要把握好以下几点:首先是明确目标内容。如制定目标方针,对现实目标进行高度概括;又如选择目标项目,确定不同项目的目标;再如测算目标值,妥善处理定量目标值与定性目标值。其次是进行目标分解,将目标纵向分解到每一个管理层次,一直分解到个人,横向分解到每个工作机构。再次是确定对策措施,通过调查研究,分析现状,对照目标找差距,查找原因,来明确目标的责任和权力。最后是明确目标责任,从上到下按层次逐级落实,建立起目标责任体系。

2. 执行目标

根据目标管理制度的要求,必须对已确定的目标执行情况进行有效控制。要做到有效控制,一方面要定期检查,按总体目标、分目标、小目标等层次分别进行。检查的结果要及时总结和反馈,以便及时了解目标的执行情况,实现有效的自我控制和逐级控制。另一方面要调节平衡。目标管理是一种系统整体管理,应及时进行协调、配合,以保证总目标的顺利完成。

3. 目标考评

目标考评是文书工作目标管理的重要阶段,是在目标实施的基础上,对各阶段、各个工作岗位目标实施情况做出客观的评价。目标考评应贯穿于目标管理的全过程。

目标考评一般放在年终,具体的办法如下所述:建立权威性的考评组织,考评组织既要有机关的负责人或是分管领导参加,又要有权威人士及专家的参与,另外还要考虑到有目标岗位的代表参加,从而使考评组织成员的组成具有一定的代表性;制定细致、明确的考评标准,既要考核目标的实现程度,又要考核履行岗位职责的具体情况;采取多种方法,对经考核的目标成果进行评估,做出客观而公正的评价;根据考评结果,适时进行必要的奖惩,以调动文书工作人员的积极性。

(龚　言)

第二节　文　书　处　理

一、文书处理概述

(一)文书处理的内容

文书处理是在公务活动中围绕文书的撰写、印制、收发及归档等一系列环节所进行的工作,是文书工作的重要阶段,是党政机关、企事业单位管理活动中的经常性的重要工作。

文书处理由文书拟制、办理和管理等相互关联、衔接有序的工作内容组成。文书拟制有起草、审核、签发三个环节。文书办理包括收文办理、发文办理和整理归档。文书管理是指从文件的形成、运转到文件的保管、利用乃至文件的整理归档、销毁等文书工作所有环节的管理、统辖和控制工作。

(二)文书处理的作用

文书处理是工作活动中不可缺少的组成部分,是公务管理的重要手段,对于指导工作起着重要作用,在单位工作中占有特殊、重要的地位。

1.文书处理是工作沟通的纽带

文书处理是联系上下、沟通左右的桥梁与纽带,是信息传递的通道。行使职权、实施管理离不开文书处理。通过文书处理,对上报告、反映情况,对下传达、部署工作,从而使上情下达、下情上达,起到承上启下的作用;协调各方面关系,处理涉及若干部门的复杂工作,发挥纽带作用;与外单位交流配合,保持组织对外部环境的良好适应性,保障组织的工作效率、质量,帮助组织争取支持、改善形象、提高声誉。

2.文书处理是辅助决策的工具

文书处理服务于领导及各有关业务部门,具有辅助决策功能。文书处理工作能够及时获取信息,为正确决策提供依据;减轻领导处理文书的负担,协助领导整理、区分轻重缓急的公务,使领导把精力集中到决策中;获取实施决策所必需的信息支持,提取有价值的信息,形成工作建议和可行性方案,供领导决策时参考;提供工作上的便利,起到拾遗补缺的作用,辅助决策各项工作的更好完成;实现对已决策事项的落实、督促、检查、反馈,使决策更加科学。

3.文书处理是档案管理的基础

文书处理和档案管理是互相衔接、密切相关的工作。档案工作的对象是完成了现实工作任务而留存备查的有价值的文件,没有文书处理就没有档案,也就没有档案工作。

文书处理的质量与效率直接影响到档案工作的水平,从起草文件到整理归档,从收文到发文,每个程序都关系到档案的应有价值。做好档案管理工作,充分发挥档案的作用,必须从源头做好文书处理,提高文书处理各个环节的工作质量,加强文书处理的规范性和科学性,使档案工作建立在良好的基础之上,促进档案工作更加有效地开展。

(三)文书处理的要求

文书处理是一项政策性、机要性、技术性、服务性很强的工作,必须遵循准确、及时、安全、统一、简便的原则。

1.准确

准确是文书工作的质量要求。一方面,公文处理的各个环节都要求准确无误,不能有任何疏忽大意;另一方面,文书的质量要确保,做到观点正确、格式规范、用语确切。

2.及时

及时是由文书处理时效性特点决定的。文件要及时处理,不能拖拉、积压,紧急文件要随到随办,一般文件不要急慢,分清轻重缓急,采用现代化的办公手段,缩短文件的运转时间,提高工作效率。

3.安全

严守党和国家的机密,严格遵守公文管理的保密规定,做到不泄密、不失密。确保文书在处理过程中不丢失、不损坏;避免因温度或湿度不合标准造成对公文保存寿命的影响;对复印件按正式文件管理,保证公文的绝对安全。

4.统一

统一是公文处理标准化、规范化的要求。公文处理各个环节的工作都有统一的规定。要按规定的公文格式拟制、印刷,按流程办理;统一登记、分办文书;统一保管公文,按规则归档保存。

5.简便

简便易行的程序、责任到人的工作安排、规范实用的方法,是公文处理便捷高效的保证。公文处理必须化繁为简,删繁就简。拟写公文言简意明,简化格式、结构、种类;力求精简公文运转处理程序,减少或合并一些不必要的手续、层次和工作环节,随着逐步改善加工手段,有效地控制程序,减少出现差错的可能,最终实现逐步简化过程。

二、行文制度

行文制度是指在行文时要遵守的原则、规定和要求,它是由行文关系、行文方向、行文方式和行文规则等方面共同组成的内容。在任何组织里,都必须要理清行文关系,选择正确的行文方向和方式,同时要按照一定的行文规则操作。

(一)行文关系

行文关系是发文与收文单位之间的文书往来关系,由产生工作联系的组织之间的关系决定,取决于各自组织的法定权限和职责范围。具体有下面几种类型。

1.隶属关系

同一组织系统的上级单位和下级单位之间存在的领导与被领导的关系。

2.指导关系

同一组织系统内上级主管部门和下级业务部门之间存在的业务指导与被指导的关系。

3.平行关系

同一组织系统中的同级部门之间的关系。

4.非隶属关系

非同一组织系统的其他任何单位之间的关系。

(二)行文方向

根据一定的行文关系,通常可以将向不同级别、性质的组织单位的行文的方向划分为以下3种类型。

1.上行方向

有领导关系的下级组织向上级组织行文的方向和有指导关系的下级业务部门向上级业务主管部门的行文方向,称为上行方向,其文书称为上行文,反映在使用的文种上有"请示、报告"等。

2.下行方向

有领导关系的上级组织向下级组织行文的方向及有指导关系的上级业务部门向下级业务主管部门的行文方向,称为下行方向,其文书称为下行文,反映在使用的文种上有"批复、决定"等。

3.平行方向

平行关系的组织和不相隶属的组织之间的行文方向,称为平行方向,其文书称为平行文,一般使用"函"这个文种。

有的文种在实际工作中的使用比较灵活,如"意见",可以用于上行文、下行文,也可以用于平行文。行文方向不能仅凭文种来确定,还要看文书的内容。招标书、可行性报告等文书在使用时,也不能说一定归属于哪种行文方向。

(三)行文方式

行文方式是根据行文目的、行文关系、方向及文书内容而选择的行文形式。行文主要有以下几种类型。

1.逐级行文

逐级行文包括逐级上行文和逐级下行文。它是指按照组织结构系统中的隶属或指导关系逐级上报到上一级组织,或下达至下一级组织的行文方式。

逐级行文是最常见、最基本的行文方式。正常情况下部署、请示、报告工作,应该采用逐级行文,保证正常的领导与业务关系、工作秩序,保持政令畅通、信息无阻。

2.多级行文

多级行文包括向上多级行文和向下多级行文。多级上行文指下级组织向直接上级行文的同时报送给更高一级的组织,这种方式通常是在遇到重大或紧急事项时才采用,以便于更高级别的组织了解情况,做出指示。多级下行文是指上级组织根据工作需要,同时下发到所属的几级下属组织,这通常是为了便于让多级组织了解情况,减少中间环节以提高工作效率。

3.越级行文

越级行文通常是指越级上行文,它是指越过直接上级向更高级别(直至最高级别)组织的行文。这种行文方式一般不可随意使用,除非发生十分特殊而紧急的情况,如发生重大灾难确需越级上报或检举控告直接上级等情况时使用。这种方式通常是为了尽快解决问题,但并不符合行文的规则,往往会造成不必要的误会和混乱。越级行文也包括上级组织越过直接下级向间接的更低一级的组织行文,如根据工作需要向基层了解情况。

4.直达行文

直达行文是指将文件直接发至基层组织或直接传达给群众的行文方式,也叫普发行文。能使基层组织和群众及时了解文件精神和内容,起到宣传教育和组织动员的作用。通常是在传达政策、发布法规和宣传时,期望尽快让基层组织和广大群众知晓,一般采用宣讲、登报、广播、电视、网络等形式广为传达。

(四)行文规则

行文规则是行文时所依据和必须执行的规定、准则。正常有效的行文应当遵循以下普遍适用的基本规则。

1.注重效用规则

文书的重要功能是发挥行政领导,指导公务的作用。因此,行文必须厉行精简、注重实效,坚持少而精,不断提高发文的效率和质量,促进组织的高效运转。严格控制发文的范围,做到可发可不发的,不发;可长可短的,要短;可以白头文件发的,不以红头文件发;可以合并的文件,不分多个文件发;可以电话、口头告知的,不以书面形式发文。行文可以采用张贴、广播等灵活多样的形式。发挥办公自动化的优势,运用现代信息技术提高工作效率,真正发挥行文的作用,维护行文的权威性。

2.行文关系规则

按机关隶属关系行文。上级机关对下级机关可以作指示、布置工作、提出要求;下级机关可以向直接的上级机关报告工作、提出请示,上级机关对请示事项应予研究答复。这种直接的领导与被领导的关系,是方针、政策、工作层层贯彻落实的关键。在我们国家现行管理体制中,还形成了一种各业务部门上下垂直的条条关系,其中有些部门属本级政府和上级有关部门双重领导,大部分和上级业务部门之间虽然不属直接领导与被领导的关系,但在业务上存在指导与被指导的关系,也就形成了直接的上下行文关系。不相隶属机关之间也有公文往来,通常是商洽工作、通知事项、征询意见等,而不存在请示、报告或布置任务的性质。

3. 授权行文规则

如果一个政府部门的业务需要下级政府和有关部门的支持与配合,按隶属关系和职责范围又不具备布置工作、提出要求的行文权限时,可以通过授权行文解决。具体来说,这个部门可向本级政府请示,经本级政府同意并授权后,向下级政府行文。在操作中,应将文稿拟好,由本部门领导签署,请本级政府分管领导审批。经本级政府分管领导审批后的文稿,在行文时,才能在文首或文中注明"经××政府同意"的字样。这里需要特别说明的是,各级政府办公厅(室)的行文都具有授权行文的性质(内部事务排除)。各级政府办公厅(室)及各部门的办公室是政府和部门的综合办事机构,对外行文都是代表政府和部门的,与本级政府和本部门的公文具有同等效力,下级机关(部门)都应贯彻执行。由各级政府办公厅(室)下发的公文,可不在文首或文中标注"经××同意"的字样。

4. 文方式规则

(1)一般情况下不越级行文。不越级行文体现了一级抓一级、一级对一级负责的原则。遇有特殊情况,如发生重大的事故、防汛救灾等突发事件或上级领导在现场办公中特别交代的问题,可越级行文,特事特办,但要抄送被越过的上级机关。否则,受文机关对越级公文可退回原呈报机关,或可作为阅件处理,不予以办理或答复。

(2)不越权行文。按职权范围行文,行文的内容应是本机关职责范围内的事项,不能超出,超出了即为越权。如果干涉了别的机关事务,不仅在实践中行不通,而且会造成政令混乱。

(3)正确确定发文的主送单位和抄送单位。向上级行文要明确一个主送单位,如需其他上级组织了解的,可以抄送,受双重领导也要明确主送和抄送;向下级组织的重要行文应同时抄送直接上级组织,但向上级的请示行文不用抄送给下级组织。请示一般只写一个主送机关,请示应当"一文一事"。报告中不得夹带请示事项。除特殊情况外,一般不直接送领导者个人。依据职责、内容等方面行文时必须选用正确的文种。一般不得越级请示。

5. 协商一致规则

行文应坚持协调配合,根据工作需要可以由相关的同级别的组织联合行文,但事先要达成一致;部门之间对问题未协商一致的不得各自向下行文,否则上级组织应责令纠正或撤销;对于向上级请示事项的行文,下级各相关部门协商取得一致意见后方可向上报送。

6. 统一处理规则

行文要坚持统一领导和管理,由专门部门(专人)负责文书处理工作,加强对整个组织文书处理规范的指导,使公文按正常的渠道运转,按规范的程序办理。公文的正常流程:"收"由文秘机构统一签收、拆封、清点分类、登记、拟办、分办、催办;"发"由文秘机构统一核稿,分送领导签批,然后再回到文秘机构登记编号、缮印、校对、用印、分发,分发前,要经过复核或第一读者认真阅读无误后,才可照单分发。这样,无论是公文收进还是发出,都经过专司公文处理工作的一个部门把关,就能保证公文在机关有秩序地运转,规范办理,从而提高机关办事效率,保证公文质量。

三、文书拟制

文书拟制包括文书的起草、审核、签发等程序。

(一)起草

起草又称拟稿、撰拟,即文件承办人员草拟文稿的过程,是文书处理的起始环节和中心环节。起草要领会写作意图,符合国家法律、法规、政策和其他规定,内容真实反映客观实际,提出的政策、方案、措施切实可行,格式符合规范,反映作者发布指令、交流信息、开展业务的愿望和要求。

文书的起草是机关或企事业单位的日常工作之一,有着特定的公务目的,包含拟稿准备、文书拟写和文书修改三个步骤。

1. 拟稿准备

授受意图,领会领导想法,明白上级有关精神,全面掌握本单位实际情况,广泛深入地搜集写作素材,核实情况的真实性、数据的准确性、引用材料的可靠性,并注明材料出处。根据写作意图和材料提炼观点,运用材料构思提纲,并选用正确的文体。

2. 文书拟写

构思好文书的写作提纲,写出基本写作框架,运用合适的表述方式和表达方法,进行写作。文书开头部分的写作,可用目的式、根据式、概况式、提问式;主体部分的写作可用纵贯式(以时间先后为序)、并列式(以围绕中心观点展开并列的说明为序);递进式(以逐步深入的逻辑推理为序)、交错式(即综合此前三种方式);结尾方式可用定型式(如"特此通知""妥否,请批示")、总结式(决议、工作总结、领导讲话多用此种方式)和号召式(常见于表彰性公文)。需要注意的是,要规范运用语言,讲究公文的语法、逻辑、修辞和格式,做到准确、严密、规范、平实、顺畅,并正确使用词句、标点符号等。

3. 文书修改

文书修改贯穿整个写作过程。要先从整体审视,了解思想与布局,然后对细部进行修正,进行文字修改。主要工作包括查立意,看是否准确反映意图,有无政策冲突;查材料,看其是否真实、典型;查措施,看其是否切实可行;查结构,看其是否紧凑、布局合理、条理清晰、重点突出、衔接顺畅;查文字,看其逻辑、语法是否正确,语句是否通顺,用词、修辞是否合适,纠正内容重复、错字、错词和标点误用等。此外,还要看文体、格式、体式、语气等方面。

(二)审核

审核也称核稿,是对文书的内容、体式、文字等进行的全面核对检查。通常是由办公室负责或由具有工作经验、水平较高的秘书承担。文稿审核的内容主要包括以下几方面。

1. 是否确实需要行文

考虑行文的必要性和可能性。确实需要解决现实问题,又具备解决问题条件,才能发文。

2. 有无矛盾抵触

审核文稿内容与有关政策、法令及上级的指示、决定等有无相互矛盾抵触,与本单位以往的发文有无前后不一致和自相矛盾。

3. 要求、措施是否明确具体和切实可行

审核文稿内容的政策界限是否清楚明确,有无笼统含糊、模棱两可、前后不一致之处,有无规定过于机械、烦琐之处,检查所提措施是否可行。

4. 处理程序是否完备

审核文稿在处理程序上是否妥善完备。如发文的名义是否合适,是否需交一定的会议讨论通过,涉及其他部门或地区职权范围内的问题是否协商一致并经过会签或上级单位的批准。

5. 文字表达是否符合要求

审核文字叙述是否通顺、简练、准确,是否合乎语法逻辑,有关数字是否已经核对,写法是否得当,标点符号是否正确。

6.文件体式是否达到标准

审核文种是否适当,标题是否达意,密级、处理时限定得是否妥当,主送机关和抄送机关是否符合规定。

(三)签发

签发是单位领导对文稿进行最后审定并签署意见的工作。签发是发文处理过程中最关键的程序,是领导行使职权的重要形式。

1.签发的类型

(1)依据职权的划分签发。即以单位名义发文,由单位负责人签发;以部门名义发文,由部门负责人签发,但当文件内容涉及重大问题时应送主管领导加签;领导有分工的按各自职权范围签发。重要内容须领导层集体研究通过,然后由主要领导人执笔签发。

(2)授权代签。如单位法定签发人外出期间,可根据授权或委托其他负责人签发,事后法定签发人阅知。代签发时应注明"××代签"。

(3)会签。需几个单位或部门联合发文,应由主办单位负责有关联署单位或部门的领导人会签。

首先是主办单位或部门签发,然后根据具体情况一一送相关单位或部门负责人签署意见。

2.签发要求

(1)认真审阅文稿。仔细阅读文稿,如发现问题需做重大改动,应提出明确修改意见。待拟稿部门修改并重新誊清后再签发。

(2)写签发意见。在"发文稿纸"的签发栏内写明意见,并签署姓名和具体日期。代行签发的要注明"代签"字样。签发意见必须明确,不能模棱两可。字迹要清楚、端正。如需要送请机关领导人审阅的,要写明"请××领导同志审阅后发"。若审批人圈阅或签名,应当视为同意。受领导委托代行签发职责的,要注明"××代签"。

(3)联合发文要会签。几个机关或部门联合发文,一般应由主办该文件的单位负责送请有关联署机关或部门的领导会签。

(4)先核后签。文稿必须坚持"先核后签",避免"公文倒流"现象而导致决策不准确和效率低下。

四、收文办理

收文办理指文书部门收进外单位发来的文件材料,在单位内部及时运转直到阅办完毕的全过程。组成这一过程的一系列相互衔接的环节称为收文办理程序,包括签收、拆封、登记、初审、分发、传阅、拟办、批办、承办、催办、查办、注办等。在收文办理工作中,要努力提高文书运转速度和办文质量。

(一)签收与拆封

1.签收

签收是收到文件材料后,在对方的传递文书单或送文登记簿上签字,以表示文书收到。目的是明确交接双方的责任,保证公文运转的安全可靠。

(1)签收的范围。每个单位每天都会收到大量的函件,但并不是所有的函件都要履行签收手续。需要履行签收手续的收文主要有机要交通送来的机要文件;邮局送来的挂号函件;外机关和部门直接送来的文件材料;本单位领导和工作人员出差带回的文件材料等。

(2)签收的步骤。①清点,就是检查、核对所收公文的件数是否与传递文书单或送文登记簿登记的件数相符。②检查,核对所收公文封套上注明的收文机关、收件人是否确与本机关相符,核对封套编号是否与传递文书单或送文登记簿的登记相符,检查公文包装是否有破损、开封等问题。如有错误,要及时退回,如有包装破损、开封等现象要及时查明原因。③签字,经清点、检查无误后,在传递文书单或送文登记簿上签署收件人姓名和收到日期。应该签写收件人的全名,并写上收到的时间,普通件注上收到的年、月、日即可,急件则要注上收到的年、月、日、时、分,以备事后查考。签字一定要清晰、工整。

(3)签收的要求。按照传递文书单或送文登记簿对来文进行签收,逐页清点、认真核对,既查看数量,又查看收件人,确认无误、无破损之后,履行签收手续。发现问题要第一时间向发文单位查询。如果有误投、误送或破封散包、密封损毁情况,应拒收或退回发文单位;收件数和文件清单数不相符,必须查明;签收时要注明收到的日期,特急件要精确到几时几分。

2.拆封

拆封是把收到的封闭的文件、信函拆开,并将封内的材料取出。

(1)拆封范围。秘书应在授权范围内拆封文件。因此,在拆封之前要确定来件是否可以由自己拆封。标明"××亲启"或"保密"字样的收件,要经授权方可拆封,否则应当交给收信人或有关人员处理。

(2)拆封要求。拆封前核对来件的接收者,不该自己拆的文书不拆,重要信件的拆封应有两人在场。拆封避免损坏封内的文书,保护封内文件完好,信封内的文书取干净。发现封内没有材料,应及时与来件单位联系;封内有回执单的要及时将回执单填好发回来件单位。如果是初次发生工作联系的单位,来文封皮应留存,保留信封上的联系方式以备日后查用。

(二)登记与初审

1.登记

收文登记是在收文登记簿上记录文书的来源、密级、缓急程度、编号、内容和处理、运作过程情况,以保证收文的办理。

(1)登记的形式。①簿册式:用预先装订成册的登记簿进行登记,是最常见、最简单的登记形式。簿册式登记容易保存,适合按时间顺序进行流水登记,应用比较广。收文登记簿的项目包括收文时间、来文单位、文号、文件题名、附件、份数、密级、承办单位、签收人、处理结果等。②卡片式:用单张卡片进行登记,每张卡片登记一份文书或一组联系紧密的文书。卡片式登记便于多人同时登记,利于分类查找,但容易散乱丢失,分类不当不便查找,主要为中型单位所采用。收文登记卡的项目包括来文单位、来文字号;收文单位、收文日期;文件标题、处理结果等。③联单式:采用一次复写两联或两联以上的方式进行文书登记。联单式登记能够减少重复登记的手续,文书收受人员可以在不同时间,地点分别填写,提高办文效率,但不便于保管和整理。填写完的联单,一联保存,另一联或二联随同文书送承办人员或单位继续登记,文书办理完毕后统一归档保存。联单的项目包括文件标题;发文日期、发文单位;收到日期、收件人;主要内容,处理情况等。④电脑登记:直接通过办公软件进行的登记。要防止因未备份或未打印成纸质形式而造成登记的电子资料丢失。

(2)登记的方法。①分级登记:按来文单位的级别进行登记,如政府机关的行政公文按国务院、省政府、市政府等层级分开登记。②分类登记:按收文业务性质分类,如分为党务、行政、人事、销售、公关、研发等类别进行分别登记。③分文种登记:如按通知、请示、函、会议纪要、合同、规章制度等分别登记。④按时间顺序登记:按收文先后的顺序,编写年度的收文流水号登记。

还有按上级、下级、平级单位或按密级、紧急时限分别登记的。登记方法各有利弊,使用分级、按时间顺序登记方法的居多。各单位应根据各自实际选择最合适的方式。

(3)登记的要求。登记是一项十分烦琐而细致的工作,在登记中应认真负责、一丝不苟,做到以下几点。①力求减少登记层次,简化手续,利于文书的运用,提高文书处理效率,服务文书管理的整体目标。②登记准确无误,不能漏项,能在登记时完成的项目要当即填上,需要后补的及时补上。③在填写收文号时不要空号、重号。④登记项目不可任意删减。⑤书写时,字迹要工整、规范,不得随意涂抹,要用钢笔或签字笔。⑥分清轻重缓急,秘密文件与非密级文件分开登记。⑦如果收文较多,应先登记急件和重要件,一般件稍后处理。

2.初审

对收到的来文应进行初审,初审的重点有以下几方面。

(1)审查确定性。确认是否应由本单位办理,如不是则及时联系发文单位并退回。

(2)审查合规性。检查文书是否符合行文规则,行文方向是否正确,行文方式是否符合要求;是不是必要的行文,是否正确运用了主送和抄送方式;内容是否符合国家法律、法规及其他有关规定等。

(3)审查规范性。审查文种使用、公文格式等是否规范。

(4)审查程序性。如果来文涉及其他地区或者部门职权范围内的事项,要看发文单位是否与相关单位进行了协商、会签,避免引起矛盾,影响工作的正常进行。

经初审不符合规定的来文,应当及时退回来文单位并说明理由。

(三)分发与传阅

1.分发

分发也称分办或分送,指文秘人员在文件登记后,按照文件的内容、性质和办理要求,及时、准确地将收文分送有关领导、有关部门和承办人员阅办。分发工作的要求如下。

(1)已有明确业务分工的文件,根据本单位的主管工作范围分送到有关的领导人和主管部门。

(2)来文单位答复本单位询问的文件,如收到的批复、复函或情况报告、报表等,要按本单位原发文的承办部门或主管人分送,即原来是哪个部门请示、询问或要求下级报送的,复文就送哪个部门办理。

(3)对方针政策性的、事关全局的重要文件及文书人员确定不了承办部门的文件,应先送办公室负责人注明意见,然后再根据意见分发与处理。

(4)阅读范围明确的参阅性文件,可直接组织传阅。在文件份数少,阅办阅知部门(或领导)多的情况下,应按先办理、后阅知,先主办、后协办,先正职、后副职的次序分送。

(5)分送文件要建立并执行登记交接制度。无论是分送给本单位领导人和各部门的文件,还是转发给外单位的文件,都要履行签收手续。

(6)要求退回归档的文件,要在文件上注明"阅后请退回归档"字样,以便及时收回,防止散失。

2.传阅

传阅是指有关人员在工作职责范围内传递阅读单份或份数很少的文件及一些非承办性文件。

(1)传阅范围。需要传阅的文件有两种情况:一是文件经主要领导批办后需要其他副职领导或有关人员传阅,以掌握文件精神和主要领导的批示意见;二是来文属于抄送件,不需要特别办理,只要求有关单位、部门和人员了解,收文后,文秘人员将文件直接送有关部门和人员传阅。

(2)传阅要求。①根据级别传递:传阅对象顺序应为先是单位的主要领导人,次是主管的领导人(分管领导人),再是主管部门,最后是需要阅知的对象。传阅对象的次序,也可根据实际情况灵活变通。如主要领导人出差在外时,不必非等其返回,主管的领导人也可先传阅。对于一些重大、紧急问题则须通过电话等方式请示、报告。②杜绝横向传递:一般情况传阅文件应以文书人员为中心进行传递,这种传阅文件的方法称为"轮辐式传阅"。以文书人员为中心,看完一份就退回文书处理部门,再由文书人员往下传,不能脱离文书人员自行传阅。对文件的去向要实时控制。③把握传阅时间:传阅文件有时间限制,要根据文件办理时限及时传阅,严格控制传阅时间。④确保安全传阅:有条件的单位,应开辟专门的阅文室。文书人员和传阅者要注意保管好文件,无关人员不得随意接触。有密级的文件,严格遵照保密工作的规定,按不同的密级要求限定传阅范围。文件传阅完毕必须及时交还给办公室保管,不得随意存放在个人手中。⑤履行传阅手续:每份传阅文件都要由文书部门在文件首页附上文件传阅单,凡传阅人员都要在文件传阅单上签注姓名和日期。

(四)拟办文书

拟办是文秘人员对收文应如何办理所提出的初步意见,以供领导批办时参考。秘书部门收到来文应认真阅读,提出拟办意见,送请单位领导批办,然后送有关部门办理。拟办文书的工作步骤如下。

1.确定拟办范围

不是所有的收文都要写拟办意见,要区分需拟办和阅知的范围。需要拟办文件的范围包括以下4个方面。

(1)上级单位主送本单位并需要贯彻落实的文件。

(2)平级单位或不相隶属单位主送本单位需要答复的文件。

(3)一些重要的、保密性较强的资料及所属部门、下级单位主送单位的情况报告和信函。

(4)本单位所属部门或下级单位主送本单位需要答复的文件。

2.研读来文

认真阅读文件,确定来文提出了什么问题,是否需要办理;确定哪位领导分管,哪个部门承办;明确来文密级和轻重缓急。

3.写拟办意见

拟办意见写在文件处理单上,要签署拟办人姓名和日期,具体拟写内容如下。

(1)对上级单位主送本单位并需要贯彻落实的文件,根据文件的要求和需要落实的问题,提出拟请哪位领导批示,由哪个部门承办及需送哪些领导和部门阅知的意见。

(2)对本单位所属部门及下级单位主送本单位需要答复的文件,根据文件所请示需要答复的问题和要求,提出由哪个部门承办和如何办理的拟办意见。

(3)对平行单位和不相隶属单位主送本单位需要答复的文件,根据文件提出需要办理的事项及商洽的问题,提出由哪位领导审批或由哪一部门承办及如何办理的拟办意见。

(五)批办文书

批办是指单位领导人对送批的文件最终如何处理所做的批示和要求。这是领导行使职权的过程,是收文处理中最重要的步骤,属于决策性的办文环节。批办工作的主要步骤如下。

1. 确认批办人

批办通常由单位主要负责人对来文作出批示,可根据职权范围和工作需要确定批办人。批办人签署批办意见有以下几种情况。

(1)领导人按分管职权签署意见。

(2)主要领导人不在场可授权或委托副职签署意见。

(3)对于不重要的事务性文件可由文秘部门负责人签署意见。

2. 仔细阅文

批办人在批办前既要看拟办意见,又要对原文进行阅读和思考。

3. 签署意见

批办意见写在文件处理单的批办意见栏内,并签署批办人的姓名和日期。

批办应明确具体,表态明朗,指出办理原则,标明承办部门、人员、时限、牵头部门、会同部门等要求,注明请谁办理、请谁审阅、研究等。批办用语一般为肯定句式,词义要明确。

(六)承办文书

承办指单位有关部门或人员贯彻落实文件精神和要求,按领导人批示执行具体的工作任务,办理有关事宜或复文的过程。承办文书的程序如下。

1. 明确时限

任何文书都具有时效性,承办要分清轻重缓急,务求时效。对需要承办而本身没有明确规定办理时限的文书,承办人员应根据其性质与重要程度及以往惯例确定办理的时限;对于紧急文书,应当按时限要求办理,确有困难的,应当及时予以说明。通常,特急件应随到随办,尽快在当时或在1天之内办理完毕;急件原则上也是随到随办,最迟不超过3天;对于限时完成的文书,必须在限定的时间范围内办理完毕,不能延误。

2. 办理事项

认真阅读文件和批办意见,掌握文件内容、发文意图及领导的批示,落实措施,实施办理。明确主办和协办,协调配合,不相互推诿。对所有承办文件,都要有反馈和答复,即使不能办理的也要向交办部门说明。

3. 签注结果

文书承办完毕之后,承办人员应清晰、工整地在文件处理单"处理结果"一栏内填写承办的经过与结果,并应填写承办人姓名与日期,以备日后查询。

(七)催办、查办文书

1. 催办

催办也称督办,即文书人员或有关部门按照办理时限和要求对需要承办的文书进行督促和检查的工作。它是文书处理中一项必要的制度和必不可少的环节,是解决文件积压和延误、加快文件运转的有效措施。

文书催办的具体步骤如下。

(1)确定催办形式。催办分对内催办和对外催办两种:对内催办是对单位承办文件撰制的部门或人员进行检查和督促;对外催办指单位之间的催办,催促受文单位尽快答复发文单位提出的问题或询问的事项。催办的形式主要有当面催办(口头催办)、书面催办(催办卡与信函催办)、电信催办(电话、传真及电子邮件催办),应根据具体情况选择适宜的形式。

(2)督促检查。催办人员根据承办任务的轻重缓急,对文件办理进行督促检查。紧急文件跟踪催办,重要文件重点催办,一般文件定期催办,并随时或者定期向领导反馈办理情况。

(3)催办登记。无论采用何种催办形式,催办人员都应通过催办登记簿、催办单、电话记录及时登记催办时间、方式、联系人姓名及文件办理情况,以便掌握工作进展和催办工作的情况。

2.查办

办公室或秘书部门按照单位领导人的批示或意见,通知、催促有关单位或部门检查其所承办文件的办理情况。查办主要是针对方针政策的贯彻落实情况的督促检查,查办的事项要经领导批准或授权,重点在于查证落实,具有一定的强制性和直接性。

(1)查办准备。阅读有关材料,弄清查办的问题,确定查办的事由,明确办理要求,根据具体情况选择核查文件落实的形式,提出办理后的反馈要求。

(2)查办办理。根据领导指示或需要对相关文件办理情况进行检查。查办的办理分2种情况:一种是转出交办;另一种是由查办人员直接承办。

(3)查办公文反馈。将查办结果写成汇报材料,及时把查办的情况反馈给领导。

(4)查办登记。对查办的情况进行登记。

(八)注办

注办也称结办,指对文件承办的情况和结果,由经办人在文件处理单上做简要说明,便于公文的整理和日后查考。

注办一般包括以下内容:①一般的传阅文件,在有关人员传阅完毕后,文书人员注明阅毕的日期。②需要办理复文的文件,办理后注明"已复文",并注上复文的日期和文号。③口头或电话答复的文件,注明时间、地点、交谈或接电话的主要内容等,并由承办人签字。④不需复文的文件,注明"已阅""已办""已摘记"等字样。

五、发文办理

发文办理是以本单位名义制发文书的过程,主要包括复核、登记、印制、校对、盖印、核发。发文办理具有程序性和规范性的特点,只有理解和掌握各环节的关系、做法和要求,才能保证发文办理的正常运转和良好秩序。

(一)复核

复核是指公文正式印刷之前,文书部门对文件定稿进行的再次审核的工作,以防止遗漏和疏忽大意,确保成文的质量。

复核的重点有审批、签发手续是否完备;附件材料是否齐全,有无遗失或缺页情况;格式是否统一、规范,是否有错别字、漏字等。

如果发现草拟的公文有重大问题或需要进行实质性修改,应及时提请领导批示,或按程序复审。

(二)登记

对复核后的公文,应当确定发文字号,分送范围和印制份数并详细记载。发文登记是将文件的主要内容和基本要素记录于发文登记簿,以便对制发文件进行统计、核查等管理。

(三)印制

印制是文书表达的意图书面化的过程,是使已经复核、登记的文件定稿成为正本。印制包括文书的排版、打字印刷与装订。印刷有复印、油印、铅印、胶印等形式。文书印制是否准确、规范、符合要求,直接影响文书效力的发挥,应具体做到以下4个方面。

1.以签发的定稿为依据

不得擅自改动文字、格式,发现定稿中确有错漏之处需要改正,应向上级汇报,由拟稿人或审核人进行重新审核和修改。

2.严格按规定的公文格式制版

公文的缮印过程也就是公文格式标准化、排印规范化的过程。定稿一般书写在"发文稿纸"上,缮印时就要将定稿的公文格式转化为符合国家统一标准的格式。

3.在规定的时间范围内印制完成

急件要先印制;保密件要指定专门的印制单位或专人印制。

4.建立规章制度

建立完善的文件印制管理规章制度及登记制度。

(四)校对

校对是对印制出来的文本清样与定稿从内容到形式进行全面对照检查的一道程序。校对是一项耐心细致的工作,校对人员必须有高度的责任感、较高的文字理论水平和谙熟的文书工作知识,还要有一丝不苟的精神,维护发文的严肃性。校对的要求有以下几点。

1.认真校对

校对人员应全神贯注,以定稿为依据,逐字逐句、逐个标点符号进行校对。对数字、地名、人名等关键词语,要反复校核,对公文的发文字号、密级、紧急程度、标题、主送单位、抄送单位、日期、印刷份数、页码等尤须逐一校核。

2.统一规范

注意消灭和纠正排版错误,统一字体、字号、格式。使用统一的校对符号进行校对,防止因校对符号不一致而发生误解。

3.全面把关

每次校对最好由不同的人员进行,以避免先入为主和一些个人因素的局限。如果文稿不长,一校、二校即可,如果文稿较长或很重要,校对的次数相对要多一些。重要公文还应将校对后的清样送领导人审阅、修改。发现原稿中有误时,不得擅自改动原稿,与拟稿部门联系后再妥善解决。

(五)盖印

盖印是在印制好的文件上加盖发文单位印章,以示文件正式生效。

1.盖印范围

印章是单位行使职权的凭证,是文件有效性的重要标志,也是公文格式的组成部分。公文中有发文机关署名的,应当加盖发文机关印章,并与署名机关相符。有特定发文机关标志的普发性公文和电报可以不加盖印章。

2.盖印要求

(1)核对内容。以单位领导人或部门负责人签发的公文原稿为依据,经核对无误后用印。

(2)检查手续。如签发手续不完备的,在未补办手续时,不得用印。

(3)正确用印。用印要端正、清晰,不得模糊歪倒。盖印的位置要正确,端正地盖在成文日期上方,做到上不压正文,下要骑年盖月,使整个印模显得颜色鲜明,位置突出。

(4)合理用印。对于两个以上的单位或部门的联合下发的公文,各单位部门都要加盖印章。

公文用印一定要与制发公文的单位、部门相一致。公文用印要核实份数,超过份数的不能盖印,要防止将印章错盖在漏印的空白纸上面。

(六)核发

核发是完成文书的印制后,对文书的文字、格式和印刷质量进行检查后分发。核发文书的程序如下。

1.检查文书

认真检查印制的成品文件的质量。登记发放文件的标题、字号、日期、签发人、份数等文件的基本要素。

2.分发准备

明确发送单位、密级、有无附件。对发出的文件数量进行认真清点,确认份数无误。注意附件是否有漏缺,文件有无缺页、倒页、错页等现象,文件有无漏盖印章等问题。确认无误,填写发文通知单。

3.封装文书

确保装封文件正确齐全、封口牢靠、地址清楚。文书装入封套时要短于封口,封口要牢靠、严实,有密级的文件还要按密封的要求贴上密封条并骑缝加盖密封章。封面的书写必须清楚、明白、正确,邮编地址、部门名称、姓名称谓书写工整,不得使用简称和不规范的字体。

4.发送文书

发送要按照文书的自身情况通过不同必要的传递手段和渠道进行。发送的形式有直达、中转和交换,渠道有电信传送和人工传送。电信传送指通过电传、传真、网络等形式传输文件。发送文书应做到及时、准确、保密,必要时进行催办、督办,对机密文件的传输采用加密方式。

六、公文管理

公文管理是指以安全保密和充分发挥公文效用为目标,在公文形成、传递、运转、存储、利用、整理归档、清退销毁等环节中所进行的规划、组织、控制、监督、保管、整理、统计、提供服务等职能活动。

公文管理贯穿于公文处理工作全过程,是公文处理工作的重要保障。

(一)公文管理的原则

(1)完善制度。《党政机关公文处理工作条例》(以下简称《条例》)第二十八条规定:"各级党政机关应当建立健全本机关公文管理制度,确保管理严格规范,充分发挥公文效用。"可见,完善公文管理制度是确保公文严格管理和发挥效用的前提,是做好公文管理工作的基本原则。

各级党政机关公文管理单位或部门都必须以有关法规为依据,结合自身的具体情况,建立健全本机关公文管理制度,使公文管理工作真正实现制度化和规范化。

(2)统一管理。《条例》指出:"党政机关公文由文秘部门或者专人统一管理。"统一管理成为公文管理的又一要求。对公文进行统一管理主要表现在收文发文归口管理、统一公文办理规章制度、统一公文运转程序、统一审核用印、统一整理归档、统一清退销毁等方面。

(3)安全保密。安全保密工作贯穿于秘书工作各项具体事务的始终。在公文管理工作中,负责管理公文的文秘部门或专人除应做好日常的安全保密外,还需符合以下两条原则。

第一,配备保密设施设备管理。这是针对设立党委(党组)的县级以上单位的特定要求。《条例》指出,设立党委(党组)的县级以上单位应当建立机要保密室和机要阅文室,并按照有关保密规定配备工作人员和必要的安全保密设施设备。

第二,依照公文密级管理。《条例》规定:"公文确定密级前,应当按照拟定的密级先行采取保密措施。确定密级后,应当按照所定密级管理。公文的密级需要变更或者解除的,由原确定密级的机关或者其上级机关决定。"

(二)公文管理的内容和要求

公文管理的具体内容包括印发传达、复制汇编翻印、撤销和废止、清退和销毁、移交、发文立户等几方面。

1.印发传达管理

公文的印发传达范围应严格按照发布层次和发文机关的要求执行。印发传达范围若有需要变更的,应当经发文机关批准。

2.复制汇编翻印管理

在公文管理中会经常遇到复制、汇编、翻印公文等情况,文秘部门和专人应该按照《条例》的具体规定执行。

3.撤销和废止管理

公文在使用过程中会遇到撤销和废止的情形。根据《条例》规定,公文的撤销和废止由发文机关、上级机关或者权力机关根据职权范围和有关法律法规决定。公文被撤销的,视为自始无效;公文被废止的,视为自废止之日起失效。

4.清退和销毁管理

清退是指文秘部门按照有关规定和要求,定期或不定期地对办理完毕的公文特别是涉密公文,进行清点、核对、收缴,退归原发文机关或由其指定的单位。下级机关报送的涉密公文,一般不予退回,由上级机关销毁或暂存备查。有重大错情的公文一经发现即由主管机关立即全部收回,下级机关不得以任何理由不退、少退或故意拖延留存。

销毁是指对失去留存价值或留存可能性的办毕公文所进行的毁灭性的处理。不具备归档和保存价值的公文可以销毁。销毁公文时,应履行清点、登记手续,经本机关、单位主管负责人批准后,送交专门的涉密载体销毁机构销毁。销毁涉密公文必须严格按照有关规定履行审批登记手续,确保不丢失、不漏销。机关自行销毁的,应严格执行国家有关保密规定和标准,确保涉密信息无法还原。禁止将待销公文当作废品出售。个人不得私自销毁、留存涉密公文。

5.移交管理

《条例》规定:"机关合并时,全部公文应当随之合并管理;机关撤销时,需要归档的公文经整理后按照有关规定移交档案管理部门。工作人员离岗离职时,所在机关应当督促其将暂存、借用的公文按照有关规定移交、清退。"

公文移交的范围不只是"红头文件",而是应将个人使用和管理的涉密载体和各种公文资料全部清理并退还原工作单位。涉密人员离岗、离职对知悉的国家秘密仍然负有保密义务,除做好清退移交外,还要签订离岗保密承诺书,遵守脱密期管理规定。

6.发文立户管理

发文立户管理是《条例》增加的内容,使公文管理从源头上就步入了正规。《条例》指出,新设立的机关应当向本级党委、政府的办公厅(室)提出发文立户申请。经审查符合条件的,列为发文单位,机关合并或者撤销时,相应进行调整。

发文立户总的原则是严格控制,以属地管理为主,按照机构隶属关系和干部管理权限决定。

(龚 言)

医院管理与经济控制

第三节 文书整理归档

一、文书整理归档概述

(一)文书整理归档的概念及含义

文书整理归档是机关文书部门将已经办理完毕、具有一定查考利用价值的文件材料,按照它们在形成过程中的联系和一定的规律,以"件"为单位,分类整理,并进行装盒、归档的过程。文书整理归档的概念有以下几方面的含义。

1.整理归档已经办理完毕的文书

正在办理的文书是不能整理归档的。文书办理完毕并不是指文书中所涉及的事件已经全部办完,而是指文书处理程序,上已经办理完毕。

(1)文书中提到的事情只需近期办理,并确定已经办理完毕。如请示与批复、问函与复函等,这种询问答复性文书,可随时整理归档。有的文书在发文机关发出或对方机关单位收到后就算办理完毕的,也可随即整理归档。

(2)文件需要长期办理或执行时,如重大问题、上级机关发布的指导性法规及重要决议、年度计划、长远规划等,从发文机关来说在文件发出前就可以将定稿整理归档;而收文机关,则经有关领导人阅知、研究、传达并采取了具体执行的措施后,可以整理归档。

(3)不需要办复的文书,如上级机关发来的任免令、通知、通报等,经机关领导人阅批或传阅等文书办理程序完毕,就可以整理归档。这类专门档案,也不涉及声像、电子等特殊载体的整理工作。

2.整理归档具有查考利用价值的文书

对于日常工作中形成的大量文书,没有必要都作为档案保存起来,没有查考利用价值的文书不需要整理归档。

3.文书归档前的科学整理

需要整理归档的文书,必须按照它们在形成过程中的自然联系分类整理。日常工作中形成的文书,是逐渐产生的,处于相对杂乱的状态。为了检索的便利,应该把有密切联系的文件材料以"件"为单位进行分类整理。整理好的文书,应即时装盒,以便于保管和利用,同时将装入档案盒的文书向档案部门进行移交,即归档。需要注意的是,归档文书材料必须是以纸质为载体形式的纸质文件材料,其他载体的文书不属于归档文件整理范畴。

文书整理归档工作是介于文书处理工作和档案管理工作之间的一项重要工作,文书部门必须进行文书整理。经过文书整理,剔除非重要的、临时性的文书材料,将重要的有利用参考价值的文书材料归档。文书材料如果不进行整理归档,而任其处于零散状态,就可能造成文书材料的损坏或丢失。同时,文书整理的质量,直接影响到档案的收集、整理、保管、查找和利用等各项工作,因此说,文书整理可以为档案工作奠定坚实的基础。

(二)文书整理归档工作的改革内容

2000年12月6日,国家档案局发布了《归档文件整理规则》,对文书整理归档工作进行了改革,主要改革内容如下所述。

1. "件"取代"卷"

传统的文书整理工作,主要是指文书的立卷。文书立卷是指文书部门将已经办理完毕,具有一定查考保存价值的零散文书,依其内在联系和一定的规律分门别类地组成一个或数个案卷的工作。而《归档文件整理规则》对传统"立卷"进行了改革,用以"件"为单位进行整理的方法,取代以"卷"为单位进行整理。"件"并不是指根据自然形成的单份文件为一"件",而是将密切相关的文件合称为一件。如文件的正本与定稿、正文与附件、原件与复印件、转发文与被转发文、来文或去文与复文等应视为一件;简报可一期为一件,会议文件较多时也可以每份为一件;会议记录原则上一次会议记录为一件,采用会议记录本的也可一本为一件;重要文件须保留历次修改稿的,其正本为一件,历次修改稿为一件。以"件"为单位装订时,正本在前,定稿在后;正文在前,附件在后;原件在前,复印件在后;转发文在前,被转发文在后;复文在前,来文或去文在后。定稿在前,历次修改稿在后,非诉讼性案件的结论、决定和判决性文件在前,依据材料等在后。

2. "案盒"取代"案卷"

传统的文书立卷组成的是案卷。案卷也称案宗,是指与某项工作有密切联系的文件材料的组合,也是文书档案的基本保管单位和统计单位。《归档文件整理规则》取消了"案卷",以"案盒"来取代之。

3. "年度、机构(问题)、保管期限"方法取代了"六个特征"立卷的文书整理分类方法

传统的文书立卷方法是按"六个特征"进行组卷的,其程序是运用文件的"六个特征"(作者特征、问题特征、时间特征、文种特征、通信者特征、地区特征)把本机关形成的全部文件进行区分和初步组合,然后检查、调整卷内文件,拟写案卷题名,排列卷内文件和编号,填写卷内文件目录、备考表和案卷封面,装订案卷。全部案卷整理完毕后,再按照保管期限—年度—组织机构的方法进行案卷排列并编制案卷目录,最后向档案部门进行移交。

《归档文件整理规则》改革后的具体做法是将归档文件以"件"为单位进行装订,按年度—机构(问题)—保管期限或保管期限—年度—机构(问题)等方法进行分类、排列、编号、编目、装盒、填写档案盒封面、盒脊及备考表等项目。

二、文书整理归档制度

文书整理归档制度包括文书整理归档的范围、文书整理归档的时间、文书整理归档的质量要求及归档手续等几方面的内容。

(一)文书整理归档的范围

文书整理归档的范围概括来说,包括本机关(单位)在工作活动中形成和使用、反映本机关工作活动、具有查考利用价值的文件及其他有关材料(包括照片、图表、印模、录音带、录像带等)。

在文书整理归档范围的确定上必须做到准确,以避免归档文书的遗漏和不必要的重复。文书整理归档的重点应该以本机关单位直接产生的文书为主,着重保存记载和反映本机关主要职能的、具有重要和长远查考价值的文书。

不具有查考利用价值的文件不需要归档,并于年底可按制度销毁。

(二)文书整理归档的时间

归档时间是指文书处理部门或有关业务部门将需要归档的文件向机关档案室移交的时间。

1.一般文书的归档时间

按照《机关档案工作条例》的规定,文书部门或业务部门一般应在第二年的上半年向档案部门移交全部案盒档案,交接双方根据移交目录清点核对。

2.特殊文书的归档时间

在文书的归档时间的判定上,为便于日常查找和利用,要注意对一些专门性的文件、特殊载体的文件、机密性强的文件或驻地比较分散的机关文件及形成规律特殊的个别业务单位文件,根据实际情况商定适当的归档时间。

在文书的归档时间判断上,还要注意到对一些小的机关单位、单位内部机构简单或没有内部机构、平时文书的数量较少的,实行集中处理。文书处理与档案工作由一人兼管的,可以采用"随办随归"的原则。

(三)文书整理归档的质量要求

1.完整、齐全地整理归档文书材料

文书工作人员在进行文书材料的整理归档时应做到:保持文书材料的完整、齐全,没有缺页、漏页、破损、字迹模糊等现象的发生。在整理过程中,要将有关联、能反映同一事物的文件材料收集齐全,特别是对能够反映事物本质的重要材料应力求收集齐全,否则,就不能更客观、更真实地反映事物的本来面貌。在整理过程中为保障整理归档的文书材料完整与齐全,对于残缺、损坏的文件材料需要进行修补,对字迹不清楚或易褪变的文字要给予复制等。

2.保持归档文件之间的有机联系

机关工作除具有规律性外,机关内部的各项活动之间、本机关与其他机关之间,必然存在着各种联系。这种活动或工作的联系就决定了文书形成过程中必然是相互联系的。例如,做一次接待工作,从接待前的方案制作,接待中的活动安排,到接待后的总结,这些文件材料真实反映了接待工作的全过程。因此,文书工作人员在整理文件时应保持文件之间的有机联系,以便于客观地反映出本机关单位的工作基本情况。

3.严格、准确地界定文书材料的保管期限

文书工作人员在文书的整理工作中,要根据国家档案局制定的《文书档案保管期限表》的规定,正确判断保管期限,并结合本单位的实际情况,将不同保管期限的文书分别整理,以方便今后档案的鉴定留存与销毁。

4.归档文件所用材料要符合档案保护要求

整理归档文件所使用的书写材料、纸张、装订材料等应符合档案保护的要求。作为以纸质为物质载体、以书写材料为附着物、以文字表述为具体内容的文件,随着时间的推移与保护条件的变化会逐渐地老化,不利于档案资料的长久保存。为了充分发挥归档文件的价值,要求归档文件所用材料要符合档案保护的要求。

(四)归档手续

档案室在接收归档案盒时应按照以上的要求对每一案盒进行检查验收。对符合质量标准的案盒文件,检查人员要在备考表上签字,以示负责;对不符合质量标准的案盒文件,要退回文书部门重新整理,达到标准后再予以接收。符合质量标准的案盒文件,档案部门应及时接收,交接双方根据移交目录清点核对案盒,并履行签字手续。

三、文书整理归档的步骤

文书整理归档的步骤主要有编制分类方案类目、初步整理、系统整理和归档三个环节。

(一)分类方案类目

分类方案类目是文书整理归档的计划,是文书部门在文书没有形成之前,根据最近两年机关工作活动的规律及当年的工作计划,在研究机关的工作性质、职权范围、内部组织机构及分工情况的基础上,预测下一年度可能形成的文书,并按照文书整理的原则和方法,拟制出归档文书的类别与条目。分类方案类目的编制需提前一年或当年年初进行。文书部门编制出的分类方案类目一般应与本机关的档案室的分类相适应。

条目是类别之下按照文书整理归档的原则与方法概括出来的一组文件的总标题。条目的编制要求准确、细致,符合实际,在文字表述上要简明扼要。

(二)初步整理文书

初步整理指的是平时整理,是指文书部门的工作人员依据文书的分类方案将已经处理完毕的文件,随时收集、整理,以"件"为单位进行装订,并按有关类目随时归整,装入案盒,到年终或第二年年初再按归档的要求进行必要的调整。

做好平时整理的工作有利于把文件收集完整,防止丢失或遗漏;有利于机关承办人员平时查找利用,方便工作;有利于分门别类地整理,保证归档的质量;有利于节省人力和时间,为年终的整理归档工作做好准备。

1. 及时收集处理完毕的文件

文书工作人员在日常工作中,要养成将办理完毕的文件及时归整的习惯,并积极主动地经常催促承办人员清退处理完毕的文件。对外发文应在文件发出时,同时将定稿、存本整理归档。收来的文件,可以在文件登记批办后结合催办工作,及时清退整理归档。机关内部使用的文件、会议文件、有关人员外出带回的文件等,要及时进行登记和收集。总之,平时整理,要做到随办随收,随收随归。

2. 做好文件的装订工作

对于收集到的应该归档的文件要做好平时的装订工作。装订文件一般应做到:装订成册的应保持原样不变;装订一般采用线装方式,左侧或左上角装订;装订时应以"件"为单位,应注意"件"的判断与排列顺序。

3. 做好定期检查和调整工作

在平时整理归档过程中应进行定期检查,如发现文件归错类别等现象,应及时进行调整。具体工作如下。

(1) 在平时整理过程中调整修改分类方案类目,因为事先编制的分类方案类目,不可能完全适合实际形成的文件。

(2) 实际形成的文件在类别内产生的数量已经很多,预计可能还会产生相当数量的文件时,可以增添一定数量的档案盒并根据条目编写新号。

(3) 实际形成的文件在类别内没有相应的位置时,可以增补新的条目。

(4) 在确认条目下无文件可整理归档时,可取消或更换条目内容。

(三)系统整理文书

系统整理是文书部门根据国家档案局2000年12月16日发布的《归档文件整理规则》,将一个年度全部处理完毕的文书材料,在平时整理归档的基础上,进一步系统地加以整理与编制目录,以便于向档案室移交及日后对档案文件进行管理和利用的工作。

1.整理案盒内的文书

(1)检查案盒内的文书是否齐全、完整。案盒内所归整的文书必须做到齐全和完整。文书人员应及时检查文件的清退情况,把所有应归档的文件材料收集齐全;检查借阅文件登记本,将借出的文件全部收回。

(2)检查案盒内的文书是否符合归档范围。文书整理归档时,要检查归档的文件材料是否符合归档范围的要求。对重份的文件要剔除,对不符合归档要求的文件,要剔除出来另外进行处理。

(3)检查案盒内的文书是否科学、合理。检查案盒内的文件是否符合保管期限,检查归类是否合理,是否将相同事由的文件集中排列;检查是否以"件"为单位;检查案盒内的文件数量是否适宜等。发现不合理的地方,要进行调整和补充。

2.排列案盒内的文书

案盒内的文件必须按照一定的规律排列顺序,以保持文件之间的有机联系,使每份文件在案盒内都有一个固定的位置。

(1)排序原则和方法。《归档文件整理规则》(以下简则称《规则》)强调了"同由原则",即同一事由有密切联系的文件材料应当排列在一起。按事由原则排列归档文件,对事由的界定有较大的灵活性。一般来说,事由原则有针对性地具体使用于确有密切联系的文件材料,如一次会议、一个案件、一项活动的文件材料等。但应注意:围绕同一问题的来文与复文,包括请示与批复,同在一个年度形成的,应当遵循事由原则排列在一起,但在不同年度形成的,可分开单独归档。盒内的文件可以按下列3种方法进行排列:①事由结合时间排列。排列案盒中的文件,可先按事由排列,将相同事由的文件排列在一起,然后再将相同事由的文件按时间先后进行排列。②事由结合重要程度排列。排列案盒中的文件,可先按事由排列,将相同事由的文件排列在一起,然后再将相同事由的文件按重要程度排列,即重要的文件排在前,次要的文件排在后,依次进行。③成套文件集中排列。一次事件所产生的所有文件可排列在一起,如一次会议,会议进行过程中产生的所有文件可依次排列在一起,然后结合时间或重要程度进行排列。

(2)归档文件的编号。指以归档文件在全宗中的位置标识为符号,并以归档章的形式在归档文件上注明。编号是编目工作的起点,其目的是反映分类、排列这些系统化的成果。

归档章一般加盖在归档文件首页上端居中的空白位置。归档章一般规格为长45 mm,宽16 mm,分为均匀的6格,各项目位置排列顺序如表10-1所示。

表10-1　项目位置排列顺序

(全宗号)	(年度号)	(室编号)
(机构或问题)	(保管期限)	(馆编号)

注:长:15×3=45;宽:8×2=16,(单位:mm)。

归档章各项目的填写方法是:①全宗号,填写同级国家综合档案馆给立档单位编制的代号。②年度,填写文件形成的年份,以四位阿拉伯数字标注。如将2008年度形成的文件标注为"2008"。③件号,即文件的排列顺序号,它是反映归档文件在全宗中的位置和固定归档文件的排列先后顺序的重要标识。件号分为室编件号和馆编件号2种。归档文件在分类、排列后,其位置得到确定,此时编制的排列顺序号为室编件号;移交进馆时,由于再鉴定,整理的归档文件在全宗中位置可能发生变化,此时按照新的排列顺序重新编制的件号,称为馆编件号。④机构或问题,填写该文件的组织机构全称,如果机构名称太长,可使用机构内部规范的简称。⑤保管期限标注"永久"或"定期"。

3.归档文件的编目与装盒

(1)归档文件目录的编制。《规则》规定:"档文件应依据分类方案和室编件号顺序编制归档文件目录。"即应按照分类、排列、编号的结果,逐类、逐件编制目录,以系统、全面地揭示文件的全貌。《规则》还规定,编目以"件"为单位进行,每一件文件在归档文件目录中都只体现为一个条目。

归档文件目录项目设置。《规则》规定:"归档文件目录设置件号(室编件号、馆编件号)、责任者、文号、题名、日期、页数、盒号、备注等项目。"

归档文件目录封面项目设置。归档文件目录封面项目除设置归档文件目录名称外,应设置全宗名称,并依据编制的分类方案设置年度、保管期限、机构或问题等类目名称。

归档文件目录编制成册。归档文件目录及其封面应编制装订成册,这样既整齐、美观,又不易损坏,同时方便传递、携带、阅读。归档目录的编制成册,应与分类方案一致。如按年度—保管期限—机构进行分类的单位,可以按不同保管期限装订成目录,每本目录中要指明不同机构,或者在目录表格右上方标注机构名称。归档文件目录应编制 2 套。在进行档案移交时,交档案馆 1 套,本机关档案室留 1 套。

(2)归档的文件装盒。

档案盒的规格和封面设置:档案盒外形尺寸为长 310 mm,宽 220 mm 的长方体,厚度一般为 20 mm、30 mm、40 mm,也可以根据需要设置其厚度。

档案盒封面上设置全宗名称,在全宗名称下加双横线。全宗名称可以在制作档案盒时印制好,也可以打印好名称贴上去。

档案盒摆放方式:档案盒摆放方式分为竖式和横式两种。不同摆放方式,设置盒脊项目位置也进行相应变化。采用不同摆放方式是为了保护档案,以及适应档案装具不同尺寸的考虑。

归档文件装盒要求:归档文件应严格按照分类体系盒件号的先后顺序分别装入档案盒,与归档文件目录中相应各条目的排列顺序完全一致,保证检索到文件条目后能对应找到文件实体。装盒具体要求是:①不同形成年度的归档文件不能放入同一档案盒。②不同保管期限的归档文件不能放入同一档案盒。③不同机构或问题类目的归档文件不能放入同一档案盒。④当遇到同一类目的归档文件数量少,不够一盒时,也不能将这些文件材料装入其他档案盒,只能通过不同厚度的档案盒来解决。⑤档案盒只是归档文件的装具,不具有保管单位的性质和作用,因此并不要求同一事由的文件材料必须装入同一档案盒内,只要按照先后顺序依次装盒即可。

盒内文件目录与备考表的填写:档案盒内设置文件目录,是为了便于盒内文件材料的保管、利用和进出核查。盒内文件目录在项目设置、项目内容和要求上与归档文件目录完全一致。

备考表放在盒内文件材料之后,用于注明盒内文件材料的情况。填写备考表是对盒内文件材料进行动态管理的有效措施。备考表设置的项目包括盒内文件情况说明、整理人、检查人和日期等,其项目设置与规格如图 10-1 所示。

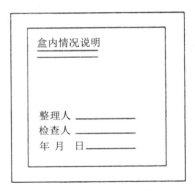

图 10-1 备考样式表

备考表是用来注明案盒内文件情况的表格,以备移交到档案部门后管理人员了解情况。备考表放置于案盒文件的最后,其项目一般有盒内文件情况说明、整理人姓名、检查人姓名、时间 4 项。其中,盒内文件情况说明,主要是盒内文件状况说明,如该盒内文件缺损、移出、补充、销毁及其他需要说明的问题等;整理人,即负责整理文件的人员;检查人,即负责检查审核归档文件整理质量的人员;日期,即登记日期。备考表由整理人填写。

填写案盒封面、盒脊:档案盒的盒脊和底边设置的内容一般是全宗号、年度、保管期限、起止件号、盒号等。其中,全宗号,是档案馆给立档单位编制的代号;年度,按此盒文件所产生的时间编写;保管期限可按永久、定期填写;起止件号是指填写盒内的文件的第一个文件编号和最后一个文件编号,中间用"——"号将两者连接;盒号是档案盒的排列顺序号,在档案归档移交时填写。档案盒盒脊式样和底边式样如图 10-2 所示。

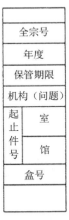

图 10-2 档案盒盒脊及底边式样

(四)归档

归档是指文书部门将整理好的案盒文件定期向档案部门进行移交以便集中保管的工作。经过整理的案盒文件一般在第二年的上半年向档案部门进行移交。档案室在接收归档案盒时应对每一案盒进行检查验收,并履行登记、签字手续。案盒文件的归档,要满足本机关对档案的查找和利用,保证机关档案的齐全完整,为国家积累档案财富。

(龚 言)

第十一章 医院人力资源的分级分类管理

第一节 医院人力资源管理的概念

一、医院人力资源

(一)人力资源的概念

人力资源最早是由美国当代著名管理学家彼得·德鲁克于1954年在其《管理的实践》(The Practice of Management)一书中提出的。彼得·德鲁克认为,相比于其他资源,人力资源具有特殊性,包括生物性、能动性、时效性、智力性、再生性和社会性等。对于人力资源的概念,我们可以从广义和狭义两方面去理解:广义上讲,人力资源是一定范围内的人口中具有劳动能力的人的总和,是能够推动社会进步和经济发展的具有智力和体力劳动能力的人的总称;狭义上讲,从组织层面看,人力资源是有助于实现组织目标的,组织内外所有可配置的人力生产要素的总和。

人力资源是所有资源中最宝贵的资源。作为一种特殊的资源,人力资源具有极大的可塑性和无限的潜力。人力资源的最大特点是能动性,这是人力资源与其他一切资源最根本的区别。人力资源的活动总是处于经济或事务活动的中心位置,决定其他资源的活动。因此,人力资源在经济活动中是唯一起创造性作用的因素,它影响着一个组织的发展、进取和创新。IBM公司创办人毕生说:"就算你没收我的工厂,烧毁我的建筑物,但留给我员工,我将重建我的王国。"在现代西方的管理中,随着管理理论和模式的变革,人力资源成为最重要的战略资源,"以人为本"的管理思想得到了越来越多的认同。

(二)医院人力资源的概念及其特点

医院人力资源是指为完成医院各项任务,在医疗、护理等各种活动中所投入的人员总和。医院开展的各项医疗活动,离不开人力、物力、财力、信息等这些基本要素的投入,这些要素的相互结合、相互作用,共同影响甚至决定医院的发展。其中人力是最重要、最核心的资源,人的主动性、创造性及技术水平的发挥,是医院活力的源泉和发展的基础。

相比于其他行业的人力资源,医院人力资源具有社会责任重大、知识技能高度密集、团队协作性强等特点。

1.社会责任重大

医院人力资源直接面对人群和病患,提供诊疗保健服务,涉及人们的生老病死,其服务水平和服务质量的优劣关系亿万人民的健康,关系千家万户的幸福。承担着对社会、对公众救死扶伤的责任和义务。与人民群众切身利益密切相关,社会关注度高,是重大的民生问题,关系到人民群众对社会事业的满意度,关系到社会公平正义的维护和稳定。

2.工作具有高风险性

医院人力资源工作过程中会面对很多已知和未知的风险,很多工作带有救急性质,不可拖延。面对重大传染病疫情、危害严重的中毒事件、自然灾害或灾难事故引发的险情、恐怖袭击、放射性物质泄漏事件等突发卫生事件,危急时刻医务人员需要挺身而出,工作强度和压力超乎寻常。所面对的每个患者,病情变化、身体素质、恢复程度等不确定因素较多,医务人员在对病情的判断上难免会发生偏差。同时,社会上有些人对这种高风险性缺乏足够的认识,有些医务人员还会受到患者及家属的辱骂、殴打,甚至受到行政处分和法律追究。

3.从事知识技能高度密集型的劳动

医院人力资源成长过程较长,需要接受扎实的基础理论学习和临床实践训练。一名医学生要成长为一名合格的医师,一般需要接受5~10年的院校学习和1~5年的实践培训。在从事临床工作之后,还需要接受各种继续医学教育和培训。经过长期培养出来的医务工作者,其专业知识、技术必定具有较高的专业性。医院人力资源所提供的服务种类繁多,因为人类所面临的疾病危害的种类多,诊断和治疗的方法相对更多。医务人员的劳动以付出技术为主要特点,在为患者服务中,每个环节都渗透着技术,患者的康复凝聚着技术和知识的结晶。这些技术和知识正是上述理论学习和实践积累的成果。

4.医务劳动的团队协作性强

医院人力资源一方面必须对种类繁多的服务提供完善的技术规范,另一方面又必须针对每一个不同的个体辨证施治。诊疗工作的完成需要不同专业群体的高度协调,同时不允许有任何模糊或者错误。例如在开展手术时,需要有外科医师、麻醉师、手术室护士及病房护士等组成工作组,团结协作、密切配合。没有团队协作精神,手术无法顺利开展。因此,医院工作中更强调临床、护理、医技及医院管理等各类人员之间的相互支撑和密切配合。

5.医务人员具有实现自我价值的强烈愿望

医务人员作为知识型人才,通常具有较高的需求层次,更注重自身价值的实现。为此,他们很难满足于一般事务性工作,更渴望看到其工作的成果。医师通常会认为患者的康复结果才是工作效率和能力的证明。医师在其工作中愿意发现问题和寻找解决问题的方法,并尽力追求完美的结果。也期待自己的工作更有意义并对医院工作和社会健康有所贡献,渴望通过这一过程充分展现个人才智,实现自我价值。

6.道德潜质要求高

由于医疗市场的复杂性及医务人员技术垄断性,医患双方存在严重的信息不对称,发生道德风险的现象很普遍,主要表现为:为追求最大化的经济利益,提供超过患者需求的医疗服务;为最大程度减少责任和医疗纠纷,对患者采取"保护性医疗";对患者知情权尊重不够,缺乏足够的、耐心的解释和沟通等情况。患者存在的上述风险,可以通过提高医务人员的道德品质来规避。医务工作的宗旨是"救死扶伤,实行人道主义",对医务人员的道德潜质提出了更高的要求。

二、医院人力资源管理

(一)医院人力资源管理的概念和内涵

人力资源管理是指运用现代科学方法,对与一定物力相结合的人力进行合理的培训、组织和调配,使人力、物力经常保持最佳比例,同时对人的思想、心理和行为进行恰当的指导、控制和协调,充分发挥人的主观能动性,使人尽其才、事得其人、人事相宜,以提高绩效,实现组织目标。通常一个组织的人力资源管理工作主要涉及以下几个方面:制订人力资源战略计划、岗位分析和工作描述、员工的招聘与选拔、雇佣管理与劳资关系、员工培训、员工工作绩效评估、促进员工发展、薪酬与福利设计、员工档案保管等。

医院人力资源管理就是为了更好地完成医院的各项任务而充分发挥人力作用的管理活动,是人力资源有效开发、合理配置、充分利用和科学管理的制度、法令、程序和方法的总和。医院人力资源管理贯穿于医院人力资源活动的全过程,包括人力资源的预测与规划、工作分析与设计、人力资源的维护与成本核算、人员的甄选录用、合理配置和使用,还包括对人员的能力开发、教育培训、调动人的工作积极性、提高人的科学文化素质和思想道德觉悟,等等。

(二)医院现代人力资源管理的特点

长期以来,医院人事管理沿袭计划经济体制下的集中统一管理制度,参照管理行政机关人员的管理模式。这种传统的人事管理忽视员工的主观能动性和自我实现的需求,是一种操作性很强的具体事务管理。随着社会经济发展,影响健康的因素越来越复杂,广大人民群众医疗卫生服务需求日益增强,传统的医院人事管理制度存在的弊端逐渐暴露,已不能适应医药卫生体制改革和医疗卫生事业发展的需求,建立适应现代医院建设和管理要求的现代医院人力资源管理模式势在必行。作为管理学一个崭新和重要的领域,现代医院人力资源管理具有以下特点。

1.强调"以人为本",坚持医院内部成员参与管理的原则

现代医院人力资源管理强调对"人"的管理,以人力资源为核心,使"人"与"工作"和谐有效地融合,寻找人、事相互适应的契合点,旨在人适其所、人尽其才。医院管理者坚持"以人为本"的思想,主动开发人力资源、挖掘潜能,"用事业凝聚人才、用精神激励人才",最大限度地激发员工的工作积极性和创造性。同时,树立医院内部成员的主体意识,明确他们的主体地位,吸纳员工代表参与医院管理,努力促进管理者与被管理者之间和谐的合作关系,使人力资源与医院发展呈现一种双向互动的关系,实现员工成长与医院发展的"双赢"。

2.注重战略性,建立战略性人力资源管理体系

现代医院注重战略性、适应性的管理,从战略层面对医院的人力资源活动进行设计、开发和管理,建立一整套战略性人力资源管理体系。医院人力资源管理者应着眼于未来个人和医院的发展,关注如何开发人的潜在能力,采用战略眼光和方法进行组织、实施和控制;充分分析内部人力资源的需求情况、供给状况,医院外部机遇和挑战等信息,制定出科学合理的人才发展规划;建设和完善人才梯队,有目的、有计划、有步骤地引进和培养满足医院发展需要的各类人才;完善管理,设计不同的职业生涯模式,满足医务人员的职业追求;通过尽早的职业生涯规划管理和组织设计,使医务人员对医院和社会的贡献达到最大。

3.树立人力资源是"资源"而非"成本"的观念

传统人事管理将人视为一种成本,而现代人力资源管理把人看作一种充满生机与活力、决定医院发展和提升医院水平的重要资源。因此,医院在开展管理时,要摒弃人力投入是成本的旧观

念,以人员保护、开发和增值作为工作重点,以投资的眼光看待在培养人才、吸引人才,以及使用人才方面的投入,不断提升医务人员的价值,促进他们积累医疗经验、扩充医疗知识、提高医疗技术。在开展培训时,要由传统的外部安排的课堂培训方式,向注重个人内在需要的灵活学习方式转变,使人才的知识转化为医疗服务能力,提高他们解决实际问题的能力。由于人力资源具有能动性和可创造性的特性,人力资源"投资"将成为医院发展最有前途的"投资"。

4.倡导"主动式管理"

医院传统的人事管理主要是按照国家卫生、劳动人事政策和上级主管部门发布的劳动人事规定、制度对职工进行管理,仅在"需要"时被动地发挥作用,而在对医院发展和职工的需求等方面,缺乏主动性和灵活性,对医务人员的管理缺乏长远规划。现代人力资源管理强调要发现人才、培养人才、使用人才,使每个人都工作在最适合自己的岗位上,做到"人-岗"匹配,同时创造一种积极向上、团结敬业的医疗卫生工作环境,提高医院工作效率。现代人力资源管理,通过实施医院的人才培养,把握医院人才信息并及时进行反思和修正,来达到确认和发掘每一位职工的潜力,促进医院发展的目的。

5.开展"动态管理"

医院传统人事管理多为行政性工作,是以执行、落实各项规定和控制人员编制为目标的计划性静态管理。医院职工的职业基本上从一而终,管理模式单一,管理方法陈旧。现代人力资源管理更强调参与制定策略、进行人力资源规划、讲究生涯管理等创造性动态管理工作,逐步建立起包括招聘机制、培训机制、考核机制、激励机制、奖惩机制等动态管理体系,在保持医疗队伍相对稳定的同时,建立起真正的激励与约束机制。打破干部终身制,竞争上岗、择优聘用;畅通人员进出渠道,一方面减员增效,一方面积极引进人才,形成优胜劣汰的竞争局面。创造出一种"人员能进能出、职务能上能下、待遇能高能低"的动态管理模式,促进医务人员潜能的发挥和自身素质的提高。

(赵 健)

第二节 医院人力资源管理的主要内容

一、医院人力资源规划

(一)人力资源管理战略体系

美国人力资源管理学者舒乐和沃克认为,人力资源战略是一种程序和活动的集合,它通过人力资源部门和直线管理部门的努力来实现组织的战略目标,并以此来提高组织的绩效、维持竞争优势。

人力资源战略也是人力资源管理战略。人力资源管理战略的践行能够调动、指引并确保所有的人力资源活动都能够围绕直接影响组织的问题实施。人力资源战略将组织管理思想与行动联系起来,确定了如何能够以战略为核心去进行人力资源管理,研究如何更加有效地实施人才强化战略、人员配置、薪酬管理、绩效管理,以吸引核心人才,保持竞争精神。

人力资源战略是为管理中可能产生的变化而制订的行动计划,它提供一种思路——通过人力资源管理使得组织获得和保持竞争优势。作为整个组织战略的一部分,人力资源问题事实上是组织战略实施的核心问题。在竞争日渐激烈的环境里,组织的目标就是要赢得胜利,而在此过程中,人力资源战略对组织来说无疑是越来越重要了,它能够确定组织如何对人进行管理,并以此实现组织目标。

同样,医院需要根据内外环境的变化来建立完善的人力资源管理的方法,正面影响医院绩效,为医院成功做出贡献。人力资源战略不但能提高医院绩效,还能够保证有效的成本控制。

(二)医院人力资源管理战略的实施

医院实施人力资源管理战略,一般有三个阶段。

1. 制订阶段

制订人力资源管理战略虽然重要,但只有综合分析医院内外部那些影响人力资源的要素,确认所面临的境况,才能确定人力资源战略的方向。而要确定人力资源战略的方向,首先就要确定人力资源战略目标,随后制订实施计划,最后协调人力资源战略与医院整体战略间的平衡,合理配置医院内的资源,从整体的角度出发,调整人力资源战略使之符合医院整体战略的需要。

2. 实施阶段

实施人力资源战略前,需先分解人力资源战略计划,化整为零,各部门明确自身的任务与作用,推动医院进入良性循环,实现医院目标。

3. 评估与调整阶段

在人力资源战略计划实施以后,对该战略的有效性进行评估,保证战略计划的正确实施,也及时校验优化战略计划。当发现现行的人力资源战略已不符合医院的内外部环境时,最好的措施就是当机立断找出差距、分析原因并进行整改。

因此,人力资源战略需要不断地进行调整和修改,以随时适应环境,为医院航向掌好舵。

(三)医院人力成本核算与人力资源开发

人力成本包括以下几种。

1. 取得成本

取得成本指医院在招募和录取职工的过程中发生的成本。如广告宣传费用、各种安置新职工的行政管理费用;为新职工提供工作所需装备的费用等。

2. 开发成本

开发成本指医院为提高职工的技术能力、增加人力资源的价值而发生的费用。如上岗前教育成本、岗位培训成本、脱产培训成本等。

3. 使用成本

使用成本指医院在使用职工的过程中而发生的成本。如工资、奖金、津贴、福利等。

4. 保险成本

保险成本指按规定缴纳的各类社会保险费用。

5. 离职成本

离职成本指由于职工离开组织而产生的成本。如离职补偿成本、离职前低效成本、空职成本等。

人力资源开发就是为了提高员工绩效,对人力资源进行投资,增强员工与工作绩效相关的技能水平。人力资源开发对于员工来说主要有三个主要方面:一是知识,二是技能,三是能力。

当然,人力资源开发不仅要着眼于员工知识、技能和能力,更要考虑到人岗匹配、知识共享、团结协作等方面。人力资源是所有资源中最本质、最重要、最有价值的资源,科学合理地加以管理开发,势必对医院整体绩效提升与目标实现有着至关重要的作用。

二、招聘与配置

(一)员工招聘

1.招聘的原则及途径

雷蒙德·A·诺伊在《人力资源管理:赢得竞争优势》中指出,招聘包括招募与选拔。招募是为现有的或预期的空缺职位吸引尽可能多的合格应聘者,这是个搜寻人才的过程,为空缺职位找到最优秀的应聘者群体;选拔是不断地减少应聘清单的人数,直到剩下那些最有可能达成期望产出或结果的人。

医院招聘的目的是通过寻找并获得合适的员工,确立医院的竞争优势,完成医院的战略,与此同时帮助员工实现个人价值。招聘是获取人力资源的第一环节,也是人力资源管理中的重要环节。做好招聘需要遵守一些基本的原则。

(1)公平原则。公平是要将医院在招聘时空缺的职位种类、数量和任职要求等信息对外告知,扩大招募人员的范围,并为应聘者提供一个竞争的机会,体现信息公平。

(2)双向原则。医院根据自身战略发展和现实运作需要自主选择合适的人员,而应聘者也会根据自身的能力和愿望自主地选择岗位。

(3)科学原则。人员招聘不是传统意义上的分配,而是需要对应聘者进行选拔,需要通过一些科学的操作程序、评价标准和测评方法(如笔试、技能操作考核、小讲课等方式),有效地甄别应聘者的实际水平和具有的发展潜力,从而保证招聘最终效果的实现。

(4)动态原则。无论是医院的发展还是岗位人员的状态都处于不断变化的动态过程中,人力资源在不断的流动中寻求适合自己的位置,医院则在流动中寻找适合自身要求和发展的人才。

(5)经济原则。应重视招聘的效率和效益。招聘成本不仅仅包括招聘时所花费的费用,还包括因招聘不慎而重新招聘所花费的费用,以及人员离职时带给医院的损失。因此,在招聘过程中要注重招聘的经济性,以较低费用获得最合适的人才。

(6)合法原则。招聘必须依据国家的相关政策法规,不违背法律和社会公共利益,坚持公平公正,不搞各类招聘歧视,符合相关法律法规要求医院所承担的责任。

招聘途径可以分为内部和外部两种。内部招聘是指通过内部晋升、岗位轮换、内部竞聘、员工推荐和临时人员转正等方法面向现有员工进行招聘,将合适人选调剂在合适的岗位。外部招聘是根据一定的标准和程序,通过广告招募、校园招募、人才市场招募、专业机构招募、网络招募等途径,从外来应聘者中选拔获取所需人选的方法。

为了确保招聘工作的有效性,在招聘开始之前就要根据需补充人员的业务类型、职位复杂度、招募方法的实用性、招募方法与渠道情况做出正确的策略选择。没有尽善尽美而只有最合适的方法和渠道。

2.招聘工作流程

一般人才招聘工作由人力资源处负责拟定招聘计划并组织实施,人员需求部门参与招聘测评的技术设计和部分实施工作。具体工作流程为:①制订计划和任职条件。②发布招聘信息。③资格审核与考核录用。

3.招聘理念与发展趋势

人员招聘有两个前提和一个必要。一个前提是人力资源规划,医院从人力资源规划中得到人力资源需求预测,决定预计要招聘的职位、部门、数量、类型等,它包括医院的人力资源计划和各部门人员需求的申请;另一个前提是工作描述和工作说明书,它们为录用提供了主要的参考依据,也为招聘执行提供了有关工作的详细信息。

一个必要则是胜任素质模型的构建。胜任素质模型是指驱动员工产生优秀工作绩效的各种个性特征的集合,包括动机、特质、自我概念、态度、价值、技能等要素。它是人力资源的高端管理方式,是人力资源管理的重要延伸方向。胜任素质模型的建立一般采用工作胜任能力评估法,先对既定职位进行全面分析,确定高绩效模范员工的绩效标准,再对高绩效员工进行分析和比较,建立起初步的胜任素质模型并对其进行验证,保证它的有效性。基于胜任素质的招聘能够吸引那些具备了很难或无法通过培训与开发获取的个体特征的招聘者,使甄选过程更加有效,有助于提高组织的绩效水平。

(二)岗位配置

1.岗位设置原则

(1)按需设岗、因事设岗、因岗设人。岗位设置则是根据工作设置的,这就是按需设岗、因事设岗原则。医院内的岗位设置既要着眼于现实,又要着眼于未来发展,按照医院各部门的职责范围来划定岗位,然后根据工作岗位的需要配置相应人员,尽量做到人岗匹配,人尽其才。

(2)合理结构。岗位设置需要动静结合,对基础性的工作岗位宜采用静态分析,对变化较频繁的岗位,宜采用动态分析。

岗位设置的一项基本任务就是保证每个岗位工作量的饱满和有效劳动时间的充分利用。尽可能使工作定额和岗位定量科学合理化。

2.岗位设置流程

任何医院在运行过程中总会出现各种问题,这些问题可能是由于组织结构设计不合理造成的,也可能是由于部门或岗位设置不完善。为了解决运行中的这些问题,管理人员就需要对组织架构、部门岗位及互相关系进行调整或重新设置,首先需要对医院任务进行确定,包括内外环境分析、医院定位分析和任务分析;其次是确定任务部门,分析并改进业务流程,设计组织架构,确定部门工作任务;最后是岗位工作任务的确定阶段,设计部门内的岗位,界定岗位工作。

编制工作说明书是岗位设置的基础,而工作说明书建立在工作分析的基础上。工作说明书包括工作描述和工作规范,工作描述主要涉及工作执行者实际在做什么、如何做及在什么条件下做的,而工作规范说明工作执行人员为了圆满完成工作所必须具备的知识、技术、能力等要求。

工作描述主要包括工作名称、工作身份、工作目的、工作关系、工作职责、工作权限、绩效标准、工作环境等,其中工作职责在工作名称、身份、目的的基础上对职位内容加以细化,是工作描述的主体。

工作规范则是指任职者要胜任该项工作必须具备的资格和条件,它关注的是完成工作任务所需要的人的特质,一般包括身体素质、教育程度、知识、工作技能、心理品质、经历和道德等要求。

明确的工作描述与合理的工作规范所组成的工作说明书才能做好岗位设置。

(三)人才激励政策

1.人才引进的标准和待遇

引进的人才必须满足以下基本条件:①坚持四项基本原则,热爱卫生事业,具有良好的思想品质和职业道德。②掌握国内外本学科的最新发展动态,对学科建设和学术研究有创新性构思。③具有严谨的学术作风和团结协作、敬业奉献精神。④身体健康,具有与岗位需求所对应的学历和职称。

由于各医院所处地域、专业类别、人才需求的不同,很难有统一的人才引进标准。各医院应该根据自身的实际情况、业务特点,制订符合自身发展需求的人才引进要求和待遇标准,并为引进人才做好服务和管理工作。

2.引进人才的管理及追踪考核评估

(1)人才引进工作由人力资源处牵头,相关职能管理部门参加。定期分析医院各科梯队建设情况,制订人才引进规划,加强横向联系,拓宽引进高级卫生人才的渠道。

(2)对引进人才制订跟踪、评估体系,由人力资源处等职能管理部门分头负责考核。具体职责分工如下。①科研、教学管理部门:侧重考核引进人才的科研教育能力,包括其课题、论文的数量、质量、级别,外语水平,学术地位等。重点考核其基础知识广度、专业知识深度、知识更新程度及信息掌握能力。②医疗、护理部门:侧重考核引进人才的临床业务能力,包括其解决疑难杂症能力、较复杂的手术技能,重点考核其在本专业领域中专业技术的竞争力、影响力、创造力,能否站在该学科发展的前沿。③党办、监察审计等部门:侧重考核引进人才的医德医风,精神文明,包括其事业心、团队精神、廉洁行医、服务意识。④人力资源处:侧重对引进人才考核的综合归纳分析,具体组织引进人才考核工作,包括计划、督办、总结等。

(3)引进人员入院工作满半年后,由人力资源处会同相关部门对其个人条件及入院后工作表现和业绩进行审核;并将审核情况报党政联席会议,由会议讨论决定是否发放引进费用及具体发放额度。

(4)由院领导和引进人才谈话,告知党政联席会议讨论结果。医院与引进的人才签订引进人才聘用合同补充协议书,约定一定年限的服务期。

(5)原则上医院每年召开一次学术委员会专题会议,对引进的人才进行追踪考评。考评主要侧重综合素质、团队协作、学术水平等方面,评估结果报党政联席会议审核。如达不到岗位职责要求或是有违纪违规行为,医院有权解除聘用合同,并按协议约定要求本人退赔相关费用。

3.PI管理

为加快推进医学科研国际化的步伐,可以根据医院学科专业建设与师资队伍发展规划,依托院内特色学科,有计划、有重点地引进与聘请海外高水平、有较大影响力的学科带头人,实施海外特聘人才系列项目,以提高医院学科建设水平和人才培养质量。

"海外特聘人才系列"项目需坚持公开、公正、公平、择优录用的原则和坚持扶特、扶需、扶强,重点支持优先发展的原则。

根据入选标准和工作要求的不同,可分为特聘教授、顾问教授、兼聘PI等类别。原则上医院全部专业学科均可申请本项目的资助,但医院依托并鼓励重中之重学科、重点学科、新兴学科、交叉学科等领域积极申报。申报学科应满足以下条件。

(1)应掌握相关学科或专业领域的世界发展状况和趋势。

(2)应与拟聘请的专家或学者已有一定的合作关系或交流基础。

(3)应对拟聘请的专家或学者来华工作有明确的学术目标,并有详细的科研工作安排。

(4)学科、专业本身应具有较强的软、硬件优势,能够获取相关的配套经费支持。

三、培训与规划

(一)员工培训

为了鼓励员工保持或提高当前或未来的工作绩效,对与之相关的员工的知识、技能、行为、态度做出系统性的计划活动,称为员工培训开发。

世界银行《21世纪中国教育战略目标》归纳了21世纪的基本特征——科技的迅速变化、经济开放与竞争及以知识为基础的产业发展。在这样的时代背景下,人员培训开发在组织发展中无疑越来越有举足轻重的作用。

培训和开发虽然经常作为一个概念使用,但二者依然有着一些区别。培训更侧重于教授员工为了完成当前的工作而需要的知识技能,而开发着眼于更长远的目标,希望员工将来能胜任工作或能长期保持合格绩效。

1.培训计划的制订

培训工作的起点是培训需求分析,培训需求分析就是员工培训开发的主体部门,在组织内部各方配合的情况下,确定目标绩效与现有绩效水平之间的差距,收集和分析与之相关的信息,寻找产生这些差距的原因,从源头中找到那些能够通过培训开发解决的员工问题,为进一步开展培训活动提供依据。

在完成了所有需要的培训需求分析后,就能够制订培训计划了,而培训计划制订的第一步就是确定培训目标,培训目标是确定培训内容和评估培训效果的依据。培训计划是针对培训目标,对培训过程中所涉及的时间、地点、培训者、受培训者、培训内容、培训方式等进行预先的设想并按照一定的顺序排列后的设计方案。

2.培训指导与实施

在培训计划的制订与实施过程中,培训的深度与广度都是受到培训预算的约束的,在确定培训预算时,要考虑培训的实际需求和经费支持的可能性。

在大多数情况下,培训经费的使用都不采取绝对平均的分配方式,依据员工任务、工作的重要度与紧急度,或是员工自身质素等考量因素,组织一般将70%左右的培训经费用于30%的员工身上,更有甚者会将80%左右的培训经费用于20%的员工身上。事实上,很多组织的培训预算费用是偏向组织的高层和骨干的,因为这些核心人才更能影响组织的未来发展。为了保证培训效果,培训场所的选择需要满足一些基本的物质条件,首先是排除干扰,使受训者能集中精力完成培训;其次是场地设备的有效功能需要确保。

3.培训质量与效果评估

培训效果评估是培训工作的重要环节,对于培训项目的发起者、组织者、培训者、受训者都有实践意义,因此培训效果评估环节不该被忽略。

(二)职业生涯开发

1.职称晋升与聘任

职业生涯是个人生命周期中的与职业或工作有关的经历,是个体生命质量和价值的重要体现。医院应该根据国家人力资源和社会保障部及各省市相关文件精神,结合医院实际情况,制订职称聘任实施方案,帮助员工规划其职业生涯。

(1)总则。医院对卫生专业技术人员实行专业技术职称聘任制。根据《事业单位岗位设置管理实施办法》的要求,确立高、中、初级专业技术职务的岗位和结构比例,明确不同的岗位责任、权限、任职条件和任职期限。

聘任原则：①以人员编制、岗位职数为依据。②与日常表现与考核结果相结合，坚持标准，择优聘任，宁缺毋滥。③注重医、教、研综合能力和学历结构合理。④逐级聘任。

（2）组织机构及职责。①医院成立考核聘任领导小组，由医院党政领导组成，主要职责为审定岗位设置、聘任工作实施办法及考核聘任情况。②考核聘任工作主要由院、科两级考核小组组成，高级专业技术岗位的聘任由院级考核小组负责；中级职称及以下人员由科室组织考核。护理中级职称及以下人员由护理部组织考核。

院级考核小组由医院党政领导、学术委员会委员、相关职能处室负责人组成，主要职责为：①负责全院高级岗位的考核评议。②审议各级人员岗位考核评分标准。③审议中级及以下人员的考核结果。④受理岗位考核聘任中出现的意见、争议等问题。

科级考核小组由各科室行政正、副主任、支部书记、分工会主席组成，可以有护士长及科室职工代表参加，主要职责为：①负责所在科室中级及以下人员的岗位考核评议工作。②将考核结果及拟聘任情况报院级考核小组审定。

（3）受聘人员的基本条件。①遵守医院规章制度。②具有良好的医德医风和行为规范。③具有履行岗位职责的业务技术水平和解决实际问题的能力。④受聘担任卫生专业技术职务，应具有相应的卫生专业技术职务任职资格。

（4）聘任的形式。分为新聘、续聘、高职低聘、低职高聘（内聘）、特聘等。①新聘：取得相应的任职资格而未经聘任者。②续聘：原已聘任在相应任职资格的岗位，经考核合格，继续聘任在该岗位者。③高职低聘：因科室岗位编制数所限而低聘的；经考核不能胜任原岗位职责而低聘的；因违反医院规章制度给医院造成一定损失而低聘的。④低职高聘（内聘）：仅限在医疗一线岗位工作的卫生系列专业技术职称聘任中实施，必须是医疗、教学、科研及学科建设发展急需补充的专业技术人员。⑤特聘：因科室岗位编制数所限，但聘任考核为优秀者，由院部予以特聘。

（5）聘任程序。①信息公布：医院公布各部门的岗位、职数、岗位职责、聘任条件、聘任年限。②个人申报：应聘者根据自身的条件、任职资格，提出岗位申请，并填写岗位申请表，提供相关申报材料。③考核评议：职能处室汇总日常考核材料，由院、科级考核小组参照《岗位考核评分标准》，对被考核者的医、教、研、精神文明进行考核并综合评出 A、B、C、D 4 个档次，按科室派出同级人员名次顺序及是否聘任意见。④考核结果审议：院级考核小组负责审议各级人员考核结果，由考核聘任领导小组集体讨论确定拟聘人员。⑤聘前公示：对拟聘人员在院内进行聘前公示7 天。⑥签订岗位聘用合同书：由人力资源处统一与拟聘人员签订正式岗位聘用合同书。

（6）聘任管理。①聘任权限：正高级职称由院长聘任；副高级职称由院长与科行政主任共同聘任；中级职称及以下人员由科行政主任聘任；聘任后名单汇总人力资源处备案；院长对上述聘任有行政否决权。②聘任考核：聘任考核分为日常考核、年度考核和任期考核。年度考核为每年一次，任期考核一般为两年一次；考核结果分为优秀、合格、基本合格、不合格四个等次，考核结果记入专业技术人员考绩档案，作为晋升、续聘、低聘、解聘的重要依据；日常考核分为医疗质量、科研教育、医德医风、精神文明等，由所在科、部门和相关职能处室负责。③聘后待遇：受聘人员按所聘任职务，享受相应待遇；受聘人员"高职低聘"后，其岗位工资按实际聘任的岗位重新核定；因岗位职数所限而低聘的人员（据法定退休年龄不足 2 年），考核合格，原执行的工资标准不变；内聘人员待遇根据医院相关文件规定执行。

2.内部聘任

为加强医院人才队伍建设,充分调动专业技术人员的积极性和创造性,对于一些在医疗、教学、科研及学科建设发展急需补充的专业技术人员,由于年限等原因没有达到一定职称的聘任标准,但是确有真才实学、业绩突出,医院应该创造条件帮助他们提前聘任到相应的岗位,鼓励他们为医院发展作贡献。

(1)聘任标准。各医院可根据本院人才队伍实际情况和特点自行制订内部聘任标准,其中医教研工作业绩标准一般应该高于常规的聘任标准。

(2)申报及聘任程序。①个人申请:对照申报条件,填写个人报名表。②科室考核推荐:科室根据申报者工作实绩,提出考核推荐意见。③相关职能部门审核申报者资质、条件。④院学术委员会评议:申报者进行述职,院学术委员会成员以无记名投票方式表决。出席成员应不低于院学术委员会成员总数的2/3,申报者获得实际到会人数2/3赞成票者为评议通过。⑤聘前公示:对拟聘人员名单在院内公示5个工作日。⑥医院发文正式聘任。

(3)聘期及待遇。聘期原则上一个聘期两年。内聘人员在聘期内,可对外使用内聘职称从事医疗、教学、科研及学科建设工作,同时应自觉履行岗位职责,接受岗位考核。聘期内按照内聘职称兑现工资,并可正常申报高一级职称。

3.聘后考核及分流

为了激励专业技术人员不断学习、提高业务能力,医院可以定期开展聘后考核工作,做到优胜劣汰,避免一聘定终身的现象。考核可以设定临床、科研、教学等多维度指标,根据最后考评分数确定A、B、C、D 4个档。前3档人员可以在原岗位继续聘任,D档人员可能难以胜任目前的岗位要求,根据其实际情况给予低聘或分流安置。

分流可以在医院内部科室间安排,也可以在集团医院之间流动。分流的目的不是弃之不顾,而是希望他客观看待自身能力,帮助他找到合适的岗位,做到人岗匹配。

(三)各类人才培养项目申报

为了加快人才培养,从国家到各省市及相关行政部门,都设立了多样的人才培养项目。人才培养项目获得的数量和等级体现了医院的综合竞争力。

除了国家、省市级项目,医院还可为业绩突出的工作人员设置"特殊贡献特殊津贴"项目,依据"多劳多得、优劳优得"的原则,评选指标包括医、教、研、社会影响等各方面,一年评选一次。由人力资源处会同医务、教学、科研等部门共同打分,结果提交学术委员会审议决定。

(四)干部管理

1.中层干部届满考核与换届工作方案

(1)指导思想。根据《党政领导干部选拔任用工作条例》等相关文件精神为依据,围绕医院转型发展、和谐发展的目标,深化干部人事制度改革,按照公开、公平、公正、择优和任人唯贤、德才兼备、群众公认、注重实绩的原则,通过民主测评、民主推荐、个人自荐、竞争上岗、组织考察和公示任命有机结合的程序,建立有效的干部管理、监督、竞聘、激励和保障机制,努力建设一支团结进取、求真务实、开拓创新、勤政廉洁的中层干部队伍,为医院建设和发展提供坚强的组织保证。

(2)基本原则。①坚持党管干部原则和民主集中制原则。认真贯彻干部队伍德才兼备的标准,严格执行《党政领导干部选拔任用工作条例》,增加工作的透明度,做到公开、公正、公平,把政治坚定、实绩突出、群众公认的干部选拔到中层干部队伍中来。②坚持中层干部全面换届与岗位交流相结合的原则。注重干部轮岗交流工作,尤其在职能部门之间进行适当轮岗交流,逐步形成干部多岗位锻炼的管理机制。③换届工作与业绩考核相结合的原则。在换届中,要注重干部的工作业绩。对工作实绩突出,群众满意度高的干部作为提拔、任用的重要依据;对工作实绩不突出、群众评价不高者,不仅不能提拔任用,且应进行诫勉谈话,查找问题,限期整改;经核实确实存在问题的,经院党政联席会研究确认,根据实际情况降职使用或免除现任职务;在考核换届过程中发现有违法违纪问题的,交由纪检监察部门查处。

(3)有关规定。①换届涉及的中层干部是医院各职能部门、临床医技部门正副职干部。医院各党支部书记、工会和共青团等部门的负责人任期届满后,按照各自的章程进行换届选举,不列入考核竞聘范围。②在同一岗位任满2届的职能部门中层干部可考虑轮岗交流。③中层干部每届任期为2~3年。④换届调整范围内的中层干部进行统一述职考核,述职考核成绩为优秀或称职的,且本人符合继续任职条件并有继续任现职意愿的,予以续聘;述职考核为基本称职或不称职者,将通过公开选拔产生新的继任者;机构或干部职数有调整的岗位均采用公开选拔,竞聘上岗方式产生。⑤在讨论干部任免、调动或在考察干部工作中涉及本人及其亲属的,本人必须回避。

(4)职位和职数。坚持科学合理、精简高效的原则,严格控制机构和职数。①根据形势发展要求和医院实际,医院内设临床医技科室、职能部门、教研室、党支部、工青妇群团组织五类机构。②结合各部门工作职责、科室规模等因素,科学、合理设置职能部门、临床医技科室干部职数。

(5)干部选拔条件。

基本条件:①具有履行职责所应具备的政策和理论水平,认真贯彻执行党的路线、方针,在政治上、思想上、行动上与党中央保持一致。②坚持和维护党的民主集中制,有民主作风和全局观念,服从医院党政统一领导,善于集中正确意见,善于团结同志。③坚持解放思想、实事求是、开拓创新,认真调查研究,讲实话、办实事、求实效。④有事业心和责任感,具有胜任岗位工作的组织管理能力、文化水平和专业知识,有较强的沟通和协调能力。⑤清正廉洁、遵纪守法、作风正派,自觉接受群众的批评和监督。⑥身体健康,精力充沛。临床专业人员从事行政管理工作,必须保证80%以上的工作时间从事管理工作。

资格要求:①新提拔的职能部门中层干部应具有一定学历(学位)要求、职称要求和年龄要求。②临床医技科室中层干部应具有本科及以上学历、相应职称。新提拔的临床医技科室中层干部原则上应具有更高的学历(学位)要求、职称要求,二级以上医院正职原则上应具有正高级职称。③职能部门正职干部应具有副职岗位工作经历,副职干部应具有一定的工作经历。④岗位需要,且工作业绩特别突出者,可根据实际情况,酌情放宽有关资质要求。⑤年龄要求能任满一届(2年)。

(6)工作程序和步骤。成立中层干部届满考核与换届工作领导小组及工作小组,负责制订实施方案并组织实施。通过公告栏、院周会等途径公布工作启动的通知,并就此次调整的工作程序和时间节点进行说明。

届满考核和换届工作共分两个阶段进行。第一阶段是述职考核阶段;第二阶段是选拔竞聘阶段。

(7)工作要求。①中层干部届满考核与换届工作是一件重要而严肃的工作,各部门要树立大局意识和全局观念,严格遵守组织纪律、严禁违规用人,确保换届工作风清气正。②中层干部换届调整工作,必须在核定的中层干部职数内进行。对无人报名或虽有人报名但无合适人选的岗位,可根据工作需要进行统筹调配,无合适人选的岗位可暂时空缺。③凡在外出差、学习或因其他原因不在院内的人员,由其所在科室负责将换届工作的精神及时传达到本人。④在竞聘工作进行期间,所有干部必须坚守岗位、履行职责。竞聘上岗的新任干部和交流(或离任)的干部,应在聘任文件发布后一周内完成交接工作。⑤按照上级规定,重要部门的中层干部离岗实行经济审计,由监察审计部门根据有关规定负责组织实施。⑥医院实行中层干部任期目标管理。受聘的中层干部须在任职决定宣布后的一个月内,提出新的任期目标。医院将编制并签署中层干部任期目标责任书和廉政责任书,并接受公开监督。

2.医院中层干部年度绩效考核

为进一步加强干部队伍建设,激发中层干部的积极性、主动性和创造性,提高执行力,提升医院管理水平,对中层干部实行年度绩效考核。

四、薪酬福利管理

(一)薪酬管理

1.薪酬体系

事业单位的工资制度,根据事业单位特点和经费来源的不同,对全额拨款、差额拨款、自收自支三种不同类型的事业单位实行不同的管理办法。

(1)事业单位实行分类管理。对全额拨款单位,执行国家统一的工资制度和工资标准。在工资构成中,固定部分为70%、浮动部分为30%。对差额拨款单位,按照国家制订的工资制度和工资标准执行。在工资构成中,固定部分为60%、浮动部分为40%。对自收自支单位,有条件的可实行企业化管理或企业工资制度,做到自主经营、自负盈亏。

(2)工资制度的分类和工资构成。依据事业单位工作人员分类,分别实行不同的工资制度。①医院事业单位专业技术人员实行职务等级工资制的居多。专业技术职务等级工资制在工资构成上,主要分为专业技术职务工资和津贴两部分。②事业单位管理人员实行职员职务等级工资制。职员职务等级工资制在工资构成上,主要分为职员职务工资和岗位目标管理津贴两部分。③事业单位技术工人实行技术等级工资制,在工资构成上,主要分为技术等级工资和岗位津贴两部分。④事业单位普通工人实行等级工资制,在工资构成上,主要分为等级工资和津贴两部分。

(3)工资制度的内容。专业技术人员的专业技术职务工资是工资构成中的固定部分,也是体现按劳分配的主要内容。专业技术职务工资标准,是按照专业技术职务序列设置的,每一职务分别设立若干工资档次。津贴是工资构成中活的部分,与专业技术人员的实际工作数量和质量挂钩,多劳多得。

职员职务工资主要体现管理人员的工作能力高低和所负责任大小,是工资构成中的固定部分。职员职务工资标准,是按照职员职务序列设置的。一至六级职员职务,分别设立若干工资档次。岗位目标管理津贴,主要体现管理人员的工作责任大小和岗位目标任务完成情况,是工资构成中活的部分。

技术工人的技术等级工资是工资构成中的固定部分,主要体现技术工人的技术水平高低和工作能力的大小。技术等级工资标准是按照高级工、中级工、低级工三个技术等级设置的,每个技术等级分别设立若干工资档次。高级技师、技师,按照现行技术职务分别设立若干工资档次。岗位津贴主要体现技术工人实际工作量的大小和岗位的差别,是工资构成中活的部分。

普通工人的等级工资是工资构成中的固定部分。津贴是工资构成中获得部分,主要体现普通工人师级工作量的大小和工作表现的差异。

(4)岗位工资的实施。国家制订事业单位岗位设置管理规定,对岗位总量、结构比例和最高岗位等级设置进行管理。

(5)薪级工资的实施。工作人员按照本人套改年限、任职年限和所聘岗位,结合工作表现,套改相应的薪级工资。套改年限是指工作年限与不计算工龄的在校学习时间合并计算的年限。不计算工龄的在校学习时间是指在国家承认学历的全日制大专以上院校未计算为工龄的学习时间。在校学习的时间以国家规定的学制为依据,如短于国家学制规定,按实际学习年限计算;如长于国家学制规定,按国家规定学制计算。任职年限是指从聘用到现岗位当年起计算的年限。

工作人员按现聘岗位套改的薪级工资,如低于按本人低一级岗位套改的薪级工资,可按低一级岗位进行套改,并将现聘岗位的任职年限与低一级岗位的任职年限合并计算。

工作人员高等级的岗位聘用到较低等级的岗位,这次套改可将原聘岗位与现聘岗位的任职年限合并计算。

工作人员按套改办法确定的薪级工资,低于相同学历新参加工作人员转正定级薪级工资的,执行相同学历新参加工作人员转正定级的薪级工资标准。

(6)绩效工资的实施。国家对事业单位绩效工资分配实行总量调控和政策指导。各地区、各部门根据国家有关政策和规定,结合本地区、本部门实际,制订绩效工资分配的实施办法。事业单位在上级主管部门核定的绩效工资总量内,按照规范的分配程序和要求,采取灵活多样的分配形式和办法,自主决定本单位绩效工资的分配。绩效工资分配应以工作人员的实绩和贡献为依据,合理拉开差距。

(7)津贴补贴的实施。规范特殊岗位津贴补贴管理。对在事业单位苦、脏、累、险及其他特殊岗位工作的人员,实行特殊岗位津贴补贴。国家统一制订特殊岗位津贴补贴政策和规范管理办法,规定特殊岗位津贴补贴的项目、标准和实施范围,明确调整和新建特殊岗位津贴补贴的条件,建立动态管理机制。除国务院和国务院授权的人事部、财政部外,任何地区、部门和单位不得自行建立特殊岗位津贴补贴项目、扩大实施范围和提高标准。

2.特殊人员的薪酬策略

(1)中国科学院院士、中国工程院院士及为国家作出重大贡献的一流人才,经批准,执行专业技术一级岗位工资标准。

(2)对有突出贡献的专家、学者和技术人员,继续实行政府特殊津贴。

(3)对承担国家重大科研项目和工程建设项目等为我国经济建设和社会发展做出重要贡献的优秀人才,给予不同程度的一次性奖励。

(4)对基础研究、战略高技术研究和重要公益领域的事业单位高层次人才,逐步建立特殊津贴制度。对重要人才建立国家投保制度。

(5)对部分紧缺或者急需引进的高层人才,经批准可实行协议工资、项目工资等灵活多样的分配办法。

(二)福利管理

(1)员工福利的内涵。员工福利主要是指组织为员工提供的除金钱以外的一切物质待遇。员工福利本质上是一种补充性报酬,一般不以货币形式直接支付,而经常以实物或服务的形式兑现,如带薪休假、子女教育津贴等。员工福利和员工的工资、奖金不同,它与员工的绩效无关,它是基于员工的组织身份而决定的。

(2)员工福利的重要性。近年来,员工福利在人力资源管理中的地位日益重要,主要表现在以下5个方面:①可以为员工提供安全保障。②可以招募和吸引优秀的人才。③有利于降低员工流动率。④有利于提高员工的绩效。⑤有利于节约成本。在劳动力价格不断上升的今天,充分利用员工福利,既可以使员工获得更多的实惠,也可以使企业在员工身上的投入获得更多的回报。

(3)员工福利的种类。福利作为培育员工对企业归属感和忠诚度的独特手段,历来为企业家和管理者所重视。在我国,福利与工资分配所依据的原则是不同的。工资分配依据的是"按劳分配"的原则,其水平是根据员工劳动的数量和质量来确定的;而福利则是根据整个社会的生活和消费水平、企业的实际支付能力,有条件、有限度地满足员工的物质文化需要,并利用各种休假和休养制度来保证员工的身心健康。员工福利种类包括:①福利设施。②补贴福利。③教育培训福利。④健康福利。⑤假日福利。⑥社会保险。

五、劳动关系管理

(一)医院用工中可能涉及的相关法律规定及操作规范

1.双方协商一致解除合同

《劳动合同法》第三十六条规定,用人单位与劳动者协商一致,可以解除劳动合同。如果甲乙双方不愿意继续保持劳动关系,共同提出解除劳动关系,或一方不愿意保持这种关系,另一方同意,双方协商一致,则可以解除劳动关系。

2.员工单方面解除劳动合同

《劳动合同法》第三十七条规定,劳动者提前三十天以书面形式通知用人单位,可以解除劳动合同。劳动者在试用期内提前三天通知用人单位,可以解除劳动合同。

《劳动合同法》第三十八条规定,用人单位有下列情形之一的,劳动者可以解除劳动合同:①未按照劳动合同约定提供劳动保护或者劳动条件的。②未及时足额支付劳动报酬的。③未依法为劳动者缴纳社会保险费的。④用人单位的规章制度违反法律、法规的规定,损害劳动者权益的。⑤因本法第二十六条第一款规定的情形致使劳动合同无效的。⑥法律、行政法规规定劳动者可以解除劳动合同的其他情形。用人单位以暴力、威胁或者非法限制人身自由的手段强迫劳动者劳动的,或者用人单位违章指挥、强令冒险作业危及劳动者人身安全的,劳动者可以立即解除劳动合同,不需事先告知用人单位。

3.用人单位单方面解除合同

《劳动合同法》第三十九条规定,劳动者有下列情形之一的,用人单位可以解除劳动合同:①在试用期间被证明不符合录用条件的。②严重违反用人单位的规章制度的。③严重失职,营私舞弊,给用人单位造成重大损害的。④劳动者同时与其他用人单位建立劳动关系,对完成本单位的工作任务造成严重影响,或者经用人单位提出,拒不改正的。⑤因本法第二十六条第一款第一项规定的情形致使劳动合同无效的。⑥被依法追究刑事责任的。

《劳动合同法》第四十条规定,有下列情形之一的,用人单位提前三十天以书面形式通知劳动者本人或者额外支付劳动者一个月工资后,可以解除劳动合同:①劳动者患病或者非因工负伤,在规定的医疗期满后不能从事原工作,也不能从事由用人单位另行安排的工作的。②劳动者不能胜任工作,经过培训或者调整工作岗位,仍不能胜任工作的。③劳动合同订立时所依据的客观情况发生重大变化,致使劳动合同无法履行,经用人单位与劳动者协商,未能就变更劳动合同内容达成协议的。

《劳动合同法》第四十六条规定,有下列情形之一的,用人单位应当向劳动者支付经济补偿:①劳动者依照本法第三十八条规定解除劳动合同的。②用人单位依照本法第三十六条规定向劳动者提出解除劳动合同并与劳动者协商一致解除劳动合同的。③用人单位依照本法第四十条规定解除劳动合同的。④用人单位依照本法第四十一条第一款规定解除劳动合同的。⑤除用人单位维持或者提高劳动合同约定条件续订劳动合同,劳动者不同意续订的情形外,依照本法第四十四条第一项规定终止固定期限劳动合同的。⑥依照本法第四十四条第四项、第五项规定终止劳动合同的。⑦法律、行政法规规定的其他情形。《劳动合同法》第四十七条规定:经济补偿根据劳动者在本单位工作的年限,按每满一年支付一个月工资的标准向劳动者支付。六个月以上不满一年的,按一年计算;不满六个月的,向劳动者支付半个月工资的经济补偿。劳动者月工资高于用人单位所在直辖市、设区的市级人民政府公布的本地区上年度职工月平均工资三倍的,向其支付经济补偿的标准按职工月平均工资三倍的数额支付,向其支付经济补偿的年限最高不超过十二年。本条所称月工资是指劳动者在劳动合同解除或者终止前十二个月的平均工资。

4.用人单位不得解除合同的情形

《劳动合同法》第四十二条规定,劳动者有下列情形之一的,用人单位不得依照本法第四十条、第四十一条的规定解除劳动合同:①从事接触职业病危害作业的劳动者未进行离岗前职业健康检查,或者疑似职业病患者在诊断或者医学观察期间的。②在本单位患职业病或者因工负伤并被确认丧失或者部分丧失劳动能力的。③患病或者非因工负伤,在规定的医疗期内的。④女职工在孕期、产期、哺乳期的。⑤在本单位连续工作满十五年,且距法定退休年龄不足五年的。⑥法律、行政法规规定的其他情形。

5.劳动合同的终止

劳动合同终止是指劳动合同期限届满或双方当事人主体资格消失,合同规定的权利义务即行消灭的制度。《劳动合同法》第四十四条规定,有下列情形之一的,劳动合同终止:①劳动合同期满的。②劳动者开始依法享受基本养老保险待遇的。③劳动者死亡,或者被人民法院宣告死亡或者宣告失踪的。④用人单位被依法宣告破产的。⑤用人单位被吊销营业执照、责令关闭、撤销或者用人单位决定提前解散的。⑥法律、行政法规规定的其他情形。

(二)各类人员的劳动关系处理

1.在编人员

聘用人员和医院签订事业单位聘用合同,由医院直接管理,属于事业编制人员。

2.非在编人员

聘用人员和人才派遣公司签订劳动合同,由派遣公司和医院共同管理。事业单位人员适用《事业单位人事管理条例》,如果该条例未涉及的,则适用《劳动合同法》或其他相关法律。

(三)档案管理

1.人事档案

(1)人事档案管理部门的职责:①保管干部人事档案,为国家积累档案史料。②收集、鉴别和整理干部人事档案材料。③办理干部人事档案的查阅、借阅和传递。④登记干部职务、工资的变动情况。⑤为有关部门提供干部人事档案信息资料。⑥做好干部人事档案的安全、保密、保护工作。⑦调查研究干部人事档案工作情况,制订规章制度,搞好干部人事档案的业务建设和业务指导。⑧推广、应用干部人事档案现代化管理技术。⑨办理其他有关事项。

(2)人事档案管理制度:分为人事档案安全保密制度,人事档案查(借)阅制度,人事档案收集制度,人事档案鉴别、归档制度,人事档案检查、核对制度,人事档案转递登记制度和人事档案计算机管理制度。

人事档案安全保密制度:①严格按照《中华人民共和国档案法》《中华人民共和国保守秘密法》,做好干部人事档案的安全保密工作。②干部人事档案管理部门,应设立专用档案库房(室),配置铁质档案柜,妥善保管干部人事档案。③干部人事档案库房(室)必须备有防火、防潮、防蛀、防盗、防光、防高温等设施,安全措施应经常检查,保持库房的清洁和适宜的温、湿度。④干部人事档案库房(室)和档案柜,应明确专人管理,管理人员工作变动时,必须办理好交接手续。⑤非管理及无关人员一律不得进入档案库房(室)。⑥不得向无关人员谈论泄露有关干部人事档案的内容。⑦严禁任何人携带干部人事档案材料进入公共场所和娱乐场所。⑧在工作中形成的各种草稿、废纸等,不得乱扔、乱抛,一律按保密纸处理或销毁。

人事档案查(借)阅制度:①查阅单位应填写查阅干部档案审批表或查阅干部档案介绍信,按照规定办理审批手续,不得凭借调查证明材料介绍信和其他联系工作介绍信查阅干部人事档案,阅档人员必须是中共党员干部。②阅档人员不得查阅或借阅本人及亲属的档案。③凡批准查阅干部档案部分内容的,不得翻阅全部档案,阅后要经档案管理人员检查,当面归还。④查(借)干部档案,必须严格遵守保密制度,不得泄密或擅自向外公布档案内容,严禁涂改、圈划、折叠、抽取和撤换档案材料;阅档时禁止吸烟和在材料上放置易污损档案的物品。⑤阅档人员经批准摘抄、复制干部档案内容,摘录的材料要细致核对,调查取证的材料,由档案管理人员审核后盖章;经档案主管部门签署盖公章后,方可使用。⑥干部人事档案一般不借出,因特殊需要(干部死亡、办理退休允许借一次),须按查(借)借用的干部档案要妥善保管,严格保密,不得转借;未经档案主管部门同意批准,不得以任何手段复制档案内容;档案借出时间不得超过两周,逾期使用者,应及时办理归还或续借手续。⑦查(借)阅干部档案必须认真填写查(借)阅档案登记簿。

人事档案收集制度:①严格按照中组部《干部人事档案材料收集归档规定》(组通字〈1996〉14号),收集干部任免、考察考核、晋升、培训、奖惩、工资、入党等新形成的材料归档,充实档案内容。②各组织人事、纪检监察、教育培训、审计、统战等部门,应建立送交干部人事档案材料归档的工作制度,保持收集材料的渠道畅通;在形成材料后的一个月内,按要求将材料送交主管干部人事档案部门归档。③干部人事档案管理部门,应掌握形成干部人事档案材料的信息,建立联系、送交、催要、登记制度,及时向有关部门收集形成的干部人事档案材料。④收集的干部人事档案材料必须是组织上形成的,或者是组织上审定认可的材料,未经组织同意,个人提供的材料不得收集。任何组织与个人,不得以任何理由积压、滞留应归档的材料。⑤干部人事档案管理部门,发现有关部门送交归档的材料不符合要求时,应及时通知形成材料的部门补送或补办手续。形成干部人事档案材料的部门,有责任按规定认真办理。⑥凡新参加工作、新调入单位的干部、地方新安置的部队转业干部,都应填写"干部履历表"审核后归入人事档案。

人事档案鉴别、归档制度:①归档的材料必须根据中组部的有关规定进行认真鉴别,不属归档的材料不得擅自归档;材料必须是正式材料,应完整、齐全、真实,文字清楚、对象明确,有承办单位或个人署名,有形成材料的日期。②归档的材料,凡规定由组织审查盖章的,须有组织盖章,规定要同本人见面的材料(如审查结论、复查结论、处分决定或意见、组织鉴定等),一般应有本人的签字。特殊情况下,本人见面后未签字的,可由组织注明。③干部人事档案材料的载体应是A4(21 cm×29.7 cm)规格的办公用纸,材料左边应留出2.5 cm装订边。文字须是铅印、胶印、油印或用蓝黑墨水、黑色墨水、墨汁书写。不得使用圆珠笔、铅笔、红色墨水及纯蓝墨水和复印纸书写。除电传材料需复印存档外，一般不得用复印件代替原件存档。④对归档材料应逐份地登记，并于一个月内归入本人档案袋（盒）内，每年装订入卷一次。

人事档案检查、核对制度：①档案存放要编排有序，便于查找，一般每半年或一年将库房内干部人事档案与干部人事档案名册核对一次，发现问题，及时解决。②凡提供利用的干部人事档案，在收回时，要严格检查，经核对无误后，方可入库。③凡人员调动、职务变更，应及时登记。④每年末，对库房内档案进行统计，确保档案的完整与有序。⑤输入计算机的干部人事信息须与干部人事档案核对无误后方可使用。

人事档案转递登记制度：①凡干部任免或接到"催调干部人事档案材料通知单"后，应按规定办理登记手续，将干部人事档案正本（或副本）及时送交干部人事档案的主管（或协管）部门，并做好登记。②转出的档案必须完整齐全，并按规定经过认真的整理装订，不得扣留材料或分批转出。应检查核对材料与目录，防止张冠李戴或缺少材料。送交的档案必须按规定经过整理，对不合格的，可退回原单位重新整理，限期报送。③干部人事档案管理部门在收到档案材料后要逐一登记，并及时办理接收手续。④对送交的档案材料，要按中组部《干部人事档案材料收集归档规定》要求，认真鉴别，严格审查，防止不符合归档要求的材料进入档案。转递档案必须填写"干部人事档案转递通知单"。⑤干部人事档案应通过机要交通转递或派专人送取，不准邮寄或交干部本人自带。⑥接受单位收到档案后，应认真核对，并在"干部人事档案转递通知单"的回执上签名盖章，立即退回。逾期一个月未退回，转出单位要查询，以防丢失。⑦干部人事档案应随着干部的工作调动或职务的变动及时转递，避免人档分离。⑧凡是转出的干部人事档案或材料均应严密包封，并加盖公章。

人事档案计算机管理制度：①爱护机器设备，熟悉机器性能，按程序规范操作。②充分发挥干部人事档案管理信息系统的功能，建立完整的档案信息数据库，利用该系统完成档案查借阅、转递、目录及零散材料的管理。③以干部人事档案和干部人事工作中形成的正式文件为依据采集信息并及时维护，确保信息内容的准确、完整和新鲜。④对新维护的档案管理信息要及时备份，并登记备份的时间和主要内容。⑤不得随意使用外来磁盘，确需要使用时要进行病毒检查，防止机器故障造成信息的损坏或丢失。⑥未经批准不得提供、复制干部信息，无关人员不得查看干部信息，贮有保密信息的载体严禁外传，软件应由专人保管。⑦利用干部档案信息对干部队伍进行综合分析，为领导决策提供服务。

2. 业务技术档案

对具有技术职称者，建立业务技术档案，收集和存储以下材料：个人业务技术自传，包括学历、资历、工作表现、奖惩情况等；个人论著，包括学术论文、资料综述、书刊编译、专著、论著等，并分别记载学术水平评价和获奖级别；创造发明，包括重大技术革新、有价值的合理化建议、科研成果等；定期或不定期的技术能力和理论知识水平的评定；考试成绩，包括脱产或不脱产参加学习班、进修班的考试成绩、鉴定等。

（四）员工奖惩

奖励和惩罚是员工纪律管理不可缺少的方法。奖励属于积极性的激励诱因，是对员工某项工作成果的肯定，旨在利用员工的荣誉感发挥其负责尽职的潜能；惩罚则是消极的诱因，是利用人的畏惧感促使其不敢实施违规行为。充分调动管理者和广大员工的工作积极性是现代组织管理的一项重要任务。激励是持续激发动机的心理过程，是推动人持续努力朝着一定方向和水平从事某种活动的过程。激励的水平越高,管理对象完成目标的努力程度就越高。依据坎贝尔和邓内特的观点,将激励理论划分为两大类:内容型激励理论和过程型激励理论。

内容型激励理论包括马斯洛的需要层次理论,即人有五种不同层次的基本需要——生理需要、安全需要、社交需要、尊重需要和自我实现需要;麦克利兰的成就需要理论——人在生理需要得到满足后只有三种需要:权力需要、归属需要、成就需要;赫茨伯格的双因素理论——工作中存在两种因素,保健因素和激励因素,保健因素对人没有激励作用,但是能够维持员工积极性,当保健因素得不到满足时,员工感到不满意,保健因素得到满足时,员工没有不满意,当激励因素没有保证时,员工不会感到满意,而当激励因素被满足时,就会使员工感到满意并受到激励。

过程型激励理论中则有弗隆的期望理论,激励力量=效价×期望值,其中激励力量是指调动个体积极性的强度,效价指所要达到的目标对于满足个人需要来说具有的价值和重要性,而期望是指主观上对于努力能够使任务完成的可能性的预期,二者任何一项接近于零时,激励力量都会急剧下降;亚当斯的公平理论则是"个人对自身报酬的感觉/个人对自身投入的感觉=个人对他人报酬的感觉/个人对他人投入的",使我们看到了公平与报酬之间的独特性与复杂性。医院每年可进行优秀员工、优秀党员、优秀带教老师、优秀科研工作者等多项先进评选,以表彰先进、激励更广大职工共同努力,为医院发展作贡献。

在激励的同时,医院也应该有严格的规章制度约束员工,对于不合格的人员及时清退,例如:连续两次执业资格考试不合格人员,医院有权解除合同,以此保障员工队伍的质量。

(赵 健)

第三节 医院人力资源的构成类别及等级

一、医院人力资源岗位类别

《中共中央国务院关于进一步加强人才工作的决定》和《国务院办公厅转发人事部关于在事业单位试行人员聘用制度意见的通知》要求,在事业单位推行聘用制度和岗位管理制度。试行事业单位岗位设置管理制度,是推进事业单位分类改革的需要,是深化事业单位人事制度改革的需要,也是改革事业单位工作人员收入分配制度的紧迫要求,对于事业单位转换用人机制,实现由身份管理向岗位管理的转变,调动事业单位各类人员的积极性、创造性,促进社会公益事业的发展,具有十分重要的意义。

卫生事业单位岗位分为管理岗位、专业技术岗位、工勤技能岗位三种类别。三种类别的岗位结构比例,根据其社会功能、职责任务、工作需要和人员结构特点等因素综合确定。专业技术岗位为主体岗位,主体岗位之外的其他两类岗位,应保持相对合理的结构比例。具体结构比例为:管理岗位占单位岗位总量的10%左右;专业技术岗位一般不低于单位岗位总量的80%;工勤技能岗位一般不超过单位岗位总量的10%。医院人力资源构成相应分为三类:管理人员、专业技术人员、工勤人员。

(一)管理人员

管理岗位指担负领导职责或管理任务的工作岗位。管理岗位的设置要适应医院管理体制、运行机制、增强单位运转效能、提高工作效率、提升管理水平的需要。

管理人员指担负领导职务或主要从事管理工作的人员,包括医院党政领导班子成员和职能部门、处室工作人员。党群管理包括党委办公室、总支、支部、工会、共青团、妇女工作、宣传、统战、纪检、监察等部门专职工作人员。行政管理包括院长办公室、人力资源处(科)、医务处(科)、护理部、科教处(科)、门诊办公室、规划财务处(科)、信息统计、安全保卫、总务后勤、医学工程等方面的管理人员。

(二)专业技术人员

专业技术岗位指从事专业技术工作,具有相应专业技术水平和能力要求的工作岗位。专业技术岗位的设置要符合专业技术工作的规律和特点,适应发展社会公益事业与提高专业水平的需要。医院专业技术岗位按工作性质和岗位数量分为卫生专业技术岗位和辅助系列(其他)专业技术岗位。

1.卫生专业技术岗位

卫生专业技术人员是医院的主体,是实现医院功能、完成医疗任务的基本力量。根据专业性质,卫生专业技术人员分为医、护、药、技四类。医是指依法取得执业医师资格或者执业助理医师资格,经注册在医院执业的各级医师,包括临床科室和其他相关科室有执业资格的医师;护是指经执业注册取得护士执业证书,依法从事护理活动的各级护理人员。药是指医院的药剂人员,包括各级中药、西药师。技包括临床检验、理疗、影像、营养、病理等科室以技能操作为主的卫生技术人员。

2.辅助系列(其他)专业技术人员

辅助系列(其他)专业技术人员是指医院内以从事其他非卫生专业技术工作的工程技术、医疗器械修配、科研、教学、财会统计、审计、图书及档案等工作的专业技术人员。

(三)工勤技能人员

工勤技能岗位指承担技能操作和维护、后勤保障、服务等职责的工作岗位。工勤技能岗位的设置要适应提高操作维护技能,提升服务水平的要求,满足单位业务工作的实际需要。

按照事业单位改革方向,后勤服务等工作应逐步实现社会化,已经实现社会化服务的一般性劳务工作,不再设置相应的工勤岗位。

二、医院人力资源岗位等级设置

根据岗位性质、职责任务和履职条件,对医院管理岗位、专业技术岗位、工勤技能岗位分别划分通用的岗位等级。管理岗位分为10个等级,即一至十级职员岗位。专业技术岗位分为13个等级,包括高级岗位、中级岗位和初级岗位。高级岗位分7个等级,即一至七级;中级岗位分3个等级,即八至十级;初级岗位分3个等级,即十一至十三级。工勤技能岗位包括技术工岗位和普通工岗位,其中技术工岗位分为5个等级,即一至五级。普通工岗位不分等级。另外,根据医院实际需要,按照规定的程序和管理权限可以确定特设岗位的等级。

(一)管理人员

卫生事业单位管理岗位名称使用干部人事管理部门聘用(聘任、任命)的职务名称。管理岗位的最高等级和结构比例根据事业单位的规格、规模、人员编制和隶属关系,按照干部人事管理有关规定和权限确定。管理岗位实行职员制,分为10个等级。省以下卫生事业单位管理岗位分为8个等级,按现有厅级正职、厅级副职、处级正职、处级副职、科级正职、科级副职、科员、办事员依次分别对应管理岗位三至十级职员岗位。不同职级的职员根据不同工作年限获得相应的职务等级工资。

(二) 专业技术人员

专业技术岗位的最高等级和结构比例按照事业单位的功能、规格、隶属关系和专业技术水平等因素,根据现行专业技术职务管理有关规定和行业岗位结构比例指导标准确定。专业技术岗位分为13个等级。其中高级岗位分为一至七级。正高级专业技术岗位包括一至四级,副高级岗位包括五至七级;中级岗位八至十级;初级岗位十一至十三级,十三级是员级岗位。卫生专业技术岗位设置数量一般不低于专业技术岗位设置总量的80%。

1.卫生专业技术人员

正高级卫生专业技术岗位名称为特级主任医(药、护、技)师岗位、一级主任医(药、护、技)师岗位、二级主任医(药、护、技)师岗位、三级主任医(药、护、技)师岗位,分别对应一至四级专业技术岗位。

副高级卫生专业技术岗位名称为一级副主任医(药、护、技)师岗位、二级副主任医(药、护、技)师岗位、三级副主任医(药、护、技)师岗位,分别对应五至七级专业技术岗位。

中级卫生专业技术岗位名称为一级主治(主管)医(药、护、技)师岗位、二级主治(主管)医(药、护、技)师岗位、三级主治(主管)医(药、护、技)师岗位,分别对应八至十级专业技术岗位。

初级卫生专业技术岗位名称为一级医(药、护、技)师岗位、二级医(药、护、技)师岗位和医(药、护、技)士岗位,分别对应十一至十三级专业技术岗位。

2.辅助系列专业技术人员

辅助系列专业技术岗位名称已在印发的事业单位岗位设置结构比例行业指导标准中明确的,按照相应规定确定;没有明确的,岗位名称参照卫生系列岗位名称格式确定。

(三) 工勤技能人员

工勤技能岗位的最高等级和结构比例按照岗位等级规范、技能水平和工作需要确定。工勤技能岗位包括技术工岗位和普通工岗位,其中技术工岗位分为5个等级,即一至五级,依次分别对应高级技师、技师、高级工、中级工、初级工。普通工岗位不分等级。

(赵　健)

第四节　专业技术人员管理

医院专业技术人员包括卫生专业技术人员和其他专业技术人员。医院的人员构成中,卫生专业技术人员包括医、药、护、技四类,是完成医疗、预防、保健任务的主要力量,占医院人员的80%以上,这支队伍建设的好坏直接关系医院医疗服务质量、核心竞争力形成及医院发展的成败。医院管理者应结合医院实际情况,加强医院卫生专业技术人员的管理,提高队伍的整体素质和竞争力。

一、医院专业技术人员任职条件

医院专业技术岗位的基本任职条件按照现行专业技术职务评聘有关规定执行。其中高、中、初各级内部不同等级岗位的条件,由单位主管部门和事业单位按照有关规定和本行业、本单位岗位需要、职责任务和任职条件等因素综合确定。实行职业资格准入控制的专业技术岗位,还应包括准入控制的要求。

(一)政治条件

热爱祖国,拥护中国共产党的领导和社会主义制度,遵守宪法和法律,贯彻执行党的路线、方针、政策和卫生工作方针,恪守职业道德,认真履行岗位职责,积极承担并完成本职工作任务,全心全意为人民服务,为社会主义卫生事业作出积极贡献。

(二)卫生专业技术人员业务条件

1.医(药、护、技)士

(1)具备规定学历、资历,中专毕业见习一年期满。

(2)了解本专业基础理论和基本知识,具有一定的基本技能。

(3)在上级卫生技术人员指导下,能胜任本专业一般技术工作。

(4)经考核,能完成本职工作任务并通过全国中初级卫生专业技术资格考试。

2.医(药、护、技)师

(1)具备规定学历和任职年限:中专毕业,从事医(药、护、技)士工作5年以上,经考核能胜任医(药、护、技)师职务;大学专科毕业,见习一年期满后,从事专业技术工作2年以上;大学本科毕业,见习一年期满;研究生班结业或取得硕士学位者。

(2)熟悉本专业基础理论和基本知识,具有一定的基本技能。

(3)能独立处理本专业常见病或有关的专业技术问题。

(4)借助工具书,能阅读一种外文或医古文的专业书刊。

(5)经考核能胜任医(药、护、技)师职务并通过全国中初级卫生专业技术资格考试。

3.主治(管)医(药、护、技)师

(1)具备规定学历和任职年限:取得相应专业中专学历,受聘担任医(药、护、技)师职务满7年;取得相应专业大专学历,从事医(药、护、技)师工作满6年;取得相应专业本科学历,从事医(药、护、技)师工作满4年;取得相应专业硕士学位,从事医(药、护、技)师工作满2年;取得相应专业博士学位。

(2)具有本专业基础理论和较系统的专业知识,熟悉国内本专业先进技术并能在实际工作中应用。

(3)具有较丰富的临床和技术工作经验,以熟练地掌握本专业技术操作,处理较复杂的专业技术问题,能对下级卫生技术人员进行业务指导。

(4)在临床或技术工作中取得较好成绩,从事医(药、护、技)师工作以来,发表具有一定水平的科学论文或经验总结等。

(5)能比较顺利地阅读一种外文或医古文的专业书刊,经考试合格。

(6)通过全国中初级卫生专业技术资格考试。

4.副主任医(药、护、技)师

(1)具备规定学历和任职年限:具有大学本科以上(含大学本科)学历,从事主治(主管)医(药、护、技)师工作5年以上;取得博士学位,从事主治(主管)医(药、护、技)师工作2年以上。

(2)具有本专业较系统的基础理论和专业知识,熟悉本专业国内外现状和发展趋势,能吸取最新科研成就并应用于实际工作。

(3)工作成绩突出,具有较丰富的临床或技术工作经验,能解决本专业复杂疑难问题,从事主治(管)医(药、护、技)师工作以来,在省级以上刊物上发表过有较高水平的科学论文或经验总结等。

(4)具有指导和组织本专业技术工作和科学研究的能力,并作出重要成绩。

(5)能指导中级卫生技术人员的工作和学习。

(6)能顺利地阅读一种外文或医古文专业书刊,经考试合格。

5.主任医(药、护、技)师

(1)具备规定学历和任职年限:具有大学本科以上(含大学本科)学历,从事副主任医(药、护、技)师工作5年以上。

(2)精通本专业基础理论和专业知识,掌握本专业国内外发展趋势,能根据国家需要和专业发展确定本专业工作和科学研究方向。

(3)工作成绩突出,具有丰富的临床或技术工作经验,能解决复杂疑难的重大技术问题,从事副主任医(药、护、技)师工作以来,出版过医学专著、或在省级以上刊物上发表过有较高水平的论文或经验总结等。

(4)为本专业的学术、技术带头人,能指导和组织本专业的全面业务技术工作。

(5)具有培养专门人才的能力,在指导中级技术人员工作中作出突出成绩。

(6)经考核,能熟练地阅读一种外文或医古文的专业书刊。

对虽不具备规定学历和任职年限,但确有真才实学,业务水平高、工作能力强、成绩突出、贡献卓著的卫生技术人员,可破格推荐晋升或聘任相应的卫生技术职务。

主任医(药、护、技)师中专业技术一级岗位是国家专设的特级岗位,其人员的确定按国家有关规定执行,任职应具有下列条件之一:①中国科学院院士、中国工程院院士。②在自然科学、工程技术、社会科学领域作出系统的、创造性的成就和重大贡献的专家、学者。③其他为国家作出重大贡献,享有盛誉、业内公认的一流人才。

主任医(药、护、技)师中专业技术二级岗位是省重点设置的专任岗位,不实行兼职。其任职应具有下列条件之一:①入选国家"百千万人才工程"国家级人选、享受国务院政府特殊津贴人员、国家和省有突出贡献的中青年专家。②省内自然科学、工程技术、社会科学等领域或行业的学术技术领军人物。③省级以上重点学科、研究室、实验室的学术技术带头人。④其他为全省经济和社会发展作出重大贡献、省内同行业公认的高层次专业技术人才。

(三)辅助系列(其他)专业技术人员业务条件

辅助系列专业技术人员业务任职条件按照相应行业指导标准中规定确定,参见国家相应专业技术人员任职条件。

二、医院卫生技术人员职务评聘管理

加强卫生专业技术职务评聘工作是卫生事业单位人事制度改革顺利实施的重要保障,是调整优化卫生专业技术人才结构的重要措施。

(一)专业技术职务评聘分开制度

为进一步推进职称制度改革,加大卫生专业人才资源开发力度、努力营造鼓励优秀人才脱颖而出的良好氛围,建立健全竞争激励的用人机制。按照"个人申请、社会评价、单位使用、政府指导"的职称改革方向,在卫生行业实行专业技术资格评定(考试)与专业技术职务聘任分开的制度。卫生事业单位专业技术职务实行"评聘分开"是指专业技术职务任职资格的评定与专业技术职务聘任相分离,专业技术人员工资福利待遇按聘任的岗位(职位)确定。实行按岗聘任,在什么岗位便享受相应的待遇。

实行评聘分开制度后,专业技术人员可根据相应专业技术资格的条件,经过一定的程序、途径向相应评价、考试机构申报专业技术资格;单位根据专业技术职务岗位的需要,自主聘任具备相应资格的专业技术人员担任专业技术职务。专业技术人员获得的专业技术资格不与工资待遇挂钩,但可作为竞聘专业技术职务的依据之一;专业技术人员聘任专业技术职务后,可享受相应的工资待遇。

(二)专业技术职务资格的获得

专业技术人员可通过以下途径获得专业技术资格。

1.初定

未开展专业技术资格考试的系列,符合国家有关文件规定、并具有国家教育部门承认的正规全日制院校毕业学历且见习期满的人员,经所在单位考核合格后,初定相应级别的专业技术资格。

2.评审

未开展专业技术资格考试的系列,符合国家及省有关文件规定条件的人员,经相应级别的专业技术资格评审委员会评审,获得相应级别的专业技术资格,并领取专业技术资格证书。

3.考试

符合国家专业技术资格考试或卫生执业资格考试报考条件,参加考试并取得合格证书,获得相应级别的专业技术资格。

2000年,《关于加强卫生专业技术职务评聘工作的通知》下发,逐步推行卫生专业技术资格考试制度,卫生系列医、药、护、技各专业的初、中级专业技术资格逐步实行以考代评和与执业准入制度并轨的考试制度。高级专业技术资格采取考试和评审结合的办法取得。

2001年,《临床医学专业技术资格考试暂行规定》《预防医学、全科医学、药学、护理、其他卫生技术等专业技术资格考试暂行规定》及《临床医学、预防医学、全科医学、药学、护理、其他卫生技术等专业技术资格考试实施办法》等文件颁布,建立了初、中级卫生专业技术资格考试制度,初、中级卫生专业技术资格实行以考代评,通过参加全国统一考试取得。全国卫生专业技术资格考试于2001年正式实施,考试实行"五统一":全国统一组织、统一考试时间、统一考试大纲、统一考试命题、统一合格标准。考试科目分基础知识、相关专业知识、专业知识、专业实践能力4个科目进行。考试合格者颁发卫生专业技术资格证书。

(三)专业技术职务聘任

医院实行评聘分开应在科学、合理的岗位设置,制定专业技术职务岗位说明书、专业技术人员聘后管理及考核细则,建立专业技术职务聘任委员会的基础上进行。专业技术职务聘任委员会负责单位的专业技术职务聘任工作。

医院应在政府卫生、人事部门规定的专业技术职务岗位限额内,按照德才兼备、公平竞争的原则进行专业技术职务聘任工作,单位与受聘人员要签订聘任合同。对聘任上岗的专业技术人员,要按照岗位职责和合同规定的内容,定期进行考核。考核结果应及时归入专业技术人员档案,作为专业技术人员续聘专业技术职务的重要依据。

当前,卫生技术人员按技术职务可分为:高级技术职务,包括主任医(药、护、技)师、副主任医

(药、护、技)师;中级技术职务,包括主治(管)医(药、护、技)师;初级技术职务,包括医(药、护、技)师、医(药、护、技)士。

1.初级技术职务

(1)医师(士):临床医学专业初级资格的考试按照《中华人民共和国执业医师法》的有关规定执行。参加国家医师资格考试,取得执业助理医师资格,可聘任医士职务;取得执业医师资格,可聘任医师职务。

(2)护师(士):2010年5月10日,《护士执业资格考试办法》出台,规定"具有护理、助产专业中专和大专学历的人员,参加护士执业资格考试并成绩合格,可取得护理初级(士)专业技术资格证书;护理初级(师)专业技术资格按照有关规定通过参加全国卫生专业技术资格考试取得。具有护理、助产专业本科以上学历的人员,参加护士执业资格考试并成绩合格,可以取得护理初级(士)专业技术资格证书;在达到《卫生技术人员职务试行条例》规定的护师专业技术职务任职资格年限后,可直接聘任护师专业技术职务"。

(3)药师(士)、技师(士):根据《预防医学、全科医学、药学、护理、其他卫生技术等专业技术资格考试暂行规定》要求,参加药学、技术专业初级技术资格考试的人员,应具备下列基本条件:①遵守中华人民共和国的宪法和法律。②具备良好的医德医风和敬业精神。③必须具备相应专业中专以上学历。

取得初级资格,符合下列条件之一的可聘任为药、技师职务,不符合只可聘任药、技士职务:①中专学历,担任药、技士职务满5年。②取得大专学历,从事本专业工作满3年。③取得本科学历,从事本专业工作满1年。

2.中级技术职务

根据《临床医学专业技术资格考试暂行规定》和《预防医学、全科医学、药学、护理、其他卫生技术等专业技术资格考试暂行规定》要求,取得中级资格,并符合有关规定,可聘任主治医师,主管药、护、技师职务。

参加临床医学专业中级资格考试的人员,应具备下列基本条件:①遵守中华人民共和国的宪法和法律。②具备良好的医德医风和敬业精神。③遵守《中华人民共和国执业医师法》,并取得执业医师资格(只针对医师)。④已实施住院医师规范化培训的医疗机构的医师须取得该培训合格证书(只针对医师)。

除具备上述四项规定条件外,还必须具备下列条件之一:①取得相应专业中专学历,受聘担任医(药、护、技)师职务满7年。②取得相应专业大专学历,从事医(药、护、技)师工作满6年。③取得相应专业本科学历,从事医(药、护、技)师工作满4年。④取得相应专业硕士学位,从事医(药、护、技)师工作满2年。⑤取得相应专业博士学位。

3.高级技术职务

高级资格的取得实行考评结合的方式,具体办法由各省(市)卫生、人事部门制定。申报高级资格学历和资历基本要求如下。

(1)副主任医(药、护、技)师:①具有相应专业大学专科学历,取得中级资格后,从事本专业工作满7年。②具有相应专业大学本科学历,取得中级资格后,从事本专业工作满5年。③具有相应专业硕士学位,认定中级资格后,从事本专业工作满4年。④具有相应专业博士学位,认定中级资格后,从事本专业工作满2年。

(2)主任医(药、护、技)师:具有相应专业大学本科及以上学历或学士及以上学位,取得副主任医(药、护、技)师资格后,从事本专业工作满5年。

符合下列条件之一的,在申报高级专业技术资格时可不受从事本专业工作年限的限制:①获国家自然科学奖、国家技术发明奖、国家科技进步奖的主要完成人。②获省部级科技进步二等奖及以上奖项的主要完成人。

三、医护专业技术人员执业注册管理

1998年6月26日,第九届全国人大常委会第三次会议通过了《中华人民共和国执业医师法》(以下简称《执业医师法》)。2008年1月23日,国务院第517号令颁布了《护士条例》。《执业医师法》《护士条例》对医师、护士的执业注册、权利义务、医疗卫生机构的职责及相关法律责任等内容给予了明确规定。

(一)医师执业管理

自1999年5月1日《执业医师法》正式施行以来,医师必须依法取得执业医师资格或者执业助理医师资格经执业注册,才可以在医疗、预防、保健机构中按照注册的执业地点、执业类别、执业范围执业,从事相应的医疗、预防、保健业务。

1.医师资格的取得

国家实行医师资格考试制度。医师资格考试制度是评价申请医师资格者是否具备执业所必备的专业知识与技能的一种考试制度,分为执业医师资格考试和执业助理医师资格考试,每年举行一次,考试的内容和方法由国务院卫生行政主管部门医师资格考试委员会制定,国家统一命题。医师资格考试由省级人民政府卫生行政部门组织实施,考试类别分为临床、中医(包括中医、民族医、中西医结合)、口腔、公共卫生四类。考试方式分为实践技能考试和医学综合笔试。医师资格考试成绩合格,取得执业医师资格或执业助理医师资格。

2.医师执业注册

国家实行医师执业注册制度。医师经注册后,可以在医疗、预防、保健机构中按照注册的执业地点、执业类别、执业范围,从事相应的医疗、预防、保健业务。未经医师注册取得执业证书,不得从事医师执业活动。《执业医师法》和《医师执业注册暂行办法》对医师执业注册的条件、程序、注销与变更等均作出了明确规定。

全国医师执业注册监督管理工作由国务院卫生行政主管部门负责,县级以上地方人民政府卫生行政部门是医师执业注册的主管部门,负责本行政区域内的医师执业注册监督管理工作。取得执业医师资格或者执业助理医师资格是申请医师执业注册的首要和最基本的条件。

《执业医师法》还规定:执业助理医师应当在执业医师的指导下,在医疗、预防、保健机构中按照其执业类别执业;在乡、民族乡、镇的医疗、预防、保健机构中工作的执业助理医师,可以根据医疗诊治的情况和需要,独立从事一般的执业活动。

3.医师定期考核

《医师定期考核管理办法》和《关于建立医务人员医德考评制度的指导意见(试行)》要求对依法取得医师资格,经注册在医疗、预防、保健机构中执业的医师进行2年为一周期的考核,考核合格方可继续执业。

(二)护士执业管理

护士执业,应当经执业注册取得护士执业证书。护士经执业注册取得《护士执业证书》后,方可按照注册的执业地点从事护理工作。

1.护士执业资格考试

护士必须通过"护士执业资格考试"才可以进行护士执业注册。2010年5月《护士执业资格考试办法》下发,护士执业资格考试实行国家统一考试制度。统一考试大纲,统一命题,统一合格标准。护士执业资格考试原则上每年举行一次,包括专业实务和实践能力两个科目。一次考试通过两个科目为考试成绩合格。为加强对考生实践能力的考核,原则上采用"人机对话"考试方式进行。

2.护士执业注册

申请护士执业注册,应当具备下列条件:①具有完全民事行为能力。②在中等职业学校、高等学校完成国务院教育主管部门和国务院卫生主管部门规定的普通全日制3年以上的护理、助产专业课程学习,包括在教学、综合医院完成8个月以上护理临床实习,并取得相应学历证书。③通过国务院卫生主管部门组织的护士执业资格考试。④符合国务院卫生主管部门规定的健康标准,具体要求为:无精神病史,无色盲、色弱,双耳听力障碍,无影响履行护理职责的疾病、残疾或者功能障碍。

护士执业注册有效期为5年。护士执业注册有效期届满需要继续执业的,应当在有效期届满前30天,向原注册部门申请延续注册。

四、医师和护士的权利与义务

(一)医师的权利与义务

《执业医师法》对执业医师在医疗过程中的权利、义务及执业规则作出了明确规定,是医师从事医疗活动的基本行为规范。

1.医师的权利

医师在执业活动中享有下列权利。

(1)在注册的执业范围内,进行医学诊查、疾病调查、医学处置、出具相应的医学证明文件,选择合理的医疗、预防、保健方案。这是医师为履行其职责而必须具备的基本权利。医师有权根据自己的诊断,针对不同的疾病、患者采取不同的治疗方案,任何个人和组织都不得干涉或非法剥夺其权利。同时,我们也必须明确,不具备医师资格或超出其注册范围的不得享有此项权利,虽取得医师资格,但未被核准注册的也不得享有此项权利。

(2)按照国务院卫生行政部门规定的标准,获得与本人执业活动相当的医疗设备基本条件。这是医师从事其执业活动的基础和必备条件。

(3)从事医学研究、学术交流,参加专业学术团体,即医师有科学研究权。医师在完成规定的任务的前提下,有权进行科学研究、技术开发、技术咨询等创造性劳动;有权将工作中的成功经验,或其研究成果等,撰写成学术论文,著书立说;有权参加有关的学术交流活动,以及参加依法成立的学术团体并在其中兼任工作;有权在学术研究中发表自己的学术观点,开展学术争鸣。

(4)参加专业培训,接受继续医学教育。医师有权参加进修和接受其他多种形式的培训,有关部门应当采取多种形式,开辟各种渠道,保证医师进修培训权的行使。同时,医师培训权的行使,应在完成本职工作前提下,有组织有计划地进行,不得影响正常的工作。

(5)在执业活动中,人格尊严、人身安全不受侵犯。医师在执业活动中,如遇有侮辱、诽谤、威胁、殴打或以其他方式侵犯其人身自由、干扰正常工作、生活的行为,有权要求依照《治安管理处罚法》等规定进行处罚。

(6)获取工资报酬和津贴,享受国家规定的福利待遇。医师有权要求其工作单位及主管部门根据法律或合同的规定,按时、足额地支付工资报酬;有权享受国家规定的福利待遇,如医疗、住房、退休等各方面的待遇和优惠及带薪休假。

(7)对所在机构的医疗、预防、保健工作和卫生行政部门的工作提出意见和建议,依法参与所在机构的民主管理。医师对其工作单位有批评和建议权;有权通过职工代表大会、工会等组织形式及其他适当方式,参与民主管理。

2.医师的义务

根据《执业医师法》第22条的规定,医师在执业活动中应当履行下列义务。

(1)遵守法律、法规,遵守技术操作规范。

(2)树立敬业精神,遵守职业道德,履行医师职责,尽职尽责为患者服务。

(3)关心、爱护、尊重患者,保护患者的隐私。

(4)努力钻研业务,更新知识,提高专业技术水平。

(5)宣传卫生保健知识,对患者进行健康教育。

(二)护士的权利和义务

1.护士的权利

根据《护士条例》的规定,护士享有以下权利。

(1)护士执业,有按照国家规定获取工资报酬、享受福利待遇、参加社会保险的权利。任何单位或个人不得克扣护士工资,降低或取消护士福利等待遇。

(2)护士执业,有获得与其所从事的护理工作相适应的卫生防护、医疗保健服务的权利。从事直接接触有毒有害物质、有感染传染病危险工作的护士,有依照有关法律、行政法规的规定接受职业健康监护的权利;患职业病的,有依照有关法律、行政法规的规定获得赔偿的权利。

(3)护士有按照国家有关规定获得与本人业务能力和学术水平相应的专业技术职务、职称的权利;有参加专业培训、从事学术研究和交流、参加行业协会和专业学术团体的权利。

(4)护士有获得疾病诊疗、护理相关信息的权利和其他与履行护理职责相关的权利,可以对医疗卫生机构和卫生主管部门的工作提出意见和建议。

2.护士的义务

根据《护士条例》的规定,护士应履行以下义务。

(1)护士执业,应当遵守法律、法规、规章和诊疗技术规范的规定。

(2)护士在执业活动中,发现患者病情危急,应当立即通知医师;在紧急情况下为抢救垂危患者生命,应当先行实施必要的紧急救护。护士发现医嘱违反法律、法规、规章或者诊疗技术规范规定的,应当及时向开具医嘱的医师提出;必要时,应当向该医师所在科室的负责人或者医疗卫生机构负责医疗服务管理的人员报告。

(3)护士应当尊重、关心、爱护患者,保护患者的隐私。

(4)护士有义务参与公共卫生和疾病预防控制工作。发生自然灾害、公共卫生事件等严重威胁公众生命健康的突发事件,护士应当服从县级以上人民政府卫生主管部门或者所在医疗卫生机构的安排,参加医疗救护。

五、其他专业技术人员管理

(一)医院其他专业技术人员现状

随着社会的进步和科学技术的不断发展,医院的功能在不断地扩展,医院内其他技术人员在医院中所起到的保障性和创造性的地位日益重要。医院内其他专业技术人员的门类较多,各医院的配备也有较大差异,其重要性往往与他们的岗位特点又密切相关。近年来,医院其他专业技术人员数量呈现递增趋势,每年平均以4.7%的速度递增。至2020年,全国医院共有其他技术人员53万人,约占医院人员数的3.9%。相对于医师、护士等卫生专业技术人员,其他技术人员在医院内所占的比例相对较少,但在医院总体工作中却占有不容忽视的位置和作用。

(二)其他专业技术人员

1. 工程技术人员

医学工程技术人员在医院中的主要任务包括对医院设施、建筑、装备等进行规划、选择、维护、管理等工作,以保证医院各种现代化装备与设施的正常运行。

随着现代医学与工程技术的相互结合、相互渗透,大量高新科技已在许多医用电子仪器设备上得以广泛应用,诊疗过程对医疗设备的依赖使医疗设备正成为疾病诊疗的重要因素,甚至是必要条件,同时先进的医疗设备也已成为医院现代化的重要标志之一。医院的医学工程技术人员已不再是传统意义上的设备维修者,而是成为诊疗过程的保障者,医学工程技术人员在诊疗过程中的作用日益重要。这就要求医院医学工程技术人员一方面要掌握医疗设备的性能和使用,另一方面还要掌握一定的医学知识,这样才能积极配合医师的诊疗,进一步提高医疗水平。所以,医学工程技术人员不仅要具有扎实的工程知识和技术,还要了解医疗设备的新进展及与医学诊疗方法的关系。因此配备一支精干、基础知识扎实、技术全面的医学工程技术队伍,对于医疗设备的维护和保障对于医院的运转和医疗水平的提高至关重要。

2. 信息技术人员

目前,我国医院信息化建设已经经历20多年的历程,医院信息化已成为医疗活动必不可少的支撑和手段。信息管理系统涉及医院的"患者出入转管理""收费管理""电子病例管理""电子处方"等数十个业务管理系统,很难想象,没有计算机和网络,医院的门诊和住院业务该如何处理。信息技术人员对于医院信息化起着关键作用,但相对于医师、护士,其还是一支新兴的队伍,如何去选拔、配备,技术水平要求如何等一系列问题仍需医院去面对。因此,医院管理者应关注这支队伍,完善相应标准和管理办法,建设一支满足医院信息化需求的信息技术队伍。

3. 医院财务人员

随着改革的深入,尤其是医药卫生体制改革的逐步实施,医院经济运行环境发生着巨大变化。医院财务人员作为医院管理队伍的重要组成部分,除承担日常财务管理工作之外,还承担着为医院的经济决策提供科学、可行的参考意见的职责,这不仅关系到医院财务的正常运转,更关系到医院的生存和可持续发展。而传统的财务人员已难以满足当前医院发展的需要。2009年4月出台的《中共中央、国务院关于深化医药卫生体制改革的意见》(以下简称医改意见),对于建立规范的公立医院运行机制方面明确提出:"进一步完善财务、会计管理制度,严格预算管理,加强财务监管和运行监督。"在医院管理人员职业化发展的背景下,总会计师岗位的设立变得更加紧迫与现实:①由总会计师主抓医院的财务管理,可发挥专才管理的优势,强化医院财务管理工作,完善医院财务监督机制,提高财务人员的整体素质。②建立总会计师制度可进一步健全和完善医院内部管理控制制度,也便于统一协调与财务管理相关的多部门的工作,提高管理效率,明确管理责任。③总会计师的加入有利于优化医院领导班子的素质结构,使医院经营管理决策更加科学合理。④设置总会计师制度是医院职业化管理的要求,也是医院由"专家管理"向"管理专家"过渡的有效途径。

4.医院图书、档案管理人员

图书、档案管理各自独立而关系又十分密切,均是对医学情报信息进行搜集、加工、整理、存储、检索、提供利用的过程。在这个过程中,它们所采取的方法和手段有不少比较相似:档案信息资源加工、输入输出的过程就是将档案转化为一次、二次、三次文献,满足读者阅读需要的过程,这与图书馆的文献信息资源的收集、整理和提供过程大同小异。在现代化科学管理方面,如电子计算机、现代化通信技术、文献缩微技术、光学技术、数字化技术及防灾系统等的应用,医学图书馆实现网络化,医学文献信息资源共建共享,医学档案馆也在向这方面努力。

医院图书馆属专业图书馆,它是医院文献信息交流的中心,是为医疗、科研、教学和管理等各项工作收集、储存、提供知识信息的学术性机构。它的服务对象是医院的医、教、研人员。其藏书及文献资料均以医学专业为主,兼顾相关学科、前沿学科及综合学科。医院图书馆在推动医学科学发展和医院现代化建设中起着重要作用。在"信息"爆炸的当今社会,要对浩如烟海的医学文献进行有效的开发、交流和利用,特别需要一支业务水平高、思想素质好的图书馆现代化专业队伍。

21世纪是信息和网络科技时代,医院管理信息化、规范化已成为医院发展的必然趋势。随着医院管理向科学化、现代化和标准化发展,档案工作已成为医院管理的重要组成部分。在科技进步日新月异、知识创新空前加快的时代,对档案人员的综合素质提出了越来越高的要求,造就一支具有坚定理想信念、掌握现代科技知识和专业技能、胜任本职工作、富有创新能力的档案干部队伍,已经成为医院管理工作的当务之急。

在信息时代,医院档案管理机构的社会角色将发生重大改变,其功能将由传统的以档案实体管理为中心转变为以档案信息管理为中心,借助互联网实现档案信息资源共享。因此,档案人员不仅要有较强的档案管理业务知识,同时,在未来的一段时期,正确地运用和管理电子文件、电子归档系统的开发和应用、网上发布档案资料信息,为社会提供方便快捷的档案信息服务,将成为档案人员的主要学习内容。

随着医疗卫生体制和社会医疗保险制度改革的不断深入,对医院档案管理工作提出了新的要求。医院档案管理工作如何去适应新的挑战和机遇,更好地服务于医疗、教学、科研等工作,是新时期面对的新任务、新课题。

(赵　健)

第五节　医院管理人员管理

一、医院管理人员概述

医院管理人员从事着医院的党政、人事、财务等管理工作,在整个医院的运转中发挥着举足轻重的作用。我国现有56.1万名医院管理人员,占医院人员数的6.3%。但人员结构方面中存在着"四多四少"特征,即医学专业的多,管理专业的少;愿意从事医疗工作的多,愿意从事管理工作的少;领导层兼职的多,专职的少;靠经验管理的多,靠科学管理的少。医院管理人员的现状已经成为制约我国医院发展的瓶颈之一。

医院管理人员按照医院的管理层级分类,医院管理人员可分为三个层次:第一层次为决策层,主要指由医院行政和医院党委组成的医院领导班子;第二层次为管理层,主要指医院办公室、党委办公室、人力资源部、医务部、科教部、规划财务部、护理部、门诊部、总务部、党支部、工会、团委等中层管理部门人员;第三层次为操作层,主要指医院各业务科室的科主任、护士长、党支部、工会分会、团支部等组织。

二、任职条件

医院管理人员应遵守宪法和法律,具有良好的品行、岗位所需的专业能力或技能条件,适应岗位要求的身体条件。管理岗位一般应具有中专以上文化程度,其中六级以上管理岗位一般应具有大学专科以上文化程度,四级以上管理岗位一般应具有大学本科以上文化程度。各等级岗位还应具备以下基本任职条件:①三级、五级管理岗位,须分别在四级、六级管理岗位上工作 2 年以上。②四级、六级管理岗位,须分别在五级、七级管理岗位上工作 3 年以上。③七级、八级管理岗位,须分别在八级、九级管理岗位上工作 3 年以上。

三、管理人员职能

医院领导层是医院管理的核心,是医院的决策者、行动的指挥者、行为结果的责任者。中层职能部门是决策层与执行层的传动结合部、是决策层与主要业务子系统信息集散、整合的枢纽,是领导层的参谋和助手,是领导联系基层群众的纽带,各职能部门负责人和其下属的管理人员既为领导当好参谋,执行管理决策,承担从事具体的管理任务,又为业务部门和员工提供具体的服务。

医院领导者根据国家卫生工作方针、卫生事业发展规划和国家有关政策承担领导职责。同时通过授权与分权,组织中层职能部门负责人和一般管理人员参与,履行以下职能。

(一)规划与计划

规划和计划是管理过程的初始环节,是引导机构发展战略思考的结果,是对发展前景的科学预测与设计。领导者通过规划确定机构的发展目标及实现目标的途径和方法,并围绕发展目标全面运筹所在卫生机构的人、财、物、信息等资源。

(二)组织与授权

组织职能包含对有形要素和无形要素的组织。其中有形要素包括建立相适宜的内设机构及其职责、任务,选拔适宜的人员担任相应的职务并授予相应的职权;确定业务技术工作的架构;配置仪器、设备、设施;建立各项规章与工作制度等。无形要素包括明确的工作职责划分和合理的分权与授权;建立追求共同目标、理想的内部关系;建立相互间的默契配合,思想与意志的沟通渠道及协调一致的、有效运行的发展机制。无形要素是机构生存和发展的灵魂所在。

(三)决策与指挥

领导者必须对机构发展的目标、策略和对重大事件的处理作出决定,对如何行动提出主张,指导具体计划的实施,调动各内设机构的力量,为实现规划目标而共同努力。指挥的重点是实现对人员和公共关系的最佳整合,使机构达到高效有序运行,在提供良好卫生服务的同时,做到服务与发展互相促进,实现机构的持续发展。

(四)统筹与协调

统筹与协调包括内部协调和外部协调两个方面,内部协调是指机构的各内设部门、人员和任务在不同管理层次、不同管理环节上的协同和配合,以实现计划目标和确保各项服务活动的良性运转。在部门协调中,强调团结合作、各尽其职、顾全大局的原则;在进行人员活动协调时,强调服从大局、公平公正、人尽其才的原则;在任务协调时,讲求分清主次、突出重点、统筹兼顾的原则。外部协调系指对机构外在环境的协调,包括对上级、相关部门和单位的沟通联络,争取对本机构发展的支持与合作,求得本机构良好的发展环境。外部协调的原则是抓住机遇、积极主动、求同存异、利益共享。

(五)控制与激励

主要是指对机构计划执行情况的检查、评估与调整的过程。控制是管理者主动进行的、目的明确并与绩效考量密切相关的一种重要的管理行为。内容包括标准的制订、执行情况的监督评价、计划的调整等。

四、医院管理人员的职业化发展

随着市场经济的发展和医药卫生体制改革的不断深化及经济全球化和我国"入世"后面临的新形势,科学化管理显得越来越重要。医院在日趋激烈的竞争中能否求得生存,其关键在于是否拥有一批职业化的具备现代管理素质的领导者。《中共中央、国务院关于卫生改革与发展的决定》中明确提出:"规范医院管理者的任职条件,逐步形成一支职业化、专业化的医疗机构管理队伍"。专业管理人才将逐渐走向医院的管理岗位,医疗机构管理者职业化将成为必然。

(一)转变观念、提高认识,加快医院职业化管理队伍建设

对医院职业化管理队伍的培养是当务之急,因此,首先应得到各级卫生行政主管部门的高度重视,要在政策上予以扶持,在舆论上广泛宣传。要将之提高到战略的高度,特别需要与政府人事部门共同设计和贯彻,将选拔医院管理干部的标准提高到管理专家的标准上来,这是加快医院管理队伍职业化进程的前提。

(二)完善制度,规范医院管理人员的管理

(1)建立管理岗位职员制度,在待遇方面作相应的提高,达到稳定医院管理队伍,提高医院管理者素质的目的。在申报和晋升过程中充分考虑已在岗的管理工作者在医院管理上已作出的成绩和达到的水平。同时将管理意识渗透到医院管理者和业务员工的思想中,鼓励有识之士和有志青年加入到管理队伍中来。为加快管理队伍职业化的进程营造良好的环境。

(2)探索适应现代医院要求的职业管理者选聘制度。综合运用资格认证、资产所有者推荐、董事会聘用、民主选举和公开招聘等方式、方法来选择经营者。引入竞争机制,实行优胜劣汰。医院要根据管理职能合理进行岗位设置,实行聘任制,改革目前管理人员由上级行政机关和主管部门任命委派的选任方式,建立公平、公开、公正的竞争机制,打破行政职务、专业技术职务的终身制;对一般管理人员实行职员制,制定职务条例,规范职员的聘用和管理。

(3)建立完善医院管理岗位任职条件,按岗位任职条件选聘管理岗位人员。采取一系列的措施,选拔优秀的卫生管理专业毕业生充实管理干部队伍,也可以从临床医学专业人员中选拔政治素质好,办事公正,组织管理能力强的干部队伍,强化培训,提高自身素质,增强管理能力,促进优秀管理人才的形成。医院管理层人员的聘任,应严格按照有关法律、法规和章程的规定进行,管理岗位应设立严格的准入标准:一方面对于在岗人员,必须要求其参加管理培训,经考核合格获得任职资格后才能继续上岗;另一方面对于新招聘的管理人员,应以受过管理专业学历教育的人员为主,逐步改善管理队伍的专业结构,推进职业化医院管理队伍的建设。

第十一章　医院人力资源的分级分类管理

(4)建立职员岗位工资等级制度。通过调整工资福利制度，允许和鼓励管理作为生产要素参与收益分配，提倡管理创新，鼓励卓有成效的管理人才。构建有效的激励机制，主要包括：建立与技术职称相对应的医院管理职称系列，细化管理人员职称晋升标准；实现多种形式的分配制度，如借鉴国际通行做法，实行医院管理者年薪制、绩效激励；确认管理者相应的学术和社会地位，满足管理者对荣誉感、成就感的精神需求。

(5)建立管理岗位职员考核制度。完善公正的考核机制，对管理人员的考核评价将对决策者起到直接导向的作用，公正科学的考核机制是筛选、调控机制的基础，科学的评价标准是既要看有无让群众满意的政绩，又要看是否干实事，还要看是否廉洁。对管理人才重要的是看主流、看潜力、看本质和发展，客观的评价方法 是着力改进业绩考核方法，即健全定期考核制度，建立考核指标体系，坚持定性和定量相结合，推行三维式立体型考核办法。

建立科学的评价体系。医院传统的绩效考核方式是从德、能、勤、绩四个角度出发来对管理人员进行评估，与对专业技术人员的考核相类似，这种考核方式存在一定的缺陷。管理人员的考核应当注重其管理能力而不是专业技术能力，对管理人员"重临床、轻管理"的错误行为要加以引导，使医院管理人员能够从医院的根本利益出发来做好管理工作。医院管理人员职业化的评估考核标准体系构架应遵循求是、务实、简便、易行的原则；以职业管理、规划培训、报酬分配提供依据为目的；采用制订计划、选择专家、实施方案、分析结果、考评结论、建立档案的流程方法，实施对医院管理人员职业道德考评、业绩评估和分级、分等、分类职业能力考核等。在考核中要保证考核主体的多元化、规范科学的考核程序、改进考核方法、制定科学的考核指标体系和评价标准，力求全面准确全方位地考核干部。

(三)加强培训，规范上岗

凡是从事医院管理工作的人员，必须具有卫生专业管理学历或经过系统的医院管理专业培训，掌握医院管理的知识和技能，达到管理人员职业化的需求。否则，不能从事管理工作。根据卫生健康委员会文件要求，逐步建立医疗卫生机构管理人员持证上岗制度。卫生管理岗位培训证书应当作为医疗卫生机构管理人员竞聘上岗的重要依据。规范医院管理者的任职条件，逐步形成一支职业化、专业化的医疗机构管理队伍。

(赵　健)

第六节　工勤技能人员管理

一、医院工勤技能人员概述

在医院所有组成人员中，医护人员是直接与患者接触的第一线医疗和医技人员，他们直接负责患者的诊断、治疗和康复的所有医疗过程，医护人员的直接服务对象是患者。工勤人员通过非医疗的方法为医疗一线人员和患者提供服务，如餐饮、电梯、通信、搬运、供暖、供水、供电、安全保卫、维修、保洁、建筑等。目前，我国医院有91.1万名工勤技能人员，占医院人员总数的9.4%。医院管理者在提高医护人员技术水平的同时，还应重视医院工勤技能人员的业务素质和思想素质的提高，注重对这支队伍的管理与建设。

二、任职条件

（1）一级、二级工勤技能岗位，须在本工种下一级岗位工作满 5 年，并分别通过高级技师、技师技术等级考评。

（2）三级、四级工勤技能岗位，须在本工种下一级岗位工作满 5 年，并分别通过高级工、中级工技术等级考核。

（3）五级工勤技能岗位，须相应技术岗位职业技术院校毕业，见习、试用期满，并通过初级工技术等级考核。

卫生事业单位主管部门和医院要在各类各级岗位基本条件的基础上，根据国家和省有关规定，结合实际，研究制定相应各个岗位的具体条件要求。

三、工勤技能人员的发展

（一）医院后勤工作社会化外包

在医院的改革与发展中，医院后勤保障系统成为影响医院快速发展的重要因素之一。卫生主管部门也将后勤保障系统的社会化改革作为医院改革的重要任务之一。

医院人力资源的主体是临床第一线的医、教、护、技术人员，除此之外，其他人员工作性质是辅助和服务性的。实施后勤社会化外包可以有效实现后勤人员独立经济核算，使后勤人员在市场机制作用下充分发挥自己工作的积极性和创造性，提高劳动生产率。通过全方位后勤服务社会化，可以使医院管理者摆脱"大而全、小而全"的后勤工作日常烦琐杂乱的事务性干扰，潜心研究医疗质量的管理，集中精力于医教研等核心业务工作，不断提升医疗技术水平和医疗服务质量。医院后勤社会化改革必须遵循市场经济规律，对医院后勤管理模式、运行成本进行经济学的测算分析，科学评估，通过推行医院后勤社会化服务改革，减轻医院自身压力，节约医院有限资源，提高医院综合运营效益。

现代医院的发展，由传统的生物医学模式转为生理-心理-社会医学模式。医院后勤服务也从重点开展物质服务，走向以医院医疗服务活动需求为目标，创造方便、及时、优质、高效的以人为本的全方位服务。从一般简单的劳动服务，发展到复杂的技术性服务等。这就使医院后勤服务逐渐从"自身型"发展到"社会型"，实行后勤服务社会化已成为当今国内外医院的共同选择。医院实行后勤服务社会化工作已取得明显实效，后勤工作也逐渐由单纯行政管理型向经营管理型转变。

（二）医院技能人员的规范化管理

随着社会的进步和医疗卫生事业的发展，患者对医疗服务的要求越来越高，除传统的医师、护士等卫生专业技术人员之外，在医院中从事健康服务工作的人员也逐渐增多，如护理员（工）、药剂员（工）、检验员等，已成为医院人力资源的重要组成部分。这些人员的素质和服务技能的高低直接影响着医院的医疗服务质量。以护理员为例，良好的言行、优质的服务，将会增强患者对医院的信任度，提高医院的社会效益；良好的服务可以降低医院的陪住率，促进患者的康复。专业的护理员可以协助护士工作，把护士从烦琐的生活护理中解脱出来，更多地做好技术服务，同时也为患者和家属提供了便利，解决了后顾之忧。他们已经成为医院不可缺少的特殊群体。

为加强卫生行业工人技术资格管理，1996 年国务院多部门联合颁发了《中华人民共和国工人技术等级标准-卫生行业》，制订了 14 个工种工人技术等级标准，具体包括病案员、医院收费员、卫生检验员、西药药剂员、消毒员、防疫员、护理员、妇幼保健员、配膳员、医用气体工、口腔修复工、医院污水处理工、医学实验动物饲养工。

2009年12月,六个部委联合发布的《关于加强卫生人才队伍建设的意见》中明确提出:"对卫生行业工勤技能岗位的人员,实行职业资格证书制度,加快卫生行业技能人才培养"。鉴于其工作的重要性和对医院发展的影响,医院管理者应加强管理,采用科学的手段评价、培训医院技术工人,实现队伍的标准化、规范化发展。

(赵 健)

第十二章 医院病案基础管理

第一节 患者姓名的索引

索引是加速资料检索的方法。通常索引需要将资料归纳成类、列成目录,并按特定的标记和一定顺序排列。病案中包含了很多有关患者、医师和医疗的信息,为了加速查找,都可以制成索引,如患者姓名索引、疾病索引、手术操作索引、医师索引等。

医院的工作是以患者为中心,接待着成千上万的患者。在每位就诊患者建立病案的同时为其建立姓名索引,这就标示着医院与患者建立了医疗关系。患者的姓名索引也就关联着患者和他的病案。任何医院、诊所及初级卫生保健中心都必须建立患者姓名索引,它可以是列表式的、卷宗式的或卡片形式。患者姓名索引是医疗信息系统中最重要的索引,通过它可以链接所有的医疗信息,患者姓名索引是通过识别患者身份来查找病案的,因此被称为患者主索引(patient master index,PMI)。在建立医院电子信息系统时,它将是最基础,也是应当首先考虑建立的索引。有条件的医院,应当使用计算机管理患者姓名索引。

在病案管理过程中,超过一定年限的病案可予以处理甚至销毁。但患者姓名索引不可以也不应该被销毁,它是永久性保存的资料。

一、患者姓名索引的内容

患者姓名索引中的内容可根据各医院或诊所的需要而设计。通常姓名索引中仅记载那些可以迅速查找某一病案的鉴别性资料。因此没有必要将医疗信息,如疾病诊断及手术操作等内容记录在患者姓名索引上。患者姓名索引的主要内容包括:①患者的姓名(包括曾用名)。②患者的联系地址(包括工作及家庭住址)。③病案号。④患者的身份证号。⑤患者的出生日期(年、月、日)及年龄(也是鉴别患者可靠的信息)。⑥国籍、民族、籍贯、职业。⑦其他有助于鉴别患者身份的唯一性资料,如未成年人父母亲的姓名等。⑧可附加的资料:住院和初诊科别、出院日期;治疗结果(出院或死亡);国外有些国家还要记录负责医师的姓名及患者母亲的未婚姓名。

二、患者姓名索引的作用

(一)查找病案

通过患者姓名索引查找病案号是它的基本功能和主要作用。

(二)支持医院信息系统主索引

患者姓名索引的内容也是医院信息系统的基本内容,其作用不只限于识别病案,还可以识别患者,联系患者所有的资料。

(三)支持患者随诊

在临床研究中,随诊是重要的环节。患者的个人信息和住址使医师可以与患者保持联系,获得患者出院后的信息。

(四)支持某些统计研究

可为某一目的的统计提供数据,如人口统计、流行病学统计等。

三、建立患者姓名索引的流程

(一)患者信息的采集

在门诊患者建立病案和住院患者办理住院手续时,应由患者填写身份证明资料,工作人员认真审核,要求每个项目填写完整、正确。

(二)核对患者身份证明资料

由病案科工作人员对患者填写的身份证明资料进行查重,以鉴别患者是否建有病案。

(三)填写患者姓名索引卡

如果患者以前没建立病案,患者姓名索引中就不会有他(她)的记录,应为其建立患者姓名索引卡(手工操作),并录入到计算机患者姓名索引系统的数据库中。

(四)患者姓名索引的保存

使用手工方法建立的患者姓名索引卡,应对患者姓名标注汉语拼音,按拼音顺序排列归入卡片柜内。也可以利用现代化的手段建立计算机患者姓名索引系统数据库,并编排储存。

由于目前不是每个医院都建立了门诊病案,因此凡有门诊信息系统的医院,均应为患者建立磁卡,磁卡的信息可以作为患者姓名索引的共享信息,只需要加入病案号,就可以成为患者姓名索引。

四、患者姓名索引的排列方法

患者姓名索引的最常见、最有效的编排方式是使用字母顺序进行排列,这在使用字母文字的国家做起来是很容易的。我国使用的是象形方块字,使用字母顺序编排索引是在有了注音字母以后才开始的,在这以前的索引是按方块字的特点采取偏旁部首和数笔画的方法。如字词典的索引、某种情况下人名单公布的顺序等。下面分别按我国及国外的不同的患者姓名索引的排列方法进行介绍。

(一)我国的患者姓名索引的排列方法

随着我国文化历史的发展,曾使用过的索引方法有偏旁部首法、笔画法、五笔检字法、四角号码法、罗马拼音法、注音字母法、汉语拼音法、四角号码与汉语拼音合用的编排法等。现常用的主要方法如下。

1.汉语拼音法

汉语拼音方法在总结了以往各种拼音方案的基础上,吸收了各种方法的优点和精华编排而成。索引的编排皆以汉字的拼音字母(即英文字母)为排列顺序。

(1)姓名索引的编排方法。①用汉语拼音拼写患者的姓名,若为手工操作则在每张姓名索引卡片患者姓名的上方标注汉语拼音。②编排顺序,将拼写好汉语拼音的姓名索引卡按英文字母的顺序排列。计算机患者姓名索引系统应能完成自动排序。排列方法:将拼写相同的姓分别按笔画的多少顺序排列,例:Wang Wang,王(排在前)汪(排在后);Zhang Zhang,张(排在前)章(排在后)。按字母顺序排出先后,如:张 Zhang、王 Wang、赵 Zhao、李 Li、刘 Liu 的正确排列顺序应为李 Li、刘 Liu、王 Wang、张 Zhang、赵 Zhao。拼写相同的姓再按姓名的第 2 个字的字母顺序排列,例:Zhang Hua Zhang Yan Zhang Ying,张华、张艳、张英。若姓名的第 2 个字也相同,再按第 3 个字的拼写顺序排列,例:Zhang hua li Zhang hua ping Zhang hua yun,张华利、张华平、张华云。不同的名字拼写出的第 1 个字母相同时,应按第 2 个字母排,以此类推。例如:Li Xiao yan Li Xiao yang Li Xiao ying Li xiao yun,李小艳、李小阳、李小英、李小云。

(2)设立导卡。导卡用于手工管理患者姓名索引系统,目的便于快速检索姓名索引。导卡可用于每个字母或每个姓的开始,如字母 A、B、C、D……Z 为字头,可设一级导卡;在每个字头的后面又包含很多不同的姓,将这些不同的姓再分别设立二级导卡;必要时还可根据索引的发展情况,在名字中设立三级导卡。

(3)运用标签。当采用手工操作时,由于日积月累使索引卡片被存放于多个抽屉,为便于迅速检索可在每个抽屉的外面粘贴标签,在此注明该抽屉内起始的字母和最后的字母。

(4)操作要求。①工作人员必须掌握正确的汉字读音及熟练掌握汉语拼音的拼写方法。②对多音字的拼写按日常习惯读法固定拼写,并记录备案,以便查询。③认真对待每一个字的读音及拼写,杜绝拼写错误。

2.四角号码法

四角号码是以中国汉字的笔形,给每一个字形的四个角按规定编号,常规用于辞典索引,便于查找汉字。四角号码克服了对汉字的认识和读音的困难;克服了对汉字用普通话读音的困难。由于有这些特点,为编制姓名索引提供了方便条件,特别是我国南方地区使用四角号码编制姓名索引较为普遍。

3.汉语拼音与四角号码法合用的编制方法

当单纯使用汉语拼音或四角号码法进行手工排列时,常会出现很多相同的姓名被编排在一起的现象,给检索带来不便,影响检索的速度。汉语拼音与四角号码法合用的编排方法,较好地解决了这一问题。

(1)编制方法。①对汉语拼音的要求,只编姓名中每个字汉语拼音的第一个字母。②对四角号码的要求,只编姓名中每个字上方两角的码或下方两角的码。③在姓名的每个字的上方,同时标出汉语拼音字母和四角号码中的两个码。

(2)排列方法。①姓的排列,首先按姓的第 1 个拼音字母排列,将拼写相同的字母排在一起,字母相同姓不同时按四角号码由小到大的顺序排列;拼写字母不同的姓,按字母的顺序排列。②名字的排列,在拼写字母相同的姓的后面,按第 2 个字的拼音字母顺序排列;如果名字的第 2 个字母也相同,再按第 3 个字母顺序排列;如果名字的字母均相同,按第 2 个字的四角号码顺序排列,若仍相同再按第 3 个字的四角号码顺序排列。③汉语拼音的声调排列,如果姓名 3 个字的汉语拼音及四角号码均相同,可再按汉语拼音的声调符号排列姓名的前后顺序。

(3)导卡的设立。①一级导卡,以汉语拼音的拼写法按英文字母的顺序排列,标出姓的第 1 个字母。②二级导卡,以四角号码的顺序标出字母中的不同的姓。③三级导卡,可根据名字排列的需要设立。

上述姓名索引编排方法中,汉语拼音方法适用于普通话的发音,正确的读音是快速、准确编排和检索姓名索引的保证,有利于用于计算机管理。四角号码方法则适用于我国南方地区的医院手工编排姓名索引,若将此种方法用于计算机管理,在程序编制上较汉语拼音法要复杂。汉语拼音与四角号码法合用编排姓名索引的方法,在手工操作上解决了单独使用某一方法的不足。另外,过去有些医院也曾经使用过五笔检字法、注音字母法作为姓名索引的排列方法。

(二)外宾患者姓名索引排列方法

根据国际病案协会(IFHRO)教育委员会编写的病案管理教程,有如下3种方法。

1.字母顺序排列法

患者姓名索引的排列方式同一般词典中的字母排列顺序相同。

2.语音顺序排列法

语音顺序排列法即按语音发音的顺序排列。采用这一方法排列患者姓名索引,关键在于正确的发音。

3.语音索引系统

在这个排列系统是将26个英文字母除元音字母a、e、i、o、u和辅音字母w、h、y不编码外,其余的字母中,将b、c、d、l、m、r等6个字母分别编号为1、2、3、4、5、6,其他字母作为这6个字母的相等字母,然后将患者姓名按照一定的编码规则给予编码后再进行排列。

语音索引系统适宜于计算机操作系统运用。

若要将该系统用于汉字的患者姓名索引,应先将姓名拼写出汉语拼音字母,然后再按该系统的编码要求进行编排。

上述3种方法适合于负有外宾人员医疗任务的医院使用。

(三)患者姓名索引卡的一般排列规则

1.使用规定

只有被授权的工作人员可以排列和使用患者姓名索引卡,并应定期进行检查,确保其排列的准确性。

2.连续编排

患者姓名索引要连续编排,即不要将其按年度分开。

3.规范检索

在使用患者姓名索引时,最好不要将其从索引存储器中取出,如果必须取出,应有一个不同颜色的替代卡插到原来的位置上,这样便于快速、准确地归档原卡片。

4.核对检查患者姓名索引的初次编排

索引初次编排时,排列人员应将一个不同颜色或稍大于索引卡的卡片作为检查卡放在每一张索引卡片的后面,或将索引卡片竖着排放,待检查员或审查员在核查完每一张姓名索引卡片的正确排列后,再将检查卡取出或将竖着排放的患者姓名索引卡放好。

5.索引卡信息的变更

再次就诊或住院的患者姓名发生变化时,应将患者更改姓名的有效文件归入病案内存档,同时在原患者姓名索引卡上注明更改的姓名并用括号标记;还应按更改的姓名建立一张新的姓名索引卡并用括号标明其原名,与原索引卡相互参照,将原卡片记录的内容填入新卡片内;找出病案将原用名括起,写上更改后的姓名,切忌将原用名涂抹掉。

6.掌握索引建立流程
要保证每位患者都有一张姓名索引卡,掌握患者姓名索引建立的流程。
7.查重处理
在排放患者姓名索引时,要注意发现有无重复者,处理重复者的方法是去新留旧,并立即合并。(注意将重复的病案合并)。

患者姓名索引的排列涉及资料的检索,要有极高的准确度,对新来的工作人员必须经过培训、认真考核后,将其安排到排列工作的某一步骤,便于对其操作的核查。

（张丽军）

第二节　病案的编号

病案号是病案的唯一标志。收集患者身份证明资料及分派病案号是对每位就诊或住院的患者做的第一步工作,也是以后获得恰当的患者身份证明资料的唯一途径。病案采取编号管理是对资料进行有效管理的最为简捷的方法。

ID是英文identity的缩写,是身份标识号码的意思,在医疗信息管理中就是一个序列号,也叫账号。ID是一个编码,而且是唯一用来标识事物身份的编码。针对某个患者,在同一系统中它的ID号是不变的,至于到底用哪个数字来识别该事物,由系统设计者制订的一套规则来确定,这个规则有一定的主观性,如员工的工号、身份证号、档案号等。

病案号(medical record number,MRN)是根据病案管理的需求,以编码的方式而制订的、有规则的患者身份标识码,是在没有使用计算机以前人工管理病案的标识码。用现在的观点说病案号也是一种ID。

当计算机软件介入到医院门诊管理工作中,使得管理那些流动的、不在医院建立正规病案的门诊患者成为可能,为这些患者分配一个可以唯一识别的ID是非常重要,且必需的。这也就是我们常说的门诊就诊卡中的患者ID。这时候就出现了两种ID,一种是没有建正规病案的门诊患者的ID,一种是建立了正规病案患者的病案号。很显然建有病案的患者有MRN作为唯一标志,而没有病案号的患者就依靠ID来进行识别。实践经验证明建立了正规病案的患者需以病案号作为唯一识别的标识,若以电子计算机的ID号同时用于识别有无正规病案患者的信息,必将造成医院内医疗信息的混乱。

一、病案编号系统

（一）系列编号

这种方法是患者每住院一次或门诊患者每就诊一次就给一个新号,即每次都将患者作为新患者对待,建立新的患者姓名索引和新的病案,并与该患者以前的病案分别存放。这种方法使患者在医院内可有多份病案,就诊、住院次数越多资料就越分散。这种分割患者医疗信息方法不利于患者的医疗,易造成人力和资源的浪费,很难提供患者完整的医疗资料。

（二）单一编号

即患者所有就诊的医疗记录统一集中在一个病案号内管理。采用的方法是在每位患者首次来院就诊时,不管是住院、看急诊或门诊,就要发给一个唯一的识别号,即病案号。

采用这种方法不论患者在门诊、急诊或住院治疗多少次,都用这一个号。这种方法的特点是每个患者只有一个病案号、一张患者姓名索引卡,患者所有的资料都集中在一份病案内。这些资料可以来源于不同时期、不同诊室和病房。如果不只是一份病案也可以使用单一编号系统将分散放置的病案联系起来,保持患者信息资料的连续性和完整性。

(三)系列单一编号

它是系列编号和单一编号的组合。采用的方法是患者每就诊一次或住院一次,都发给一个新号,但每次都将旧号并入新号内,患者的病案都集中在最后,最终患者只有一个号码。

此种方法在归档或查找时,需在消除的原病案号的位置上设一指引卡,以表示病案最终所处的位置,因此患者越是反复就医,病案架上的指引卡也越多,同时患者姓名索引的资料也要不断地修正。用本次就诊以前的病案号查找病案,就要沿着病案架上的指引卡依次查找。这种方法既浪费人力和物资资源,又降低了供应病案的速度。

二、病案编号的类型

(一)直接数字顺序编号

医院的患者流动性大,病案发展迅速,利用数字编号的方法管理大量的病案,比其他方法更简捷,便于病案的归档、排序、检索、信息的加工和整理,以及编制索引。具体方法是按阿拉伯数字的顺序从零开始,按时间发展分派号码。系列编号和单一编号系统均采用这种发号方法。

数字编号管理病案的优点是方法简单、便于操作和管理,而且使用广泛,特别是适用于计算机管理。

(二)其他编号类型

1.字母-数字编号

这种方法是将数字与字母结合起来使用。优点是可以用于大容量的编号,例如用 AA 99 99 代替 99 99 99。其缺点如下:①写错或漏写字母,各类医务人员在使用病案号时难免写错或漏写字母。如医师的处方、病案记录、各实验室检查申请单和报告单、各种申请书、护理记录等,需要书写病案号。②常提供错误的病案号码,患者不注意病案号中的字母,往往只记得数字编号,因而提供的病案查找号码常是错误的。

20世纪60~70年代,我国有些医院曾采用此种编号方法。当编号发展到10万时,就更换字母,并将此称为"10万号制法"。其目的是减少号码书写的错误,将号码控制在5位数内,但实际上号码加上字母仍为6位。由于病案数量发展快,字母更换得频繁,给使用者造成诸多不便。目前我国电讯号码已达11位数,身份证号更是多达18位数。人们在生活中对于7、8位数字的运用习以为常。条形码用于病案号管理给我们带来的实惠,毋庸顾虑号码的差错。

2.关系编号

关系编号是指其部分或全部号码在某种意义上与患者有关。如采用出生日期8个数字中的后6个数字,再加上表示性别的数字(奇数表示男性,偶数表示女性)、表示地区编码的数字及2~3个或更多的数字作为顺序号以区别生日相同者。

例如: 1970 08 30   1   09   2
　　　　年　 月　日　 性别　 顺序号 地区码

在计算机系统中,除此以外还应有1~2个校验值。亦有采用身份证号码作为病案号的。

(1)使用关系编号的优点。①容易记忆,便于查找:病案号内含一些与患者有关的信息(性别、年龄、出生日期),使患者容易记忆;如果在检索患者姓名索引发生困难时(拼错姓名、同名同性别),根据出生日期或其他相关信息就可以找到病案。②易于鉴别:可以较好地鉴别患者。

(2)使用关系编号的缺点。①增加记录错误的机会:由于号码较长增加了记录错误的机会,特别是在非自动化系统管理中。②数字的容量有限:因为使用的出生日期的最大数值是31,月份的最大数值是12,只有年的数字是从00～99。③管理不便:如果在建立病案时不知道出生日期,就需要用临时号码代替,一旦知道了生日就要变更号码,给管理带来不便。

3.社会安全编号

使用社会安全编号主要是在美国。与身份证号码使用相似,所不同的是有些患者可能不只有一个安全号,医院不能控制和核实社会安全号的发放情况,只能使用它,造成号码的不连贯。

4.家庭编号

其方法是以家庭为单位,一个家庭发给一个号,再加上一些附加数字表示家庭中的每一成员。

例如:家庭号码为 7654

附加号码为:01＝家长(户主);02＝配偶;03 以后的数字＝孩子或家庭其他成员。

林一枫 01 7654

张士容 02 7654

林 杰 03 7654

林 迎 04 7654

家庭中每一位成员的病案(或称为健康档案)分别用一个夹子(或袋子)保存,然后将所有的病案以家庭为单位按数字顺序分组排列。

我国以地区开展的社区医疗保健,分片划分管理的各居民点的医疗保健,以街道或里弄门牌号码建档,强调以家庭为单位。家庭编号适用于门诊治疗中心、社区医疗单位及街道保健部门的健康咨询、预防保健等。

此方法的主要缺点是:当家庭成员发生变化时,如结婚、离婚、病故等,造成家庭人数和其他数字的变化,特别是要改变患者姓名索引资料。

5.冠年编号

即在数字号码前冠以年号。年与年之间的号码不连贯。

例如:1992 年的病案号自 92-0001 开始编号,任其发展,年终截止。下年度更新年号。1993 年的病案号自 93-0001 开始编号。

此种方法的优点是可以直接从病案编号上获得每年病案发展的情况,但其缺点也是显而易见的。

三、病案编号的分派

一个好的病案管理系统应能有效地控制病案,从患者入院建立病案时就应对其实行有效的管理,要建立有关的登记、索引和号码的分派等,不要在患者出院后再做这些工作。只有在患者入院时或住院期间做好病案的登记工作,才较易获得完整准确的资料。

号码的分派有两种主要方式。

(一)集中分派

通常只有病案科负责分派号码。

如果患者到了登记处(不论是住院还是门诊患者),工作人员就要与病案科联系以得到一个新的号码。

在登记处(或住院处)工作人员将患者的病案号、姓名、性别、出生日期及其他资料登记好后(一式两份),将其中的一份交与(或通过电子手段传送)病案科。

无论是手工操作还是利用电子化设备,号码的分派过程都应进行清晰地记录和控制,保证号码的准确发放,避免号码发放遗漏或重复。

(二)分散分派

如有若干个登记处,病案科应将事先确定好的大量供新患者使用的几组号码同时发放到各登记处。每组号码的数量应由每个登记处的工作量而定,这些号码应加以限制并应小心控制,登记处应将每天号码发放的情况反馈给病案科。在每个独立的登记处,当他们的计算机可用于核实患者姓名索引并同时得到下一个病案号时,就可以进行号码的分派。但要注意,如果有很多人负责分派号码,就会增加号码重复使用的可能性,因此应有一套控制措施。

四、号码分派的控制

不论是集中分派还是分散分派,重要的是要有分派号码的控制方法。可用总登记簿或用计算机系统控制号码的分派。计算机程序上或登记簿上注有全部已分派及待分派的号码,号码分派后就在该号码的后边立即填上患者的姓名,同时记录分派号码的日期。

例如: 号码　　　姓名　　　日期　　　　　　发号部门
　　　207860　　刘宇良　　2007年7月12日　　门诊登记处

(一)门诊病案号码的控制

1.专人掌握

应有专人掌握号码的发放,待用的病案应事先做好编号的检查核对。

2.查重制度

患者新建病案时应坚持执行姓名索引的查重制度,确认未曾建有病案后,再分派病案号。

3 核对制度

应建立发放病案号的核对检查制度。

(1)每天检查。每天检查病案号发放的登记记录,核对号码分派后的销号情况。

(2)合并重号病案。患者姓名索引归档操作时发现重号病案,应及时合并,保留新的患者姓名索引,消除新号使用旧号,将新号再分配给其他患者使用。

(二)住院病案号码的控制

1.病案科专人掌控

由病案科专人掌握、控制号码的发放。有手工管理和计算机管理两种方法。手工操作时病案科将病案号用列表的形式发出,住院处每收一个患者,必须按列表上的号码以销号的方式(即在已使用的号码上画一横线)分派,并在号码后填注患者姓名。然后将号码列表单反馈于病案科。使用计算机网络系统实现数据共享,计算机会自动控制病案号的发放情况。当接到住院处发出新患者的身份证明资料,经核对后确认发给的新号。

例如：

病案号	患者姓名	病案号	患者姓名
263491	米定芳	262496	
262492	卜来柱	262497	
262493	刘林子	262498	
262494		262499	
262495		262500	

2.逐一核对病案号

病案科每天将新入院的住院患者应逐一核对，若发现有老病案使用旧病案号，将新病案号再次发给住院处重新使用，并找出老病案送至病房，同时通知病房及住院处更改病案号。

3.填写病案号码

明确规定医师对有正规病案的患者，在填写入院许可证时必须清楚地填写病案号码。

4.科室密切合作

住院处要与病案科密切合作，详细询问患者，准确收集患者身份证明资料，认真填写住院登记表。

(三)计算机系统的病案号码的控制

使用计算机进行号码的自动分派，要根据基本数字的计算确定一个校验位。校验位检查是检查由于数据字段转录引起的错误或号码在使用中排列错误的一种方法。它包含每个数字在字段中的位置和数量值的信息。

如果转录错误(错误数字)或易位错误(两个数字颠倒)导致计算机结果与校验值不同，它就会显示出错误信息，应随时注意纠正错误。

(四)号码的分派时间

病案号码不应提前分派，一定要在患者办理建立病案手续时及第一次办理入院手续时分派。患者入院后有关患者在院所做的记录均以分派的病案号码作识别，确认患者的记录。不应在患者出院后病案科整理出院病案时再分派病案号。

(五)号码类型的影响

号码呈现的方式对有效控制号码有一定的影响。一个全数字形(即不加字母等)的号码出现在表格中，可降低错误引用的发生率。

五、病案管理系统

(一)病案集中管理

集中管理是指将患者的住院记录、门诊记录和急诊记录集中在一个病案内保存，用一个编号管理；或将住院记录、门诊记录分别编号，分别归档，但都集中在病案科统一管理。这样的管理方式分为一号集中制、两号集中制、一号分开制和两号分开制。

1.一号集中制

目的是在医院内最大限度地来保证病案资料的整体性、连续性，全面地搜集有关患者的医疗信息资料。

方法：将住院记录、门诊记录和急诊记录按患者就诊时间顺序集中在一份病案内，即患者凡来医院就诊的记录集中保存在一个编号内，在一处归档，记录完整。这是病案管理工作中最简捷的方法,较其他方法操作简单、可免去一些重复工作、节省资源,利于资料的使用。

2.两号集中制

即住院记录与门诊记录分别编号,但病案却集中在一种编号内管理,只归档一份病案。这种方法适用于建筑形式集中、门诊与病房连在一起的医院。

方法:①门诊病案、住院病案各自建立编号系统,两种编号并存,各自发展。②门诊患者如果不住院,其病案资料则永远使用门诊病案号管理。③患者一旦住院则发给住院号,取消门诊病案号,并将门诊病案(含急诊记录)并入住院病案内,永远使用住院病案号管理。④空下来的门诊病案号不再使用,如要重复使用应注意避免出现重号差错。⑤两种编号均由病案科掌握,分发给登记处或门诊挂号处和住院处使用。⑥患者住院时,登记处或住院处须告知患者,将患者挂号证上的门诊病案号改为住院病案号。⑦建立改号目录卡,按门诊病案号排列,作为门诊病案并入住院病案的索引,指引门诊病案转入住院病案号。⑧将患者姓名索引中的门诊病案号更改为住院病案号。

患者手中挂号证的病案号码,须在登记处(住院处)办理住院手续时立即更改。必须提请住院登记处的同志切实做好。①优点:保持了病案的完整性、连续性,门诊与住院病案较易区别,便于存放,有利于科研使用。②缺点:造成了工作的复杂化,容易发生号码混乱,增添了改号手续,但患者住院前门诊病案资料的登记涉及多科室、多种类,不易全部更改,长时间影响病案的查找供应,稍有疏忽即会给今后的工作和患者带来很多不便。

3.一号分开制

住院病案与门诊病案分别管理,各自排架归档,但却同用一个病案号。

优缺点:方便门诊患者就诊时使用病案,保护住院病案的安全。但科研总结使用病案必须从两方面查找,即门诊病案、住院病案都提供使用。

4.两号分开制

即门诊病案与住院病案分别编号,单独存放、互不关联。虽然分别管理、各自存放,但仍存放在病案科内。门诊病案用于患者在门诊就医使用,住院病案则作为患者住院期间的医疗,以及今后的教学和研究使用。为便于门诊医疗,将复写的出院记录、手术记录置于门诊病案内。

病案采用两号集中制或分开制,从管理学上评价要比一号集中制管理使用更多的资源,投入更多的人力进行重复的工作。分开管理也使得资料分散,不利于医疗、科研使用。书写时也容易将号码混淆,造成工作复杂化。

(二)病案分散管理

即患者的病案分散在多个医疗部门,分散于病案科以外如特殊的治疗科室。分散存放在其他部门的病案最好由病案工作人员严格监督及控制。

(三)特殊病案的管理

在医院的某些部门中,由于患者的医疗需要,有必要将病案在本部门保留较长一段时间,如进行肾透析、肾移植、放射疗法或化学疗法的病案。

如果将这些特殊的、适当数量的病案暂时放在某一特殊部门,那么就出现了微量或"卫星"病案中心。病案就像存放在病案科一样。作为病案科的工作人员必须知道哪些病案放在"卫星"病案中心。当患者治疗结束或死亡,这些病案就应送回病案科进行归档,而不可无限期地保留下去。

(张丽军)

第三节 病案的归档

对病案不能进行有效的管理必将严重影响诊所或医院内的日常工作。因此病案科的工作职责就是要建立一系列制度和程序以保证病案在医疗、医学法律、统计、教学和研究方面被有效地应用。

对病案科工作的评价是根据他为各部门的服务效率来判断,也就是说当病案需要用于医疗时,应随时可以获得。因此病案科工作的效率及对病案的控制是病案管理中须考虑的两个重要的事情。

一、病案归档系统的种类

病案的归档就是根据病案的标识(号码)将病案按一定的顺序进行系统性的排列、上架,以便能快速、容易地查阅和检索病案。病案归档系统是病案排列归档的系统性管理方法。

好的归档系统有利于对病案的有效控制,不同规模的医疗机构采用的归档方法亦可不同,实践证明用编号排架归档优于其他方法。我国过去及现今使用的归档方法如下。

(一)按姓名排列归档

如果不使用病案编号管理,患者的姓名则是唯一检索病案的依据。可将其按汉语拼音或字母的顺序排列,此种归档方法只适于病案数量很少或患者流动量非常小的诊所或医务室。

(二)按户口集中存放归档

这种方法适于街道保健机构。其以户口为依据,类似家庭编号,将家庭中的所有成员都分别建立病案,但都集中装在户主的封袋内。归档是按街道、里弄(胡同)、居民住宅楼编成次序,再按门牌号码编序。病案架亦按街道、里弄(胡同)、居民住宅楼作出标记,病案依户主居住的门牌号码存放在病案架上。这样可以掌握每个家庭成员的健康状况,适用于开展社区医疗。

(三)按号码排列归档

采用号码归档有多种方法,具体如下。

1. 数字顺序号归档

以数字顺序号排列归档的方法是直接将病案按数字自然顺序排列归档。采用此方法归档可反映病案建立的时间顺序。数字顺序号归档法的优点:易于掌握、简单易行,易于从储存架上检索号码连续的病案。数字顺序号归档法的缺点:①容易出现归档错误。②容易照抄已写错或读错的号码,如将1写成7。③容易将号码上的数字换位,如病案号码是194383,但按193483归档。④由于最大的号码代表的是最新发展的病案,因此就会使大部分近期使用频繁的病案集中在病案库房某一区段归档。⑤由于大部分病案和检验回报单要在同一区域归档,影响对病案人员的归档工作的分派。

2. 尾号归档

为了改进检索和归档的效率,用其他的方法取代了直接顺序归档法。其方法有两种,即尾号和中间号归档法。采用这种方法归档的目的是为了减少和杜绝归档错误,提高归档的速度和准确率。

(1) 尾号归档方法。①将6位数的号码分为三部分,第一部分位于号码的右边的最后2个数字,称为一级号(也称为尾号);第二部分位于号码的中间2个数字,称为二级号(也称为中间号);第三部分位于号码的最左边2个数字,称为三级号(也称为查找号),见图12-1。②在尾号归档中,每一级号都有100个号码,范围从00~99。③归档时将尾号一样的放在一起,再将中间号一样的挑出来,按查找号顺序大小排列。

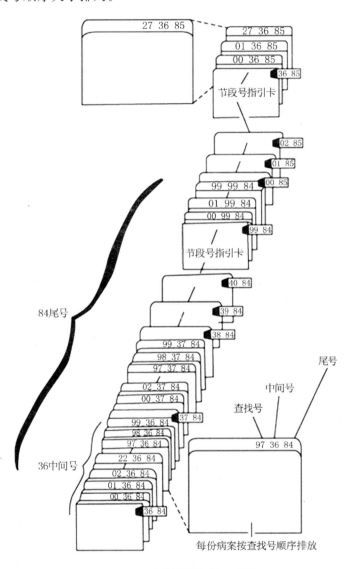

图 12-1 病案尾号归档示意图

(2) 尾号归档的优点。①病案可均匀地分布在100个尾号内。②每100个新病案号只有一个病案排列归档在同一个一级号(尾号)中。③免除归档区域内工作人员拥挤的状况。④负责病案归档的工作人员分工明确、责任心强。⑤工作人员的工作量分配较均匀。⑥当加入新病案时,非活动性的病案可以从每一尾号组内取出。⑦使用尾号归档法减少了错放病案的机会。⑧使用尾号归档法提高了归档速度。

(3) 注意使用原则。在较大的综合性医院,尾号归档法应与序列号归档法并用。即尾号归档法用于活动性病案,对于被筛选出的不活动病案(置于第二病案库房)采用序列号归档法。

3. 尾号切口病案排列归档法

我国有不少地区和单位的门诊医疗记录采用门诊病案卡片,在归档排列方法上使用了尾号的排列归档管理方法。此种方法适用于门诊患者较多的医院和采用两号分开归档的病案管理,突出优点在于较其他归档方法快速、简便。

4. 中间号归档法

中间号归档法的优点基本与尾号归档法的优点相同。其缺点是学习和掌握此方法难于尾号法。因病案号不是均匀分布,当旧病案抽取出来存入不活动病案库时,病案中就会出现空号现象,如果病案号多于6位数,此方法效果并不好。

(四) 病案号的色标编码归档

色标编码是指在病案夹的边缘使用不同的颜色标志病案号码,以颜色区分号码。这是为使病案人员便于识别病案号,避免出现归档错误。使用色标编码要比按尾号和中间号排列归档病案的方法来说更方便。

1. 国外色标编码法

通常在病案夹的不同位置用10种颜色表示0~9的数字。一种或两种颜色的色标可用来表示尾号归档中的一级号码。就两种颜色来说,上边的颜色代表一级号的十位数,下面的颜色表示一级号的个位数(表12-1)。

表12-1 尾号颜色标志

一位数尾号	颜色标志	二位数尾号	颜色标志
0	紫色	0 0	紫色 紫色
1	黄色	0 1	紫色 黄色
2	深绿	0 2	紫色 深绿
3	浅蓝	0 3	紫色 浅蓝
4	橙色	0 4	紫色 橙色
5	棕色	1 5	黄色 棕色
6	粉色	1 6	黄色 粉色
7	浅绿	2 7	深绿 浅绿
8	深蓝	3 8	浅蓝 深蓝
9	红色	4 9	橙色 红色

色标的使用通常限制在号码的2~3位数,使其尽可能简单并维持效果,其目的仅仅是为了避免归档错误。

2. 我国的色标编码法

(1) 彩色色标编码法。①尾号色标编码:用于按尾号方法排列归档病案时,通常在病案夹边缘的不同位置用10种颜色分别表示0~9的数字,以一种或两种颜色的色标用来表示一级号。就两种颜色来说,上边的颜色代表一级号的十位数字,紧挨在下面的颜色表示一级号的个位数字。如:142049这一号码中,用橙色和红色分别表示一级号中的4和9。②中间号色标编码:如果采用中间号排列归档,其由于一级号在中间,就要用颜色表示在"20"的数字上。一般将色标限制在号码的2或3位数,使其尽可能地简单并维持其效果,因其最大的目的是避免归档的错误。③顺序号色标编码:将不同的颜色标志固定在病案袋右下角,每1 000个号码更换一种颜色。

(2)单色色标编码法。包括顺序号单色画线标志。在病案封袋右边的不同位置印以黑线,从上至下分为7个档次,每一档次1 000份病案,即1 000个号码为一档次。当号码发展到第8个1 000时,黑线的位置又返回到第一档次。

二、归档系统的转换

当你要改变现在的归档系统时,不要低估了从一种归档系统转换为另一种归档系统工作的复杂性,以及所需要的转换时间及准备工作,不论做哪些系统的转换,大量的病案位置的移动和病案的其他方面问题都是必须加以考虑和控制的。下面就顺序号向尾号系统转换作一叙述。

(一)转换工作的要求

1.事先设计转换方案

要考虑病案数量,考虑时间、空间和物资等需求。如对于时间的分析要考虑需要多少天可以完成系统转换,是否可以分段进行,会不会干扰正常工作。对于空间需要则需要计算100个尾号归档病案的架位。对于事先需要准备的物品,如病案条形码、色标、病案封面等需要事先准备好。设计方案要经过大家的讨论然后提交上级部门审批。

2.人员进行培训

归档系统的转换改变了日常习惯的操作方法,必须经过专门的培训才有可能圆满完成转换。培训除理论讲解目的、意义、方法外,还要在模拟现场进行教育。

3.进行必要的物质准备

库房的空间与充足的病案架是物质保证的前提;根据病案存贮的数量安排好转换的时间,如利用法定的长假,以不影响日间正常工作。

(二)转换的步骤

(1)培训工作人员熟练掌握尾号归档法。

(2)调查、计算年病案发展数量,并计算几年内所需病案架之数量,准备足够的病案架;把所有病案架按尾号排列规划。

(3)计算并准备好所需指引卡的规格及数量。

(4)在转换排列过程中,注意找出以往错误归档的病案。归档方法的转换等于将病案进行重新组合,在这一过程中注意纠正过去难以发现归档的差错。

(5)未在架上的病案应填写好示踪卡,指明去向(包括已丢失的病案)。

(6)筛选非活动病案,并按顺序号将不活动病案存入第二病案库。非活动病案在患者就诊时再行转换。

(7)转换过程中还应注意更换已破损的病案封皮(袋)。

三、归档工作的要求

(一)归档是一项重要工作

归档时要认真细致、思想集中、看准号码,不要抢时间。

(二)防止归档错误

如将号码看颠倒,字形看错,例字形1、7、9;3、5、8;0、6等,或将双份病案放入一个位置内。

(三)归档工作要坚持核对制

采取归档"留尾制",即不要一次性把病案全部插入,要留一小部分于架外,经核对无误后方可将病案全部推入架内。

(四)保持病案排放整齐

归档时应随手将架上的病案排齐。病案排放过紧,应及时移动、调整,保持松紧适度,可防止病案袋破损,提高工作效率。

(五)破损病案的修补

对破损的病案袋或病案应在归档前修补好。

(张丽军)

第四节 病案的供应

病案管理的目的在于病案的利用。如果我们只知道保管病案而不去利用病案,则失去了病案管理的意义。病案室的工作大部分都是为临床和患者的医疗服务,病案管理所做的一切工作都是为了提供服务和资料的利用。病案只有被有效地使用才能产生效益。因而病案供应在病案管理中是一项很重要的工作,病案在为医疗、教学、科研服务的过程中,是一个不可缺少的环节。病案的供应体现着病案的科学管理和病案工作人员辛勤劳动的成果,也是检验病案管理好坏的一个依据。因此可以说,病案供应工作反映着病案管理的整体水平,因此要求病案供应工作人员在工作中必须做到:检索病案动作要快、抽取出的病案要准确,对病案需求者要认真负责、态度好。要求病案供应工作人员要以快、准、好的供应准则,保证病案供应工作的顺利完成。

病案供应工作中包括查找、登记、运送、回收、整理、粘贴、检查、检验回报单和归档等。以上每道工序完成质量的好坏,都影响医疗、教学、科研工作的开展。因此对每个工作环节都要有明确的操作方法和要求。

一、病案供应工作的原则

(1)在安全、保护隐私、保护医院利益、保护医师知识产权、符合医院规定的的条件下,应尽可能地提供病案服务。

(2)病案只有在医疗或教学使用时可以拿出病案科。建立保存病案的目的主要是为患者的继续医疗,为患者医疗需要病案科必须及时将病案送达临床医师。一份优秀的病案包含了一个典型的病例,是临床示教生动的活教材,必须带出病案科在教学中展示。

(3)所有送出的病案都要有追踪措施,以表明病案的去向。如采用示踪卡、登记本、登记表、条形码计算机示踪系统等方法,建立有效的病案控制方法。

(4)所有借出的病案都要按时收回及时归档,严格病案执行借阅制度。

(5)凡是科研、查询、复印等使用病案,一律在病案科内使用。病案涉及患者的隐私,为保障病案的安全,病案需在病案科内使用。

要建立有效的控制病案的方法,最大限度地做好病案的保管和使用工作。作为病案科的负责人或供应工作的负责人,必须对病案的保管和使用负全责。所有从病案科拿出去的病案,必须了解谁是使用人,在哪里使用,需要使用多长时间。要能够掌握和控制病案的流动情况,每个负责病案供应的工作人员都必须遵守病案供应工作的原则。

二、病案供应的种类

(一)门诊病案的供应

门诊是为广大患者进行医疗服务的第一线,也是病案管理服务于临床医疗最主要的工作。门诊病案供应经常是在较为紧张的环境中进行的,这是一件时间要求很强、供应量很大且容易出现差错的工作。它要求工作人员在短时间内,将大量病案分送到各个诊室。因此,工作人员要做到快、准、好地供应病案,就必须按操作规程细心、快速、准确地查找和调运病案,避免因为差错而造成往返调换病案,耽误患者的就诊时间。预约挂号可使门诊病案供应在患者就诊的前1天准备就绪,有较充分的时间做好供应工作。目前我国绝大部分患者还是当天就诊当天挂号,故需要当天查找、使用的病案数量多,时间紧,这是门诊病案供应的特点。

(二)急诊病案的供应

因为是急诊使用病案,故应安排专人负责查找。急诊病案供应要求查找迅速,送出及时。特别是近期曾就诊者或近期出院的病案,同前一次诊治或处理有密切的联系者,更需要又快又准的输送病案,以免延误病情、耽误抢救的使用。

(三)预约门诊病案的供应

门诊预约挂号的病案供应,特点是供应时间较从容,这就要求工作人员更应该认真、细致地核对,确保准确地供应,保证患者按时就诊。采用电脑管理预约患者,可打印出预约就诊清单,病案科根据其清单供应病案,同时可以更清楚、全面地了解掌握预约患者就诊情况。

(四)住院病案的供应

病案管理工作首要的任务是服务于患者的医疗,患者在办理住院手续时,住院处要立即通知病案科将病案送达患者住院的病室,为医护人员接诊患者、了解病情提供参考。医院要做到一切以患者为中心做好工作,患者一经办理了住院手续,并且确认已有就诊病案,病案管理人员就要及时将病案送至病房,并做好登记。患者一旦出院,应将新旧病案一并收回,并在示踪卡上注明。

有些医院患者入住病房后再由医师到病案科办理借阅手续取得病案,这有悖于保存病案的目的和一切为了患者的服务宗旨。正确的做法应该是,护送人员携带病案陪同患者共同到达病房,并与医护人员做好交接。从医疗安全着眼,此种做法应作为规范医院的工作制度。

(五)科研、教学病案的供应

利用病案进行科研总结分析,是对病案资料深入的开发利用。临床教学使用病案示教,丰富了实践教学。一些负有科研、教学任务的较大型的综合医院,医疗、科研、教学任务十分繁重,病案科需要向他们提供大量有价值的病案进行科研总结。历史较长的医院储存的病案多,可提供给科研的病案数量大。一些样本较大的课题参阅病案的人员多,需要病案的数量大且保存时间长,常要重复使用。

由于科研使用病案的特点,使科研、教学使用的病案不同于一般就诊病案的供应。它可以和使用者约定分期分批地提供病案在病案科内使用,并提请爱护和妥善保管病案。不仅要为使用者提供病案服务,还要为其提供使用病案的方便条件;在满足科研教学需要的同时,还要做到不影响患者就诊使用病案。这就需要供应病案的工作人员掌握工作方法,管理者必须对他们的工作提出要求。

（六）医疗保险病案的供应

医疗保险在社会的推广普及、病种医疗费用的管理、医院内医疗保险办公室、上级医保部门对医疗费用合理理赔需要核查医疗消耗的费用，则要凭借病案作为医保费用审核的依据，病案科几乎每天都要接待医保人员查阅病案，随着参保人员不断增加，病案科为医疗保险部门提供的病案量不断提升。病案信息管理，投入了国家医疗改革的行列，扩大了病案对外服务的窗口，直接为广大患者服务。

有的地区患者出院后医保中心即将病历从医院拿走，这种做法有碍医疗安全且不合国家法规，一旦出现患者紧急就诊时，如产妇大出血、心脏病等，医院不能立即提供病案，造成医疗事故隐患。医疗保险部门查阅病案也须参照病历复印的有关规定办理借阅手续，病案不得拿出医院。

（七）为公检法取证的供应

病案的本身是具有法律意义的文件，它记录了医务人员对疾病的诊治过程。病案中的各种诊疗记录、检验检查的结果，以及患者或家属签字的文件，如住院须知、手术同意书、危重病情通知书等知情同意书。这些有患者或家属签字的文件赋予医院某种权力，它具有法律作用。随着人们法律意识的增强，医疗纠纷、民事诉讼案件的增多，病案作为公检法机关判断案情的证据，医院提供病案资料的频率呈上升趋势。

（八）患者复印病案资料的供应

遵照《医疗事故处理条例》及《医疗机构病历管理规定》，医院应受理有关人员要求对病历内容复印的申请。自2002年《医疗事故处理条例》颁发后，病案信息由为医院内部服务逐渐延伸到为社会广泛服务，开拓了病案管理人员的新视野，病案科每天都要接待大量的患者申请复印病历，病案科已成为医院为患者服务的窗口、接待患者服务的前沿，大量查找病案供应复印的需求。

树立以患者为中心建立人性化服务的理念。各医院病案科在完成既定工作任务的同时，积极创造条件增添设备、简化手续，为等候复印的人员设置舒适的环境，在不违背规定的原则下尽量满足患者复印病历的需求。一些单位为减轻患者负担、避免农村乡镇患者复印病历往返奔波，为患者开展病历复印邮寄服务，主动地为医疗保险实施、为国家医疗改革做好服务工作。

1. 根据国家规定允许复印病案的人员

（1）患者本人或其委托代理人。

（2）死亡患者近亲属或其代理人。

（3）公安、司法部门、劳动保障部门、保险机构。

2. 复印病案时要求提供的证明材料

（1）申请人为患者本人的，应当提供其有效身份证明（身份证）。

（2）申请人为患者代理人的，应当提供患者及其代理人的有效身份证明（身份证）。

（3）申请人与患者代理关系的法定证明材料；申请人为死亡患者近亲属的，应当提供患者死亡证明及其近亲属的有效身份证明（身份证），以及申请人是死亡患者近亲属的法定证明材料；申请人为死亡患者近亲属代理人的，应当提供患者死亡证明、死亡患者近亲属及其代理人的有效身份证明（身份证）、死亡患者与其近亲属关系的法定证明材料，申请人与死亡患者近亲属代理关系的法定证明材料；申请人为保险机构的，应当提供保险合同复印件，承办人员的有效身份证明（身份证），患者本人或者代理人同意的法定证明材料，患者死亡的，应当提供保险合同复印件，承办人员的有效身份证明（身份证）、死亡患者近亲属或者代理人同意的法定证明材料。合同或者法律另有规定的除外;公安、司法部门因办理案件,需要复印病案资料的,应当提供公安、司法部门采集证据的法定证明及执行公务人员的有效身份证明(工作证)。

3.病案可供复印的范围

为患者提供复印件主要是根据需求,如:报销、医疗目的,一般不需要复印病程等主观资料,但如果患者要求,根据2010年7月1日起施行《中华人民共和国侵权责任法》,也应当提供病案的所有资料。下列资料属于病历的客观资料:①门(急)诊病历。②住院志(即入院记录)。③体温单。④医嘱单。⑤检验报告单。⑥医学影像检查资料。⑦特殊检查(治疗)同意书。⑧手术同意书。⑨手术及麻醉记录单。⑩病理报告单。⑪出院记录。⑫护理记录。

在医务人员按规定时限完成病历后,方受理复印病案资料的申请并提供复印。

(张丽军)

第五节　病案的控制与示踪系统

病案流通管理的重要性在于可以保证了解病案的去向,保证病案处于随时可以获得的状态。现在病案的利用是多用户的,病案流通也是多环节的,因此必须制订一些使用规则,同时配有严格、科学的管理手段,才能有效地控制病案,更好地发挥病案的作用。

一、病案控制系统

(一)定义

为保证病案供应的及时性、准确性,应当对病案采取有效的控制措施。措施包括手工填写的示踪卡、计算机示踪系统,以及为保证病案高效、准确的检索及归档的病案号色标编码、病案归档导卡等,这一系列控制病案的方式,统称为病案控制系统。随着信息系统的发展及现代化数字设备的应用,病案示踪系统的手段和工作结构也将随之产生日新月异的变化。

(二)病案控制的原则

病案工作人员对所有的病案归档操作及其使用必须加以控制,不论什么原因,凡是从已归档病案架中取出的病案,必须要有追踪。病案离架取走后,必须有记录,如示踪卡或计算机的示踪系统。病案示踪系统的最终目的是提供病案信息为医疗活动和社会实践服务,保证病案信息的完整性、准确性和安全性。掌握每份病案的流动情况是病案信息管理人员重要的职能。

医院或诊所的工作人员使用病案,必须保证病案完好地送回病案科,使用者如果没有事先和病案科联系,并及时改变示踪卡上病案的去向等信息,则不得将病案送到其他任何地方或转给他人,当使用病案的人发生变化时应重新办理借用手续。如果病案被丢失、错放,使用者应负责找回,他们对病案的使用和安全应负有责任。

(三)病案控制的规则

在病案控制系统中建立有效的病案管理规则,是衡量病案科管理水平的一个标志,它可以约束使用者,起到帮助管理者对病案管理人员工作的监督和指导作用。

(四)病案控制的制度

制度是要求所有病案管理人员共同遵守的规程或行为准则。根据病案管理规则及控制病案的原则,各医院及诊所的病案科必须制订出适用于本单位合理的病案使用制度、病案借阅制度、病案摘阅及复印制度等。

医院的病案委员会应制订有关使用、借阅病案的制度,基本内容应包括:①除为患者医疗使用外,病案不得从病案科取出。②凡是送到诊室或病房的病案必须进行示踪,示踪卡上应显示患者的姓名、病案号、科别、时间、借用医师姓名或病房等有关资料。

（1）每天工作结束时,将所有病案从诊室收回,出院患者的病案应在患者出院后 24 小时内从病房收回。

（2）如有可能,用于科研及其他方面使用病案应在病案科查阅,病案科应尽可能地为使用者提供方便,以保证使用者及时、容易地拿到病案。

（3）病案在病房、门（急）诊科室使用期间,病房、门（急）诊科室护士对病案负管理之责。病案科应建立一定的工作程序,并且使其工作人员能遵循这一程序,保证对进出病案科的病案进行全面控制,不但要考虑到病案在借出病案科以外的登记和追踪,还要记录病案在病案科内部流通的交接信息,然而并非病案管理人员完全力保病案的安全,参与病案流通使用的人员必须建立病案安全的意识,肩负起病案管理的责任,防止病案丢失。

(五) 病案控制的方式和方法

有效的方式和准确的方法是完善病案控制系统的最主要的也是最后的一环,也是病案控制的原则、规则、制度的具体体现和实施。

病案控制方式包括病案使用登记本、手工填写示踪卡、电脑自动示踪系统、病案号的色标编码、病案归档导卡等。

病案控制方法是示踪系统中的具体操作步骤。病案示踪系统记录了病案由产生到使用再到最终封存或销毁的整个活动历程,其结构和流程也是围绕病案的建立、整理、编目、质控、保管和使用来设计,不但要考虑到病案在借出病案科以外的登记和追踪,还要记录病案在病案科内部流通的交接信息。示踪系统设计是为了帮助病案管理员进行借阅登记,快速的查询和定位病案所在的位置,为临床、教学和科研任务提供便捷优质的服务。发展到今天,计算机示踪系统所承载的任务远远超出这一内涵,还包括出院登记、库房管理、中转工作站登记、病案催还等与病案流通相关的功能模块。

首先要了解计算机示踪系统中各个模块的功能和应用,病案流通的主要途径,目前病案的用途主要有患者门诊就医使用、住院治疗使用、科研和教学、医疗保险、社会保险、医疗纠纷、复印等,除了门诊和住院医疗使用病案以外,其他方式使用病案都需要到窗口办理相应借阅手续,我们暂且把他们统一归为一类,叫科研和其他,于是可以得到以下流程图（图 12-2）。

1.权限的控制

病案示踪系统是一部控制病案的管理系统,每一环节的操作都直接影响到病案实体的流通状态,影响病案管理人员对病案去向的判断,因此保证示踪系统信息的准确性是保证系统与病案实体流通状态同步的关键,建立完整和安全的权限管理至关重要。

（1）工作站的权限控制。工作站是一个逻辑上的病案服务台,病案借出病案科后每经过一个工作站,都需要进行交接确认,便于病案管理者随时掌握病案的流动状态,根据病案在工作站间的交接日志,判断病案的流通进程。

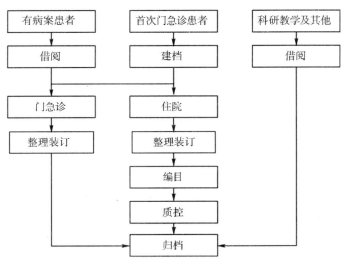

图 12-2 病案的使用流程

（2）用户的权限管理。用户权限的设置，一方面是为了限制未经授权的用户非法使用示踪系统，另一方面可以通过权限的设置很好地进行业务分工，使每个岗位都能各司其职，避免越权和越界的操作产生。

2.病案需求信息的获取

一般来说，病案科提供专门的服务窗口，凡到窗口即时办理的业务，不需要申请，按规定办理借阅手续即可。而对于门诊就诊和住院治疗使用的病案，病案科依据相应的业务协议主动提供病案服务。因此，在患者挂号和办理住院手续后，病案示踪系统快速、准确地从 HIS 中获取信息，为临床及时提供病案服务。

事实上，通过信息系统传递的需求种类很多，不限于门诊就诊和住院治疗，还有预约的科研病案、工作站提交的需求等，对这些需求的处理也非常重要。不同的需求提供病案的途径也有所区别，因此示踪系统必须自动将需求进行分类，并按照既定的规则顺序打印病案申请单。申请单应该在显著位置上列出病案号和姓名，方便查找人员核对病案，并明确打出使用单位的信息和具体地址。如果示踪系统应用在一家拥有多个病案库房的医院，那么相应的申请应该分别投递到病案所在的库房。除此之外，对申请单进行初步的筛选和过滤也是非常必要的环节，例如：多科挂号警告、退号退院警告、病案借出警告等，这样可以第一时间为病案查找人员提供一个大概的查找方向，减少无效劳动的产生。

3.病案借阅登记

病案一旦离开病案架，从库房中取出，为了避免发生丢失，便于随时追踪病案去向，必须进行详细的借阅登记。包括借阅的原因、使用单位、使用人、出库时间、操作人员及使用期限等翔实准确登记。对于科研和其他借用，就直接与使用人交接，定期催还即可。

4.工作站交接登记

工作站是病案流通过程中经过的病案服务台，也可能是病案最终送达的护士站和分诊台，负责病案的中转，可以与病案科和其他工作站进行直接沟通，处理与病案输送有关的突发事件。正常情况下病案从库房借出到使用完毕回收的流程如下：

病案库房总服务台→工作站 A→…→工作站 X→使用单位。

工作站应该提供以下操作。

(1)发送确认、回收确认。用于记录经过工作站的标记点,一般用于发送或回收时目标明确且不需要病案停留的确认操作。

(2)收到确认。主要应用于病案送达目标单位时的确认操作或者由于某种原因病案需要在工作站保存一段时间,例如:出院病案在病案整理、编目、质控操作间滞留时应使用此种操作。另外也适用于预约病案的暂时保存、科研病案保留待用及阅览室阅览等。

(3)转科操作。转科操作适用于多个科室使用同一册病案时的情况,例如:同一患者在多个门诊科室就诊,病案需要在首诊科室用完后转去第二就诊科室使用。

(4)转站操作。可用于病案在工作站间的传递。

(5)病案使用申请。病案申请是一种通知库房调取病案的需求信息,该信息会在库房终端机上显示并打印出来,同时也为病案出库时自动填写使用部门提供信息支持。

5.病案的回收

(1)门诊病案的回收。患者门诊就诊使用的病案,就诊结束使用完毕的病案由各科分诊护士集中存放在分诊台指定地点,病案回收员定时回收。回收病案要逐一进行回收确认,全天就诊结束后,末端工作站工作人员要打印出当日未回收病案的催还单,并根据催还单上列出的病案号码到相应科室的分诊台回收剩余的病案。

(2)住院病案的回收。患者住院期间病案要一直保存在相应的病房,直到患者办理出院手续,完成本次住院治疗为止。病案由负责住院病案整理的专人回收,每天早上从 HIS 系统中接收上一工作日出院病案信息,并打印出出院病案回收核对表格,病案回收人员再依照表格上注明的信息到病房回收病案。收回的病案整理室进行收回登记,经整理、装订,送交编目室、质控室、随诊室等,各个工作站之间交接传递一定要进行确认登记。最终一册资料完整和质量合格的病案才会流回病案库房,等待专人入库上架。

(3)科研和其他使用病案的回收。凡是由使用者到病案服务窗口借阅的病案,在使用完成后必须由使用者本人交回病案窗口。对于借出病案科使用的病案,在接近归还期限之前,系统会自动提醒病案管理者及时催还,并根据需要打印出病案催还单,必要时采用电子邮件和短信通知。

6.病案的入库登记

各个环节回收的病案最终会回到病案库房的综合服务台,上架前要对所有病案进行入库登记,登记内容包括入库人、入库时间、工作站、库房等信息。按规定的顺序排放统一归档上架。

7.病案的示踪查询

病案的示踪查询实际是示踪系统数据的一个综合展现,它可以把病案的历次使用记录、住院信息及变更记录整合在同一个界面中,让我们可以随时掌握病案的活动轨迹和当前动向。它的核心功能就是病案的快速定位,无论病案是处在流通环节当中还是保存在库房之内,都可以准确反映病案的当前状态。特别是出现病案丢失情况的时候,示踪查询更是帮助我们分析和解决问题的得力工具。

图 12-3 是从工作中截取的一个真实样例,从图中可以清晰地看出 1641 患者病案的建立时间、使用时间及每次使用的具体流程。目前这个病案就保存在库房当中,如果是借出状态,系统会自动用警告色来加以提醒。如果想了解患者的住院记录,切换一下显示页面就可以了,非常方便快捷。当然这只是个样例,实际应用中不同软件公司会有不同的框架设计和页面风格。

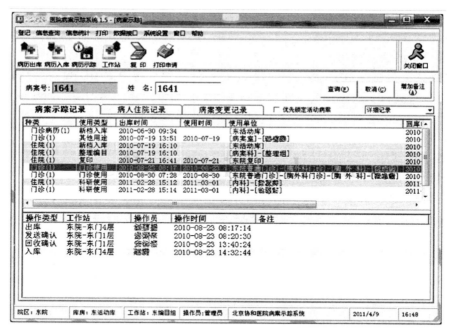

图 12-3　示踪查询

8. 统计分析

病案的整体使用情况真实地反映了病案科的运行现状，对病案示踪系统的数据进行科学的挖掘和分析，可以帮助病案管理决策部门发现存在的问题，并以此为据制订管理模式、分配医疗资源、改善服务流程、提高服务质量。

（1）逾期不归病案的统计。逾期不归病案用于统计使用部门拖欠病案的情况，统计结果一方面可以用于督促相关部门及时归还病案和办理续借手续，另一方面也可作为医院绩效考核和职称晋升的参考依据。

（2）入出库情况统计。对入库、出库和工作站流量的统计可以帮助管理者了解各个岗位的工作量，是定岗定编和计算岗位津贴系数的重要依据。

（3）病案借阅情况统计。对不同时期病案借阅情况进行分析，掌握全院、科室及个人借用病案的情况和特点，以便制订有针对性地服务方案，合理安排服务资源。

（4）住院病案回收情况统计。住院病案回收情况的统计可以反映住院医师的病案完成情况，同时也可以反映病案整理员的工作情况，监督住院病案的回收质量。

（5）病案库存情况。对病案库存情况进行分析，可及时了解病案的膨胀进度，根据病案的活动情况，定期转移活动度较低及不活动病案到备份库房，有助于合理安排库房空间。

9. 字典维护

一个完善的病案示踪系统需要数据庞大的数据字典支撑，任何一个字典中的数据不准确，都会影响整个系统的稳定运行，因此字典的维护工作相当重要，不但要指定专人进行维护，而且要及时与相关系统保持沟通和同步，制订周密的维护计划。科别字典和医师字典涉及的应用范围广泛，最好与 HIS 系统有统一的维护方案。示踪系统内部字典可以单独维护，例如：病案类别字典、病案使用类别字典、库房等。

二、病案借阅的控制

做好病案借阅的控制是为了达到病案管理的目的,使之能更好地、及时准确地为各方面使用者提供所需要的病案信息,充分体现病案的价值及其信息的实际效益。病案管理最基本的也是最重要的工作之一,就是对病案实施有效地控制,切实掌握每份病案的流动情况。

(一)控制借阅病案的方式

如病案需借出病案科使用或病案科内无阅览条件,在病案离开病案科前,必须办理借阅病案的手续,便于病案管理人员掌握和控制病案的流动情况:①病案借调登记本。②计算机自动示踪系统。③示踪卡。

示踪卡通常放于病案所在病案架的原位置或按一定要求集中存放。在任何情况下取用病案,没有示踪卡就不得将病案取走,这是控制病案的最重要的原则。

(二)病案借阅的控制方法

(1)病案找出后,借用人必须在示踪卡或登记簿填写各项内容,签署本人姓名。要求字迹清楚、易于辨认。病案管理人员要逐一核对。

(2)填写好的示踪卡可放于病案所在病案架的原位,或集中按病案号顺序排列于卡片盒内。

(3)病案归还后撤出示踪卡或在登记簿注销。检查归还病案的情况,然后归档上架。

(4)对示踪系统定期检查,督促借用人按期归还借阅的病案。

(三)病案借阅计算机自动示踪系统

随着现代化信息技术的发展,许多传统的病案管理方法已被现代技术取代,计算机病案示踪系统是利用信息技术的发展、条形码技术的成熟应用,将条形码自动识别技术应用到病案管理过程中的回收、整理、入库、归档、上架、下架、借(调)阅、归还的业务环节中,提高了数据采集和信息处理的速度,保证了运行环节中的准确率,为医院管理者提供翔实、准确、及时的基础数据。该系统建立在条形码技术的基础上,能够准确地对病案进行借出、追踪、归档管理,提供病案去向信息,掌握病案的流向和使用情况,掌握科研病案及再次入院病案的使用情况。使病案示踪系统更快速、简捷、准确地控制病案的流通使用。

操作方法:①每份借出病案科使用的病案,必须将有关信息输入计算机,如果使用了条形码技术,对准条形码扫描必要的信息可自动录入,注意录入借用人的姓名和录入人的标记。②病案归还后扫描条形码便可消除示踪系统中借阅病案的信息。③定期检查借阅病案的情况,督促借用人按期归还借阅的病案。

三、病案借调(阅)的管理

(1)无论采取何种借调(阅)的方式,均应由病案科专人负责管理。

(2)负责借调(阅)病案的工作人员,应按有关规章制度严格办理借调(阅)手续,并限制一次使用病案的数量,较大量的借调(阅)病案可采取分批供应的办法。

(3)借调(阅)病案的手续,对本院内或院外人员应有区别,便于管理。

(4)示踪卡应按要求存档,定期检查,及时做好归还病案的注销工作。使用自动示踪系统应及时做好有关数据的处理。

四、病案摘阅的管理

病案的摘阅管理是为病案的使用者提供阅览及摘录有关资料的工作,或进行部分资料的复印。借助于科技手段,目前在病案科做病案摘要的工作几乎被复印所替代,资料复印更能够保持原样,避免摘录的错误。做好这项工作不仅可以为患者在其他医院就医时提供参考资料,以满足患者在其他医院的医疗,亦可为司法等部门提供处理案件的依据。做好病案的摘阅工作可以大大减少病案的流动,同时又能充分发挥病案的作用,提高其资料信息的使用价值。

(一)病案可供摘阅的范围

(1)科研方面使用病案及医师撰写论文等。

(2)患者需到其他医疗部门就医的病情摘要。

(3)医疗行政部门对病案的质量检查、医疗情况的调查等。

(4)社会方面的使用。如司法部门、律师事务所、社会福利、医疗保险和其他保险等部门及使用公费医疗的事业单位。

病案科应由专人负责病案的摘阅工作,注意及时提供,并随时将使用完毕的病案归档。病情摘要一般应由指定人员完成,或由经治医师或其他临床医师根据医疗需要摘写。如需将病案送至临床科室去完成,必须做好登记及示踪工作。

(二)病案摘阅的制度

(1)凡属摘阅范围使用的病案,一律在病案科内使用,不得携出室外。

(2)院内医务人员阅览病案时应穿工作服或持借阅证,不准带包进入病案科及阅览室。

(3)外单位摘阅病案者,必须持单位正式介绍信,并经医务处、病案科主任批准后方予以接待。需抄写摘要者,经主管人员审阅后盖章有效。

(4)凡到病案科使用病案者,应自觉遵守病案科各项管理规定,不得私自拿取病案。

(5)使用者应对病案的完整、整洁和安全负责,不得私自拆卸、涂改、撕毁、玷污病案,违者应接受批评教育或处罚及连带的法律责任。

五、病案的其他控制方法

保证任何时候都能得到病案是至关重要的。病案管理人员在浩如烟海的病案中要能够迅速、准确找到需要的病案,除了精于专业理论和技术外,还必须借助各种方式方法。病案归档和检索方法的掌握和运用,是及时检索病案的保证。以病案的编号管理而论,在传统的管理工作中,不断创造了系列编号、中间位编号、尾数编号的管理方法。为了便于检索病案,避免归档排架的差错,又采用号码的颜色标记,有效地控制了病案的归档差错,使病案管理工作日臻完善。其中病案的尾号加颜色标记的归档方法即为成功之例。

除了通过病案号码颜色和排列帮助检索外,病案导卡也是一个重要的控制方法。导卡形状是在卡片的上边或侧面有一块突出的作为书写病案起止号的表头。在其突出的部位标有某一区域内的病案号,通过其指示使病案的归档及检索变得更容易、更迅速。另外当病案需要倒架挪动时,导卡可根据需要随之移动,起到指引病案位置的作用。

(一)导卡设置的数量

导卡数量的需求取决于该部分归档病案的厚度及归档的方法。确定导卡的数量可用下列公式计算:

$$导卡的总数 = 病案的总数 / 两导卡之间的病案数$$

(二)导卡的质量

导卡应选用韧性很强的材料制作,且最好使用不同于病案的颜色做导卡,使其醒目,在整个归档区域能清楚地看到。

(张丽军)

第六节　病案信息的开发利用

病案信息的开发利用已不是一个新鲜的话题,如广大临床医学专家早就有利用病案进行回顾性研究的习惯。而本节所讨论的主题是利用医院信息系统数据仓库及现代计算机技术对"结构化"病案信息进行开发利用。

一、挂号信息的开发利用

挂号信息归类于门诊病案信息,在医院信息系统中它属于最"基层"的信息,也可以认为它是住院病案信息的"入口"。如果医院门诊信息子系统足够完善,那么利用挂号信息,我们可以进行以下操作。

(一)医院门诊量的趋势分析预测

包括医院门诊量逐年变化趋势、医院各分院门诊量的构成、医院门诊量的季节性变化规律等。总而言之,就是要对医院门诊情况进行宏观"把脉",这对于医院总体规划,提高医院的整体竞争能力是非常有意义的。

(二)医院专科门诊量的趋势分析预测

包括各专科门诊量逐年变化趋势、各专科门诊量的构成、各专科门诊量的季节性变化规律等。进行专科门诊量分析目的是整合医疗资源,提高医疗资源的利用率,扶持优势专科,充分发挥医院品牌的作用。

(三)门诊疾病谱研究

门诊疾病谱具有季节性、流行性、专家效应性等特点。随着人民生活水平的变化和环境状况的改变,门诊疾病谱将具有鲜明的时代特征。研究疾病谱将有助于医院的整体规划甚至一个区域的卫生规划,对于疾病的预防控制也将发挥重要作用。

(四)门诊量峰值点的研究

采用时间序列法研究门诊量日峰值点出现的规律,从而更加合理地设计门诊排队叫号系统,最大限度地减少患者等待时间,消除"三长一短现象",落实"以患者为中心"的理念。

(五)门诊专家出诊规律的分析

以辅助对门诊专家的管理和门诊医疗质量的管理。例如:对于特别知名的专家,我们要注意他们的工作量是否超负荷以免危及他们的身体健康。

二、病案首页信息的开发利用

住院病案首页是患者住院信息的高度浓缩,其特点是信息量大、信息种类繁多、信息之间具有高度关联性。由于病案首页信息的计算机管理在我国是应用最早最成功的,所以关于病案首页信息的开发利用也是讨论最多的。通过病案首页信息可以进行：

(一)住院患者基本结构的研究

患者基本结构主要体现在：患者来源、患者从事职业、患者生活水平和习惯等。了解一个医院或一个区域患者群的基本结构，对于一个医院的基本建设乃至一个区域的医疗卫生规划是十分有意义的。

(二)疾病谱研究

随着人们生活水平的不断提高及医疗卫生条件的不断改善，同一区域内疾病谱是变化的，疾病谱十年差异呈显著性。疾病谱研究对于医院建设整体规划、专科建设、人才战略都是十分有意义的。疾病谱研究是一个长期的过程。

(三)手术分级研究

医院的甲类手术率直接反映了它的硬实力，腔镜手术率反映了它掌握现代技术的能力，术者的年龄结构反映了它的发展潜力。为了人们健康的根本利益及临床科学的有序发展，卫生部要求三级以上医院严格执行手术分级制度，手术分级研究无疑是检验这一制度执行情况的有力武器。

(四)医疗质量和效率的研究

卫生部医院评价指南对三级医院规定了50多项指标，这些指标集中反映了医院的医疗质量和效率，每个指标都有着十分重要的意义，每个指标的研究都可以作为一个子课题。如平均住院日的研究在当今医院管理研究领域中就十分地活跃，发表了大量相关的研究论文。

尽管医院指标名目繁多，内容复杂，但经仔细分析它们大致可以划分为三类：①管理类：如患者对医疗服务的满意度，中级以上医师比例。②医疗质量类：如治愈好转率，术前术后诊断符合率。③医疗效率类：如出院患者平均住院日，病床使用率。

医院指标绝不是孤立的，指标与指标之间，指标类与指标类之间都有一定相关性，孤立地研究某一个指标是没有意义的。因此，多元分析方法如：逐步线性回归方法、聚类分析方法、主成分分析法及因子分析法等在医疗质量和效益研究中发挥着重要的作用。特别值得一提的是TOPSIS法在评价医疗指标上得到了广泛应用。

随着研究的不断深入，各国科学家们从实际问题出发，研究出一系列综合评价方法，表12-2简单地罗列了几种，并比较了它们的优缺点，以供读者参考。

表12-2罗列了5种综合评价方法，这也是当今医院管理学中最常用的评价方法，它们各有其优缺点。采用哪种方法更合适，一定要根据实际问题而定，切不可一概而论，对于方法结果的解释更是要慎之又慎！

表 12-2　几种综合评价方法比较

名称	基本原理	优点	缺点
层次分析法	以系统分层分析为手段，对评价对象总的目标进行连续性分解，通过层层比较确定各层子目标权重，并以最下层目标的组合权重定权，加权求出综合指数，依据综合指数的大小来评定目标实现情况	①分层确定权重以组合权重计算综合指数，减少了传统主观定权存在的偏差。②把实际中不易测量的目标量化为易测量的指标，未削弱原始信息量。③不仅可用于纵向比较，还可用于横向比较，便于找出薄弱环节，为评价对象的改进提供依据	①在一致性有效范围内构造不同的判断矩阵，可能会得出不同的评价结果。②运用九级分制对指标进行的两两比较，容易作出矛盾和混乱的判断。③通过加权平均、分层综合后，指标值被弱化

名称	基本原理	优点	缺点
模糊评价法	把模糊因素集U对应的模糊权向量集W,依据单因素评判矩阵R采取合适的合成算子进行模糊变换,得到一个模糊综合评判结果B,并对结果进行比较分析来评价事物的优劣	可以将不完全信息、不确定信息转化为模糊概念,使定性问题定量化,提高评估的准确性、可信性	①只考虑了主要因素的作用,忽视了次要因素,使评价结果不够全面。②当指标数较多时,权向量W与模糊矩阵R不匹配,易造成评判失败。③评价的主观性明显
秩和比法	以秩和法为基础,取各指标数与个体数秩和的平均值,得出一个具有0~1连续变量特征的非参数统计量,即秩和比RSR。根据RSR的大小评价事物的优劣等级及进行分档排序	①不引入主观变量,克服了主观定权的缺陷。②综合能力强,可作为一个专门的综合指标来进行统计分析。③可以进行分档排序,消除异常值的干扰,显示数据间的微小差异	①指标值进行秩代换的过程中有可能会损失一些信息,导致对信息利用不完全。②对离群值不敏感
综合指数法	将不同性质、不同单位的各种实测指标值通过指数变换,加权得出综合指数,对综合指数进行比较分析,评价其优劣	①评价过程系统、全面,计算简单。②数据利用充分,通过对综合指数和个体指数的分析,找出薄弱环节,为改进提高提供依据	①对比较标准依赖太强,同时标准的确定较为困难。②指标值无上下限,若存在极大值会影响评价结果的准确性
TOPSIS法	基于归一化后的原始数据矩阵,找出最优方案和最劣方案,通过计算评价对象与最优方案和最劣方案的距离,获得评价对象与最优方案的接近程度,以此评价对象的优劣	①对样本资料无特殊要求。②比较充分地利用了原有的数据信息,与实际情况较为吻合。③可对每个评价对象的优劣进行排序	①当两个评价对象的指标值关于最优方案和最劣方案的连线对称时,无法得出准确的结果。②只能对每个评价对象的优劣进行排序,不能分档管理,灵敏度不高

(五)临床路径研究

对于临床路径研究来说,病案首页包含了大量信息,如患者的平均住院日、择期手术术前平均住院日等都是临床研究非常有价值的信息。尽管临床路径研究的内容远远不止这些,但病案首页信息对于各医院临床路径的总体方案确定,如病种选择、住院期限、拟施行的手术方式、住院费用控制等都将是关键的。

三、患者用药信息的开发利用

归功于医院财务收费的管理,我国医院信息系统中的患者用药信息保留得相当完整。然而不知出于什么原因,患者用药信息的开发利用往往被忽视。医院患者用药信息具有数据量大、专业性强等特点。利用患者用药信息我们可以进行以下分析。

(一)医院药品需求预测

药品费用占用医院很大一笔资金。从医院经营的角度来说,科学地预测医院药品的需求,最低限度地减少资金的积压同时保证药品的供应是很有必要的。除小部分特殊需要的药品外,大多数普通药品的需求应该是有规律性的,这种规律性主要体现在:季节规律性、流行病规律性、疾病谱病种规律性。应用仓储管理理论、统计学预测模型及医院数据仓库即可在医院信息系统中建立医院药品需求预测模型。

(二) 抗生素使用监测

随着医疗改革的步步深入,为了从根本上改变我国滥用抗生素的现状,国家对医院提出了一系列关于抗生素使用的规则和规范,各医院也制订了相应的制度和措施。然而要真正将制度措施落到实处,就必须要"用事实说话"。因此,对抗生素使用的历史数据进行回顾性调查分析,对遏制抗生素的滥用、指导抗生素科学合理的使用将是十分有意义的。

(三) 特殊用药和专科用药分析

特殊用药主要指麻醉精神类药品,这类药品的使用有严格的管理程序,只有特殊人群在特殊时期才能使用。统计和分析这类药品使用的品种结构、变化趋势对于加强麻醉精神类药品的管理是十分必要的;同样,专科用药分析可以达到指导专科用药、发展优势专科的作用。

四、患者费用信息的开发利用

同用药信息一样,患者的费用信息在医院信息系统中也是保存最完整的。患者费用信息的流转贯穿患者整个诊治过程,是医院经营的重要内容。利用患者费用信息可以进行以下分析和研究。

(一) 医院经营状况分析

平均每人次门诊费用、平均每人次住院费用,药品比例是反映医院社会效益水平及良好经营状况的指标,也是卫生行政部门对各医疗机构严格限制的指标。医院在注重社会效益的前提下也要提高经济效益,降低医疗成本,体现医务人员的智慧和劳动成果。定期或不定期从宏观上对患者的费用信息进行比较和趋势分析就一定能从经济角度查找出医院运行的弊端,通过持续改进,使医院经营步入良性循环的轨道。

(二) 医保费用分析

为了满足人民的基本医疗需求,我国正在大力推行全民医疗保障战略,将逐步实行新农合和城镇居民医保。连同原有的国家职工医疗保障和商业保险,医疗保险类型已多达十几种。为了保证新型医保机制有效运行,不断探索更好的医保方式,必须开展医保费用的统计分析研究。建议医保费用的统计分析可以按下列方向进行:各类型医保费用的比较差异;医保费用的变化趋势;病种与医保费用的关系;医保费用与患者基本属性的关系等。

(三) 单病种费用分析

单病种费用分析是临床路径的必由之路,也是实现与国际接轨,按病种付费(DRG)必须做的前期工作。卫生行政部门30个病种和50个病种的报表工作已经实行了许多年,但那只是一个静态的报表,缺乏动态分析且涵盖的病种还远远不够。要对患者的诊断信息和费用信息进行仔细分类分解,严格科学地排除并发症的干扰才能得出有价值的单病种费用统计结果。

(四) 药物经济学研究

如何用最少的成本获得最佳的治疗效果,即如何最大限度地提高药物使用的性价比,这就是药物经济学的核心内容。药物经济学在20世纪80年代就被提出,虽然几十年的研究产生了一大批研究成果,但研究是永无止境的。在患者层面上,药物经济学研究所关联的内容是:患者基本信息、患者诊断信息、患者用药信息、患者费用信息及患者其他信息。T检验、方差分析、卡方检验、多元线性回归等仍是常用方法。

病案信息的开发利用是一个多学科、多专业的综合课题,随着"数字医院"目标的不断临近,可供利用的信息会越来越丰富,它将不断吸引我们从深度和广度上去挖掘。可以预见的是:对于广大医院管理者、医院信息工作者和医院临床专家来说,病案信息的开发利用将有着十分美好的前景。

(张丽军)

第十三章 医院药事管理

第一节 医院药事管理的概述

药事原是泛指一切与药品有关的事务和活动,包括药品的研发、生产、经营、使用、药事法规及药学教育等。医院药事即医疗机构药事,指在医疗机构中,一切与药品和药学服务有关的事件。药事管理是指以保障公众用药安全、有效、经济、合理为目的,以患者为中心,以临床药学为基础的药事组织的行为。有效的药事管理,不仅可以提高公众的用药安全,保障公众的健康水平,还能不断提高药事组织的经济和社会效益水平。

近年来随着社会科学及药学技术的不断进步,人们生活水平不断提高,公众对医疗卫生行业的需求和要求也越来越高。医院药事管理学也逐步发展为一门独立的学科,实现了从"以药品为中心、保障供应"的药事管理模式到"以患者为中心,保证安全、有效、合理、经济用药"的药事管理模式的转变。

一、概念

2002年1月21日颁布的《医疗机构药事管理暂行规定》中指出:"医疗机构药事管理是指医疗机构内以服务患者为中心,以临床药学为基础,促进临床科学、合理用药的药学技术服务和相关的药品管理工作。"医院药事管理以研究药事管理活动的规律和方法及实践医院药事管理活动为目的,涉及医院药学、管理学、经济学、社会学和法学等相关学科。

二、医院药事管理发展史

把医院药事管理作为一门独立的专业性学科来研究虽然只有几十年的历史,但自人类诞生起就有了与疾病的斗争,有了药品的使用活动,也就伴随着出现了药事管理活动,所以药事管理与医药学史一样历史悠久。从最初保管和使用采集动植物成分的简单药事管理发展到如今对药品的生产、储存、经营、使用及合理应用等的系统管理,人类的药事管理活动经历了漫长的历程和挑战,也沉淀了丰富的经验。

我国早在周朝就建立了简单的医药分工和管理制度;两晋南北朝时期,有了药事活动和药事管理的说法如"御药之事""尚药局""尚药监"等;隋唐时期,初步形成了药事组织;宋朝药事组织进一步发展建立了国家药房:"御药院"和专门的药政机构——"尚药房";到了明清时期,药事组织机构得到进一步的健全,从中央到地方都配备了管理药物的人员。这一系列简单的药事活动和药事管理,虽然没有完善的管理法规与制度,但都为我国近现代医院药事管理活动奠定了基础。

医院药事管理在新中国成立后得到了迅速的发展,人民政府建立了与社会主义制度相适应的药事管理体制和机构,并制定了相应的法规制度。20世纪50年代末,为加强医院药剂科工作,国家下达"综合医院药剂科工作制度和人员职责",对医院药剂科的任务、各项工作规则和管理制度、各级药剂人员职责,都做了具体而明确的规定。改革开放后,药事管理工作得到恢复和发展,加强了药品标准的制定和药品质量的监督管理工作,整顿医院制剂室,发给"配制许可证",并加强了医院合理用药的管理工作。

20世纪80年代以后,中国的药事管理工作进入了法制管理的新阶段,通过并实施《中华人民共和国药品管理法》(以下简称《药品管理法》)。医院依据《药品管理法》及国家各级政府卫生行政部门的法规、条例、文件进行医院药事管理,严格执行医院药剂工作管理办法,对医院药事进行规范化、科学化管理。

2002年,《医疗机构药事管理暂行规定》颁布,并于2011年对其进行了修订,制定了《医疗机构药事管理规定》。对医疗机构相关药事管理活动进行了明确的规范,明确了临床药师的主要工作职责,更加突出了临床用药的安全性、有效性和经济性,对于提高我国医疗机构药事管理及合理用药水平,保障医疗质量和医疗安全具有重要的作用。

随着经济的高速发展及科学技术的飞速发展,新农合、新医保、新医改等相关医疗政策陆续出台,医院药事活动也发生了相应变化,这就需要结合医院药事管理的实际情况,完善药事管理工作,使医院药事管理和技术水平向现代化与高科技迈进,跟上时代前进的步伐。为保证药品安全、有效、合理、经济的使用,要求药学技术人员努力学习,不断更新知识,转变观念,改变传统工作模式,把医院药事管理发展和药师执业生涯的压力变成改善和提高药学技术服务的动力,不断提高医院药事管理和药学服务水平。

三、药事管理组织结构的变革

(一)我国药事管理组织结构的发展

在药事管理委员会创立之前,医院药事管理的职责是由药剂科(药学部、药房、药局)履行的。药剂科负责制定医院药事管理的有关制度,并予以执行,名义上有统管全院药事的职权,却因为仅仅是医院的一个职能部门,与医疗、护理部门平级而导致现实工作中难以履行对医疗和护理部门药事活动的监管。在这种形式下,医院药学界呼吁设立某种超越医院一般职能部门之上的、可以对全院药事工作进行决策、协调和管理的机构。

在20世纪80年代中、后期,药事管理委员会的雏形便开始在一些医院中陆续出现了。最初只是以小组的形式对涉及全院的药事工作进行协调,后来慢慢发展为就某些重大的药事问题进行决策。1989年颁布的《医院药剂管理办法》中明确规定,县以上(含县)医院,要求设立药事管理委员会,县以下医疗单位可设立药事管理组。这是药事管理委员会发展历史上的标志性事件,它确立了药事管理委员会作为医院药事管理组织在医院中的地位。2011年颁布的《医疗机构药事管理规定》中指出,二级以上医院应当设立药事管理与药物治疗学委员会,其他医疗机构应当成立药事管理与药物治疗学组。经过多年的发展,药事管理委员会已经广泛存在于各级医院中,并发挥着药事管理的重要作用。

关于药事管理委员会的性质和职责,可简要地概括为:监督法规的执行、药品管理、药物评价及用药教育和临床指导。药事管理委员会超越医院各职能部门,本着以保障患者安全、有效、合理、经济用药的目的以委员会制的形式对全院药事活动从组织和控制两个方面进行统一管理。在组织方面,药事管理委员会负责建立医院各级药事组织,就医院层面的药事活动进行部门间的协调。在控制方面,药事管理委员会负责统一规范医院药事活动,并就药事组织间和各部门内部的药事活动进行控制。

(二)发达国家医疗机构药事管理组织的概况

国外医院目前已普遍设立了此类机构,美国、英国称为药学和治疗学委员会;德国称为药品委员会;日本则称为药品选用委员会或药事委员会。大量实践证实,药事管理与药物治疗学委员会可有效地协调、监督、指导整个医疗机构科学管理药品及合理使用药品,对医院药事的管理有着极其重要的作用。

发达国家药事管理委员会的主要作用和任务是提高医药服务质量,并对治疗的成本-效果进行管理。国外医院药品和治疗委员会的成员一般来自内科学、外科学、药学、护理学、质量管理、医院管理、信息系统和院内感染控制等各个科室。在美国,成员数一般为8~12人,在澳大利亚平均为9人。大多数委员会实行会议制度,每个月召开1次会议。日本在药事委员会内设立了安全顾问委员会、医疗事故对策委员会和院内安全推进委员会等机构,以指导医、护、药人员安全用药。

(侯 艳)

第二节 临床药学与药学服务

临床药学是研究药物预防及治疗疾病的合理性和有效性的药学学科。它主要是研究药物在人体内代谢过程中发挥最高疗效的理论与方法。它侧重于药物和人的关系,直接涉及药物本身、用药对象和给药方式,因此也直接涉及医疗质量。

一、临床药学概述

(一)发展简史

20世纪60年代初,临床药学思想在美国正式提出。当时美国制药工业已比较发达。随着临床使用药品的增加,不合理用药情况日趋加重,药物毒副作用和变态反应不断发生,药物治疗中出现的差错事故逐渐增多。针对这些问题,美国的药师们采取了积极主动的态度,于是有了药师核对医嘱或处方并与药师讨论用药的方案,参与药物治疗,提供药学信息,监测不良反应等。直至20世纪90年代后,医院的药学服务转变为以患者为中心的药学服务模式,强调对患者用药全过程的监护,直接对患者的用药结果负责。

我国的医院药学发展历程与国外类似,大体上经历了以调剂为核心的医院药房工作,以生物药剂学为核心的医院药学及以临床药学为支柱的医院药学。只是我国的临床药学工作起步较晚,尽管早在20世纪60年代,我国医院药学工作者就曾提出应重视临床药学的问题,但由于种种原因,一直未得到应有的重视,直到20世纪80年代才有了转机。

(二)主要任务

临床药学的主要任务是运用现代医学和药学科学知识,围绕合理用药这个核心,不断提高药物治疗水平。临床药学的主要任务包括以下几个方面:促进合理用药、治疗药物监测、药品不良反应监测、药物信息和药学科研等。

(三)存在问题

我国临床药学事业从无到有,从小到大,已取得了卓越的成绩。临床药学的发展是未来医院药学工作的发展方向和生存基础。但整体上,我国临床药学在各区域、各医院规模发展不平衡,特别是与国外先进国家相比,还有很大的差异。如临床药学人才的培养、制度建设、领导的重视与政策法规的制定等。此外,重医轻药、重经济效益、忽略合理用药的做法也不鲜见。

二、药学服务

(一)药学服务的概念

药学服务的概念是由英国学术界 1985 年首次提出,后来美国医院药师协会提出:药学服务是指药师对受药物防治疾病的正常人或患者的生命质量的直接负责,以用药有利于达到改善心身健康为目标,承担监督执行保护用药安全有效的社会责任。

(二)药学服务的实施

药学服务的本质是全面改善或提高患者的生活质量,它是药师和患者之间的一种契约关系,在这种关系中药师凭借其知识与技能调控患者的药物治疗效果,承担药物治疗结果的责任。然而,尽管药师是药学服务的主体,药学服务的开展却需要医院各种技术人员共同协作来完成。只有医院管理者、医护人员和药师通力协作,才能更好地推动我国药学服务工作。

三、临床药师

临床药师是医院药师中的新角色。其核心任务是直接参与临床药物治疗活动,为临床医护人员和患者做好药学信息咨询等各项与合理用药有关的工作,以提高临床药物治疗的安全性、有效性和经济性。

(一)临床药师制及临床药师职责

为规范医疗机构药事管理工作,保证人民用药安全、有效、经济,2002 年多部门联合下发的《医疗机构药事管理暂行规定》中提出,要逐步建立临床药师制。2011 年,多部门联合印发了《医疗机构药事管理规定》,要求建立临床药师制。临床药师的职责是:发现用药问题;解决用药问题;防止用药问题。

(二)临床药师实践方式

临床药师深入临床实践的方式有专科定点深入、一般定期深入、会诊、重点患者用药监护、体内治疗药物浓度监测结果解释与利用、药品不良反应监察、新药临床观察和药学咨询等。

(三)临床药师的培养

根据医院的实际业务水平、岗位工作需要及职业生涯发展,制定、实施临床药师在职培训计划,加强临床药师的继续教育。

(四)临床药师绩效考核

其包括临床药师完成岗位工作的数量、质量、技术水平,以及患者满意度等内容,并根据不同年资的临床药师分级制定,从而在制度上保证临床药师工作的开展,激发临床药师的工作热情。

(侯　艳)

第三节 门诊、住院部药房的调剂管理

一、门诊和住院部药品调剂工作的内容

门诊调剂工作包括药师根据医师处方为患者提供优质的药品,同时按照医嘱向患者说明每种药品的用法用量、使用中的注意事项、可能出现的常见不良反应及常见不良反应的简单处理。

住院部调剂工作包括配合各临床科室,依照规章制度和操作规程,调配住院患者的处方和临床科室的请领单,保证给患者的药品准确无误、质量优良;深入临床科室了解病区备用药的保管和使用情况,监督并协助病区做好药品的请领保管和合理使用;为医师、护士、患者提供药物咨询服务;搜集患者用药中的不良反应并及时上报;加强住院患者用药教育及出院患者带药的延伸用药指导工作。

二、处方调配的质量管理

(一)审方

审方是指药师收到患者提交的处方后,对处方进行必要的审查。处方审核是调剂工作中的重要环节,是防止药品差错、事故,保证调剂质量的关键第一步。处方审核的主要内容为:处方书写、开具是否规范;规定必须做皮试的药品,处方医师是否注明过敏试验及结果的判定;处方用药与临床诊断的相符性;剂量、用法的正确性;选用剂型与给药途径的合理性;是否有重复给药现象;是否有潜在临床意义的药物相互作用和配伍禁忌;其他用药不适宜情况。处方审核的工作应由药师以上的专业技术人员承担。

(1)审查处方书写(患者姓名、性别、年龄、病历号/病案号、就诊科别/病房床号、开方日期、医师签名盖章)是否合格。

(2)门诊处方限定7天内调剂。超过有效期的处方,应由处方医师重新开具处方或更新处方日期并签字后,方可调剂。

(3)每张处方限开5种药品。品种数超过规定的,应经处方医师重新开具处方,符合有关规定后,方可调剂。

(4)规定必须做皮试的药品,处方医师应注明过敏试验及结果的判定。

(5)严格执行药品的剂量规定。对超剂量处方,应拒绝调配。一般门诊、急诊患者每张处方不超过3天用量;一般慢性病不超过一周用药量;癫痫、结核、肝炎、糖尿病、高血压、心脏病、精神病等慢性病或行动不便者不超过一个月用量。对于特殊管理药品要严格按有关规定执行。对于特殊患者、特殊情况用药需经处方医师特别注明并经上级领导同意后方可调配。

(6)处方用药应与临床诊断相符合,选用剂型与给药途径应合理。

(7)不得有重复给药现象,处方药品名称应使用通用名。

(8)处方中如有配伍禁忌、妊娠禁忌、用法用量超过常规的超说明书用药情况,需经处方医师重新签字。

(9)字迹不清的,不可主观猜测,应与处方医师联系,由医师写明、重新签字,核实无误,方可

调剂。

(10)调剂药师无权更换处方药品,不得自行修改处方。

(二)调配

调配是指处方经审核合格后,依照处方要求获取、配制药品的过程。调配药品时必须按照调配顺序和操作规程操作。

(1)调配程序:按处方内容调配→自行核对→调配人员在后台配药单上签字、盖章。

(2)需拆外包装的药品不要用手直接接触,并尽可能保存其内包装或使用厂家的原容器包装。对于必须转移到其他容器中再分装的药品,应使用专用器具,小心操作以避免污染。分装容器应保持清洁、无污染。分装后应在外包装材料上注明药品名称、剂型、规格、数量、批号/有效期、用法和用量。

(3)应检查药品有效期,保证所调配的药品在患者服用期内不超过药品标示的有效期。

(4)应检查处方上的药品名称与药品货位和药品外包装上的药品名称是否一一对应,若有不符必须经核实后,确认为同一药品,方可调配。

(5)内服、外用药品应按规定使用相应的药袋分开包装。

(6)已拆外包装但未发出的剩余药品,应与整包装药品分开存放。

(7)应检查药品是否变质(变色、风化、潮解、破碎等)。

(8)应在保证药品外观质量和效期的前提下,先进先出。

(9)同一药品存在不同批号时,在保证药品质量和用药安全的前提下,应尽可能调换为同一批号药品。对于无法调换的应向患者明确说明,征得患者同意后方可调配,并在药品外包装上标示清楚,在发药时再次提醒患者。若患者不同意,重新开具处方或予以退药处理。

(三)核对

核对是指药品调配完毕,对处方和药品的核对,以及为患者实施必要的用药交代。复核是调剂药品的重要环节,是保证患者用药安全和合理用药的重要手段。

(1)应仔细核对患者姓名、药品名称、规格、数量、用法是否与处方一致;核对有无配伍禁忌、妊娠反应和超剂量用药。对特殊管理药品和儿童、老年人、孕妇、哺乳期妇女的用药剂量,应特别仔细地核对。

(2)复核有无多配、错配、漏配。对易发生调剂差错的药品应特别仔细地核对。

(3)复核药品外观质量、批号/效期,特别注意对于某些药品的特殊用法、用量的复核。

(4)复核合格后签字、盖章。无第二人核对时,调配人应自行复核并签字,以示已经过复核。

(5)未经复核的药品和处方上无审核人、调剂人签字的药品不得发出。

(6)核对患者姓名无误后,必要时核对患者就诊卡信息,警惕重名现象。对于处方中注明的药品特殊用法、用量及注意事项必须向患者口头交代清楚。特殊药品应向患者说明保存方法。

(7)应耐心回答患者的询问。发现问题及时责成有关人员纠正。属差错事故要按规定程序报告,妥善处理。

三、门(急)诊和住院部药房的处方管理

(一)处方的区分

为了区别处方类别,减少差错,保证患者安全用药,麻醉药品处方是淡红色,急诊处方用淡黄色,普通处方用白色,儿科处方用淡绿色。处方笺应由当地卫生行政部门统一格式,各医疗机构

自行印制。

(二)处方的权限

必须取得执业医师证书,经注册后并从事临床工作的医师才具有药品处方资格。执业助理医师开具的处方,需经执业医师审查并签名后方为有效。对于麻醉药品,必须具有医师以上专业技术职务,并经考核能正确使用麻醉药品的方可授权于麻醉药品处方权。对不符合规定、不合理处方,药房有权拒绝调配。

药师没有处方修改权,不论是处方中任何差错和疏漏,都必须请医师修改;如缺药,建议用代用品,也必须通过医师重开处方。药师有权监督临床医师合理用药,对违反规定乱开处方、滥用药品的情况,药师有权拒绝调配。

(三)处方的保管

每天处方按照普通药品处方、精神药品处方、麻醉药品处方分类装订;普通药品处方保存1年,精神药品处方保存2年,麻醉药品处方保存3年。处方保存到期后,由药学部报请院长批准后销毁,药学部领导负责监督,并记录销毁情况备查。

(四)处方的评价标准

处方分为合理处方(医嘱)和不合理处方(医嘱)。

1.门诊处方

不合理处方包括不规范处方、用药不适宜处方及超常处方。

(1)有下列情况之一的,应当判定为不规范处方:处方的前记、正文、后记内容缺项,书写不规范或者字迹难以辨认的;医师签名、签章不规范或者与签名、签章的留样不一致的;药师未对处方进行适宜性审核的(处方后记的审核、调配、核对、发药栏目无审核调配药师及核对发药药师签名,或者单人值班调剂未执行双签名规定);新生儿、婴幼儿处方未写明日龄、月龄的;西药、中成药与中药饮片未分别开具处方的;未使用药品规范名称开具处方的;药品剂量、规格、数量、单位等书写不规范或不清楚的;用法、用量使用"遵医嘱""自用"等含糊不清字句的;处方修改未签名并注明修改日期,或药品超剂量使用未注明原因和再次签名的;开具处方未写临床诊断或临床诊断书写不全的;单张门急诊处方超过5种药品的;无特殊情况下,门诊处方超过7天用量,急诊处方超过3天用量,慢性病、老年病或特殊情况下需要适当延长处方用量未注明理由的;开具麻醉药品、精神药品、医疗用毒性药品、放射性药品等特殊管理药品处方未执行国家有关规定的;医师未按照抗菌药物临床应用管理规定开具抗菌药物处方;中药饮片处方药物未按照"君、臣、佐、使"的顺序排列,或未按要求标注药物调剂、煎煮等特殊要求的。

(2)有下列情况之一的,应当判定为用药不适宜处方:适应证不适宜的;遴选的药品不适宜的;药品剂型或给药途径不适宜的;无正当理由不首选国家基本药物的;用法用量不适宜的;重复给药的;有配伍禁忌或者不良相互作用的;其他用药不适宜情况的。

(3)有下列情况之一的,应当判定为超常处方:无适应证用药;无正当理由开具高价药的;无正当理由超说明书用药的;无正当理由为同一患者同时开具两种以上药理作用相同药物的。①门诊甲级处方:无不规范处方、用药不适宜处方及超常处方。②门诊乙级处方:规范处方要求中1~15条合计有3~4项缺陷的处方或者有一项用药不适宜的为乙级处方。③门诊丙级处方:规范处方要求中1~15条合计有5项及以上缺陷的处方或者有两项以上用药不适宜处方,或者有一项超常处方者为丙级处方。

2.住院医嘱

住院医嘱的点评:用药无指征;选药不恰当;联合用药不恰当;重复用药;用法用量不合理;疗程不合理;中西药物联用不合理;病程记录未阐明更换抗菌药物的原因;出现药物不良反应未及时停药;不符合用药经济学原则;与用药相关的检查不完善;预防给药的时间不对。

(1)住院甲级医嘱:无不合理用药的遗嘱。

(2)住院乙级医嘱:上述12条中合计有3~4项缺陷的医嘱为乙级医嘱。

(3)住院丙级医嘱:上述12条中合计有5项及以上缺陷的处方为丙级医嘱。

四、相似药品的管理

随着药品种类不断增多,包装相似的药品也越来越多。有研究表明,药名相似或药品包装相似造成的调剂差错占总调剂差错的1/3以上,相同药名不同规格造成的差错占总调剂差错的1/4以上。因此,近年来,对相似药品的管理尤为重视,如何防范相似药品引起的调剂差错,成为医院药学工作者积极思考的一个问题。

(一)相似药品分类

品名相似药品(听似)、包装相似药品(看似)、成分相同厂家不同的药品、规格不同的同成分药品(一品多规)、剂型不同的同成分药品(一品多剂型)等。

(二)相似药品的管理要点

(1)根据日常工作中容易错发的药品,归纳总结出相似药品目录。

(2)对不同类型的相似药品设计不同的醒目标识加以警示。

(3)相似药品尽量避免邻近存放;如条件允许,可设置不同货位号以方便药师区分;亦可在医院信息系统上加以警示。

(4)药师必严格执行操作规程,调剂药品必须做到"四查十对"、细心缜密、严防纰漏疏失、规避差错风险。

五、药品的分装管理

二次分装药品是指医院药房药师与临床医师为了满足不同患者疾病的需求,根据共同协商制定的处方用量进行调配时,将药品原包装拆除后重新装于药袋中,交给患者使用的药品,也称为拆零药品。二次分装药品的使用可节约药品资源,也可减轻患者的经济负担。但药品经二次分装后,由于包装材料、贮存条件发生变化,容易出现以下质量问题:包括药品外观性状的改变;药品水分超标,尤其是易潮解的药品;药品药物含量降低,甚至变质等。药品分装是调剂工作的重要环节之一。由于分装时药品直接暴露于空气中,为确保患者用药安全,对人员、环境及过程均有较为严格的要求。

(一)环境和设备

1.环境

盛放药品的容器应定期消毒,工作人员必须穿戴清洁的工作衣帽和口罩,并保持个人卫生,无污染。

2.设备

自动或半自动分装设备,要及时维修保养,保持其准确性和洁净卫生;器具用后要及时清洗、沥干。

(二)技术要求

1.人员

对从事该项工作的人员应进行培训,加强工作责任心,具备必要的专业知识,由药剂士以上专业技术人员担任。

2.分装容器

包装材料应对人体无害,不影响分装药品的稳定性;纸袋或塑料袋药无毒、清洁卫生,药袋上需注明药品名称、规格、数量、分装日期和药品的有效期等。

(三)分装质量控制

(1)为了保证分装准确无误,必须核对分装原瓶与分装容器的品名、规格、数量,经第二人核对;分装前后药品数量需相符,如出现不明原因的数量差错,不得分装。颜色、大小、形状相同和相似的非同种药品不得同时分装,以防混杂。

(2)易吸湿、风化的药品,应少分装或临时分装,并加套塑料袋以防止吸潮变质。

(3)分装后剩余的药品应密封,并置专柜保管。

(4)出现潮解、变色、分解、过期、霉变等现象的不合格药品不得分装。

(5)分装完毕后应检查核对后方可封口,贴好瓶签,及时登记;分装后的药品应定位存放,柜内保持清洁整齐。

(6)分装另一品种时必须清理现场,以免发生混药。

六、调剂差错的管理

调剂差错属于用药错误的一种,是整个医疗环节中由药师直接把关的一个重要的预防用药错误的关键点。医疗机构中用药差错比较普遍,而调剂和给药错误在用药差错中占有较高比例。用药错误给患者带来的损害是显而易见的。美国食品和药品监督管理局估计,在美国由于用药错误每天至少造成1例患者死亡事件,每年至少造成130万患者受到伤害。在澳大利亚,每年大约有1%的患者由于用药错误而受到伤害。

调剂差错可发生于处方开具、审核、调配及发药的任何一个环节。在日常调剂工作中,调剂差错不可避免。因此,加强调剂差错的管理,须增强药学服务人员工作的责任心,强化优质药学服务及风险意识,减少药品调剂工作中各种差错、事故的发生,并使差错、事故一旦出现就能得到及时、妥善的处理。

(一)调剂差错、事故的认定

药品调剂是医疗服务的重要组成部分,药品调剂导致的差错、事故亦归属于医疗差错及事故的范畴。

1.药品调剂事故的认定

药品调剂的事故是指药学专业技术人员在调剂工作中的过失行为直接造成患者死亡、残疾、组织器官损伤导致功能障碍的情形。

凡属下列情形之一者,定为药品调剂事故:药品调剂错误导致患者死亡的;药品调剂错误导致患者残疾的;药品调剂错误导致患者功能障碍的;其他过失导致严重损害患者身体健康的。

2.药品调剂差错的认定

药品调剂的差错则指药学专业技术人员在调剂工作中虽有过失,但尚未造成药品调剂事故那样严重后果的情形。

凡属下列情形之一者,定为药品调剂差错:药品品种调剂错误而延误患者治疗的;药品品种调剂错误而导致患者出现药物不良事件的;药品剂量调剂错误而导致患者治疗无效或效果不佳的;药品剂量调剂错误而导致患者出现药物不良事件的;临时调剂药品没有标示或标示不清而导致患者未遵医嘱用药的;药品调剂数量错误,影响用药疗程的;药品调剂错误已追回、未给患者带来任何损失的;其他服务过失导致的差错。

(二)药品调剂差错、事故处理办法

(1)严格执行"四查十对"制度。查处方,对科别、姓名、年龄;查药品,对药名、剂型、规格、数量;查配伍禁忌,对药品性状、用法用量;查用药合理性,对临床诊断。

(2)调剂人员在发生差错事故后,应立即告知部门负责人,及时采取补救措施,尽可能减轻差错事故造成的后果;同时向科室负责人报告,严重的差错事故应及时向上级职能部门及分管院长报告,以便及时处理,减少损失。发生差错事故后如不按规定报告,有意隐瞒,事后经领导或他人发现时按情节轻重给予处分和处罚。

(3)建立差错事故登记制度,药房负责人是第一责任人,应认真如实登记差错事故,要认真履行职责。组织人员每月对本月发生的差错事故认真分析讨论,分析发生的原因,提出防范和解决方法。

(4)对于发生的差错,如能及时发现并及时更正,未发生不良后果的,登记后,给予当事人口头警告。

(5)发生差错事故,当事人未能及时发现,被临床科室检查发现,当事人应积极主动与临床科室联系,及时采取补救措施,登记差错并进行相应处罚;造成药品损失的,另由当事责任人等价赔偿。

(6)发生的差错事故,酿成医疗纠纷或造成医疗事故的,按医院的有关文件规定处罚,由当事人承担相应责任。

(7)对于有争议或未涵盖的差错事故,由药学部或相关部门进行认定。

(三)调剂差错的预防

(1)建立健全规章制度及标准操作规程,提高药学专业技术人员责任心和岗位职责主观能动性。

(2)加强业务学习,提升专业技能,做好处方审核工作,将差错预防在调剂前。如发现有疑义的处方,应及时与开方医师联络确认。

(3)对过期失效、污损变质的药品,设置不合格药品区,单独存放并登记。

(4)注重高危药品及相似药品的管理。

(5)调配处方要严格做到"四查十对"。

(6)严格执行调剂差错登记报告制度。对严重的差错应及时组织分析讨论,以防再次发生。应定期汇总差错,采用科学的管理工具如根因分析法等,深入分析差错发生的原因,尤其是系统流程的因素,以利持续改进。

七、用药教育

患者用药教育是指通过直接与患者或其家属沟通交流,解答其用药疑问,介绍药物和疾病知识,提供用药咨询服务。药师对患者进行教育和咨询,使其准备好并积极执行药物治疗方案和监护计划,从而获得预期的药物治疗结果。

(一)用药教育的目的

开展用药教育工作,一方面可以提高患者的依从性,增强患者对治疗的信心,更好地配合临床治疗;另一方面可显著提高患者对疾病、药物的认识,帮助患者正确、安全选择和使用药物,这样可保证最大限度发挥药物的治疗作用,最大程度降低药物对患者的伤害,取得最好的临床疗效。

(二)用药教育的内容

药师应向患者提供药物的一般知识,包括药物的名称、数量、规格、储存等;药物的使用方法,包括药物的疗程及服用安排、药物的用法用量、用药途径等;药物的安全信息,包括药物的不良反应或变态反应、潜在的药物相互作用、服药期间的注意事项等。

(三)用药教育的方法

(1)药师应针对不同患者,从不同角度有侧重地向其提供合理药物信息。用药教育内容应可靠可信,应有据可查,而且药师应将药学专业术语翻译成通俗易懂的语言向患者说明解释,必要时在药品包装上贴上清晰的用药信息。

(2)针对门诊患者,用药教育的重点是使患者正确理解所患疾病与使用药品的相互关系,药品的正确获得、服用、保存方法,重点强调服用的剂量、频率、间隔时间及合并药品之间可能存在的不良相互作用,正确引导患者理解药品说明书的内容,恰当了解药品的各种不良反应及处理办法。

(3)针对住院患者,日常用药教育的重点内容包括帮助患者遵医嘱用药,辅助患者正确掌握用药方法,及时处理药物不良反应,考察可能产生不良反应的其他因素;集中用药教育内容主要针对不同疾病的药物治疗知识的宣教,特殊药品的血药浓度监测和合理用药知识的宣教。

(4)对特殊人群,如孕妇、老年人、儿童、婴幼儿应提示其用药剂量和次数的差别,并提醒用药过程中须注意的问题。

(5)可以在门诊候药区设立咨询专区或在门诊药房设立咨询窗口,供患者在领药过程中进行用药咨询,也可以设立专门的咨询办公室,由专职药师提供用药咨询服务,必要时提供用药教育的书面指导资料。

(6)建立药师用药教育技能的培训和考核办法,注重对药师进行药品知识、用药教育、药物咨询、用药调查等多方面的培训,提高药师用药教育的水平。

(侯 艳)

第四节 医院制剂管理

医院制剂是医疗机构制剂俗称,是指医疗机构根据本单位临床需要,经省级食品和药品监督管理部门批准而配制的自用的固定处方制剂。医疗机构须取得《医疗机构制剂许可证》后方可配制医院制剂。医院制剂应当是市场无供应的品种,且不得在市场销售。特殊情况下,经省级以上食品和药品监督管理部门批准,方可在指定的医疗机构之间调剂使用。

医院制剂是因应临床治疗需求而产生和发展起来的,是医院药学重要组成部分,不仅有助于弥补市场药品供应不足,为患者开展特色治疗服务,还有利于开展临床医学科研及开发新药,是将临床实践中的医药科研成果转化为生产力的重要纽带。

医院制剂与市售药品一样具备安全性、有效性和质量可控性,有其自身的特点,如配制数量小,仅适用于本医疗机构就诊患者;品种及规格多,提供患者个体化给药;供应及时,无流通环节,可第一时间满足患者需求;价格低廉,无税收,无流通环节加成,定位于临床服务;便于教学和开展临床及药学研究。

为了加强对医疗机构制剂的监督管理,确保其质量和安全有效,2001年国家有关部门发布了《医疗机构制剂配制质量管理规范》以规范制剂配制。优良药房工作规范对房屋实施、机构人员、设备、卫生、物料、配制管理、质量管理、使用管理、供应商审计、自检等提出了严格要求。制剂室(中心)往往为达到和满足这些要求,编制了系列用制度及规范化的标准操作过程。

一、质量管理系统

质量管理系统主要由质量保证和质量控制两部分组成。质量保证主要职责是保证制剂的设计与研发规范,保证生产管理和质量控制严格按照规程进行,明确各岗位管理职责,保证采购和使用的原辅料和包装材料正确规范无误(原料必须符合药品质量要求,辅料必须符合食用级以上要求),保证中间产品质量得到有效控制,保证每批产品经质量授权人批准后方可放行,保证药品贮存和使用各种操作过程中有保证药品质量的适当措施,并对各种方法及仪器设备使用标准操作规程进行确认和验证,定期检查评估质量保证系统的有效性和适用性。质量保证在实施质量保证时须有相应管理制度,如配制制剂质量管理责任制度,制剂质量管理实施办法,关于质量监管及改进措施落实操作规程和制剂召回制度等。质量控制主要职责是建立相应的组织机构、文件系统,确保物料或产品在放行前完成必要的检验,确认其质量符合要求,例如各种物料、中间品、成品质量标准及检验,各种方法及仪器设备使用标准操作规程。

二、配制管理系统

配制管理系统主要是保障制剂正常规范运行,严格按照各种方法及仪器设备使用标准操作规程实施操作,防止生产过程中的污染和交叉污染,保证生产出符合要求的合格产品。其管理内容包括人员(培训上岗)、环境设备、清场等,其操作系统主要有制剂配制操作和包装操作。其各种方法及仪器设备使用标准操作规程主要有各种剂型配制规程、岗位操作规程、各种制剂配制规程、清场规程、设备使用规程、厂房和设备的维护保养规程、各操作验证工作规程等。

三、卫生管理系统

卫生管理系统主要是进行相应的厂房环境卫生、洁净区清洁消毒、个人卫生、生产用具及洁净服等的管理,制定相应制度及操作规程。如工作人员卫生制度,工衣、工鞋、工帽管理制度,洁净室管理制度,消毒剂管理制度,工艺卫生制度,人员定期体检制度,健康档案制度,生产区域内环境清洁规程,清洁工具及管理标准操作规程,洗手规程,紫外灯使用标准操作规程等。

四、库房管理系统

库房管理系统主要是对于物料及制剂成品进行验收、入库、储存、发放等过程及设施进行管理,以保证所发放物料及制剂成品是合格品,所发放的程序合规,手续齐全,物料及制剂成品存放环境和位置符合要求,防止不合格物料用于制剂配制,防止不合格制剂应用于临床。其主要制度及操作规程有仓库安全管理制度,危险药品管理制度,物料(原辅料、包装材料)采购管理规定,物料入库分类编号管理规定,物料验收贮存领取和发放标准操作规程,成品验收贮存规定,不合格原辅料、成品处理规程,剩余物料退库标准操作规程,成品库管理制度,成品发放使用标准操作规程,标签或说明书管理办法,库存物料及成品盘存规定等。

五、制剂注册研发系统

制剂注册研发系统是医院制剂不可或缺的制剂技术支撑系统,该系统组成人员主要是具有一定技术开发能力的兼职人员,主要从事医院制剂重新注册、制剂技术服务及新制剂研制开发注册、新药开发等。由于医院制剂服务于本单位临床特色治疗需要,而作为大型医疗机构,有大量临床科研试验研究,存在大量临床有效且独具特色的协定处方,为使这些处方安全合法应用于临床,必须按照相关法规进行安全性、有效性、质量可控性研究。

(侯　艳)

第五节　药品管理

一、药品的流程管理

(一)采购

药学部或药剂科的药库负责全院的医疗、教育和科研用药品采购。医院"药品供应目录"由医院药事委员会审定批准,药库须严格按照医院"药品供应目录"采购药品,目录外药品采购须有相应的审批制度和流程。新药采购严格按照医院药事委员会的决议进行,首次购进药品前应做好首营药品管理工作,保障购进药品的合法性和质量可靠性。药品采购应根据临床用药特点和用量,制订科学合理的采购计划,保障临床用药可获得性,同时维护合理的药品库存周转率,采购价格和形式严格遵照国家药政管理的各项法规要求。药品采购时应与供货企业签订《药品质量保证协议书》,并严格执行和监督对方执行《药品质量保证协议书》的每一项条款。特殊药品毒、麻、精、放及易制毒化学品、危险化学品的采购须严格按《中华人民共和国药品管理法》《医疗机构麻醉药品、第一类精神药品管理规定》《医疗用毒性药品管理办法》《易制毒化学品管理条例》等国家法律法规的要求进行采购。认真做好麻醉药品及第一类精神药品购用印鉴卡的定期换证工作,保持合理库存,认真做好易制毒化学品的公安局申购备案工作。药品供货商的指定需经医院药事委员会审定批准,药库须建立药品供应商资质档案,保障供应商资质的合法性,对供应商的药品供应能力、服务质量等做定期评价。定期将医院的药品采购情况、部门领用情况、库存情况(包括库存周转率、滞销药品、断货率)进行数据汇总分析、上报,为医院的药品管理决策提供依据。采购药品须经规范验收后方能入库。药品验收要求对品种、对批号效期、对数量进行核实,对外观质量进行质量验收,合格后方能验收入库,并做好验收记录和票、账、物管理。对于麻醉药品、精神药品、易制毒化学品和危险品入库验收必须做到货到即验,至少双人开箱验收,清点验收到最小包装,验收记录双人签字。首次购入的首营药品应会同采购员一同验收。

(二)调剂

严格遵照国家处方管理办法要求,加强医院处方管理,包括医师处方权限、处方量的管理、药师调剂权限管理、处方书写规范管理、处方用药适宜性判断等。药品调剂必须经由审核、调配、核对和发放四个步骤。

1.审核

具有药师及以上职称人员负责处方或医嘱的用药适宜性审核,发现用药不适宜应当反馈处方医师,经其确认或者重新开具处方后方能调配。

2.调配

应当按照操作规程调配处方药品,做到"四查十对",即查处方,对科别、姓名、年龄;查药品,对药名、剂型、规格、数量;查配伍禁忌,对药品性状、用法用量;查用药合理性,对临床诊断。在完成处方调配后,应当在处方上签名或者加盖专用签章。

3.核对

具有药师及以上职称人员负责处方或医嘱的核对。认真审核调配的药品是否与处方或医嘱相符,正确书写药袋或粘贴标签,注明患者姓名和药品名称、用法及用量。

4.发放

具有药师及以上职称人员负责药品的发放。向患者交付药品时,按照药品说明书或者处方医嘱用法,进行用药交代与指导。完成处方发放后,应当在处方上签名或者加盖签章。

二、药品的质量管理

(一)药品的储存养护管理

药库的房屋要求建筑坚实、室内干燥通风、门窗牢固,有基本的防火防盗设施。仓储区域标示清晰,药库实行色标管理,待验区为黄色,待退区为绿色,不合格区为红色。药品应根据其性质及存贮要求分别贮存于冷库、阴冷库或常温库,对温湿度进行监测,发现库房的温湿度超出临界范围时,及时采取调整措施,使其恢复到规定的温湿度范围内,并予以记录。做好设备保养,防霉、防蛀、防虫等。药品应严格按照仓位存放在货架或地仓板上,严禁货物直接接触地面、倒置及混垛现象,药品与仓库地面、墙、顶、空调等之间应留有相应的间距,与地面的间距不小于10 cm。严格效期管理,按照先产先出的原则。仓库管理员应定期对库存药品进行养护,检查药品质量及保管措施,发现问题及时处理。对于麻醉药品、精神药品和毒性药品另设特殊药品专库,不与其他药品同库存放,设置防盗监控和专用保险柜,专库和专柜应当实行双人双锁管理。对化学危险品另设危险品仓库,并按公安部门要求进行统一管理。专库管理人员由医务处、药剂科指定,经保卫部审查合格并通过公安部门培训方可上岗。

(二)药品的冷链管理

对贮藏温度要求为冷藏(2~8 ℃)的药品应做全程冷链管理,保证这类药品在运输、贮藏、配制、院内运送、病区暂存全过程的2~8 ℃温度要求,有24小时温度监控措施。

(三)药品的效期管理

药品应按临床需要有计划采购和申领,防止药品储存过长而失效。药品贮存养护时须定期翻垛、药品调配时须执行"先进先出、近期先用"原则。所有药品应定期检查有效期,建立近效期药品警示制度,加强对近效期药品的监控,药品滞销不用时,应及时反馈、联系退回,防止药品过期失效。

三、药品的预算和账物管理

(一)药品的预算管理

药品成本的增长高于其他医疗费用增长,控制药品成本已成为控制医疗总费用的长期而有效方法。药品的预算管理就是指医院对医院药品的年度使用量进行预算管理,包括药库药品、门急诊和住院药房药品、病房药品及临床科室药品的预算管理,确保药品成本在预算控制范围内,从而实现药品成本在宏观和微观层面的有效控制或调控。药品的价格、使用情况、药品更替和创新是驱动药品成本增长的主要因素。实施药品预算管理时,保障患者的用药安全和药学服务质量是前提。

(二)药品的账物管理

建立药品账物管理制度,逐步实现药品数量信息化实库存管理。所有药品出入药库或调剂部门的操作应有凭证、可追溯,并在医院药品管理系统中进行,包括常规的药库药品采购、调剂部门的药品申领、调剂部门之间的药品调拨、退药、临床常备药品的申领、医疗保障用药的申领、医嘱用药的调剂等。药库和调剂部门定期对药品进行进、销、存实库存盘点,核对电脑结存数和货架实物数,统计药品盘盈、盘亏、报损、报溢数量,并分析原因。统计报表报科主任及分管院长审核,确认后交医院财务。麻醉药品、一类精神药品等特殊管理药品,设立一品一账册,每次药品出、入库由专人(做账人员)凭发票或双方签名确认的领药单登记药品数量,有交接登记制,日结月清并定期进、销、存盘点。一旦有账物不符,要及时查清原因,及时向医院及卫生行政部门上报情况,严防麻、精药品的流失。

四、药品的信息化管理

医院药品信息系统是医院信息管理软件的重要组成,用于中、西药库及调剂部门的药品管理。系统应具有能与其他医院信息管理系统联网实现信息共享,如药品的基本信息、批号、效期等;管理功能全面,实现药品信息的全面管理,包括药品的数量和金额管理;具有查询和报表功能,可多条件或模糊查询,为药品管理提供依据,提高管理效率。药品管理信息系统的实体有管理员、药品、患者、供应商、仓库。管理员实体包括管理员账户、管理员密码、管理员权限。药品实体包括药品编号、药品名称、批准文号、药品剂型、药品规格、生产日期、有效日期、生产厂家、药品价格及调剂信息、招标情况等。患者实体包括患者编号、患者姓名、患者病情。供应商实体包括供应商编号、供应商名称、供应商联系电话。药品信息化基本模块有用户管理模块、普通查询模块、库存管理模块、消耗管理模块、高级查询模块。

五、药品的安全管理

(一)新药引进管理

凡属医院药品目录以外的、未在本医院使用过的药品均被视为新药,即当药品的通用名、剂型、规格、生产厂家这四个属性中任何一个不同于医院药品目录中的药品均被视为新药。医院药事委员会对新引进药品实行申请审评制。按照有关法规,遵循"严格审核制度,兼顾医疗、科研、教育"的宗旨。严禁科室、个人私自采购药品供临床使用。新药引进程序为临床医师申请、所在科室主任审核同意、药事相关专家初审、药事委员会终审、新药公布和采购、新药使用评价、医院药品目录的调整。新药申请人有资质要求是有丰富临床经验、有较高的药物治疗和评价能力的在职临床医师。科主任负责对申请人提交的新药报告审核,从新药的安全性、有效性和经济性,以及自身医疗、科研或教学需要等方面进行评价,批准后签字提交至药事委员会办公室。药事相关专家对新申药品的合法性、质量可靠性、药剂学、药理学、药动学、药效学、安全性和经济性等初审,同时对新申药品和医院现有同类、同种品种做比较分析,提出初步评审意见提交药事委员会。药事委员会全体委员做讨论,是否同意引进新药采取全体委员会委员无记名投票方式,2/3及以上票数为通过,最后由主任委员汇总讨论意见,形成会议决议。药事委员会办公室根据药事委员会的决议,发出新药批准文件,交送药学部或药剂科执行。药学部或药剂科做好首营药品的资料建档,编写新药注意事项和信息资料供临床参考,与相关的临床科室沟通后,确定购买药品相关事宜,药库适时采购药品。对新批准的药品,相关临床科室和药学部门在开始使用6个月内,应严密观察药品的临床疗效、不良反应等。药事委员会根据临床专家对新药使用的反馈,在6个月内写出该新药的临床应用分析报告及安全性评价,确定继续使用或剔除药品的决定。新药在临床正常使用2年后,应收编入医院的药品目录及处方集中。

(二)药品目录管理

加强医院药品目录管理,确保医院药品供应全覆盖统一管理。药事委员会负责医院药品供应目录的核定及医院药品处方集的修订,药品供应目录应定期修订。药学部或药剂科负责医院药品目录的编写,根据药事委员会颁布的医院药品目录将所有药品信息录入系统并定期维护,以保障医师医嘱所开具的药品在医院药品目录之内。临床应急需要用医院目录外药品时,可申请临时采购药品,任何科室、个人不得私自采购或使用目录外药品。

(三)特殊药品管理

根据《中华人民共和国药品管理法》,国家对麻醉药品、精神药品、医疗用毒性药品和放射性药品实行特殊管理,以保证其合法、合理使用,发挥其防治疾病的作用。医院对特殊药品的管理和使用必须严格按照国家《药品管理法》及相关《医疗用毒性药品管理办法》《医疗机构麻醉药品、第一类精神药品管理规定》《麻醉药品和精神药品临床应用指导原则》《处方管理办法》等法规文件执行。

1.麻醉药品和精神药品的管理

麻醉药品和第一类精神药品的采购须根据医疗需要编制年度采购计划,向当地药品监督管理部门提出申请,经核准后获得印鉴卡,凭印鉴卡及核准的数量到指定医药公司购药,数量不足时可申请追加。麻醉药品和第一类精神药品的管理采取五专管理和三级管理。专人负责(包括采购、验收、储存保管、调配、专窗)、专柜加锁(库房要求专库、专用保险柜、监控设施、报警装置联网)、专用账册(内容包括日期、凭证号、领用部门、品名、剂型、规格、单位、数量、批号、有效期、生产单位、发药人、复核人和领用人签字)、专册登记(内容包括发药日期、患者姓名、用药数)、专用处方。三级管理要求药库对药房进行监管,药房对病区和患者进行监管,各病区及手术室可根据医疗实际需要申报备用一定品种和数量的麻醉药品和第一类精神药品,按基数管理。麻醉药品和第一类精神药品的使用管理须做到如下要求:经注册后具有执业医师资格的医师经过有关麻醉药品和精神药品使用知识的培训和考核合格取得麻醉药品和第一类精神药品的处方权。三级医院可自行考核并授予执业医师处方权、药师调剂权;二级及一级医院须经区卫生行政部门考核并授予执业医师处方权、药师调剂权。癌痛和中、重度慢性疼痛患者如需长期使用麻醉药品,首诊医师应当建立专用病历并留存,即二级以上医院开具的诊断证明、患者有效身份证明文件、为患者代办人员身份证明文件、签署的《知情同意书》。专用门诊病历由医院统一编号后予以保管,专用于麻醉药品、第一类精神药品的配用,不能用于其他疾病的诊疗和药品的配用。处方用量管理见表 13-1。

表 13-1 处方用量管理表

	注射剂	空缓释制剂	其他剂型
一般患者	一次常用量	7 天常用量	3 天常用量
癌痛中重度慢痛患者	3 天常用量	15 天常用量	7 天常用量
住院患者		逐天开具,每张处方为 1 天常用量	
哌甲酯	—	30 天常用量	15 天常用量
盐酸二氢埃托啡	一次用量	—	—
盐酸哌替啶		一次用量,仅限于医疗机构内使用	

注射剂配发使用注意事项:医院调剂部门不能将麻醉药品和第一类精神药品的注射剂直接发给患者,应有医护人员和药师交接取药,患者凭注射单和磁卡在注射室注射。回收和退方:使用麻醉药品注射剂或麻醉药品贴剂的患者,再次调配时药师须回收原空安瓿或用过的贴剂,并记录回收数量。药房不得为患者办理麻醉药品的退方,患者多余的麻醉药品(不需再使用的情况下)应无偿交回药房,由药房按规定销毁。处方保存:麻醉药品和第一类精神药品处方 3 年,第二类精神药品处方 2 年,麻醉药品 3 年,麻醉药品、第一类精神药品专用账册的保存应当在药品有效期满后不少于两年。保存期满后经医疗机构主要负责人批准、登记备案方可销毁。空白处方领用按印刷编号并有记录,药房配发的处方按年月日逐日编制顺序号。特殊药品被盗、被抢、丢失或者其他流入非法渠道的情形应立即报告部门负责人,并由部门负责人报告药学部门主任,再上报保卫部门、医务部和当地卫生行政部门。

2. 毒性药品的管理

医疗机构须向有毒性药品经营许可的药品经营企业购买毒性药品。毒性药品须由具有责任心强、业务熟练的主管药师以上的药学人员负责管理,设毒剧药柜,实行专人、专柜加锁、专用账册。专柜上必须印有规定的毒药标识。毒性药品应每天盘点一次,日清月结,做到账物相符。日常应严格毒性药品交接制,交接时须在账册上签字,做到账物相符。医院及科室负责定期监管毒性的安全管理。患者如需用毒性药品,应由多年实践经验的主治医师处方,并写明病情及用法。毒性药品须按药典规定每次处方剂量不得超过两天极量。调配毒性药处方时,必须认真负责,称量要准确无误,处方调配完毕必须经另一药师复核后方可发出,并行签名。对处方未注明"生用"的毒性中药,应当付炮制品。如发现处方有疑问时,须经原处方医师重新审定后再行调配。处方一次有效,并保存两年以备后查。发现毒性药品账物不符时,当事人须立即上报,及时找寻原因,防止毒性药品流弊。发现毒性药品有损、溢时,当事人须及时填报报损、报溢报表,上报药学部门负责人、主管院长。

(四)高危药品管理

高危药品是指药理作用显著且迅速,一旦用错或即使在正常剂量下也易危害人体安全的药品,包括高浓度电解质制剂、肌肉松弛剂、细胞毒性药品、抗血栓形成药、镇静药和麻醉药等。高危药品应按药品的储存要求,设置专柜或专区,不得与其他药品混合存放。且有醒目标识以与普通药品区别。高危药品由药房统一储存,病区或诊室如确实需要,须由所在科室主任与存放病区负责人提出申请,设置专柜或专区,上锁存放。加强高危药品的数量管理和效期管理,每天清点药品数量,保持先进先出,保证药品安全有效。高危药品调配发放和使用要实行双人复核,药房配发高危药品应与其他药品分开放置并有标识,确保使用准确无误。有条件的医院应对高危药品实行静脉药物配置中心集中调配,由经过规范培训的专业人员负责配置,配置成安全浓度后才送至病房。只有在非常紧急的抢救情况下才可由病区配置至安全浓度后使用。加强高危药品的不良反应/事件监测。临床科室(病区、诊室)备用药品、抢救车药品管理。药学部门应加强对临床科室(病区、诊室)备用药品、抢救车药品的管理力度。建立病区、诊室和药学部门之间备用药品、抢救车药品的基数管理。药剂人员定期下病区和诊室,对备用药品、抢救车药品做监管和检查,确保药品品种、数量、有效期及使用、保管等规范,发现问题及时整改。

(五)患者自备药品管理

自备药品一般指住院期间患者使用非本院药学部门供应的、由本人或其家属带入的药品。原则上医院不接受患者使用自备药品,仅当医院无此药或无同类药物且患者病情需要时方可自备使用。患者或其家属提供的自备药品必须是合格药品,并提供购药发票、药品检验报告书(生物制品合格证)、药品说明书,否则医院有权拒绝。使用程序为在患者入院须知中标明自备药品使用原则、程序及注意事项,患者入院时由主管医师告知患者或其家属,患者签署入院须知。使用自备药品时住院用药医嘱单上须注明"自备药品"。自备药品可由患者自行保管,按药品说明书要求储存药物,患者使用自备药品时须告知护士,由护士按常规要求查对品名、生产厂家、规格、批号、效期及配伍禁忌等,并做好给药记录。

(六)退药管理

按国家有关规定,药品一经发出原则上不允许退药。如遇特殊情况确实需要退药时,如药品质量问题、药品不良反应、患者死亡、错误处方等,则须遵循已开启的或外包装已变形的药品不得退还、需冷藏保存的药品不得退还、特殊管理药品不得退还。退药前药学人员必须核实药品发票和取药副联单、仔细核实药品名称、规格、批号、效期和外包装质量等,确认该药品为医院药品后,方可启动退药程序,即在发票和取药副联单的药品名称上注明"同意退药"并签字,患者至处方医师或医院指定部门开具退方,凭退方至财务处退费。药学人员将退药信息输入电脑,包括患者姓名、科别、药品信息及退药理由、医师姓名等,定期对退药进行汇总和分析,报备相关部门,促进医疗质量持续改进。

(七)药品召回管理

有下列情况发生的必须召回药品:接上级部门的药品召回通知或国家通报的不合格药品、假药、劣药;药品生产企业或药品供应商书面要求召回的药品;遭患者投诉并证实的不合格药品;在验收、保管、养护、发放、使用过程中发现的不合格药品;临床发现有严重不良反应的药品;有证据证实或高度怀疑的被污染的药品。具体操作如下:按召回要求立即通告全院停止使用,召回在各病区或各药房的药品,退回药库。查找处方或病历信息,找到用药患者,通知其停止服药,尽快送回或取回药品。药库应将召回药品隔离在规定的储存区(不合格区),对召回药品的批号、数量等相关信息进行确认后填报药品召回记录(包括名称、批号、实施召回的原因等基本信息)备案。通知供应商,按召回程序退回药品。

(八)捐赠药品管理

医院应建立捐赠药品管理制度和使用原则,捐赠药品必须是合格药品。由供应商、厂家、社会团体无偿提供给医院,包装上印有"非卖品""赠送药品"等字样。医院用药目录已有的捐赠药品应报药事委员会备案,医院用药目录以外的捐赠药品,须经药事委员会讨论同意方可在医院使用。赠方应提供捐赠药品的批准文号、检验报告书等资料,药学部门负责捐赠药品的资质和质量验收、入账、储存保管和调剂发放。任何药品企业不得以捐赠药品形式抵扣药价、任何捐赠药品不得直接出售给患者。捐赠药品应免费给特定情况的患者,或用于特定医疗任务,用药前应签署知情同意书。

(侯　艳)

第十四章 医疗质量管理

第一节 医疗质量管理的内容

一、医疗质量形成要素及其三级结构

医疗质量的形成既是一个过程,又有一定规律。医疗质量的形成过程,由三个层次构成,称为"三级质量结构",即结构质量、环节质量和终末质量。这是医疗质量管理的实践经验总结。遵照医疗质量形成的过程及规律,按层次实施对构成医疗质量的各环节进行有效的控制是医疗质量管理的根本。医疗质量的三级结构是密切联系、互相制约、互相影响的。结构质量贯穿于质量管理的始末,终末质量是基础质量和环节质量的综合结果,而终末质量又对结构和环节质量起反馈作用。

(一)结构质量

结构质量是由符合质量要求,满足医疗工作需求的各要素构成,是医疗服务的基础质量,是保证医疗质量正常运行的物质基础和必备条件。如果离开扎实的基础医疗质量谈医疗质量就是一句空话。

医疗质量要素通常由人员、技术、物资、规章制度和时间五个要素组成,是最基本要素。目前根据医疗质量管理的实际,各个作者在此基础上进一步扩展,使得医疗质量要素更加符合医院医疗质量管理。例如,医疗质量十要素:①医院编制规模。②人员结构,包括人员资历、能力、梯次、知名度与人员素质。③卫生法规、规章制度、技术标准及其贯彻执行情况。④资源,包括医疗设备的先进程度、技术状态和与物资供应(药品,器材等)。⑤医院文化与思想作风和医德医风教育。⑥医院地理位置交通情况。⑦医院绿化环境与医院建筑合理程度。⑧医院信息化建设。⑨为患者服务的意识和服务理念。⑩医院卫生经济管理。

1.人员

人是医疗质量要素中首要因素。人员素质对医疗质量起着决定性的作用。它包括医院人员的政治思想、职业道德、工作作风、业务技术水平、身体健康状况,机构与人员组织配置的合理程度,如人员编制、年龄、资历、能力、知识结构等。人员管理包括:①数量要充足,结构要合理。根据医院的规模和功能任务,在人员数量上一定要配够。根据医院的功能、性质、任务等不同,各类医学专业人员之间都要按一定的结构比例配备。例如,医院的总人数与床位数、医学专业人数与

保障专业人数、医师与护士、司药与技师及高中初职称的比例。②重视医学专业人员,但不可忽视保障人员。医、药、护、技等医学专业人员是医疗服务的直接参加者,对医疗质量具有直接决定作用,而医疗保障人员包括医疗活动的生活服务人员,保障医疗服务的水、电、暖、气、衣、食、住、行等,对于医疗服务质量的影响虽然是间接的,但影响往往很大,不可忽视这支队伍的建设。

2.技术

技术是医疗质量的根本。医疗服务的实质是"人"运用"医疗技术"为"患者"服务。因此,在这里的"人"不只是医学专业人员,包括参与医疗活动的所有人员;"患者"不只是生了病的人,包括以保健为目的的所有人;医疗技术一般是指医学理论、医疗技能和专科技术水平,但这里的"医疗技术"不只是单纯的专业技术,还包括在医疗活动中使用的所有技术。

(1)技术质量。各种技术均有其质量指标,来评价工作的优劣程度。技术质量是在医疗技术上以最小的消耗取得最大的医疗效果。技术质量的评价:①医疗工作效率和质量指标的完成情况。②规章制度执行情况。③新技术、新疗法、新药物的评审情况。④经济效益的评价等。

(2)技术要靠学习、实践和训练。不论是医疗专业技术、管理专业技术,还是保障专业技术,并不是天上掉下来的,也不是生来就有的,而都是靠学习实践和训练获得的。①学习专业技术:对于专业理论上的知识,主要是靠学习。例如,医学专业理论的进展、学科发展趋势、医院管理观念、方法和技术的改革等方面的新知识、新观点,必须通过学习去掌握、去更新。②总结专业经验:高超的技术除了学习训练外,还要通过总结经验。不总结经验,专业技术就不会提高,不善于总结经验,专业技术提高也不会快。尤其是医院管理技术,如果不善于总结,仅靠学习和训练是不会有提高的。③以医疗专业技术为主导:无论在什么时候,医疗专业技术都是形成医疗质量专业技术中的主导技术。如果医疗专业技术水平很低,也必然地影响到医疗质量。④注重保障专业技术:尽管保障专业并不直接参加医疗活动,在医疗活动中位于从属地位,但是保障专业在医疗活动中的作用是十分重要的。

(3)加强"三基"训练是医院人才培养和提高技术的一项长远的任务。"三基"是在《全国重点高等学校暂行工作条例》中提出的,是指基础理论、基础知识和基本技能的简称。只有切实抓好"三基"训练,才能不断提高医务人员素质,适应世界科学技术日新月异的发展形势,才能有广阔的适应能力,才能满足社会主义现代化建设的需要。①基础理论是经过实践检验和论证了的系统知识,为人们在基础科学研究中获得关于客观事物及其现象的本质与规律的知识。临床医学基本理论是指与疾病诊断、治疗有关的基础理论,如人体解剖、生理、病理、药理学、输液、输血、水电解质平衡基础理论;休克、感染、发热等的病因及发病机制,常见病的诊断、鉴别诊断和处理原则,危重患者,营养、热量供应及护理基础理论。②基础知识是指某一学科中由一系列基本概念和原理所构成的系统知识。临床医疗基础知识是指为疾病诊断、治疗直接提供科学依据的基础知识,如医疗护理技术操作常规,各种疾病的阳性体征,各种检验检查的标本采取方法及临床意义,各种药物的基本成分、作用、使用方法、适应证及禁忌证。③基本技能是为顺利地完成某种任务所必需的活动方式。临床医疗基本技能是指诊断治疗的操作技能和思维判断能力。前者如各种注射、穿刺技术基础;后者如对患者的诊治过程,根据自己掌握的理论知识和实践经验、结合患者的病情,通过反复思考、分析、归纳,拟订出完整的诊断治疗计划等。

(4)医院管理技术。医院管理对医疗质量的作用非常重要。医疗活动必须在医院管理的控制下运行,没有医院管理活动的医疗是不可能的,医疗质量也是不可能产生的。医院管理技术对于医疗质量管理影响很大,管理技术水平高,医疗质量肯定好,这是毋庸置疑的。医学科学的发展,一方面促进了医院管理的发展,另一方面又对管理提出了新的更高的要求。新的管理理论、观点、观念和方法应运而生,使医院管理水平上了一个台阶。尤其是计算机在医院管理中的应用,更加使医院管理方法步入现代化、规范化和自动化的轨道,对医疗质量管理更加全面。

3. 物资

物资是医院存在的基础,也是医疗质量的基础。如果没有物资这个物质基础,要提高基础医疗质量就是"无源之水""无本之木"。医院是看得见摸得着、客观存在的由物质构成的有形体。医院物资、药品器材的供应、设备的完好和先进程度是医疗质量的保证基础。

物资的医疗质量效益主要靠物资管理。物资对于基础医疗质量的作用显而易见,但并不是说有了物资、使用了物资,基础医疗质量就提高了。相反,有了物资不用,或只用不管,物资在基础医疗质量建设中仍然是不会产生多大效益的。因此,管理好物资才是提高基础医疗质量的重点。

(1) 设备的购置。一定要符合医院实际,切不可脱离医院的实际。医用物资的价格相差很大,小到几分钱的针头,大到上千万元的仪器。医院在引进时,一定要考虑到所花代价与医院的实际情况相符。根据医院的任务、功能、技术发展特点和当地卫生资源分布情况,积极引进和发展新技术设备,并有计划地进行设备更新换代。设备建设也要从区域规划的全局出发,防止资源浪费。

(2) 加强设备管理。要提高设备完好率和使用率。不仅要把设备使用率看作是对卫生资源的利用,而更重要的是要将其看作是提高基础医疗质量的一个内容。同时还要注意物资合理使用,如果不该做的检查做了,不该使用的药物使用了,就可能影响到医院长远的医疗质量效益。

(3) 药品物资。指药品、试剂、消毒物品、消耗性物资、生活物资等方面医疗所需药品物资,供应要齐全、及时和质优。它是医疗服务质量的物质基础和保证。加强医疗质量管理,必须抓好药品物资管理规章制度,严格执行《药品管理法》,完善药品物资管理规章制度,严格把好质量关,保证药品物资质量,杜绝假冒伪劣药物品。合理用药,保障医疗需求。

4. 规章制度

医疗质量管理必须以规章制度为准则,就是指医疗工作必须严格地执行各级各类规章制度,按章办事。没有规章制度,医疗质量就无法形成;有了规章制度而不去执行,医疗质量同样不能保证。

(1) 用规章制度规范医院工作制度。医院的工作,不论是直接参加医疗服务还是间接参与医疗服务,都需要有一整套工作制度。如果没有这个"规矩",医院的各项工作就进行不下去。一个患者从在门诊到病房住院,对一个疾病从检查诊断到治疗护理,都要有一套规章制度,就是由于有一整套的工作规范,才使得患者的住院诊疗有了保证。

(2) 用规章制度规范工作人员行为。医疗服务是一项很严密的工作,对于每一个参与医疗服务活动的人员,都应该有相应的任务分工和责任要求,使每个工作人员任其职、尽其责,共同完成医疗服务工作。否则,医疗服务就处于无政府状态。

(3) 用规章制度规范质量评价。医疗质量的高低,是通过对疾病的诊疗来形成,通过对各种服务效果的评价来体现。因此,必须有一套评价标准。如诊断质量、治疗质量、护理质量等的评价标准,既是评价质量的指标,又是医疗质量管理准则。

5.时间

时间又称时限,实施任何医疗过程,都必须注意及时性、适时性和准时性,医疗质量必须有时间观念,重视时间对基础医疗质量的影响。

(1)时间能影响医疗质量。医疗质量的高低与时间有着密切关系。例如,在一般的疾病诊疗中,时间对于质量有影响,但并不是主要的。而在特殊情况下,如急症抢救时,时间又显得非常重要,往往只是几分钟甚至数秒钟,患者的转归就可能是截然不同的两种结果。这两种结果,就是两种医疗质量。此时,时间就是生命,争取时间就是争取生命;时间就是质量,争取时间就是提高质量。

(2)工作效率。医疗质量的一个组成部分,浪费时间就是降低工作效率,而降低了工作效率就是降低了医疗质量。因为,充分利用时间是提高工作效率的主要方法。

值得注意的是医疗质量五要素并不是孤立存在的,他们互相依靠、相互制约,必须通过有效的组织管理,把各个要素有机地组合起来。①要素要齐全,缺一不可。在医疗质量要素中人的因素是第一位的。但同时也要注重其他要素的综合作用。因为,这些要素在医疗质量中所占的"分量"虽然各不相同,但离了哪一种都不行。例如,只有人、物、技术要素,没有规章制度也是不行。人没有规章制度,在医疗活动中就没有"规矩",各类工作人员不知道自己要干什么、该干什么,各自为政,各行其是,没有制度的约束,工作中就会造成脱节和混乱,差错事故接踵而来,医疗质量就不可能高。②结构要合理,比例要适当。各质量要素之间的比例,也就是我们平常所说的"配套",也就是各基础医疗质量要素的最佳组合。

(二)环节质量

环节质量指医疗全过程中的各个环节质量,又称为过程质量。在医疗工作的全过程中,存在着许许多多的环节,医疗质量就产生于各环节的具体工作实践之中,环节质量直接影响整体医疗质量,对环节质量的控制,亦称为环节质量管理。

1.医疗服务过程和环节质量内容

医疗服务的过程质量管理首先要明确医疗服务的过程。过程的划分一般根据医疗服务的组织结构和患者的就医流程进行。前者通过医院的组织形式对医疗质量进行管理,后者是在以患者为中心思想指导下,进行的医疗质量过程策划,以便使医疗工作更加适合于患者的需求。

(1)医疗服务的组织结构,通常与医院的组织结构一致,分为临床、医技和门急诊等。

临床科室医疗过程特点:①直接为患者提供服务。②各临床科室工作流程和内容基本相同,都是围绕患者的诊断、治疗和护理工作展开。临床医疗质量主要通过病历质量反映,检查、评价医疗质量主要应以病历为依据。

医技科室医疗过程及其特点:①大部分是为临床科室的诊断提供服务,不直接为服务于患者。②医技科室较多,业务各异,质量要求也各有特点。医技科室质量主要是诊断质量和作业过程质量,专业性强,一般采取同行专家监控、检查、评价,来保证其医疗质量。

门急诊医疗过程及其特点:①不仅直接为患者提供服务,而且患者对诊疗技术和时限有较高要求。②就诊环节较多,不仅仅是诊断、治疗和护理等医疗工作,还包括医技科室的诊断及药房、收费等单位的配合。因此,医院门急诊质量管理是医疗质量管理的重点。

(2)患者就医流程。门诊一般流程是挂号、候诊、就医、检查、取药或治疗、收费。住院就医流程大体可分为就诊、入院、诊断、治疗、疗效评价及出院六个阶段。

(3)环节质量内容。基于上述医疗服务过程,环节质量根据不同的工作部门和性质,尤其不同的质量要求。主要包括：①诊断质量指检诊、各项技术操作、诊断等。②治疗质量指一切治疗工作的实施质量，如医疗措施的决断和治疗方案的选定，手术、抢救、用药及各种医疗的处置。③护理质量指对患者的基础护理和专科护理，各种护理技术操作，医疗用品灭菌质量等。④医技科室工作质量包括放射线科、病理科、特诊科、检验科、核医学科等学科诊疗科室的各种诊疗性的操作质量。⑤药剂管理质量主要指药品的采购、保管、领发、供应工作质量。⑥后勤保障质量包括水、电、汽、气、暖的供应，后勤生活物资的供应等。⑦经济管理主要包括医疗经费成本核算、资金使用、医疗收费标准执行及经济效益的分配等。

2.诊断环节质量管理

(1)诊断。医疗活动的第一步，也是一个"关口"，因此把它作为医疗活动的第一环节。诊断的"诊"是指看病，"断"是指判断。通常诊断既是一个过程，又是一个结果。说诊断是一个过程，是指诊断就是医师对疾病进行诊察的过程。这个过程包括望、闻、问、检查、分析和诊断六个过程。说诊断结果是一个病名，是指医师作出的诊断就是某种疾病的病名。

(2)影响诊断环节质量的主要因素。①临床医师的物理检查质量，如一些专科操作技术质量。②医技科室的仪器检查质量，如物理、化学等仪器的检查质量。

(3)诊断环节医疗质量管理方法。由于医院不同、情况不同、医师不同，监控的方法也就不同。根据诊断环节的几个步骤，诊断环节质量管理主要应该加强：①落实检诊制度中规定的新入院伤病员，医师应在2小时内进行检诊；疑难、急危重伤病员，应立即检诊，并报告上级医师，实行经治医师、主治医师、正(副)主任医师和科主任分级检诊。②落实查房制度规定的一般主治医师最少每天要查房1次，特殊情况要随时查，科室主任每周查房1次，主治医师每天也应对本组重点患者查房1次。③落实会诊、疑难病例讨论和术前讨论制度。

3.治疗环节质量管理

(1)治疗是一个结果，就是指治疗后即产生相应的结果。一般来说，患者到医院看病的目的是为了治疗，治疗效果是患者对医疗质量的直接评价。但有时治疗后并没有效果，这本身也是一种结果。治疗的结果以疗效来表示，共分为治愈、好转、无效、死亡和未治结果。通常通过门诊(急诊)抢救脱险率、治愈好转率、无菌手术切口甲级愈合率、手术并发症发生率、活产新生儿死亡率、麻醉死亡率等指标评价治疗质量。

(2)治疗环节质量与多个专业工作、多个部门人员有关。①医师，主要是制订治疗计划和实施治疗，包括手术、医疗技术操作等。②护士，各级护士是各种治疗方案的直接实施者，药物等一些治疗方案，一经医师确定(下医嘱)，就由护士去执行。③药师，治疗用药的调剂、配制都是由各级药师完成的。④技师，仪器的治疗大都是由医技人员操作的。

(3)技术水平是治疗疾病的基础。技术水平高，治疗效果肯定好，治疗质量也就高。否则，就相反。涉及治疗的专业技术较多，包括临床护士技术水平、药材供应技术水平等。

(4)制度是治疗环节医疗质量的保证。①靠制度管理，除了国家的有关规定外，各个医院还有自己的规定。主要包括各科室工作制度，如"治疗室工作制度""换药室工作制度""放射治疗工作制度""高压氧工作制度"和"理疗工作制度"等，如能严格执行，治疗质量就会有保证。②加大技术训练力度。对于各类人员，加大专业技术训练，只有专业技术水平提高了，治疗环节的医疗质量才能提高。

4.护理环节质量管理

(1)护理工作质量。对医疗质量作用很大，如果没有临床护理工作，医疗活动仍然是无法进行的。

(2)护理环节质量内容。护士对患者要实施责任制管理下的整体护理,护士对自己分管负责的患者要观察记录病情变化,如测量患者的体温、脉搏、呼吸、血压、体重、出入量和瞳孔等项目,并如实记录;协助生活不能自理的患者日常生活,如进食、饮水、排泄、沐浴、翻身、拍背和起居等;进行病区秩序管理,如探视管理、陪员管理和作息制度管理等。常用的护理质量指标有病区管理合格率、护理技术操作合格率、急救物品准备完好率、表格书写合格率和护理差错发生率等。

(3)护士素质。包括思想素质、业务素质、身体素质和心理素质。另一方面,护士的素质对护理质量有直接的影响。

(4)护理环节质量管理要点。①监督落实规章制度,分析以往发生的护理差错事故,大部分是没有执行规章制度所致。要监控护理环节医疗质量,首先要监督各项护理规章制度的落实。例如,医嘱制度、查对制度和分级护理制度等。规章制度不落实,要保证护理环节医疗质量是不可能的。②督促履行工作职责,实施责任制护理,使得护士职责明确,并有相应的绩效考评方法和奖惩办法,使得缓解质量管理落到实处。③提高护理技能,由于护理操作技术引起护理质量降低的情况在临床上并不少见。例如,吸痰技术不过硬,就有可能由于痰没有及时吸出而致患者窒息死亡;导尿技术不过关,不但会损伤患者的尿道,而且还会影响疾病的救治;静脉穿刺技术不精,就可能由于给药不及时而延误抢救时机。因此,只要强化训练,才能提高护理操作技术。

5.环节质量管理的主要方法

(1)分解过程,明确环节质量内容。环节质量是医院质量管理的重要组成部分,医疗质量产生与各个环节质量,每一个环节的质量都会直接影响到整个医院质量。因此,要重视每一个环节的质量管理,首先必须将每一个环节分解到最小单元,即具体内容,才能真正达到环节质量管理的目的。

(2)把握好重点环节。①重点科室,如门诊、急诊、外科、妇产科、骨科和麻醉科等。②重点人员,如新毕业人员、新调入人员、实习生和进修生等。③重点因素,如思想不稳定、工作不安心、对立功受奖、技术职务或评定不满等。④重点时间,如节假日,工作特别忙碌时。⑤对重点环节和对象要重点检查、分析、及时发现问题,及时进行研究,采取有效对策。例如,三级检诊、会诊、查房、大手术、急危重患者抢救、疑难患者会诊、病历书写、新技术应用、医疗安全等。

(3)环节质量管理的检查方法。通常采用现场检查和跟踪检查,也可采用全面检查、抽样检查或定期检查。利用数理统计方法分析和及时采取相应控制措施是十分重要的。同时,要运用现代计算机技术,建立医疗质量实时控制模式,提高医疗环节质量管理的水平。

(4)环节质量指标。急诊抢救患者到院后开始处置时间≤5分钟;院内急会诊到位时间≤20分钟;急诊检查一般项目出报告时间≤2小时;平诊检查一般项目出报告时间≤24小时等。

从医院医疗质量管理和控制角度看,医疗环节质量管理是一种十分有效的管理手段,因为,是一种现场检查和控制,可及时得发现问题和及时纠正,以保证医疗质量。

(三)终末质量

医疗终末质量是医疗质量管理的最终结果。医疗终末质量管理主要是以数据为依据综合评价医疗终末效果的优劣。发现问题,解决质量问题。因此,医疗终末质量是评价质量的重要内容,它不仅能客观地反映医疗质量,而且也是医院实施医院信息管理系统的重要组成部分。终末质量管理虽然是事后检查,但从医院整体来讲仍然起到质量反馈控制的作用,可通过不断总结医疗工作中的经验教训,促进医疗质量循环上升。

1.医疗终末质量统计指标

主要是指出院病历质量控制,医疗指标质量控制。医疗质量统计指标项目繁多,有代表性的有以下几种。

(1)美国学者潘顿于1928年提出9项指标:①床位使用率(标准值85%～90%)。②平均住院日(标准值6～8天)。③转归统计。④死亡率(标准值4%以下)。⑤尸检率(标准值25%以上)。⑥并发症(标准值4%以下)。⑦感染率(标准值2%以下)。⑧不必要手术率(标准值10%以下)。⑨会诊率(标准值15%以上)。

(2)美国学者麦志博尼于1962年将潘顿9项增加到20项:如把死亡率细分为麻醉死亡率(标准值1/5 000以下)、术后10天内死亡率(标准值1%以下)、分娩死亡率(标准值0.25%以下)、新生儿死亡率(标准值2%以下)等。

(3)日本学者三藤宽氏提出的13项医疗统计评价指标:平均病床利用率为82%(100张床位左右的小医院应为80%,400张床位以上的医院以93%为恰当);病床周转率;平均住院日数(一般急性病为8天,正常分娩为7天);手术麻醉死亡率不得超过0.02%;院内分娩死亡率不超过0.25%;手术后死亡率(指术后10天内死亡的患者)不得超过1%;院内新生婴儿死亡率为2%以下;尸检率在教学医院至少达到25%;会诊率;院内感染率;并发症发生率;不需要手术而行手术率不应超过5%;诊疗协议会次数。

(4)《医院管理学》提出了15项指标。工作量统计,门诊量及日平均门诊人次、住院人数、手术人次;转归统计,治愈、好转、无变化、未治、死亡;病床使用率,标准值85%～93%;病床周转次数,参考标准值17～20次(年);平均住院日,参考标准值综合医院为15～20天以内;医院死亡率,参考标准值为4%以下;麻醉死亡率,参考标准值为0.02%以下;手术后死亡率(指术后10天以内),参考标准值为1%以下;分娩死亡率,参考标准值为0.25%以下;新生儿死亡率,参考标准值为2%以下;尸检率,参考标准值为10%以上(教学医院和省级医院适用);会诊率(包括病例讨论),参考标准值为占入院病例15%以上;无菌手术感染率(包括分娩),参考标准值为1%以下;手术并发症发生率,标准值为3%～4%;医疗事故发生数(分等级)。

(5)国家卫生行政部门制定的《综合医院分级管理标准》中对终末质量提出了6个方面23项指标。诊断质量包括入院与出院诊断符合率,手术前后诊断符合率,临床诊断与病理诊断符合率,二级转诊患者重点专科确诊率;治疗质量包括单病种治愈好转率,急诊抢救成功率,住院患者抢救成功率,无菌手术切口甲级愈合率,单病种死亡率,住院产妇死亡率,活产新生儿死亡率,病种术后10天内死亡率;工作效率指标包括病床使用率,病床周转次数,出院患者平均住院日;医院感染包括医院发生感染率,肌内注射化脓率,无菌手术切口感染率;经济效益包括平均每门诊人次医药费用、单病种平均每住院人次医药费用;其他包括麻醉死亡率,尸检率、医疗事故发生率。

2.医疗终末质量指标统计管理

医疗终末质量指标统计管理指医院医疗终末数字资料的收集、整理、计算和分步骤进行科学的管理过程。一是以数字为事实,为医疗质量管理提供更可靠的质量改进依据。二是应用终末质量统计指标,为质量管理的计划、决策、内容、措施、评价提供可靠依据,从而更好地为患者健康服务。

(1)医疗终末质量指标统计管理作用主要体现在指标项目固定,易形成共识。医疗指标传统性强,统计项目、内容较固定,带有普遍性,长期以来形成了医务界的一致认识。通常主要指标达到规定标准,就能知道医院的质量基本管理情况。如门诊接诊患者次数、出院患者数、特色专科收容患者情况等。

(2)医疗终末质量指标统计管理内容。①统计资料的连续性。医院医疗终末质量统计资料有相当强的连续性。对连续性的资料进行分析研究,就可以反映事物的本质和规律性,可以指导未来的医院质量管理工作。②资料的准确性、完整性和及时性。要求统计数字必须真实准确,不能弄虚作假,不能报喜不报忧,而要实事求是。统计资料必须完整,不能残缺不全,不能想当然办事。统计资料要及时,统计资料具有很强的时效性,有不少资料具有重要的全局指导意义。而且,有些专题或专项调查资料具有重要的全局指导意义,若延误了时间,不但影响工作的开展,而且为决策提供错误的依据,后果严重。

(3)医疗终末质量统计分析方法。①对比分析,各项统计指标完成情况必须与上月、季或年度或一个时期不同指标进行比较,哪些指标提高了,哪些指标降低了,哪些指标增加了,哪些指标减少了。首先是与上级规定的指标比较,看指标完成情况;其次是纵向比较,全院各科室与往年比较;三是横向比较,如大致相同科室,即人员、床位基本相同科室的比较;四是重点指标比较,如门诊人数、出院人数、经济收入、病历质量等,这些指标具有代表性,需要重点比较,详尽分析;五是分层次比较分析,如内科片、外科片、医技片、大型设备使用、人员与质量比较、质量与效益比较等。②百分比分析,如甲级病案的百分比、床位使用率、治愈率等。③统计表图,绝大多数数据可以制成统计表和统计图。统计表简明扼要,概括性强,比较充分,一目了然。常用的统计表有简单表和复合表。需注意的是统计表要便于进行对比分析;表的内容要围绕主题,重点突出,简单明白;常用的统计图主要有条图(单式条图、复式条图、分段条图)、圆图、百分条图、线图、直方图和箱式图等。运用统计图不仅直观,而且可以提高实际效果。

3.终末质量目标管理方法

目标管理(MBO)是管理科学的一种管理方法,也是一种现代的管理思想。它是根据外部环境和内部条件的综合平衡,确立在一定时间预定达到的成果,制订出总目标,并为实现该目标而进行的组织、激励、控制和检查的管理方法。也就是说,根据医疗质量的要求,把医疗质量指标的标准值化作一个时期(年度、季、月等)的目标,并将目标分解到各个部门和个人,严格按目标执行和实施,并进行考核和结果评价。

(1)终末质量目标管理的作用。①用于未来管理,用医疗终末质量结果(统计数据),将医疗质量的事后管理转移到未来的目标上,使医疗质量成为具有主动性和前瞻性的动态管理。②用于绩效管理,终末质量的目标管理最终是衡量工作绩效,通过医疗质量统计指标的比较分析,针对性强,说服力好。③用于激励管理,合理医疗质量目标是提高医疗质量无形的激励剂。以充分调动医务人员的主动性、积极性和创造性。使医务人员的创新精神达到最大限度地发挥。可使科室、全体医务人员按照目标要求去努力奋斗,创造性地完成任务。④用于奖惩措施,终末质量一般用来评价医疗质量,并与医院奖惩挂钩。奖惩是目标管理的一个显著特点,如果说有目标,而没有明确的奖惩措施,这样的目标是失败的目标。每个人都有荣誉感,完成任务希望得到一定的精神、物质奖励。这是目标管理成功的关键。

(2)终末质量目标质量管理需要注意的问题。目标质量管理是科学的管理方法,运用得当,能极大地提高医院的质量水平,但如果管理不当,也会把医院引向歧途。因此,制定目标时,必须慎之又慎,充分考虑到实施过程中可能遇到的问题,尽量把问题解决在目标制定之前,即使问题出现在实施过程中,也应考虑到目标恰当的弹性,以利目标的贯彻执行。一是建立健全目标质量管理制度;二是制定质量目标应广泛征求意见;三是目标要具有挑战性,但又要符合实际,具有可行性;四是目标要定量化、具体化,目标完成期限要适中;五是防止单纯经济观点。

二、医疗质量管理的实施

(一)医疗质量管理实施策划

1.策划内容

策划内容包括:①组织机构与领导。②策略性计划制订。③人员训练与教育。④系统管理及流程管理。⑤信息系统建立与管理。⑥绩效评估和顾客满意度测评。这些内容都应该具体操作,并制订相应的评估标准。

2.全员参与

医院质量管理需要医院全体员工共同参与、集思广益,并且上升到医院文化高度,形成强有力的团队精神,使医院所有员工都为之献计献策,共同奋斗,这样才能够达到质量改进的目的。为此,要做好如下工作:①要作好宣传、发动,营造浓厚的氛围。利用各种手段,像橱窗、院报、黑板报、闭路电视、知识竞赛等,加大宣传力度,努力做到人人皆知,达到全员参与、气氛热烈,保证宣传工作的广泛性和深入性。②树立典型,以典型带动全院。各部门、各科室要结合本部门、本科室工作特点和实际情况,研究具体实施方案,指定专门人员负责,分层次,分重点,将质量工作落实到每一个具体的岗位,具体人员。要注意发现和树立典型,通过现场观摩、经验交流等形式,以点带面,以优促劣,以典型推动工作,把工作抓实、抓细。

3.各负其责,分工合作

医疗质量管理工作涉及全院各个部门,为确保医疗质量管理工作正常运行和取得应有的效果,要求各部门明确职责,按医疗质量管理要求和标准进行具体分工。同时,涉及多单位、多部门的工作,在相互衔接的接口或界面上设计医疗质量问题的,要在调查研究的基础上,相关部门共同研究,本着"全院一盘棋、一切为了伤病员"的思想,明确各自的责任,努力消除在管理、分工和职责等方面的薄弱环节,从制度上加以规定,避免在关键环节上扯皮、推诿现象的发生。

4.建立定期监测系统

(1)设计规范性统计报表,保持统计报表的权威性和延续性,让员工们熟悉统计报表的指标和标准。通过统计报表评估医院各级质量,并定期公布统计信息,运用统计信息进行质量考评与讲评。

(2)建立质量监控信息系统,指派专(兼)职人员负责定期监测工作,依据标准和结果定期评估医院各部门质量情况并取得信息,发现缺陷或问题,提出改进意见,并定期进行信息反馈。

(3)统计对比。主要进行自我比较和与同级比较。通过统计比较寻找差距、确立新的目标,促进医院和科室质量改进。

5.成立质量小组解决专项质量问题

医院应根据实际情况,对发现的带有全局性或规律性的医疗质量问题,采取专项解决措施。即每年有计划地解决2～3项关键性质量问题。质量小组是基于某个项目需要而成立的任务性小组,其组员6～8位,应由具有决策作用的领导、专业人员参加。同时所有成员都应该对这项任务十分熟悉。为保证效果,小组成员应该接受必要的学习培训,并颁发证书。预期完成任务后,将其总结得出的结果,包括制度修订,设备的增加,操作的改进等,要在医院适当范围推广应用。

6.实施奖励制度及鼓舞活动

这是一种十分重要的反馈方式。奖励包括奖金、嘉奖、立功、公开表扬等。鼓舞活动,包括酒会、餐会、庆功会、动员会、团体郊游、度假旅行等。

(二)医疗质量管理实施步骤

1.策划设计阶段

(1)医疗质量管理体系诊断。①步骤包括科室全体人员热烈讨论,首先确定谁是科室最为重要的顾客,其次确定什么是大家最关心、最亟待改进的质量特性,然后再确定什么是关键的流程及因素,最后充分讨论,提出改进质量的策略和方法。②主要内容包括系统调查医院质量管理组织及各部门职能执行情况、总结现有体系存在问题,特别是规章制度落实、质量记录等情况,同时调查患者的意见及医院领导与医务人员对质量的期望。

(2)集中全体有关人员的智慧。可以采用头脑风暴法或鱼骨图法及流程的工具来了解问题,并将问题按其困难程度分类。如果是本级组织无法解决的问题,就把它排除在外;如果是简单可行、较快就可解决的问题,无须成立质量小组;如果是比较复杂的老问题,则需组织科室的质量小组来收集资料、分析讨论,即用问卷调查、意见箱、电话拜访来收集资料、了解顾客的需求、期望及不满,并借助上述种种资料,安排需改进项目的优先顺序,选择适当的机会,充分授权科室内质量管理小组,推动方案的制订。

(3)设计质量管理模式,建立评估指标。针对关键质量特性和关键流程设计质量管理模式与流程,建立各项评估指标和标准。

(4)实施培训辅导。①制订质量教育计划。②针对各类人员进行培训,如领导层培训、骨干培训及全员培训等。

2.实施阶段

重点工作:①制定和运行实施计划。②认真做好质量实施的记录。③定期检查质量运行情况,并详细记录。④评估质量。

3.总结整改阶段

针对质量实施过程的成绩和问题进行总结,表彰先进,推广其做法,对存在问题进行分析研究,制订整改措施。

三、医疗质量控制

(一)医疗质量控制层次

控制是质量管理的基本手段。根据医疗质量形成特点和医疗质量管理组织层次,完整的医疗质量控制应是以个体质量控制,科室质量控制,院级和机关职能部门的质量控制,区域性的专业学科质量控制四级层次展开。

1.个体质量控制

临床医护人员,包括医技科室人员,多是在没有外部监控条件下工作的独立操作、独立决断、独立实施各种诊疗服务。因此,个体性自我控制,就构成了医疗质量管理最基本的形式。职业责任、敬业精神、学识、技能和经验占有重要作用。个体质量控制:一靠各级人员职责;二靠规章制度、工作程序、技术规程;三靠作风养成,靠扎扎实实的日常工作。个体质量控制既有自我约束作用,又有互相监督作风,形成一种协调约束机制。

2.科室质量控制

从某种意义上说,科主任的技术水平和管理能力决定了该学科的质量水平。除非同行专家评审,作为一般业务行政职能部门是没有能力直接控制质量形成的全过程的。环节质量控制、终末质量检查、评价是科主任的职责,是科主任的经常性工作。除非为了某项科研目标、专项临床研究、开展高新技术,通常情况下,不宜另设质量管理小组。减少层次环节,明确责任,注重效果。

3.院级及机关职能部门的质量控制

医院领导和机关职能部门在医疗质量管理中主要是组织协调作用,并以不同形式参与医疗质量的控制。机关职能部门对医疗质量的检查控制:①通过日常业务活动进行质量检查组织协调。②根据医疗质量计划和标准,定期(月或季)组织实施全院性的医疗质量检查,进行医疗质量分析、讲评。③针对医疗工作中发现的医疗缺陷和问题进行跟踪检查分析,并制定改进措施,并运用正反典型事例向全院进行教育。④注意掌握各专业质量管理的关键点及关键点相联系的例外情况。⑤质量保障组织服务工作。

4.区域性的专业学科质量控制

由该领域学术水平比较高的单位牵头,集合该区域的有影响力的专家,组成质控专家小组。制定质量控制标准、设计质量检查方法、进行质量检查、开展质量活动、召开质量会议、评价检查结果。

(二)医疗质量系统控制法

1.系统性全面质量控制

根据全面质量管理思想,医疗质量控制必须实行系统性全面质量控制,患者从入院到出院的整个医疗过程,要实行不间断的质量控制,对这一过程中的各部门、各环节及全过程中的各项治疗、护理、技术操作和其他医疗生活服务工作都要进行连续的全面质量控制,实行标准化、程序化、规范化、制度化的管理。

2.全程性控制中的重点控制

即对医疗质量影响较大的关键环节、重点对象。医疗过程中的重点环节是检诊、查房、病历书写、会诊、大手术、抢救核心业务新技术的开展。诊疗中的重点对象一般是指危重、疑难、抢救、监护和大手术患者。在全过程性控制中抓住重点环节,选准关键点,及时发现,处理与关键点相联系的例外情况,质量控制就能成为一个相对封闭的良性循环。

(三)医疗质量信息控制

医院的医疗实践活动会产生大量的医疗信息,医院的信息机构应及时准确地收集、整理和分析获取的信息,并及时反馈给机关与科室,以指导决策、调整偏差、实施有效的控制。全面、准确、及时、可靠的信息反馈是质量的重要保证,为此,医院应加强信息管理组织和业务建设,创造条件,应用电子计算机对信息实施处理。但医疗信息反馈的同时,还必须重视现场检查、事中观察对医疗质量控制的重要性和必要性。要清楚认识到,医疗质量控制在许多情况下,是无法计量的。

1.信息反馈控制

医疗质量控制常是通过质量检查,发现问题,找出原因,进而提出改进措施纠正工作中的偏差。这种回过头来改进工作的方法称为回顾性控制,亦称为事后检查。

2.信息前馈控制

现代科学管理要求质量控制要以"预防为主",实行预先控制,即通过有效的计划管理,按照医疗质量形成的规律和特点,采用预防性管理方法,通过抓影响质量的因素和薄弱环节,消除质量隐患从而保证医疗服务的高质量。

(四)医疗质量实时控制

1.医疗质量实时控制

医疗质量实时控制是指在患者在住院期间对医疗过程质量进行控制。其特点:①住院患者而不是出院患者。②医疗过程的环节质量而不是终末质量。③采用通信技术与信息技术来实现。一般认为,实时信息不可能实时控制,因为,实时信息在控制前需要找出控制偏差的原因,这就需要时间,即时滞现象。要达到实时控制,必须是可以超前预料到的事件和过程。国外对实时控制设计多采用回顾分析和预期研究相结合的方法。强调实时控制要抓住时段中最重要、最有意义的部分进行控制,并认为实时控制能使错误发生的概率降为最小。

2.医疗质量实时控制主要方法

运用持续质量改进(CQI)原则,采用CQI的FADE方法,即选择重点(focus)、分析(analyses)、提出(developed)和实施(execute),把医疗全过程作为质量控制系统,采用选择关键要素、分析医疗过程、建立医院医疗质量实时控制模式和实施医疗质量实时监控四大步骤。

(1)选择关键要素。①过程分解。根据国家医院管理的有关法律法规和医院医疗规章制度条款进行层层分解至最小、最基本要素,针对管理要素及其相互有关的各因素进行分析,寻找有效管理途径,制定管理流程,实现要素管理。②找出主要影响因素。采用统计学方法对医院医疗质量的主要影响因素进行多因素与单因素分析,将医疗质量管理与控制置于医疗质量的基础质量上。

(2)分析医疗过程。①以患者为中心进行过程分析。在整个医疗过程中,患者门诊诊疗(挂号、就诊、检查、治疗、取药)和住院患者诊疗(门诊、预约住院、办理住院、检查诊断、治疗或手术、治愈出院)全过程构成质量环,每一个质量环过程直接影响和决定医疗质量和服务质量。因此,对质量环的管理,首先要对全过程细化分解,直到质量环过程的最基本单元,从最小单元的质量问题进行研究改进。②关注医疗过程的所有部门。在医疗过程管理模式中,不仅要解决直接为患者提供服务的部门。同时,支持或者辅助医疗过程是特别重要的,如手术室、麻醉科、医技辅助诊断科室的质量和效率都是直接影响医疗服务质量。

3.建立实时控制模式

在选择的关键要素与分析医疗过程的基础上,依据医院质量要求制定相应的医疗质量的控制办法,主要通过现场控制、反馈控制、前馈控制三种模式,将以往的出院患者的信息变为在院患者的实时信息,建立分析评价的控制系统,以实现医疗质量实时控制的目标。其中最为关键的是:①确立标准:在医疗质量管理控制中,控制标准是首先根据医院管理总目标来制定,目标明确了,控制标准才能具体;控制标准具体了,控制工作才能有效。②衡量成效:在衡量成效时,要把握住有效信息的及时性、可靠性。其次是对信息的分析,采用技术手段和方法,发现问题,解决问题。建立医疗质量指标体系和目标值,分别对日、周、月、季和年度的实际值进行分析,及时衡量和评价控制成效,并定期进行质量考评和讲评。③纠正偏差:偏差,就是实际结果与标准不符。这是控制工作的最后一个步骤,但是又是控制工作的关键,因为它体现了执行控制职能的目的。采用统计预测及时对在院患者的医疗质量指标的偏差进行指导性控制。采用系统的监测和控制功能,及时将科室医疗质量反馈给科室,对住院患者采用现场控制,保证医疗质量控制的效果。

4.建立医疗质量实时控制计算机系统

系统主要功能:①监测功能,选择主要监测点和内容,制定相应标准,采用计算机自动监测。也可根据逻辑关系进行重点监测。②控制功能,采用控制图法,对医院和科室进行患者平均住院日、医疗费用和药品费用进行实时查询和控制。③报警、提示、反馈功能,对发现的质量偏差或超标准趋势,给予标注、提示,并将信息迅速反馈。④统计辅助功能,利用先进统计软件 SAS、SPSS 的强大统计功能,从统计规律性的角度发现缺陷,如某项变量值超标;对总体进行统计推断,进行总体参数估计、差别性检验、相关回归分析等,进行辅助控制。

(李 景)

第二节 医疗质量与法律法规

医学与法学的联系源于两者在实践中对人的生命健康与尊严的共同维护,因此,医疗质量与法律法规也是两个不可分割的部分。医学有着双重属性即自然科学与社会科学的属性。医学的发展离不开法学的实践,医疗质量的改进与提高,离不开法律法规的保障。为此,针对中国医疗质量与患者安全存在的问题与现状,中国政府制定了方方面面相应的法律法规,卫生行政主管部门出台了多项政策和标准规范,以促进医院的发展与质量建设。

一、法律法规对医疗质量影响的历史渊源

维护人的生命与健康的医学和维护人的尊严、社会正义、公平、秩序的法律构成了人类社会延续和发展的两大基石。正如古希腊格言中所讲的"最美是公正,最好是健康"吐露了人类将两者结合的美好愿望。

公元前 3000 年左右,古埃及已有清洁居室、屠宰食用动物和正常饮食、性关系、掩埋尸体、排水等规定。公元前 1750 年的《汉谟拉比法典》中涉及医药卫生方面的条文多达 40 余款。古罗马的医疗卫生法律最为发达,其中著名的《十二铜表法》《阿基拉法》等对城市公共卫生、预防疾病、食品卫生监督、医师的管理监督、医疗损害处罚赔偿及医学教育等方面都作了明文规定。古罗马法的产生,反映了奴隶制时代的医药卫生法学体系已开始萌芽,对后世医事立法具有较深远的影响,可以说为世界医事立法奠定了良好的发展基础。公元 5 世纪至 15 世纪,欧洲很多国家加强了医事成文立法,内容涉及公共卫生、医事制度、食品和药品管理、学校卫生管理、卫生检疫等。12 世纪,西西里王罗格尔颁布了欧洲历史上最早的禁止未经政府考核的学生行医的法令。1851 年,在巴黎举行的由 11 个国家参加的第一次国际卫生会议,则产生了第一个地区性的《国际卫生公约》。日本于 1848 年分别制定了《药事法》和《医疗法》;1874 年制定了《医务工作条例》;1933 年颁布了《医师法》等医事法律制度。美国也于 19 世纪末至 20 世纪初相继制订了《全国检疫法》《经济食品和药物法》等大批的医事法规和条例。

我国也是世界上最早运用法律调整社会医事活动的国家之一,如殷商时期就有"弃灰于道者断手"之规定,《周礼》翔实地记载了我国最早建立包括司理医药的机构、病理书写、医师考核、医师的职责、任务等医事管理制度的规定,而《秦律》中则有禁止杀婴、堕胎等规定。我国的《唐律》则对医师误伤、调剂失误、针刺差错、贩卖毒药、行医欺诈等制定了较详细的规范,并有"同性为婚

者,各徒三年"之规定。值得关注的是,这时期最有代表性的著作当属中国宋代宋慈所著的《洗冤集录》,它是世界上第一部系统的法医学著作,比欧洲第一部系统法医学著作《医师的报告》要早350余年,这也是我国有学者认为医事法学研究始于法医学的根据之一。

20世纪中期,国际医事立法发展日益加快,其突出特点表现在越来越多的国家在宪法立法上规定了保护公民生命健康权。《中华人民共和国宪法》第四十五条规定中华人民共和国公民在年老、疾病或者丧失劳动能力的情况下,有从国家和社会获得物质帮助的权利。国家发展为公民享受这些权利所需要的社会保险、社会救济和医疗卫生事业。1948年成立的世界卫生组织(WHO)以实现"使全世界人民获得可能的最高水平的健康"为宗旨,将提出国际卫生公约、规划和协定及制定食品、药品、生物制品的国际标准和诊断方法等国际规范作为主要任务之一。WHO在《2000年人人健康全球策略》中提出,"健康是一项基本人权,是全世界的一项目标"。联合国及其有关机构,也制定了多项保护人生命健康的国际条约,诸如《精神药物公约》(1970年)、《儿童生存、保护和发展世界宣言》(1968年)等。世界医学会制定的许多世界性医学原则,如关于人体试验原则的《赫尔辛基宣言》(1964年)等,为国际医事立法奠定了良好的基础。

二、法律法规是医院质量建设的保障

医院是一个组织严密,行业特点明显,服务于患者的实体组织。由各种要素构成,包括医学专业人员、护理专业人员、工程技术人员和一般服务人员;医院环境、院容院貌、医院建筑、各种设施、医疗设备、信息系统、病案、图书情报资料等。医院要组织各类人员,面对不同的患者与种类繁多复杂的疾病。如果没有各种相关法律法规与规范保障、指导与约束,那将会是什么局面,大家可想而知。实践证明医院工作制度化是保证医院系统正常运行的基本条件。

在我国目前已经颁布并实施的与医院管理方面有关的主要法律有:《中华人民共和国传染病防治法及其实施办法》《中华人民共和国母婴保健法及其实施办法》《中华人民共和国献血法》《中华人民共和国执业医师法》《中华人民共和国药品管理法》,行政法规如《医疗机构管理条例》《医疗事故处理条例》《职业病防治法》《血液制品管理条例》,以及部门规章规定、办法、决定等医院内部制度。这些法律、法规、条例、规章、规范和常规是医疗机构和医务人员的工作依据和"指南"。例如,《中华人民共和国献血法》要求,使用血液及血液制品前,医疗机构及其医务人员必须对患者或其亲属进行输血风险教育,详细交代使用血液及血液制品可能发生血源传播性疾病、输血反应等情况,方可使用血液及血液制品。由于受医学科学技术和检测手段的限制,部分经血液途径传播疾病尚未被全面认识,只能对献血者和血液进行病毒抗体检测,并不能完全排除丙型肝炎、艾滋病等的早期感染。因此,经输血感染疾病的可能性和危险性是不能完全避免的。对此,国际上发达国家也不例外。所以,在医疗过程中,医务人员在给患者输血时履行了相应的告知义务,患者及其亲属充分知情同意,即使发生了经血液途径传播疾病,医疗机构和医务人员可以减轻或不需要承担责任。医疗机构和医务人员在自己的有关执业活动中应当掌握相应的规定,并遵循规定,以确保其执业的合法性。在医疗活动中,最常用、最直接的是有关医院、医疗行为管理的规章、诊疗护理规范、常规。在判断是否构成医疗事故时,这是最基本的判断标准。

在医院最常用到的医疗质量和医疗安全的核心制度包括首诊负责制度、三级医师查房制度、疑难病例讨论制度、会诊制度、危重患者抢救制度、手术分级制度、术前讨论制度、死亡病例讨论制度、分级护理制度、查对制度、病历书写基本规范与管理制度、交接班制度、临床用药审核制度等,是患者安全和医疗质量的重要保证。医院管理既要靠正确的人生观、价值观、世界观为导向,又要靠制度作保证,没有制度的管理是无效的管理。规章制度是全体成员的行为准则,也是医院管理的准则。管理人员所拥有的权利是建立在制度的基础之上,是制度的权威,是制度的强制力,在医院制度面前,每个人都处于同等地位。因此可以说医院的规章制度是搞好医院管理的基础,健全的法律法规是医院质量建设的保障。

三、法律法规促进医学学科技术发展

医学技术的重大创新与应用都向法律提出了挑战,而相应法律的制定与实施又为医学的进一步发展提供有力的制约与保障。医学科学的自然属性,是治愈疾病、增进人的健康从而维护人类的延续,由于医学研究对象的特殊性,使得这门科学与其他科学尤其是法学联系得格外紧密。法律是强制性的社会规范,其主要功能之一是维护人的生命健康这一最基本权益。医师在进行医学研究或医疗实践时,不但要遵循医学的科学技术规范,同时也要遵循社会伦理、道德和法律规范。随着现代医学科学的迅猛发展,辅助生殖技术、器官移植、克隆技术、干细胞技术、转基因技术、基因工程技术等高新的医疗技术在医疗实践中得到了广泛的应用。然而,医学的实践与进步在推动自身进步、提高人类生命质量的同时又不可避免地引发社会伦理、道德、法律等诸多问题:器官移植技术应用引发的器官的来源与采集、器官商业化问题,辅助生殖技术引发的出生子女的法律地位、性别选择问题,基因医学技术应用所引发的基因资源主权、基因工程风险防范和操作的安全性、基因工程技术可能被滥用、知识产权保护及人类基本权利的尊重等,所有这些问题都需要制定相应的法律、法规进行规范和调整,于是相应的医事法律法规应运而生。如法国1976年的《器官移植法》、美国1968年的《统一组织捐献法》、1990年德国的《基因技术法》及1994年联合国教科文组织通过的《人类基因组与人权普遍宣言》等。国务院与卫生部(现卫健委)近年也出台一系列相关政策与法规如《中华人民共和国侵权责任法》《医疗机构管理条例》《医疗技术临床应用管理办法》等法律法规,特别是对涉及人类健康的高端技术如干细胞技术、转基因技术等三类技术由国务院卫生行政主管部门直接管理。由此可见,医学技术的发展与实践是医疗法律法规学产生的源泉。医学科学在探索人类健康和生命的过程中,充满着难以预料的风险,需要一定的社会条件作保证,其中包括法律的保护和导向作用。法律法规又进一步推动与促进医学技术的发展。同时,在维护人自身的生命健康与尊严,规范医师的医疗行为起到监督保障作用。

四、法律法规是调解医患矛盾与质量纠纷的准绳

我国医疗纠纷呈逐年递增趋势。医疗纠纷的发生,不仅使患者的权益受到侵害,医疗机构正常的医疗秩序、权益受到扰乱和损害,甚至激化成社会矛盾,给和谐社会的构建增添不稳定因素。医疗纠纷有其特殊性,即涉及医学与法学两大领域。医疗纠纷往往是由医疗损害所引起,因此,医疗侵权损害事件的多少就自然成为医疗质量高低的一个重要标志。为确保医疗服务质量,我国政府卫生主管部门制定了《医疗机构管理条例》。随后,又发布了《中华人民共和国执业医师法》《中华人民共和国护士管理办法》和《执业药师资格(药品使用单位)认定办法》。依法取得执业资格的医疗专业技术人员,如医师、护士、医疗机构中的药师等,还包括1986年3月中央职称改革工作领导小组发布的《卫生技术人员职务试行条例》中所规定的其他卫生技术人员,如技师,以及《医疗事故处理条例》《医院投诉管理办法(试行)》等20多部卫生管理法律、法规,为加强医疗质量管理、维护医患双方的合法权益提供了法律武器,也为医院和专业技术人员提供了竞争的

公平环境。这些法律制度的建立与完善,对不断提高医疗质量,促进医学科学发展,保护患者和医疗机构及其医务人员的合法权益,维护医疗秩序,保障医疗安全,息息相关。《医院投诉管理办法(试行)》对于医院及医务人员与患者沟通提出了明确的要求:医院应当体现"以患者为中心"的服务理念,提高医务人员职业道德水平,增强服务意识和法律意识,提高医疗质量,注重人文关怀,优化服务流程,改善就诊环境,加强医患沟通,努力构建和谐医患关系;医院应当健全医患沟通制度,完善医患沟通内容,加强对医务人员医患沟通技巧的培训,提高医患沟通能力;医院全体工作人员应当牢固树立"以患者为中心"的服务理念,全心全意为患者服务,热情、耐心、细致地做好接待、解释、说明工作,把对患者的尊重、理解和关怀体现在医疗服务全过程;医务人员应当尊重患者依法享有的隐私权、知情权、选择权等权利,根据患者病情、预后不同及患者实际需求,突出重点,采取适当方式进行沟通;医患沟通中有关诊疗情况的重要内容应当及时、完整、准确地记入病历,并由患者或其家属签字确认。医患纠纷发生后,有效的医患沟通,对于缓解医患矛盾和对立情绪,及时、妥善处理纠纷具有重要意义。

五、树立法律意识提高医疗服务质量

21世纪医学科学的发展面临着自然科学和社会科学互相渗透、互相影响、互相促进又互相制约的局面。临床工作也面临着技术规范与行为规范的法律机制约束。医疗法律法规的发展与完善,为研究、解决医患矛盾、实现医患和谐;为维护人的生命健康与尊严提供了广阔的舞台,也为医学专业人才的全面发展提出新的要求,因此医院要不断开展医疗卫生管理法律法规宣传教育工作。医院要建立职业道德教育制度。按照《公民道德建设实施纲要》的要求进行道德教育,普及道德知识和道德规范,帮助医务人员加强道德修养。坚持理论联系实际,注重实效,做到经常化、制度化。建立职业道德考核与评价制度,制定职业道德考核评价标准及考核评价办法,定期或不定期对医务人员职业道德状况进行考核评价,并将其作为一个重要指标纳入岗位目标管理。医院要组织医务人员认真学习执业医师法、献血法、药品管理法、医疗机构管理条例及其实施细则等法律、行政法规,严格依法执业,依法规范诊疗行为,真正做到依法行医。特别是《侵权责任法》严格规范了医疗机构及其医务人员在诊疗活动中的诊疗义务及法律责任,医务人员要认真学习,不断提高学法、守法的自觉性。诊疗护理技术规范、常规是长期医学科学实践经验的总结,是医疗护理技术科学化、标准化、规范化的典范、是确保医疗质量的重要措施。医学科学是一门实践性、应用性很强的科学,随着医学科学的发展和医学实践的丰富,新项目、新技术不断涌现,新的仪器设备和药品不断被开发研制出来,诊疗护理规范、常规也在不断地被修订、完善。因此,医务人员必须通过不断的培训和继续教育,才能紧跟医学科学的发展,不断充实、提高医疗技术水平和业务能力。教育和培训包括岗位培训、提高学历教育和继续教育等。《临床住院医师规范化培训试行办法》和《临床住院医师规范化培训大纲》对医师的岗位培训作出了具体的规定。要坚持理论联系实际,注重实效,做到经常化、制度化。建立职业道德考核与评价制度,制定职业道德考核评价标准及考核评价办法,定期或不定期对医务人员职业道德状况进行考核评价,并将其作为一个重要指标纳入岗位目标管理。医学科学的发展要求医务人员注重医学理论、法学知识与能力的培养。要做到医学与法学并重、理论与实践并重、改革与创新并重,才能更有助于培养出富有创新精神的集知识、能力、素质于一身的全面发展的医学人才,这也是提高医疗服务质量的根本途径。

(李　景)

第三节　医疗质量与医院文化

一、医院制度是患者安全和医疗质量的保证

医院是防病治病,保障人民身体健康的社会主义卫生事业单位,必须贯彻党和国家的卫生方针政策,遵守政府法令,为社会主义现代化建设服务。

医疗质量和患者安全是医院工作永恒的主题,也是医院管理的核心。医院规章制度是医院文化的重要组成部分,它既是医院精神、办院宗旨、价值观、道德规范、行为准则的反映,也是医院管理科学化的重要手段,医院制度文化是联系精神文化和物质文化的纽带,渗透在医院工作和医院管理的各个方面,是患者安全和医疗质量的保证。

广义的医院制度包括国家法律如《中华人民共和国药品管理法》《中华人民共和国传染病防治法》等,行政法规如《医疗机构管理条例》《医疗事故处理条例》等,地方法规如《上海市精神卫生工作条例》等,以及部门规章规定、办法、决定如国务院卫生行政主管部门制定的《医院工作制度》《医疗机构评审办法》《医院感染管理办法》等及医院内部制度等。

医院的各项制度是医院工作客观规律的反映,是医疗实践活动的经验总结。医院是一个复杂的系统,涉及多个部门多个岗位,具有很强的技术性、时间性、连续性、协调性、规范性、风险性等特点,要保证医院各类人员各项工作有章可循,有法可依,各司其职,各负其责,就必须有科学、完善的规章制度。实践证明医院工作制度化是保证医院系统正常运行的基本条件。

医疗质量和医疗安全的核心制度包括首诊负责制度、三级医师查房制度、疑难病例讨论制度、会诊制度、危重患者抢救制度、手术分级制度、术前讨论制度、死亡病例讨论制度、分级护理制度、查对制度、病历书写基本规范与管理制度、交接班制度、临床用药审核制度等,是患者安全和医疗质量的重要保证。医院管理既要靠正确的精神文化作导向,又要靠制度作保证,没有制度的管理是无效的管理。规章制度是全体成员的行为准则,也是医院管理的准则。管理人员所拥有的权利是建立在制度基础之上的,是制度的权威,是制度的强制力,在医院制度面前,每个人都处于同等地位。因此医院的规章制度是搞好医院管理的基础。

二、医务人员职业道德关系到医疗质量和患者安全

医德医风建设是医院职业道德建设的主要内容,医德医风建设,教育是根本,制度是保证,监督是手段。

医务人员职业道德直接关系到医疗质量和患者安全。医院要坚持以德治院,不断提高医务人员的职业道德素质。医院要经常向员工进行职业道德重要性与必要性的教育,各级领导干部与共产党员要率先垂范,严于律己,做出榜样。同时还要通过健全的规章制度,严格的纪律来调整本行业本单位人员的行为和关系,把个人自律与制度约束统一起来,建立健全医德规范,坚持用制度管住人、管好人。同时有效的监督是加强医德医风建设的重要环节,要形成多形式、多层次、多方位、多渠道的监督网络,密切医患关系。通过严格奖惩制度,坚持把医务人员的服务态度、工作精神、医疗行为等医德医风要素作为考核工作人员实绩的主要内容。只有这样在员工中

形成高标准的职业道德风尚,才能推动医院精神文明建设和医院文化建设的健康发展。

另一方面,医院的精神文明建设和医院文化建设又进一步促进医院的医德医风建设。医院工作坚持以患者为中心,主动以患者的眼光审视思考我们的工作,不断满足患者的需求;主动关爱患者,尊重、理解患者,给予关爱与同情,医疗护理每个环节的工作都要做到更细、更新、更优;主动观察,即用心去发现患者的问题,及时解决他们的困难与问题;主动沟通,就是与患者形成默契和与心灵的共鸣,给患者更多心灵上的关爱与慰藉。良好的职业道德,不仅表现在良好的服务态度、服务艺术,同时还要有精湛的医疗技术,才能满足患者的需求,让他们对医院的各项工作满意放心。

三、坚持人本管理的原则,不断提高医疗质量

20世纪80年代兴起的企业文化理论,力图纠正和补充科学管理中对人的忽视,强调科学管理和"文化管理"的有机结合,一方面强调管理以人为中心,人是管理活动的主体,充分发挥人的积极性和创造性,通过尊重人、关心人、培养人、激励人、开发人的潜能,提高管理的绩效。另一方面,要在科学管理的基础上,更加重视文化管理,更加重视研究人性,更多关注医疗行为和就医行为,通过注重人的思想、道德、价值观念等的建设,提高人的质量,进一步保证医院的服务质量。

医院管理从科学管理到人本管理的转变,本质上就是文化的转变,是从被动式单一化、统一化的服务模式向因人而异、因时而异的主动式人性化、多样化服务模式转变,也是从物化管理向文化管理的转变,是以人的素质提高为中心的需求和推动,从根本上改变了医院的精神面貌。在以人为本的医院文化建设中,首先应该关注并指导员工树立正确的理想信念,将医院目标与个人理想有机地结合起来,并为之努力奋斗,这将会激发员工的创造力和能动性。坚持以人为本,就是要求员工做到服务思想牢、服务技术精、服务作风正、服务态度好、服务质量高。医院文化是医院的灵魂,是实现制度与医院战略的重要思想保障,是医院制度创新与服务创新的理念基础,是医院行为规范的内在约束。把质量当作医院永恒的生命,转变服务观念,规范服务流程,提高服务艺术,改善服务环境,满足患者需求,实现患者满意,家属满意,社会满意,自己满意的服务质量目标。

总之,通过一个良好的医院文化,引导、激励工作人员为患者提供安全、有效、方便、价廉的医疗卫生服务。

(李 景)

第十五章 医务及医疗安全管理

第一节 医务管理

一、概述

医疗工作是医院的核心业务,医务管理维护医院医疗秩序,保障医疗质量和医疗安全具有非常重要的作用,也是医院综合管理水平的重要体现。管理是一种活动,即执行某些特定的功能,以获得对人力和物资资源的有效采购、配置和利用,从而达到某个目标。医务管理是指医院相关管理部门对全院医疗系统活动全过程进行的计划、组织、协调和控制,使之经常处于工作状态,并能够快速适应客观环境的变化,从而达到最佳的医疗效果和医疗效率。

(一)医务管理发展的历史沿革

医务管理的范畴是在不断变化的,大致可以分为3个阶段。

1. 第一阶段

19世纪中叶至20世纪50年代。社会经济的发展和工业革命的完成推进近代医院的建设,社会化大生产促使社会医疗卫生需求的增长,也对医院建设与发展提出进一步要求。医院成为医疗卫生服务的主要形式,并形成了专业分工、医护分工、医技分工和集体协作的格局,也催生了规范化的管理制度和技术性规章制度的建立。但医务管理维度大部分都仅包含医疗档案管理、医疗行为规范和非常简单的医疗资质准入。

2. 第二阶段

20世纪50～80年代。随着二战之后重建及经济的复苏,社会生产不断扩大,社会生产力得到空前的发展,各家医院的规模也随之不断增加,从而使近代医院向现代医院转变。为了更好地管理医疗行为,现代管理学开始与医学相结合,发展出了医院管理学,医务管理维度随之扩展为医疗资质准入、医疗服务组织、医疗行为规范、医疗资源协调、医疗档案管理等。

3. 第三阶段

20世纪80年后以后。随着电子信息技术的不断发展,通过信息化监控和数据提取开展评价及医疗流程改善成为现代医院建设的必备要求。管理维度逐渐引入医疗流程改进、医疗质量评价、医疗安全改善等内容,适应医院管理的总体发展。国内医务管理加强了对外医疗服务组织和医疗质量评价等维度的强调力度,比如卫生应急管理、对口支援管理和临床路径管理都属于比较有中国特色的管理工作。

(二)医务管理的主要职能

通常,由于各个医疗机构规模、类别、科室设置等不同,其对医务管理部门所赋予的相应工作职责也会有所差异,医务管理的工作职能大体可以概括为计划、组织、控制和协调职能。

1. 计划职能

计划职能即根据医院总体工作计划拟定符合医院实际情况和发展特点的业务计划。

2. 组织职能

组织职能即根据有关法律、法规、条例、标准及医院的规章制度,组织全院医技人员认真贯彻执行,保证医疗业务工作的常规运行,杜绝医疗事故,减少医疗缺陷。

3. 控制职能

控制职能即负责医疗工作的宏观管理,制订医疗质量标准和考核办法,并对全院医疗质量进行检查、监督和控制,确保医疗安全。

4. 协调职能

协调职能即正确处理医院内外各种关系,为医院正常运转创造良好的条件和环境,促进医院整体目标的实现。

(三)医务管理面临的最主要问题——管理效率

在管理实践过程中我们常常发现,需要进行协同完成的工作,往往是整个管理流程中最可能出现各种问题的环节。管理问题有各种各样的表现形式,譬如相互推诿、流程不清、责任不明、执行力不强,但其最终的表现形式,均体现为项目推进效率低下。原因之一是因为在组织管理,尤其是多部门涉及的组织管理过程中存在一个非常重要的概念被忽视——"命令链"。

命令链是一种连续的、不间断的权力运行路线,从组织最高层扩展到最基层,不可见但实际存在。它可以回答:谁向谁报告工作。例如:有问题时,"我去找谁"和"我对谁负责"。命令链的运行效率直接决定了组织执行力的效果。

国内的医院无一例外都是典型的科层制组织,在这样的组织架构中,讨论命令链的重要性一定要理清两个附属概念:权威性和命令统一性。权威性是指管理岗位所固有的发布命令并期望命令被执行的权力。为了促进协作,每个管理岗位在命令链中都有自己的位置,每位管理者为完成自己的职责任务,都要被授予一定的权威;命令统一性原则有助于保持权威链条的连续性。它意味着,一个人应对一个且只对一个主管直接负责。如果命令链的统一性遭到破坏,一个下属可能就不得不疲于应付多个主管不同命令之间的冲突或优先次序的选择,直接降低效率。

国内各公立医院的现行体制,决定了在医务管理命令链的信号传递中,权威性是没有异议的,但是由于管理维度和科室职责之间的不匹配,导致很多具体的管理实务需要两个以上的部门或个人协同处理,命令统一性就存在较大的分歧,因此多部门协作的工作往往缺乏效率。

这里,就引申出了一个非常重要的问题,如何保障医务管理工作的有序推进且保有效率?

(四)现代医院医务管理的核心——制度

如何提高医务管理效率?需要体制机制做支撑,关键是需要制度体系做保障。在人类的社会互动过程中,每个人所拥有的有关他人行为的信息均是不完全的,因此,有必要制订一种旨在简化处理过程的规则和程序,通过结构化人们的互动、限制人们的选择集合来规范人的行为。

这种规则和程序,就是制度。往往需要协同完成的医务管理呈现出效率低下的特点,原因是命令统一性出现了问题,实质就在于多方的参与使得事务的执行出现了不确定性从而影响效率。

而制度最大的作用,是通过建立一个人们互动的稳定结构来减少不确定性。因此,对于现代医院医务管理而言,制度设计和建设尤为重要。

在进行制度设计时,为了保证制度的完整和全面,尤其是制度的可执行性,通常情况下要兼顾到下列几个方面的问题。

1. 设计的目的

制度本质上是一种人为设计的、型塑人们互动关系的约束。因此在每一项制度设计之初就应该有明确的管理对象、内容、流程、目的。

2. 权威的明确

制度应该界定一套位置与每一个位置上参与者的命令归属关系。让参与其中的人能够依照这样的归属关系明确其本人命令链的上下游,从而避免决策、意见的冲突和混乱。

3. 行为的界定

在制度设计中,最为重要的,是要对所涉及的各个环节给出明确的规则,让人知晓其对"约束"的界定。任何人通过对制度的学习即可明确合规与违规之间的区别、界限。

4. 流程的规范

制度必须提供一个框架,包含标准的执行流程和大概率出现异常情况时的应急处置方案。每一种不同的处置方案均有明确的指令发出者和指令执行人,保证制度执行的畅通。

5. 交流的渠道

在制度被执行时,一定会出现不同位置上参与者之间观念、意识、行为的冲突。因此在设计时,要充分考虑到不同参与人的交流渠道,并且能够界定所使用的方式和流程上的约束。

6. 依从的监督

制度在被设计时,一定要将依从成本考虑在内。因为任何制度都存在依从与违反两种结果。必须在设计之初就要考虑到如何识别那些违反制度的行为,并衡量其违反的程度,尤其重要的是,知道谁在违规。

精巧的制度设计是提高医务管理效率水平的最优方式,此外,对于医务管理而言,制度的设计固然重要,制度的全面性也是现代医院医务管理的重要保障。

二、组织架构

组织架构是指一个组织整体的结构。医务管理的组织架构一般是指与医务管理有关的科室设定、分工安排、人员权责及各个环节之间的相互关系。医务管理组织架构的本质是为了实现医院管理目标而进行的分工与协作的安排,组织架构的设计要受到内外部环境、组织文化、组织内人员的技术技能等因素的影响,并且在不同的环境、不同的时期、不同的使命下有不同的组织架构模式。

(一) 医务管理组织架构将随着多院区发展模式发生相应变化

按照国家深化医药体制改革相关文件精神,未来公立医院改革方向会有两个:"医院合理规模控制"和"医院集团化趋势"。随着分级医疗政策的推进,由单体医疗中心规模扩张模式转为医联体多院区模式将是必然的趋势。

要适应这样的变化,医务管理要做两方面的准备:①医务管理人员应对整个医务管理的内容做到去芜存菁,洞悉医务管理的内涵和实质,然后对各项管理工作开展制度化、体系化、标准化改造以利于快速复制,同时将医务管理从管理实务性工作上升到学术理论高度,保证同一医务管理理论在不同医疗机构中管理水平与质量的同质化。②开始探索有效的医师集团管理模式,为了解决优质医疗资源的不均衡,除了行政性的拆分优质大型医院,还有一种有效的方法就是利用市场的力量调配医疗资源,医师集团模式就是一种有益的尝试。

现有的医师集团模式存在以下几点问题:①组织内医师晋升机制和继续教育机制缺失。②组织结构松散成员黏度低。③缺乏明确的战略目标和盈利模式。④缺乏实体医院作为依托。⑤目标客户没有明确的市场区分。这几个缺点都可以通过与传统的大型医院结合,也即"联合执业"来弥补。

以下几个新的问题需要医务管理人员认真思考:①责任与收益的分配模式。②集团内医师的再培训机制。③"联合执业"中相关法律法规的适用问题。④"联合执业"中组织有效性如何解决。

(二)MDT 医疗模式对医务管理组织架构的可塑性提出了更高要求

医学学科整合,是继学科细分后的又一学科发展趋势。在历史上,随着科学技术的进步,医学学科不断细分,这样的分化在初期确实有利于医学研究的深入和发展,但是在临床实际诊疗过程中一方面因为不同专精方向的医师给出的诊疗计划不尽相同,仅让患者独立选择诊疗方案造成极大的困扰;另一方面对医学生的全面培养、医疗基本技术的掌握也面临很大的缺陷。因此,国内外先进的医疗机构都开始了对学科设置的重组,开展学科发展中心化的探索。

将学科进行重组,如将心外科与心内科重组建立心脏疾病中心、将神经内科与神经外科融合组建神经疾病中心、胸外科与呼吸科组建胸部疑难危重症疾病诊治中心,甚至以老年、免疫等综合性疾病为中心建设综合性科室等,都是国内部分医疗机构已经开展了的对学科融合的尝试。这样做不仅有利于患者得到联合支持治疗,也可以执行高效的 MDT 诊疗模式,打破科室间的壁垒,提高危重患者的救治经验和科研能力,带动学科整体发展。现代化医院管理必然会进入医学学科整合时代,医务管理也要随之改变甚至先于医院做出调整以适应时代的变化和临床工作中对效率需求的提高。

医务管理群组化,可能是一种切实可行的解决方案。必须要认识到的是,无论医学学科如何整合,医务管理维度也不会发生太大的变化,只是会出现不同的管理项目组合形式,例如以"授权管理"为例,原来可以分为门诊资质授权、手术资质授权、药物资质授权、会诊资质授权等,因为医学学科整合的自下而上性,管理部门的设置应该随临床需求而变化,因此可能会将各类授权工作从原有的职能部门剥离出来组建成为一个新的"授权管理办公室",全面负责医院授权管理,保证效率与质量;再如,随着学科整合医学新技术势必会蓬勃发展,可以将医疗技术管理、医学伦理审查、医学技术转化组建成一个综合性办公室,简化流程,提高医院新技术转化效率。

(三)人工智能等技术革命可能颠覆传统的管理组织架构

随着国民经济的发展和技术水平的提高,互联网概念和信息技术开始渗透进入生活中的方方面面,医疗卫生行业也不例外。

传统的医疗体系中有六大利益相关方:医师、患者、医院、医药流通企业、医药制造企业、医疗保险机构。随着互联网概念的介入,将会重构或新建一些关系连接模式。

可以看出,在互联网概念介入后与医务管理相关的发展模式主要有以下几种:就医服务、远程医疗、医疗联合体改革、新型健康管理模式发展等。面对这些变化,医务管理人员应该进行思考和积极改变,梳理管理体系,改变管理流程,重组医务管理模式,适应市场变化。

(四)科学合理的医务管理组织架构要求执行力强的职业化管理人员

客观地讲,长期以来中国的公立医院一直处于半计划经济体制时代,行政管理接受上级卫生主管部门管理,医院收益绩效接受市场检验。在这样的体制下,公立医院内部管理体制和运行机制中存在的明显的官僚化和行政化。随着医疗体制改革的深入和开放社会资本进入医疗行业,公立医院必然会面临市场经济的冲击,当面临生存考验的时候各个医院就需要精简人员、缩编机构,这时就要求每一个医务管理从业人员不仅拥有医学知识,还需要具备现代化管理思维及管理水平,否则一定会被市场所淘汰。

医务管理需要从以下入手:①对医务管理人员的管理学、社会学、法律知识等方面的培训优于医学知识的培训,基本的医学知识和医院运行体系、规则仍然是继续培训的重点。②医务管理团队要注意学科背景的构成,加强团队异质性方面的考量,强化医务管理中多学科交叉所带来的创新收益。③借鉴企业管理中的职业经理人模式,参考企业的在职业化上的管理经验和绩效考核方法,开拓管理思路、提高管理水平。

三、主要内容

(一)依法执业管理

依法执业是指医疗机构按照《医疗机构管理条例》《医疗机构管理条例实施细则》《医疗机构诊疗科目名录》等卫生法律、法规、规章、规范和相关标准要求开展一系列诊疗活动的行为,主要包括机构合法、人员合法、设备合法和行为合法四个内容。其中,机构合法是指医疗机构必须依据《医疗机构管理条例》《医疗机构管理条例实施细则》等国家相关法律法规规定,经登记取得《医疗机构执业许可证》。人员合法是指在医疗机构内从事需要特许准入的工作人员必须按照国家有关法律、法规和规章规定依法取得相应资格或职称,如从事临床医疗服务的医师必须依法取得执业医师资格并注册在医疗机构内。设备合法是指医疗机构不得使用无注册证、无合格证明、过期、失效或按照国家规定在技术上淘汰的医疗器械,医疗器械新产品的临床誓言或者试用按照相关规定执行。行为合法是指医疗机构和医疗机构内的有关人员必须按照国家有关法律、法规和规章的要求开展相关工作。

1. 医疗机构依法执业的意义

医疗服务涉及公民的生命健康权,是《宪法》明确规定的公民最基本权利,任何人不得侵害;同时,医务人员在提供医疗服务过程中往往又涉及对患者进行检查、用药、甚至手术等。由于医患双方在专业知识方面的差异,导致患方往往只能"被动"接受服务。因此,国家、卫生行政部门为确保医务人员的医疗行为所导致的结果不与患者的生命健康权相违背,从不同层面出台了一系列法律法规、规章制度,对医方的主动权加以约束,对患方的被动权加以保护。但实际生活中由于这些法律法规又不够健全完善,医务人员法制意识相对薄弱,而人民维权意识在不断增强,导致医务人员在发生医疗纠纷、诉讼时,往往拿不出有利于自己的证据。因此,在全面深化依法治国的大背景下,加强医疗机构依法执业管理应该成为医院管理的重要工具和组成部分,也是防范医疗事故,保障医疗安全,促进医疗机构健康发展的重要保证。

据不完全统计,目前,与医疗机构执业相关的法律共 11 部、行政法规 39 部、部门规章 138 部,还有形形色色的行业规范、技术规程、技术指南及行业标准等。但其中使用较多的主要有《中华人民共和国执业医师法》《医疗机构管理条例》《医疗事故处理条例》《人体器官移植条例》《医疗机构病历管理规定》《医疗机构临床用血管理办法》《放射诊疗管理规定》等。

2.医疗机构常见违法违规行为

(1)未取得《医疗机构执业许可证》擅自执业。①未经许可,擅自从事诊疗活动:如黑诊所、药店坐堂行医等。②使用通过买卖、转让、租借等非法手段获取的《医疗机构执业许可证》开展诊疗活动的。③使用伪造、变造的《医疗机构执业许可证》开展诊疗活动的。④医疗机构未经批准在登记的执业地点以外开展诊疗活动的。⑤非本医疗机构人员或者其他机构承包、承租医疗机构科室或房屋并以该医疗机构名义开展诊疗活动的。

(2)使用非卫生技术人员。卫生技术人员是指按照国家有关法律、法规和规章的规定依法取得卫生技术人员资格或者职称的人员;非卫生技术人员是指未取得上述任职资格(资质或者职称)的人员在医疗机构从事医疗技术活动。医疗机构使用非卫生技术人员的主要表现形式有:①医疗机构使用未取得相应卫生专业技术人员资格或职称(务)的人员从事医疗卫生技术工作的。②医疗机构使用取得《医师资格证书》但未经注册或被注销、吊销《医师执业证书》的人员从事医师工作的。③医疗机构使用卫生技术人员从事本专业以外的诊疗活动麻醉药品和第一类精神药品处方资格的医师开具麻醉药品和第一类精神药品处方的。④医疗机构使用未取得医师资格的医学毕业生独立从事医疗活动的。⑤医疗机构使用未取得药学专业技术任职资格(执业资格或者职称必须均无)从事处方调剂工作。⑥医疗机构使用取得《医师执业证书》但未取得相应特定资质的人员从事特定岗位工作的。⑦医疗机构使用未变更注册执业地点的执业医师、执业护士开展诊疗或护理工作的。⑧医疗机构使用未获得《外国医师短期行医许可证》的外国医师从事诊疗活动的。⑨其他。

(3)超范围行医。超范围行医是指医疗机构超出《医疗机构执业许可证》核准登记的诊疗科目范围开展诊疗活动的行为。主要表现形式:①未经核准从事计划生育专项技术服务。②未经核准开展医疗美容服务。③未经核准擅自开展性病专科诊治业务。④未经批准开展人类辅助生殖技术。⑤擅自从事人体器官移植。⑥未经医疗技术登记擅自在临床应用医疗技术。⑦其他。

(4)非法发布医疗广告。医疗广告是指利用各种媒介或形式直接或间接介绍医疗机构或医疗服务的广告。医疗机构非法发布医疗广告的主要表现形式有:①未经取得《医疗广告审查证明》发布医疗广告。②虽取得《医疗广告审查证明》,但医疗广告内容或发布媒体与《医疗广告审查证明》内容不一致。③医疗机构以内部科室名义发布医疗广告。④利用新闻形式、医疗资讯服务类专题节(栏)目发布或变相发布医疗广告。⑤其他。

3.医师多点执业带来的影响

2009年4月,《中共中央国务院关于深化医药卫生体制改革的意见》中首次提出医师多点执业概念,此后,陆续出台相关政策大力推进医师多点执业得到有效落实。然而,医师多点执业后,医师从定点执业向多点执业的转变,身份由"单位人"向"社会人"的转变必然会促进医务管理工作发生变化。第一,医师多点执业对传统医师培训模式也将产生重要影响,目前而言,医师的毕业后教育主要发生在医院,而医院也遵循"谁培养谁收益"的原则,掌握了对医师技术劳务价值使用的控制权。而多点执业政策执行后,既有格局将可能被打破,出现"为他人作嫁衣裳"的局面。第二,在不同地点执业过程中,参与多点医师面临的医疗纠纷和医疗安全问题等医疗风险和责任的分担也将是新形势下医务管理部门即将面对的问题,特别是在医师执业相关法律法规不完善的情况下这一问题将更加凸显。第三,医师多点执业对传统的工作评价模式也将产生挑战,多点执业后医师的工作将在多个执业点进行,对其执业绩效考核变成一个相对动态的过程,无论是工作数量和质量还是数据收集的全面性、及时性都将面临新的挑战。第四,医师的流动虽然能够扩大医院的影响力,但也有可能会带走部分病源,从而影响到主执业机构的既得利益。

4.如何加强依法执业

随着现代医学技术不断发展,放射诊疗设备被广泛运用到各级医疗机构,在提高患者疾病放射诊断与治疗质量同时存在放射设备无证经营、从放人员非法执业、放射性职业病、过量照射或防护不当引起患者投诉、医疗纠纷、放射事故等问题。医院应从管理机制、从放人员、放射设备及受检者防护管理等几方面开展放射防护管理工作。

(1)完善管理组织架构。医院成立以分管院领导为主任委员,相关临床、医技科室和有关职能部门负责人为委员的放射防护委员会,管理办公室设在医务部,安排专人负责放射防护管理工作;相关科室成立了放射防护管理小组,安排兼职人员负责本科室的放射防护管理工作,从院、科两级构建了放射防护组织体系,委员会建立了工作制度,明确了部门职责,放射防护委员会实行例会制度,定期对放射防护管理工作存在的问题进行总结并提出整改意见和办法。

(2)健全规章制度。按照国家相关法律法规规定,对新、改、扩建放射工作场所,放射设备的引进、换源、退出,放射防护用品的规范使用均做出明确规定,同时,各科室还根据设备分类制订了放射设备操作规程,由医院统一修订后下发并上墙,为强化放射防护管理提供了制度、规程保障。

(3)强化过程管理。①规范从放人员管理:医院对所有从事放射工作人员均进行了职业健康岗前、在岗及离岗体检,其中在岗体检不超过2年进行1次;每2年进行1次工作培训,每4年进行1次辐射安全与防护培训,通过加强放射防护安全培训,降低了职业照射和提高了放射防护水平。工作人员在体检、培训合格取得《放射工作人员证》后方能从事放射诊疗工作。从放人员进入放射工作场所必须按要求佩戴个人剂量计,医院委托第三方检测机构每季度进行1次个人剂量检测,针对剂量>1.25 mSv的人员进行调查,并填写分析调查记录表。同时,医院为每位从放人员建立职业健康档案,包括职业健康检查记录、放射培训记录、个人剂量监测数据等资料,为规范从放人员管理提供了资料保障。②重视放射设备管理:医院凡新增放射设备均按要求委托第三方有资质的卫生技术服务机构及环评机构进行职业病危害预评价与环境影响评价,对新增放射设备项目可能存在的职业放射危害因素及项目拟采取的防护措施、防护用品分析评价。评价报告完成后报卫生、环保主管部门进行审批,审批通过完成项目建设后再进行职业病危害控制效果评价与环境验收监测,再报卫生、环保行政主管部门审批并通过专家验收后,放射设备在取得《放射诊疗许可证》《辐射安全许可证》后正式投入运营使用。在用放射设备每年定期进行1次设备性能及防护状态检测,检测合格后方能继续使用。严格做到放射设备依法执业管理。③加强工作场所管理:放射工作场所防护门、观察窗厚度均按规定达到与墙体相同防护厚度,进出口设置醒目的电离辐射警示标志,工作指示灯有文字说明。按照放射工作场所分类:放疗场设置了多重安全联锁系统、剂量监测系统、影像监控、对讲装置、固定式剂量报警装置,剂量扫描装置和个人剂量报警仪等;核医学设置了专门的放射性同位素分装、注射、储存场所与放射性固体废物存储室及放射性废水衰变池,配备了活度计及表面污染监测仪;介入放射及X射线诊断场所配备了工作人员及受检者的铅围裙、铅围脖、铅帽、铅眼镜等防护用品。④强化受检者管理:受检者在进行放射诊疗前,工作人员告知放射检查的危害,检查时对其他非检查的敏感部位(如甲状腺、性腺等)采取屏蔽防护,如受检者较为危重检查时需陪伴,工作人员也予陪伴提供并使用了相应的防护用品,由于受检者防护意识较为薄弱,医院在每个放射检查室设置了防护用品使用示意图指导受检者及陪护如何正确使用防护用品。

(4)管理成效。通过规范放射防护管理,健全组织构架,完善管理工作机制,优化工作流程,提升人员防护意识等措施。

(二)医疗技术管理

医疗技术是指医疗机构及其医务人员以诊断和治疗疾病为目的,对疾病做出判断和消除疾病、缓解病情、减轻痛苦、改善功能、延长生命、帮助患者恢复健康而采取的诊断、治疗措施。

1.医疗技术管理的重要性

医药卫生是高新技术密集型领域,现代生命科学技术的飞速发展,推动了组织学技术、系统生物学技术、干细胞和再生医学、生物治疗等高新技术迅速发展,高新技术的发展是把双刃剑,为疾病治疗和健康维护带来了曙光的同时,也会产生一些如医学伦理等方面的影响。我国医疗技术准入管理和监督制度发展相对落后,医疗技术的发展和管理步调的不一致,致使少数涉及重大伦理问题、存在高风险或安全有效性有待进一步验证的医疗技术管理与监管存在一定风险。因此,对医疗技术实行规范化管理,是医院伦理管理的必然要求,也是医疗机构保障医疗安全、规避风险、承担社会责任的具体体现。

2.医疗技术管理的现状和难点

医疗技术的监管,是全球化的难题,为更好实现对医疗技术的有效管理,各国采取了包括医疗技术评估、行政规划和干预、专科医师培训制度、医疗保险制度等各种综合手段和方法。2009年之前,我国仅有《人类辅助生殖技术管理办法》《人体器官移植条例》等几部针对专项技术管理的特别规定,尚无一部系统性规定。2009年颁布了《医疗技术临床应用管理办法》,对医疗技术实行分类分级管理:将医疗技术分为三类,并对第二类、第三类技术实施准入管理和临床应用前第三方技术审核制度。2015年以后,我国医疗技术管理逐渐进入创新转型阶段。在政府简政放权的大环境下,原第三类医疗技术管理规范已不适应当前医疗技术管理要求。对此,《关于取消第三类医疗技术临床应用准入审批有关工作的通知》取消第三类医疗技术临床应用准入审批,并对医疗技术的管理由"准入审批"改为"备案管理",医疗机构对本机构医疗技术临床应用和管理承担主体责任。

2018年11月1日,《医疗技术临床应用管理办法(2018版)》颁布,目的在于加强医疗技术临床应用管理,建立医疗技术准入和管控制度,促进医学发展、技术进步,提高质量,保障安全。此管理办法以部门规章的形式下发,旨在加强医疗技术应用管理顶层设计、建立制度和机制、强化主体责任和监管责任。

3.医疗技术管理实务

(1)高风险医疗技术管理。高风险医疗技术广义上是指安全性、有效性确切,但技术难度大、风险高,对医疗机构服务能力、人员水平有较高要求;或者存在重大伦理风险,需要严格管理的医疗技术。相对于普通医疗技术,具有高危险性、高难度操作性,具有准入要求。高风险医疗技术管理是医院医疗技术管理工作的重要组成部分,应当遵循科学、安全、规范、有效、经济、符合伦理的原则。科室开展高风险医疗技术,应当与其功能任务相适应,具有符合资质并获得医院高风险技术授权的专业技术人员,相应的设备、设施和质量控制体系,并严格遵守技术管理规范。在高风险医疗技术管理中,应该建立相配的医疗技术准入和管理制度,同时对开展高风险技术的医务人员进行动态授权,以提高医疗质量,保障医疗安全。

(2)医疗新技术。医疗新技术主要是指医疗机构此前从未开展过的,对治疗、诊断疾病确切有效的,具有一定创新性并且具有一定技术含量的,有临床应用价值的新技术和新方法。包括对各类医技检查、临床诊断和临床治疗过程中相关的器械设备、药物、检验检测试剂、手术耗材等的技术创新,改造和扩展功能、医疗新技术开展临床应用涉及设备、药剂、运营及伦理审查等多个方面。

(3)强化过程管理。①申报管理:新技术审核实施院科两级审核。申报人所在科室对申报者资质、能力、技术条件、安全性、有效性及伦理风险等进行可行性论证,医务部组织专家进行可行性论证,专家论证严格实行回避、保密制度;医院伦理办公室进行伦理审查;医疗新技术管理专委会审批。②审批管理:医疗新技术管理专委会定期对通过专家论证和伦理审查的新技术/新项目进行审批,经委员讨论投票通过后正式开展实施。③应用管理:经批准开展的新技术/项目在临床应用中,严格履行告知义务,征得患方书面同意后方可实施;实施过程中一旦发生不良医疗事件,严格按照"不良损害应急处置预案"相关规定进行处置,并立即停止该项目,收集相关证据资料,查找原因,报告医教部,医务部组织相关人员开展调查后报医疗新技术管理专委会决定该技术/项目是否继续开展。④追踪管理:经批准开展的新技术/项目,项目负责人定期向医务部提交《诊疗新技术/新项目进展报告》,内容包括诊治患者情况、质量和安全分析、成本效益分析等。⑤保障支撑:医院将临床新技术/项目申报、开展情况纳入科室年终考核评分;同时,对技术新颖、成熟度较高、临床应用前景好的新技术/项目,可申请医院临床新技术基金资助。

(三)医疗授权管理

医学作为一门实践科学,需长期实践经验的积累。依法取得执业资格、并进行注册,是一名医师能够从事医疗活动的基本条件,通常并非所有满足执业医师从业条件的医师都能独立完全所有与自身专业相关的临床工作,按照不同工作能力、岗位职责及岗位管理要求,医师的资质水平对质量安全影响重大,根据资质实施授权是有效手段。

1.医疗授权管理的界定

20世纪50~60年代,许多企业特别是一些大的公司已经提出了授权的概念。授权是指将权利转移出去,让他人共担,以实现更大的管理效益,授权管理目前广泛应用于金融、信息、企业等行业管理中。由于患者疾病的个体差异性、医疗救治的时效性、医疗专科的独特性,对患者的诊疗活动采取统一固定的模式会脱离临床实际。因此,对医疗服务主体(如医师、护士等)进行分权、授权的程度,远远大于其他行业,即每位医疗组长有权力决定其诊治的患者所需的医疗服务项目。但由于医疗服务的不可逆行,没有约束的授权又容易导致医师对同一种疾病可能采取各种不同的治疗方案,使得治疗效果与治疗成本参差不齐,势必造成患者的利益损害,影响医疗质量和医疗安全。

2.医疗授权管理的必要性

医疗管理的最终目的在于提高医院的社会和经济效益。因此,医院管理者进行决策时,应充分运用授权与目标管理的理念,达到管理的专门化与人性化。

(1)医疗授权是规范执业人员行为的基础。授权是完成目标责任的基础,权力伴随责任者,用权是尽责的需要,权责对应或权责统一,才能保证责任者有效地实现目标,进而规范执业人员的行为。

(2)医疗授权是调动执业人员积极性的需要。通过赋予权力,实现目标,激发执业人员的潜在动力,调动被授权者的积极性和主动性。

(3)医疗授权是提高下级人员能力的途径。通过授予具备相应岗位素质要求的医师从事相应岗位工作的权利,实现自我控制与自我管理,在一定程度上改变完全在上级医师指导或指挥下做事的局面,有利于下级人员发挥临床工作和协调能力。

(4)医疗授权是增强应变能力的条件。现代医疗管理环境的复杂多变性,对医院组织管理提出了更高的要求;必须具备较强的适应和应变能力。而具备这种能力的重要条件即相应岗位素质要求的医师应被赋予相应的自主权。

3.医疗授权的原则

开展医疗授权管理以医疗授权为手段,健全机制,理顺流程,对影响医疗质量和医疗安全的重要环节(如岗位)、技术开展评估、实施准入、强化考核,从而实现全过程监管。通过提高执业人员素质和能力,规范医师行为,合理、安全、有效地应用医疗技术,规避可避免的医疗风险,从而持续改进医疗质量,保障医疗安全。医疗授权管理具有以下特点。

(1)明确授权。授权以责任为前提,授权的同时应明确其职责,责任范围和权限范围,包括行使权力的前提、时间、对象、方式、规范等。同时,还需要建立处罚机制,对超越授权范围开展医疗行为进行处罚。

(2)视能授权。医疗服务的授权标准必须以医师、技师的自身能力水平为主体,依据工作的需要和授权对象能力大小、水平高低制订授权标准,不可超越授权对象能力和水平所能承受的限度,以保证医疗安全为前提,最大限度地发挥授权对象的能力。

(3)完整授权。"疑人不用,用人不疑",卫生技术人员一旦达到授权的标准,医疗管理部门就应向其授予对应的权利,并为其行使对应的医疗诊疗权利提供支持和便利。

(4)动态授权。授权不是弃权,在授权以后,应对医师、技师等行使医疗权限的行为进行持续动态追踪的监管,同时定期对医疗权限进行清理和重新评定,针对不同环境,不同条件、不同时间、授予不同的权力。如果出现权力使用不当或违反规章制度者,应及时缩减或终止授权。

4.医疗授权的实施

(1)搭平台,建制度。医院层面应成立医疗授权管理委员会,成员应包括院领导、医务、质控、护理等行政部门负责人及各临床、医技科室主任。同时,应该建立工作制度,明确权限申请、审批、调整和终止程序;建立工作例会制度,定期对全院各级授权进行调整。

(2)抓重点,分类管。医疗业务过程环节千头万绪,将医疗授权工作全面铺开势必不具可操作性,医疗授权管理工作是否能落到实处,关键在于抓住重点环节,进行重点管理。

(3)强监督,勤考核。授权不等于弃权,如何确保被授权者合理使用取得的授权,必须建立与之配套的考核评价体系,不合格者及时终止授权。医院应建立完整的考核评价体系,确保被授权者合理使用被授予的权力,组织多部门进行动态管理,定期或不定期对各级授权人员进行考核,考核不合格者及时终止授权。同时,取得医疗授权意味着医院对其医疗业务水平的认可,取得岗位和技术授权也意味着要付出更多的努力,承担更重要的责任。为保证每一位被授权者以积极的态度认真履职,必要的激励机制不可或缺。

(四)医务流程管理

医务流程管理是医务管理的重要内容之一。流程一词指的是主体为达到某种特定目标,按照一定形式进行的连续不断的一系列动作或行为。通过分析流程中的各个环节,保留有价值的环节,尽量减少没有价值或阻碍流程运行的环节,最终达到每个步骤都能够为流程创造价值的目的。医院流程优化通过借鉴流程管理在生产中的成功经验,从而利用其理念和工具对医院管理流程进行优化和改善,以满足广大患者的需求和医院自身发展的需要。目前,医务管理的流程主要涉及资质审核、任务指派、应急处置、风险预警等。其业务流程的正常运行需以流程管理方法论的运用为基础,以"规范、培训、总结、改进"的实施为保障。

在医务管理中推进流程管理是一个循序渐进的过程。应重点做好宣传引导,在医疗相关部门统一思想,在流程管理的重要性上达成共识。具体操作层面,应根据管理实际情况,明确管理目标,对现有流程进行分析,判断现有流程与管理目标的协调程度,从而决定是否设计新流程,舍弃一些比较陈旧的流程,设计过程中要注意流程的可操作性;如果现有流程无明显缺陷,则仅需对其进一步规范,可通过加强日常宣讲、培训,强化流程管理意识,保证全院职工认可管理的各个环节,从而确保流程管理的全面展开、有序推进。同时,在流程管理中,要任命流程负责人或成立管理小组,负责整个流程的规范、改进、革新;新的流程在设计结束后,需要对其进行全面检查,并加强制度建设,总结经验,反思流程的可行性和最优化探索,持续改进,构建流程优化长效机制。以下以院内科间会诊管理优化为例浅谈医务管理流程优化。

1. 院内科间会诊流程优化背景

会诊是在临床诊疗过程中,对疑难危重患者的诊治,仅凭本医院、本科室医疗水平不能解决,需要其他医院、科室医务人员协助时,由科室发出会诊邀请,被邀医院、科室相关专业医务人员前往会诊并共同确定诊疗意见的医疗过程。其目的是为了帮助解决疑难病症的诊断和治疗,是发挥综合医院协作医疗功能的重要方式。会诊作为集多学科力量、加强学科间技术交流、保证优势互补、提升临床诊治水平的关键环节和手段,其重要性和不可替代性毋庸置疑。会诊质量的高低已成为衡量医院医疗环节质量水平的重要指标,尤其是会诊的时效性,是医疗环节质量控制的重要指标。不断提高会诊质量管理水平是医疗质量持续改进,确保医疗安全的重要内容。

2. 会诊流程改进思路和重点

会诊流程管理重点在于及时发现现有管理中的问题、找到问题根源,并及时解决请会诊质量和会诊质效两方面的问题,从而不断提升医院会诊质量。从找问题的角度出发,目前运用最多的是鱼骨图,它是一种发现问题"根本原因"的方法,也可以称为"因果图"。其特点是简捷实用,深入直观。

针对上述存在的问题,医院应加强制度建设,做到有章可循、有法可依:①对会诊人员资质做明确规定,通过准入保证会诊质量。②发挥信息化优势,保证会诊信息传递的及时有效,加强监控。③在电子会诊系统增设不良事件提醒、会诊任务智能排序、患者检查结果等便捷链接,以便于临床查询、提高会诊效率。④建立评价指标,实现会诊结束后"请会诊-会诊"双向评价单方可见的会诊质效评价,为会诊相关医疗质量的评价提供客观依据。⑤将院内科间会诊纳入医疗质量考核指标,提高会诊及时率和满意度。

3. 流程改进中的注意事项

（1）加强宣传,转变观念。为确保医务流程管理工作扎实有效开展,制订全面流程管理计划,对医务管理人员、医务人员进行专题讨论,进一步统一思想,达成共识;同时,做好宣传教育培训工作,加强对流程管理重要性的认识,举办专题讲座,使流程管理的核心理念渗透到全体医务人员,确保此项工作顺利开展。

（2）完善机制,确保成功。最优医疗服务流程的实现,依赖于相应管理机制的建立和完善,如多科会诊督导人员设置及会诊质效考评等,而相关工作的经济效益核算及合理分配是重要因素,要以强有力的组织措施和合理激励机制保障流程管理顺利进行。

（3）以点带面,逐步推广。医务流程管理的推行是一个循序渐进的过程,相关制度的制订和实施为其提供了有力保障,推行后认真总结、及时反馈、逐步推广。流程管理改造的出发点和立足点要基于简化流程的原则,同时也要注意改进的新流程是否能有效降低成本和提高质量,也要考虑医院自身的承受能力。

(五)医师培训管理

1.医师培训的重要性

如前所述,医务管理的范畴是在不断变化的,有着鲜明的时代特点和文化特点。但是,医务管理的重要对象则一直是临床医师,临床医师是提供医疗服务的核心,临床医师的水平和素质直接决定着医院的医疗质量和医疗安全。因此,对医院而言,全方位高水平人才的持续性培养是医院持续发展的重要保障,是提高医院核心竞争力的关键。开展医师培训正是医院人才培养的重要形式。

医学作为一门实践科学,需不断学习和长期实践经验的积累。尤其随着医学科学技术的迅速发展,各种医疗新技术、新方法不断涌现;随着医改的深入,医联体多院区模式和医院集团化趋势明显,医师多点执业法律法规的出台;医务人员法制意识相对薄弱,而人民维权意识在不断增强,医疗纠纷事件层出不穷等时代背景下,如何做好医师培训机制建设,通过医师培训,提升临床医师专业理论和技能,提升医院整体医疗质量,防范医疗事故,保障医疗安全,捍卫医师权益等是医务管理者急待思考的问题。

2.目前我国医师培训发展现状

基于医师培训的重要性,我国各大医院非常重视院内医师的培训工作,开展了多种形式的培训,但培训效果不尽人意。针对培训内容来说,目前我国医院主要侧重于知识和技能等基本胜任力的培训,对于医德医风、医患沟通能力、医疗相关法律法规、科研、教学及团队合作能力等人文素质的培训较少;针对培训形式,缺乏分层分类培训,导致培训的内容缺乏系统性和针对性,不适应时代发展和临床实际需求;同时医师培训缺乏有效的监督和考核制度,使培训流于形式,不能调动临床医师参加培训的积极性。

所以,大型综合性医院要做好医师培训工作就应积极响应国家号召,顺应时代发展,深入挖掘临床医师需求,合理设置培训课程及内容,优化医师培训模式,开展分层分类的医师培训工作。医院应根据本院医师、规培医师、研究生、进修生等人员类别的不同、岗位的不同及职称的不同来开展培训,应坚持分阶段、分层次、分类别、全面覆盖原则全面开展培训。具体做法如下。

(1)设立医师分级培训管理和监督机构。由机构负责培训工作的总体规划、组织、实施和协调工作。负责督导各专科专业理论和临床技能培训计划的落实和完成,督导各专科培训管理小组的考核并提出指导意见。

(2)成立培训指导委员会,专门负责确定医师培训总体目标、实施计划与考核办法,制订医师培训相关政策,审核各专科、各级别、各类别人员的培训计划及培训合格的认定。

(3)建立系统的、有针对性的医师分级培训、考核和监督体系。由医院负责引导,各专科培训管理小组负责落地各专科培训计划的制订、实施和考核,并提供本专科各级医师培训与考核情况。①制订培训计划:全院各专科首先分别确定本专科初、中、高级培训医师名单,再按照医院规定的统一格式和模板分别制订本专科各级人员培训细则。医院将各专科的培训细则整理成册。各部门、专科各尽其责,严格按照培训计划实施培训内容。将专科培训工作制度化、常态化,使培训工作有据可依。②执行培训内容,监督培训过程:各专科培训管理小组按照培训计划,督促科内各级医师按要求进行培训,切实把培训内容贯穿于平时工作。培训内容既有基础理论、基础技能,又有专科手术操作技能,同时涉及科研、教学能力的培养和创造性思维的培养。科室负责所有培训人员的考核并及时组织上报。医院督导培训过程及考核情况并提出指导意见。

（4）立足专业培训基础，医院牵头开展综合素质培训。医师培训中综合素质培训及专业技术培训两手抓两手都要硬。对于专科培训，医院在组织开展时除了建立系统的、有针对性的医师分级培训、考核和监督体系，积极引导及督导科室落地培训外还应丰富培训形式，提高培训积极性。对于综合素质培训，医院则应发挥更大的主导性，从医院层面提供更多的通用课程设置，如医学基础理论和操作培训，包括内、外科基础临床技能、急救技能、放射检查报告解读、临床检验新项目概览、医学人文教育、医疗核心制度解读、医疗相关最新法律法规解读、医疗机构常见违法违规行为案例分析、多点执业相关法律解读、医患沟通与纠纷防范、新技术申报及合理用药等，旨在通过培训提高临床医师执业相关法律意识、人文素养并推进医务管理制度的落实，提高制度执行效率，培养全面复合型高水平人才。

（5）以信息化手段为支撑，提高培训效率。医院信息化建设是提高质量效率的必由之路，医师培训同样需要信息化建设为支撑，医师的分层分类安排、培训细则、培训计划、讲课安排、授课课件及考核情况等信息都应达到标准化、信息化建档，通过信息系统查询便可快速得到所需数据，为科学决策提供服务。同时可利用信息化手段创新培训方式，增加在线在位培训方式，扩大培训辐射面及培训时间选择的灵活性。

3.医院进修生岗前培训管理

进修医师岗前培训是院内医师分层分类培训的一种重要形式。进修生岗前培训的目的在于向新到院的临床进修学员，系统介绍医院基本情况，开展规章制度、医德医风教育，以及基本工作流程、规范、标准等要求的系统培训，帮助进修生依法依规参与临床工作，最大限度地降低医疗风险，规避医疗纠纷，圆满完成临床进修学习计划。所以医院应对进修生岗前培训十分重视。

（六）关键环节实施项目管理——合理用血管理

患者在医院中进行的诊疗经过，本质上是一种流程，带有明显的时间属性和逻辑属性。医务管理对患者的诊疗行为进行全程管控，也即是一种流程管理。整个医务管理流程由若干个环节构成，其中部分环节对于患者诊疗效果、医疗质量影响巨大，我们将其称为"医疗关键环节"。在现代企业管理学与工程管理学中，有一个原理叫"控制关键点原理"，是指管理者越是尽可能选择计划的关键点作为控制标准，控制工作就越有效。控制关键点原理是管理工作中的一个重要理念。对一个肩负管理职责的人员来说，随时注意计划执行情况的每一个细节，通常是费时且低效的。管理人员应当也只能够将注意力集中于计划执行中的一些主要影响因素和节点上。而且事实上，控制住了关键点，也就控制住了最终的效果。

正如前文提到，医务管理工作纷繁复杂，管理项目多，管理难度大，通常都需要多部门科室进行协作联动解决，关键环节的项目种类也不胜枚举。在此，鉴于篇幅原因，我们以"合理用血管理"这一医务管理关键环节为例，给大家展示如何对关键环节实施项目管理。

输血是现代医学的重要组成部分，如果应用得当，可以挽救患者生命和改善生命体征。但血液供应、血液保管、血液传播疾病和输血不良反应对患者健康的威胁又使得合理用血管理成为医务管理中最重要的关键节点之一。

运用项目制推进关键环节工作，首先要设立明确、可行的工作目标。例如：在合理用血管理项目"技术创新结合科学管理，大力推广合理用血"中，项目目标被设置为以下内容。①根据各科室年度用血量及合理用血指数制订详细的临床合理用血评分细则，每月对各临床科室进行合理用血评分，准备把该评分纳入科室医疗质量考核。②建立定期反馈机制：包括各临床科室总用血量、相比上月的增减率等;以医疗组为单位分析评估治疗用血液的合理性、平均输血前血红蛋白等,要求科室将该指标纳入科室医疗质量管理,定期分析评估改进。③紧密跟踪创新性技术,促进合理用血相关转化医学研究成果的推广应用和制度化实施。如围术期的输血指征评分。④完善合理用血分析评估制度,督导临床科室持续改进。

之后项目组按照既定计划和目标,逐条进行项目推进,并做期中阶段成果总结。总结结果如下:①输血科已拟定临床合理用血评分细则(试行),对输血量大及不合理输血例数较多的科室和个人定期公示。②医教部根据每月评分情况及分析数据,向科室反馈合理用血相关数据、督导整改。通过院内信息系统、即时通信工具等方式加强管理部门、输血科及各临床科室的联系和沟通;注重加大合理用血培训的强度和重点科室的针对性培训。③创新性合理用血相关转化研究成果的专项宣教及制度改进,已依据研究进展试行制度化实施。④阶段性成果形成改善医疗服务行动计划案例,报医院审核。

进入到一定阶段以后,项目组要对研究的工作亮点、创新结果、优秀经验、未按计划完成部分及原因及下一阶段工作推进安排进行总结和讨论。

(七)多院区医务管理

根据《"健康中国2030"规划纲要》等相关文件的精神,在今后的医疗体制改革中会逐步建立"体系完整、分工明确、功能互补、密切协作、运行高效的整合型医疗卫生服务体系",建立不同层级、不同类别、不同举办主体医疗卫生机构间目标明确、权责清晰的分工协作机制,引导三级公立医院逐步减少普通门诊,重点发展危急重症、疑难病症诊疗。完善医疗联合体、医院集团等多种分工协作模式,提高服务体系整体绩效。

从上述文件精神可以看出,下一阶段的公立医院改革将会出现"医院合理规模控制"和"医院集团化趋势"两个方向。这是为了适应现代医院的发展趋势,确定地区内医院的规模,保证医疗资源的合理分配。按照国外医院管理经验,现代化医院的床位在1 500~2 000为宜,保持管理幅度和管理层级规模效应最佳。随着分级医疗政策的推进,由单体医疗中心规模扩张模式转为医联体多院区模式将是必然的趋势。

1.多院区发展历史沿革

早在20世纪80年代初期,我国医疗卫生领域曾以医疗合作联合体的形式,进行过一场医疗资源的重组,医疗联合体模式下的各个院区主要以技术上的互助形式松散联结;到90年代中后期开始,国内很多医院开始尝试医院集团化发展道路,通过采用合作共建、委托管理等多种方式,形成了以资本或长期的经营管理权等为纽带并拥有两个及以上院区的医院。需要说明的是:目前国内多院区医院通常组织形式为核心院区+一个或多个分院区,由核心院区向其他院区输出人力、技术、管理等各类资源要素,这与由产权独立的医疗机构组成的松散医联体仍有本质差别。随着大型公立医院多院区发展趋势日趋明显,医联体建设步入快速、纵深发展阶段的,纯粹意义上的单体医院将越来越少。

2.多院区模式的优势

多院区医院的出现和发展与既往我国优质医疗资源主要集中于各大型公立医院有着密切联系。首先,位于城市中心的大型医院发展空间往往受到地域的严重限制,医院在扩张战略中不得不选择迁建或新建院区的多院区模式;其次,可提高资源利用效率,降低服务成本是医院发展多院区的重要目标;另外,多个院区同时运行,使多院区医院医疗服务提供能力增强,服务覆盖人群更广,从而使得医院品牌知晓度提高等。

3.多院区医务管理的难点和对策

一体化管理难度大几乎是所有多院区医院发展过程中的共性问题,具体包括院区间文化整合问题、学科布局的科学性和前瞻性问题、成本控制问题、医疗同质化问题等。

对于医务管理而言,核心仍然是如何在多院区模式下保证整体的医疗质量和安全,促进医疗同质化。必须正视各个院区由于人员质量文化认同差异、技术水平参差不齐、医疗设备配置不同、各自有学科重点发展方向等因素对于医务管理带来的挑战,一般而言,可从以下几个方面入手提高医务管理质效。

(1)尽力建立统一的医疗质量标准、医疗服务流程和医疗质量考核体系。由此需要充分发挥核心院区的引领作用,合理配置各分院区的人力资源、医疗设备。

(2)针对性进行人员培训和院区间交流,促进医疗质量文化的整合。可依据现有人员的技术水平差异采取集中培训、鼓励院区间科室-人员互访、医院自媒体平台及时发布各院区建设发展信息等方式,以实现整体质量安全文化的整合。

(3)强调前置风险管理,合理界定不同层级医务管理部门权限。对于层次化管理模式的院区,有适度赋予其医务管理权限,以提高对医疗风险前置处理效率;同时也要注重医疗质量核心指标数据的信息共享,以保证及时介入干预。

(李 景)

第二节 医疗安全管理

一、医疗安全管理概述

(一)概念

医疗安全管理是指通过积极的手段、方式设计和运用以防止医疗错误及其带来的不良后果的行动。

《"健康中国2030"规划纲要》中明确提出,"持续改进医疗质量和医疗安全,提升医疗服务同质化程度,再住院率、抗菌药物使用率等主要医疗服务质量指标达到或接近世界先进水平"的工作目标。

(二)医疗安全管理现况及进展

近年来,随着医药卫生体制改革工作的不断深化,我国在努力满足人民群众日益增长的医疗卫生服务需求的同时,医疗安全风险隐患也随之增加,挑战日益严峻。

1.医疗资源配置和就医格局的改变给医疗质量安全带来的挑战

随着分级诊疗制度建设不断推进,政府对社会办医的鼓励和扶持力度日益加大,患者的就医地点选择呈现向基层和民营医疗机构集中的趋势,但基层和民营医疗机构的医疗技术、医疗质量安全管理基础较为薄弱,服务能力不足,医疗质量安全隐患也随之增加。

2.医疗发展模式和社会相关领域的变革给医疗质量安全带来的挑战

随着我国经济发展和社会进步,环境变化、人口老龄化及生活方式转变等,使得我国疾病谱从以感染性疾病为主向以心脑血管疾病及恶性肿瘤等慢性病为主转变。医学模式的转变和"大卫生概念"的确立,医疗服务范围的领域拓展,医疗机构的功能向院前和院后延伸,日常工作也从院内医疗向院外社区服务扩展。医疗机构的服务质量应在内涵上不断深化,外延上不断拓展,不仅仅体现在"治好病",还要在预防保健、服务方式、设施环境、医疗费用等方面让患者满意,得到社会的认可。健康服务业、社会办医、医师多点执业、医药电子商务、互联网医疗等新生事物蓬勃发展,医疗相关法律法规及配套设施建设相对滞后的矛盾越来越凸显。这些变化,对医疗卫生行业,特别是医院的医疗质量安全管理提出了更高要求。

3.医院外延式发展阶段的后续效应给医疗质量安全带来的挑战

医院的规模扩大,优质资源摊薄效应导致医疗质量安全同质化水平下滑,管理机制落后和管理人才不足导致有效的质量安全管理工作难以为继,服务量的超负荷增长导致的质量安全问题愈加突出,管理理念、管理手段、管理模式、管理能力和管理水平仍滞后于发展需要。

(三)组织构架

医疗安全管理是医院管理的重要组成部分,医疗安全管理需打破碎片化管理的模式,应形成相应的组织管理体系。至少包含医疗机构决策层、医疗安全管理专职部门、临床科室管理小组三位一体的组织构架模式,决策层由医疗安全专委会统筹全局,医疗安全管理专职部门负责日常管理事务,各科医疗主任作负责科室常规医疗安全防控,各个环节履行相应的职责,还需建立与之相对应的风险预警、质量控制、授权管理的平台,保障医疗安全落到实处。

二、前期风险防范措施

(一)医疗安全培训

1.培训目的

医疗安全培训的目的旨在提高医务人员临床服务能力、医患沟通技巧、医疗安全(不良)事件的处置能力,提高医疗风险防范意识,减少和避免医疗纠纷,保障医疗安全。

2.培训对象

医疗安全培训对象应包含各级医师、护士、技师、药师、实习生、进修生及行政工勤人员、新进职工等,教学性质的医院还应包括医学生等。

3.培训形式

根据医院的培训目标和要求,医疗安全的培训形式是多样化的,针对不同层级、不同类别的人员进行针对性的培训,包括自己组织培训或者委托给企业、管理机构代为培训。方式有理论培训(授课)、实践培训(在医院的职能部门轮岗)、卫生行政监督执法培训(参与执法调查)、参加医疗争议案件的鉴定或诉讼程序。

4.培训内容

医疗安全培训内容包括医患双方的权利与义务、患者安全目标、依法执业、医疗质量、医疗文书、医患沟通、保护患者隐私等。培训内容围绕牢固树立以患者为中心的服务理念,加强医德医风教育,注重医学人文教育和医疗服务的科学性、艺术性。

(二)医疗安全(不良)事件管理

1.定义及分类

(1)定义。临床诊疗工作中及医院运行过程中,任何可能影响患者的诊疗结果、增加患者痛苦和负担,并可能引发医疗纠纷或医疗事故,以及影响医疗工作的正常运行和医务人员人身安全的因素和事件称为医疗安全(不良)事件。

妥善处理医疗安全(不良)事件也是医疗风险防范工作的关键环节。目前医疗行业将医疗安全(不良)事件按事件的严重程度分4个等级。①Ⅰ级事件(警告事件):非预期的死亡,或是非疾病自然进展过程中造成永久性功能丧失。②Ⅱ级事件(不良后果事件):在疾病医疗过程中是因诊疗活动而非疾病本身造成的患者机体与功能损害。③Ⅲ级事件(未造成后果事件):虽然发生了错误事实,但未给患者机体与功能造成任何损害,或轻微后果而不需任何处理可完全康复。④Ⅳ级事件(隐患事件):由于及时发现错误,但未形成损害事实。

但是在实际操作过程中,医疗安全(不良)事件报告的原则和流程就决定了医疗安全(不良)事件需要再划分到Ⅴ级。因为免责和鼓励报告原则尽可能地激发了医务人员的主动性,所以如欠费、三无人员等无任何医疗安全隐患的事件也在报告事件范围内。

(2)分类。医疗安全(不良)事件的分类没有统一明确的规定,医疗机构可结合实际情况来进行分类,从四川某大型医院的经验来看,把医疗安全(不良)事件先分等级后再进行分类,类别主要有诊疗相关、用药相关、手术相关、辅助检查相关、医患沟通相关、意外事件、体液暴露、跌倒、医疗器械相关、院感相关、费用相关、院内流程相关、备案等13类。

2.报告流程及处理

医疗安全(不良)事件的报告流程根据医院的发展程度应满足多渠道的上报方式,包括手工、邮箱、电话或电子信息系统填报等。满足一个原则,即医疗安全(不良)事件的填报方式和处理的流程是快速和通畅的。医院职能部门就医疗安全(不良)事件应尽量做到事件各个击破,且不同类型的报告由专业的职能部门介入处理,做到专事专管,提高医疗安全(不良)事件处理的效率。这样不仅能鼓励临床医务人员的报告积极性,还有利于医院管理部门对全院医疗安全(不良)事件的知晓情况。因为每个医疗机构的处理模式不同,且没有统一的规定。

3.分析

医疗安全(不良)事件是内部主动发现和报告的,该数据会明显高于医疗纠纷的数据,从医院管理的角度讲,有明显的分析意义,从医疗安全(不良)事件发生的时间、类型、具体科室等作为划分标准,做到前后对比和典型医疗安全(不良)事件PDCA的循环管理。

4.奖罚机制

鼓励报告医疗安全(不良)事件的态度及免责报告的原则就决定了医疗安全(不良)事件主要是奖励的管理模式。按照三级医院综合评审要求,每百张床位年报告≥20件。现阶段难以从质上评价医疗安全(不良)事件报告的好与差,但是可以做到量上的评价,对达到标准的科室进行适当的奖励,发生医疗纠纷反查漏报的科室进行考核。

三、医疗纠纷及投诉管理

(一)医疗纠纷的现状分析

医疗纠纷可以做广义和狭义的不同理解,广义上强调纠纷双方当事人的身份,即一方是患方,一方是医疗机构,就可以称为医疗纠纷;狭义上说更强调的是纠纷的内容,指患者因购买、使用或接受医疗服务与医疗机构发生的纠纷称为医疗纠纷。近几年来,我国医疗纠纷的医患关系仍呈现紧张状态,尤其职业医闹的出现、媒体的不实报道,使医患之间的关系恶化。医疗纠纷的现状可归纳为数量多、类型广、索赔高、处理难。该态势短期内不会改变。

(二)医疗纠纷处理

1.医疗纠纷常规处理模式

我国目前常见医疗纠纷的处理有四种模式:医患双方协商、人民调解委员会调解、医疗争议行政处理(医疗事故技术鉴定)和民事诉讼。

(1)医患双方协商。协商解决医疗纠纷是法律赋予医患双方在意思表示真实且完全自愿的条件下,进行沟通协商,协议内容不违背现行法律和社会公序良俗。

(2)人民调解委员会调解。人民调解委员会为医患双方搭建了沟通平台,有利于医患双方矛盾的缓冲。但由于我国的调解制度运行时间较短,尤其是医疗纠纷调解中往往涉及专业性很强的医学、法律知识,调解员队伍及素质还有待提高。

(3)医疗争议行政处理(医疗事故技术鉴定)。医疗事故技术鉴定是围绕是否构成医疗事故及事故等级展开的。医疗事故技术鉴定是由各级医学会主持进行的,鉴定专家都是具有一定临床经验的专科医师,鉴定的科学性较高。同时也是判断患方能否依据《医疗事故处理条例》获得赔偿的关键。但由于医院与医学会及鉴定人员的关系特殊,且医疗事故技术鉴定是集体负责制,使患方对医疗事故技术鉴定的中立性和公正性大打折扣。我国现行医疗鉴定体制是二元化的鉴定体制,即医疗事故技术鉴定和医疗过错的司法鉴定并行。既有医学会作为官方代表进行医疗事故责任鉴定,又有司法鉴定机构进行医疗过错责任鉴定。

(4)民事诉讼。民事诉讼是医疗纠纷处理最权威的解决方式,也是医疗纠纷处理的最后一道防线。医疗纠纷启动诉讼程序后,卫生行政部门及其他机构不再受理,若已受理的,应当终止处理。由于诉讼程序性极强,医疗鉴定专业性强,这种模式成本高、周期长,易造成案件久拖不决。此外,诉讼的强对抗性及专注于法律问题而忽视灵活性,不利于医患关系的和谐。

2.重大、突发医疗纠纷事件及应急事件处置

重大、突发医疗纠纷出现苗头或已发生后,医疗机构应启动医疗纠纷处置预案,并按程序处置,防止医疗纠纷矛盾激化升级。处置程序包括医疗机构和上级卫生行政部门的联合接访;患方情绪失控与医务人员发生纠纷后,医疗机构和警方加强警医联动,并向上级主管单位报备。

在我国,暴力伤医、辱医及其他突发公共卫生应急事件时有发生,在处置该类事件中,应当做好以下几点:①端正意识,提高防范能力。②做好应急预案。③梳理隐患,妥善处置纠纷。④善安保措施。⑤合理应对新媒体。⑥依法处置伤医者。

3.涉及医疗纠纷的尸体处置

《医疗事故处理条例》明文规定患者在医疗机构内死亡的,尸体应当立即移放太平间。但部分医疗纠纷患者家属拒绝移动尸体,以此给医疗机构施压。为维护病房正常秩序,医院应立即启动院内应急预案,多部门联动,包括保卫部、医教部,必要时报警处置。若患方对患者死亡原因有异议要求尸检,医疗机构应当予以配合。

4.医疗纠纷病历的复印和封存

根据《中华人民共和国侵权责任法》《医疗事故处理条例》相关规定,患方有权复印或封存患者住院病历资料。目前行业内习惯将病历分为主观病历和客观病历。实践操作中,患方可复印客观病历,封存主观病历。

5.医疗纠纷的分析、考核、整改

医疗纠纷充分反映了医院医疗服务过程中存在的问题和缺陷,以及潜在的医疗服务需求。重视投诉处理既是提高医疗服务质量、改进服务水平的一项措施,也是构建和谐医患关系的重要手段。将 PDCA 循环运用于医疗投诉处理中,能使投诉的接待和处理更加规范化和程序化,对医院的可持续发展具有重要意义。建立医疗投诉处理 PDCA 质量管理流程需注意以下几点。①疏通渠道,明确目标:为保障投诉渠道的通畅,在院内公布院内各类型纠纷的投诉电话。同时,制订医疗安全管理制度,优化投诉处理流程。②明确职责,执行目标:投诉接待实行"首诉负责制"。在听取投诉人意见后,核实相关信息,并如实填写《医院投诉登记表》,并经投诉人签字(或盖章)确认。对于涉及医疗质量安全、可能危及患者健康的投诉,组织相关专业专家及被投诉科室管理小组成员进行讨论。③依照指标,检查落实:每起投诉处理后,须向相关科室反馈处理结果及医疗过错中待改善的地方,要求科室定期进行整改。定期以典型的医疗投诉、医疗不良医疗安全事件为重点,进行院内展示,对相应科室整改再进行督导,提高全院医务人员的防范意识。与此同时,利用临床科室晨交班时间,进行宣教。④反馈处理,评价总结:各科室落实检查阶段中针对医疗安全工作制订的各类规章制度,医院定期组织科室质量大查房及机关、专家查房等方式对科室的整改情况进行监督;建立医疗投诉预警机制,该机制主要通过对医院往年的医疗投诉发生率、医疗数量、质量及效率指标进行统计分析,得出医院在各个时段不同的患者收治数量下,医院发生医疗隐患的预警指数,并划分出预警级别,针对不同的预警级别采用检查阶段制订的各种整改措施。

(李 景)

第十六章 医院医疗保险管理

第一节 医疗保险

社会保障是世界上各个国家都在实施的一项社会政策,也是一个国家社会经济制度的重要组成部分。而医疗保障制度作为社会保障制度的重要组成部分,是保障社会成员健康,保障劳动力资源,从而促进经济发展的重要社会制度。进入新世纪,我国在全国范围内逐步建立了以城镇基本医疗保险和新型农村合作医疗制度为核心的多层次医疗保障体系。本章内容阐述了医疗保险的相关概念,社会医疗保险基金的运行,以及定点医疗机构管理的相关制度。

社会保障中的医疗保障制度,特别是医疗保险制度涉及面广、内容复杂、运行难度大。医疗保险作用的发挥是通过医疗保险机构、被保险人群、医疗服务提供机构及政府之间的一系列复杂的相互作用过程来实现的。

一、医疗保险概述

(一)社会保障

社会保障源于"社会安全"一词,是指国家依法强制建立的、具有经济福利性的国民生活保障和社会稳定系统,是社会经济发展到一定阶段的必然产物。社会保障制度是社会政治经济制度的重要组成部分,也是社会经济发展的安全网和社会矛盾的缓冲器。

现代社会保障制度的产生是在19世纪的德国,其标志是一系列社会保险相关法律的出台。1935年美国颁布了历史上第一部《社会保障法》。我国于1951年颁布了《中华人民共和国劳动保险条例》,1993年在《关于建立社会主义市场经济体制若干问题的决定》中,提出了养老和医疗保险的统分结合模式,并将社会保障体系概括为社会保险、社会救济、社会福利、社会互助、优抚安置、个人储蓄积累保障等内容,其中社会保险是社会保障最主要的支柱。

(二)社会保险

保险是相对于风险来说的。风险是意外事件发生的可能性,是一种客观存在的、损失的发生具有不确定性的状态,是保险产生的前提。人类常常会遇到自然灾害、意外事故及自身生、老、病、死、自然规律带来的各种各样的风险,而疾病风险就是其中之一,是关系到人类基本生存权益的特殊风险,造成的损失将影响到个人、家庭、集体、社会。保险是一种经济补偿制度,它以合同的形式集合众多受同样风险威胁的人,按损失分摊的原则预先收取保险费,建立保险基金,用以补偿风险发生后给被保险人所带来的经济损失。

保险根据标的,分为财产保险和人身保险;根据保险的保障范围,分为财产保险、责任保险、保证保险和人身保险;根据保险的实施方式,分为强制保险和自愿保险;根据风险转稼形式,分为原保险、再保险和共同保险;根据保险人经营的性质,可分为社会保险和商业保险。

社会保险是根据国家通过立法,由劳动者个人、单位或集体、国家三方面共同筹集资金,在劳动者及其直系亲属遇到年老、疾病、工伤、生育、残疾、失业、死亡等风险时给予物质帮助,以保障其基本生活的一种社会制度。社会保险在我国分为医疗、工伤、生育、养老、失业五个险种。社会保险由国家举办,通过立法形式强制推行,是社会保障制度的最核心的内容。

(三)医疗保障

医疗保障是指国家通过法律法规,积极动员全社会的医疗卫生资源,保障公民在患病时能得到基本医疗的诊治,同时根据经济和社会发展状况,逐步增进公民的健康福利水平,提高国民健康素质。

从社会保障制度的角度来看,医疗保障属于社会保障的有机组成部分,也要惠及每一个社会成员,在制度框架上是多层次、多形式、多样化的,医疗保险是其中的一种;从医疗卫生事业的角度来看,卫生福利体系包括医疗保障制度和医疗卫生服务体系,两者既相互联系、相互交叉,又自成体系,独立运行。

(四)医疗保险

(1)广义的医疗保险指健康保险,发达国家的健康保险不仅包括补偿由于疾病带来的经济损失(医疗费用),也包括补偿间接经济损失(如误工工资),对分娩、残疾、死亡也给予经济补偿,以至于支持疾病预防、健康维护等。狭义的医疗保险是指以社会保险形式建立的、提供因疾病所需医疗费用资助的一种保险制度。一般而言的医疗保险指的是社会医疗保险。

(2)医疗保险根据保险性质的不同,可分为社会医疗保险和商业医疗保险;根据保险层次的不同,可分为基本医疗保险和补充医疗保险;根据保险对象的不同,可分为职工医疗保险和居民医疗保险等;根据保险范围的不同,可分为综合医疗保险、住院医疗保险和病种医疗保险等。

(3)医疗保险的基本原则。①强制性原则:医疗保险是由国家立法规定享受范围、权利、义务及待遇标准,强制执行的社会制度。②全员参保原则:由全社会劳动者来共同承担责任,这样抵御疾病风险的能力就大大增强。③费用分担原则:一方面,医疗保险基金由国家、用人单位和个人三方面共同筹集;另一方面,医疗费用由医疗保险基金和个人共同分担。④保障性原则:以保障人们的平等健康权利为目的。⑤公平与效率原则:指公平与效率相结合,既要体现公平,又要兼顾效率。⑥属地管理原则:我国基本医疗保险实行属地管理,在一个统筹地区内,执行统一政策,基金统一筹集、使用和管理。

(五)医疗保险法律法规

医疗保险的法律制度是医疗保险事业的重要组成部分,是医疗保险制度得以实施的重要保证。

1.相关概念

医疗保险法是调整在医疗保险中形成的各种社会关系的法律规范的总称。医疗保险法律关系是国家医疗保险法律确认和保护的具有权利和义务内容的具体的社会关系,是医疗保险制度主体间的权利和义务关系。医疗保险法律关系由医疗保险法律关系的主体、内容和客体三部分组成。

医疗保险合同是指医疗保险经办机构与参保单位所订立的一种在法律上具有约束力的协议。基本医疗保险服务协议是我国社会医疗保险经办机构与定点医疗机构或药店签订的一种服务协议,即是一种服务"合同",具有行政合同和经济合同的双重特性。

2.关于我国医疗保险法律的探讨

《中华人民共和国宪法》中明确规定:"中华人民共和国公民在年老、疾病或者丧失劳动能力的情况下,有从国家和社会获得物质帮助的权利。国家发展为公民享受这些权利所需要的社会保险、社会救济和医疗卫生事业。"《中华人民共和国社会保险法》已于2011年7月1日起正式实施,其中明确规定国家建立基本医疗保险、生育保险、工伤保险等社会保险制度,以保障公民在疾病、生育、工伤等情况下从国家和社会获得物质帮助的权利。但对于医保经办机构的性质、医疗保险协议的性质及协商和纠纷解决机制无尚未立法,亟待以法律形式明确,以建立与现行法律相衔接的程序法律规范,保障关系民生的重大问题能够有效解决,建立和谐的社会关系。

(1) 我国医疗保险法律关系的界定探讨。我国的医疗保险法律关系应具有一般法律具有的共性,即指引人们的社会行为,调整社会关系中人们之间的权利和义务联系,是社会内容和法律形式的统一。医疗保险法律关系也应具有部门法律关系自身的特殊性,主要表现在:①医疗保险法律关系所涉及的社会活动内容局限在医疗保险的范围之内。②医疗保险法律关系的主体涉及医、保、患三方,客体涉及财产权、行政权、经营自主权、知情权、隐私权、名誉权。③医疗保险法律关系的内容涉及医疗保险的权利和义务。④医疗保险法律关系是一种多重的法律关系,具有行政法律关系、民事法律关系和社会法律关系的特征。⑤医疗保险法律关系的调整方式可以有法律调整、行政调整和社会机构调整。

(2) 我国医疗保险法律关系的主体和客体探讨。我国医疗保险法律关系的主体应包括国家行政机关、经办机构、定点医疗机构和药店、参保单位、集体和参保人员。客体应包括医疗保险基金和财政预算资金的财产权,经办机构、医疗机构和用人单位的自主经营权,参保职工的财产权、隐私权、医师的名誉权,以上各方的知情权。

(3) 我国医疗保险法律关系的内容探讨。我国医疗保险法律关系的内容应是各主体的具体权利和义务:①国家行政机关在医疗保险法律关系中的权利主要体现在制定法律法规、政策措施,认定定点医疗机构和定点药店的资格,制定药品、诊疗和服务设施目录等标准,开展医疗保险监督检查等方面。其义务主要体现在推行医疗保险制度,通报医疗保险基金运行情况,提供医疗保险政策咨询和工作指导,进行行政执法等方面。②医疗保险经办机构在医疗保险法律关系中的权利主要体现在依法征缴医疗保险费,用医疗保险合同管理定点医疗机构和药店,管理和支付医疗保险基金等。其义务主要体现在执行和宣传医疗保险政策,组织单位、集体和个人参加医疗保险,按时征缴医疗保险费,提供医疗保险服务,防范医疗保险基金欺诈行为,接受财政、税务、审计等部门的监督等。③定点医疗机构在医疗保险法律关系中的权利主要通过医师行使处方权,通过医疗服务收取医疗费用,进行医疗鉴定、开具有关证明等;定点药店的权利主要体现在药师和经营人员进行药品销售。定点医疗机构的义务主要体现在提供门诊和住院治疗,记载和保管病历档案,接受参保人员咨询等;定点药店的义务主要是提供购药服务。④参保单位、集体在医疗保险法律关系中的权利主要是为职工或人群参加医疗保险;参保人员的权利主要体现在享受医疗保险待遇,对医疗服务和医疗保险政策的知情权。参保单位、集体在医疗保险法律关系中的义务主要是筹集和缴纳医疗保险费;参保人员的义务主要体现缴纳个人应付的医疗保险费,支付个人承担的医疗费,配合医务人员进行检查和治疗等。

（4）我国医疗保险法律关系的运行探讨。医疗保险法律关系的运行,在制度层面应构建完整的医疗保险体制,形成良性的制度运行机制;在法律层面应制定一系列的法律、法规、政策,建立一支熟悉医疗保险法律的司法和行政执法队伍;在管理层面应实现医疗、财务、信息技术等业务人员的专业化管理。

3.医疗保险中的纠纷与处理

医疗保险中的纠纷按其性质不同可分为行政纠纷和民事纠纷两类。①医疗保险中的行政纠纷一般有:医疗保险管理机构的行政处罚或行政强制措施不服而产生的纠纷;为符合法定条件申请医疗保险资格或申请定点医疗机构资格,而医疗保险管理机构拒绝申请或不予答复而引起的纠纷;医疗保险管理机构没有依法给付保险金的纠纷;医疗保险管理机构违法设置义务而产生的纠纷;医疗保险管理机构关于平等主体之间各种纠纷事实的认定以信赔偿问题的行政裁决不服而引起的纠纷。②医疗保险中的民事纠纷一般有:保险承办机构与约定医疗机构之间签订了医疗保险合同,因一方不履行合同而引起的纠纷;医疗单位与接受医疗服务的参保人之间因医疗服务质量或医疗费用等原因引起的纠纷;医疗保险承办机构与用人单位及被保险人之间在合同履行方面引起的纠纷;单位与被保险人之间因医疗保险产生的纠纷。

医疗保险纠纷的处理途径。①社会调整:在医疗保险中,指由社会仲裁机构或第三方机构建立由医疗卫生、社会保障、药品监督、物价管理等部门专家组成的医疗保险争议调解组织,对经办机构、医疗机构、药店和参保职工之间的医疗保险争议进行调解和仲裁。②行政调整:有行政裁决和行政复议。行政裁决指行政管理机构依照法律法规的授权,对于行政管理活动密切相关的特定民事纠纷进行裁定与处理行为。在医疗保险中集中表现在被保险人与约定医疗机构之间因医疗服务质量或医疗费用而产生的纠纷。行政复议指公民、法人或其他组织不服行政主体的具体行政行为,依法请求上一级行政机关或法定复议机关重新审查,并做出决定的活动。在医疗保险中,指约定医疗机构、用人单位和被保险人等管理相对人认为医疗保险管理机构的具体行政行为侵犯其合法权益,向该管理机构的上一级主管部门申请重新审查并做出决定的行为。③司法裁决:即诉讼,是国家司法机关在当事人和其他诉讼参与人的参加下,用裁判或以其他方式解决案件而进行的活动,具有最终裁决的法律效力。可分为民事诉讼、行政诉讼和刑事诉讼三种类型。在医疗保险中,指通过司法程序,对医疗保险法律关系中的违法行为进行调整。

二、医疗保险系统

医疗保险系统是一个以维持医疗保险的正常运转和科学管理为目的的,主要由被保险人及其单位、医疗保险机构、医疗服务提供机构等要素组成的,以规范医疗保险费用的筹集、医疗服务的提供、医疗费用的支付为功能的有机整体。

医疗保险系统的形成有一个从简单到复杂的过程。随着社会经济与医学的发展,系统中的各方相互作用,相互影响,从而使医疗保险系统不断地趋于完善,构成了由医疗保险机构、被保险人、医疗服务提供者和政府组成的现代医疗保险系统。

(一)医疗保险系统在社会系统中的位置及相互关系

政府以经济、法律、行政等手段介入到医疗保险系统,并把它纳入整个社会保障系统中,政府处于医疗保险各方的领导地位,医疗保险管理必须是多个部门的参与,主要涉及人力资源和社会保障、医疗保险、财政、物价、税务、医药、金融等职能部门,其中社会保障和医疗保险是主要的管理部门。就社会分工来看,财政部门管理医疗保险基金,物价部门对供方价格实行管理,医药、医疗保险部门负责医药、医疗保险协调管理，银行等金融机构则提供金融服务，而政府领导层则负责协调相关部门在医疗保险系统中充分发挥各自的作用。

（二）医疗保险系统各方

1. 政府

由于政治、经济、文化、体制、医疗保险模式等多种因素的影响，政府对医疗保险的管理有不同的方式，但一般有计划型、市场型、中间型三种管理模式。计划型管理模式的主要特点是政府承担医疗保险的责任，保险的公平性、均衡性、普及性得以保证，保险费用易于从总量上得以控制。但保险各方的积极性和效率下降，政府要为不断上涨的医疗费用负责而不堪重负。市场型管理模式下，政府只做宏观规划，医疗保险基本由市场调节，会出现公平性下降、费用难以控制等问题。中间型管理模式下，政府一方面要在市场之外进行宏观调控，同时要用计划手段进行适当的控制，甚至对医疗保险的某些部分直接参与。许多国家在总结多年的经验后，都在逐步向中间型管理模式靠拢。

2. 医疗保险机构

医疗保险机构指具体负责医疗保险费用的筹集、管理、支付、监督等业务的机构，又称为医疗保险方。根据医疗保险机构独立经营的程度高低，社会医疗保险机构可以分为三类。

（1）政府机构型。这类医疗保险机构的运行基本按照政府计划规定办事，主要目标是保障政府计划的落实，可视为政府的派出机构，其机构成员类似于国家公务人员。经营效果主要依赖于行政管理水平，经营活动几乎没有风险。这类医疗保险机构在各国医疗保险机构中较少，例如加拿大、中国的医疗保险机构。

（2）独立经营型。这类医疗保险机构在经营方面基本独立，包括组织人事、财务安排、经营决策等都可以自行决定，只是在总体上按照政府有关医疗保险的法规执行，并接受国家有关部门的监督。在财务经营方面自负盈亏，可以发展，也可以倒闭。商业保险公司经办的医疗保险多属于这种类型，例如，美国、荷兰等国的医疗保险机构。

（3）中间型。世界上许多国家的医疗保险机构属于中间型。这类机构一方面接受政府统一的计划安排，另一方面又有相对独立的经营权，如在决定保险范围、保险费率和经营方式拥有一定程度的自主权。居民可自由选择保险机构，保险机构之间存在着一定的竞争。因此，既可以在实施医疗过程中保证社会公益性，又可以通过保险机构间的竞争保持较好的效率和效益，是一种较为合理的机构模式。

3. 被保险方

在我国被保险方通常指参保单位或参保人。综合多个国家医疗保险政策，对被保险方可以从以下几个角度进行分类。

（1）按经济收入分类。一般划分为高、中、低三类。中等收入的人群是大多数，一般保险政策是针对他们而定。对于低收入人群，往往采用政府资助保险费的办法参加保险。

（2）按年龄分类。许多国家把65岁以上的老年人作为特殊保护对象，由国家负担保险金，支付医疗费。商业保险往往按不同年龄段收取保险金额。

（3）按职业进行分类。即不同职业的人群享有不同的保险政策。我国常见的职业人群有企事业单位的职工、国家公务员、特殊人群（例如离休人员）、灵活就业人员、城镇居民、农民等。

（4）按健康状况进行分类。对患有一些特殊疾病的人群，例如残疾人、传染病患者、癌症患者等，由国家出资承担保险费、医疗费。

4.医疗服务提供方

在医疗保险制度中,医疗服务提供方指经医疗保险统筹地区劳动保障行政部门审查,并经社会保险经办机构确认的,为城镇职工医疗保险参保人员提供指定医疗服务的医疗机构及其医务人员。我国医疗保险实行定点医疗制度,即为参保职工提供医疗服务的医疗机构分为定点医疗机构和定点药店。

(三)医疗保险系统中各方的关系

在现代医疗保险系统中,四个基本构成方围绕着医疗费用的补偿问题相互作用,相互影响,这一系统中各方的关系实质上是一种经济关系,其表现在以下四个方面。

1.医疗保险机构与被保险方

医疗保险机构向被保险方收取保险费、确定医疗服务范围、组织医疗服务、确定医疗费用的补偿水平。在这一环节中,医疗保险机构通过确定医疗服务范围,满足被保险人的健康需求。

2.被保险方和医疗服务提供方

被保险人向医疗服务提供方选择自己所需的医疗服务,并支付需自付的费用。在这一环节中,一般采取个人账户和费用分担的方法,使被保险方自我约束,审慎选择所需的医疗服务种类和服务量,以达到控制费用的目的。

3.医疗服务提供方与医疗保险机构

医疗保险机构向通过一定的形式向医疗服务提供方支付医疗费用,同时对医疗服务的质量进行监督。在这一环节中,医疗保险机构通过改变支付方式约束医疗服务提供方的行为,同时采取一些外部监督措施,以达到既保证医疗服务质量又能有效地控制医疗费用的目的。

4.政府与各方

政府与各方的关系主要体现在政府作为管理方对医疗保险系统的其他三方:保险方、被保险方和医疗服务提供方的行为进行监督和管理。政府一般通过法律、政策、行政和经济手段等来调节和保障三方的利益。

(四)医疗保险管理体制

医疗保险管理体制是组织领导医疗保险活动的管理原则、管理制度、管理机构和管理方式的总和。医疗保险管理体制一直是各国推行社会医疗保险最关键、最敏感的因素,它在很大程度上决定着医疗保险资源的使用效率,决定着参保人员得到的医疗服务数量和质量。医疗保险的管理是通过一定的管理模式实现的,主要是指医疗保险行政与业务管理的组织制度,包括各级医疗保险管理机构的主体、职责权限的划分及其相互间的关系。由于各个国家政治、经济、文化和历史背景的不同,医疗保险的管理体制也不尽相同,从世界范围来看,各国医疗保险管理体制概括起来有以下三种模式。

1.政府调控下的医疗保险部门和卫生部门分工合作模式

这种模式下,政府不直接管理医疗保险,只制定强有力的法律框架,并通过某个主管部门进行宏观调控;在政府法律的框架内,各机构拥有自主权。医疗保险部门由许多相对独立的公共机构组成,负责筹集和管理资金、支付费用;卫生部门负责提供医疗服务。这种模式以市场调节为主,医保、医疗双方各自独立、互相协商,通过签订和执行医疗服务合同发生经济关系,为参保人提供医疗服务。这种模式一般见于社会医疗保险实施前医疗市场就已相当发达的西方国家,主要是欧洲国家,例如德国、法国。20世纪90年代以来我国实行的社会医疗保险基本上也是这种模式。

这种模式的优点是社会医疗保险制度与市场经济有机结合,既保证社会稳定,又促进经济发展;比较灵活,可以根据医疗保险需求调整资金筹集,并通过支付制度的改革调整资源供给;医疗保险与医疗服务职责分明、独立核算、相互制约,有利于卫生资源合理利用;患者择医自由度高,对服务质量满意度高。但是,实行这种模式需要比较发达的医疗服务市场、比较完善的支付制度,同时还需要政府较强的监督和调控。

2. 社会保障部门主管模式

社会保障部门主管模式的特点是社会保障部门统一制定有关政策;所属社会保险组织不仅负责筹集和管理医疗保险基金,还组织提供医疗服务,也从社会上购买一部分医疗服务。这种模式多见于医疗资源比较缺乏且分布不尽合理的发展中国家。实行这种模式的关键是要协调好社会保障所属医疗系统与卫生行政部门所属医疗系统的关系,防止资源配置不当,造成浪费;并要调整好对医疗机构的补助和工作人员的工资,调动医疗机构和工作人员的积极性。

这种模式能够较快地促进卫生系统的发展,有效地提供初级卫生服务,摆脱缺医少药困境,有利于控制医疗保险费用,并可通过本系统内部的资源调整来满足医疗需求的变化。拉丁美洲和其他发展中国家一般采用这种模式。其缺陷是:社会保障部门所属医疗机构与卫生行政部门的职能容易重复,不利于行业管理和实行区域卫生规划;主要依靠的是部门内部人员和设施,不能充分利用社会上已有的医疗资源;医院设施归医疗保险机构所有并受其支配,行医自主权受到限制;参保人只能在医疗保险系统内部的医疗机构看病,择医自由受到某些限制。

3. 卫生行政部门主管模式

卫生行政部门主管模式的特点是国家的医疗保险计划和政策通过卫生行政部门来贯彻实施,卫生行政部门既负责分配医疗资源,又负责组织提供医疗服务。由国家财政资助的医疗保险制度一般采用这种模式,如英国、加拿大、瑞典等,我国的公费医疗和新型农村合作医疗制度也属于这种模式。

这种模式将福利与卫生结合起来,在提高医疗保险资源经济效率和加速实现卫生保健目标方面有许多优点:有利于实行行业管理和区域卫生规划,让有限的卫生资源得到充分利用;以预算制和工资制为主要补偿和支付方式,利于成本控制;有利于预防与治疗相结合;被保险人能够平等地享受医疗服务。但是实行这种模式,医疗保险水平和医疗卫生事业的发展受政府财政状况的影响较大,需要有较强的监督机制才能保证被保险人获得适当的、满意的医疗服务,还需要有完善的预算分配制度,既加强费用控制,又调动卫生行政部门的积极性。

(五) 我国社会医疗保险机构的性质和职能

在我国,社会医疗保险机构是政府隶属下的事业单位,社会医疗保险机构所从事的医疗保险是一项社会公益事业,所承担的医疗保险范围是基本医疗保险,不以盈利为目的,其事业经费不能从社会医疗保险基金中提取,而由各级财政预算解决。社会医疗保险机构代表政府执行医疗保险的各种方针政策,是具有一定自主经营权的非营利性的事业单位,同时也是按照国家有关医疗保险的政策法规运作,并接受政府的监督。各个统筹地区的社会医疗保险机构要根据当地不同的经济发展水平,以"以收定支,收支平衡"的原则自主确定医疗保险实施方案。

社会医疗保险组织机构通过业务活动将医疗保险费的提供者和医疗服务的提供者联系起来,将传统的医患双边关系变成了医、保、患的三方关系,其职能是有效地开展医疗保险业务,保证医疗保险系统的正常运转,包括筹资、支付、管理、服务、监督等方面。

1.筹集医疗保险基金

征收方式主要有征税方式和征费方式。主要包括制定保险基金的筹集原则、方式和程序;做好统筹单位的建档工作;一些有关指标的测算和预算;选择有效的资金筹集方式;组织缴纳保险费;对医疗保险市场的调查研究等。

2.组织医疗卫生服务

包括定点医疗机构的资格审查;确定医疗卫生服务的范围和种类;提供接受医疗卫生服务的程序和方式等。

3.支付医疗保险费用

选择和确定付费方式;审核定点医疗机构提供服务的情况;支付款项的账务处理;医疗费用的控制等。

4.监督医疗服务提供方和参保人

对服务提供方的监督包括对服务范围和种类的监督,对服务价格、收费的监督及服务水平和质量的监督;对参保人的监督包括对参保人道德风险、各种违反保险条例的欺诈行为进行的监督。

5.管理和运营医疗保险基金

催收欠缴的单位与个人,保证基金及时入账;基金纳入专户管理,专款专用;建立健全医疗保险经办机构的预决算制度、财务会计制度和审计制度,加强核算和管理;加强基金的运营管理、风险管理,保证基金的保值和增值;加强对基金的社会监督等。

6.参与制定有关医疗保险的法律、法规和政策

医疗保险组织机构是医疗保险的直接实施部门,最了解整个医疗保险的运行情况,很多医疗保险措施是由其制定的,国家要制定有关医疗保险的法律、法规时,也需要医疗保险组织机构的参与。

(六)我国医保经办机构的管理内容

1.法律管理

医疗保险法律管理是由国家法律确认的方式,使医疗保险制度主体间的权利和义务关系明确,即医疗保险各方在医疗保险的缴费、支付、基金监管中所发生的权利和义务关系明确。这种关系通过国家强制力保证,不仅是社会医疗保险管理的基础,更是社会医疗保险运行的根本保证。

2.行政管理

主要指社会医疗保险的计划、组织、协调、实施、立法、控制和监督检查等通过国家行政机构实施。社会医疗保险的保障对象、经费来源、享受条件、给付标准、管理方式、管理机构等都必须以国家立法为依据公布实施。社会医疗保险法一经国家公布,政府主管部门就要积极组织实施并监督检查;具体经办机构要认真做好诸如登记、收支、统计、分析等具体细致的技术操作工作,保证社会医疗保险制度的正常运转。

3.基金管理

主要包括医疗保险基金的筹集、支付和运用等方面的财务管理。要建立健全一套统一的、科学的财务制度、会计制度、审计制度和报表报告制度,并要严格执行。如在我国,社会医疗保险的现收现付和补偿给付财务管理形式与工伤、养老失业等其他社会保险有着明显的区别,会计账目必须清楚无误,确保社会医疗保险基金的专款专用。

4.医疗保险业务管理

医疗保险业务管理涉及参保人群、医疗服务提供者、医疗保险管理机构及政府等多方。医疗服务管理又对医疗、药品、护理等专业化程度要求很高,这是医疗保险管理的复杂性所在,是社会医疗保险管理的核心内容。社会医疗保险管理机构不直接向参保人提供医疗服务,而必须通过医疗服务机构进行,因而,在医疗保险运行过程中,提供高质量的医疗服务管理成为社会医疗保险的最为主要的内容,对其管理显得十分重要。从某种意义上说,对医疗服务的监督和管理的好坏直接关系到社会医疗保险制度运行结果的好坏。

5.信息管理

医疗保险信息管理是以医疗保险的基金运动规律和医疗保险服务质量为核心的管理,它对社会医疗保险运行和政策评估有着直接影响。医疗保险信息管理以提高医疗保险管理的效率及决策科学性为目的,因此,其主要任务在于实时、准确、完整和全面地采集医疗保险运行的信息,并对其科学加工处理,为社会医疗保险的决策和有效管理提供依据。随着社会经济的发展,知识经济的到来,信息管理在社会医疗保险的管理中扮演着越来越重要的角色,起着越来越重要的作用。

6.其他管理

主要指社会生活服务工作。社会医疗保险的社会生活服务工作包括面非常广,如随访、慰问、护理、社区调查等都属于该范畴。

(七)医疗保险的社会意义

1.有助于提高劳动生产率

医疗保险是社会进步、生产力提高的必然结果。反过来,医疗保险制度的建立和完善又会进一步促进社会的进步和生产力的发展。

2.有助于维护社会稳定

医疗保险对患病的劳动者给予经济上的帮助,维持这些人的正常生活,有助于消除因疾病带来的社会不安定因素。

3.有助于促进社会文明与进步

医疗保险是一种社会共济互助的经济形式,这种形式是建立在互助合作的思想基础上的。

4.有助于体现社会公平性

医疗保险体现了公平与效率相结合的原则,同时也是一种社会再分配的方式,所有劳动者患病后有均等的就医机会,依据其病情提供基本医疗服务。

5.有助于增强费用意识和健康投资意识

医疗保险制度实行费用分担制,有助于控制医疗费用,加强自我保健,提高医疗保障能力,有效利用卫生资源。

(陈 芳)

第二节 医院医疗保险管理概述

医院是落实医疗保险政策的场所,需要为参保人员提供更加优质、高效、低耗的服务,掌握和运用医院医疗保险管理的理论与方法,探索建立科学的医院医疗保险管理体系,对我国医疗保险和医院管理的发展都有重要意义。

一、医院医保管理基本理论

(一)概念与原理

1.医院医疗保险管理的概念

医院医疗保险管理的概念和分类目前尚无统一定义。根据医院管理理论,本书给出的定义是指医院通过一定的组织机构和程序,运用管理理论和方法,对医院医疗保险的资源及活动进行计划、组织、指挥、协调、控制及监督的全部管理过程。按照学科体系划分,可以分为理论和实务两部分;按照管理层次划分,可以分为宏观管理和微观管理两个层面;按照管理内容划分,可以分为基础管理、就医管理、质量管理、结算管理、信息管理等方面。

2.医院医疗保险管理的原理

医院医疗保险管理以系统论、信息论、控制论等管理学原理为基本理论,主要应用以下原理。

(1)系统原理。医院医疗保险管理作为医院系统的子系统,执行特定的功能,有相对的独立性,又与医院内部的其他子系统(例如财务、医务、信息等)及医院外部的医疗保险系统有着相互作用、相互依赖的关系,进行系统分析才能达到最佳化管理。

(2)经营和效益的原理。医院经营是将医院内部的经济管理与医疗技术和服务管理有机结合,使社会效益与经济效果相统一的经济管理活动和过程。医疗保险制度的实施,使医院必须强化经营意识,降低成本,增强效率,提高管理效能。

(3)整分合原理和责任原理。医院医保管理应首先从整体要求出发,制定管理目标,然后对目标进行分解,并明确分工,职责分明,责、权、利一致,是完成任务和实现目标的重要手段,也是调动职工的积极性、激发职工潜能的最好方法。

过程管理和持续质量改进原则:过程管理原则充分体现了"预防为主"的现代管理思想。医院医保管理应从"预防为主"的角度出发,对每一个环节都进行严格的质量控制,并强调全程的、持续的医疗保险质量管理。

信息化和数据化的原则:医疗保险系统是一个多部门、多层次、多专业的复杂系统,运行中会产生大量的数据和信息并需加工处理和交流使用,医疗保险信息系统发挥着巨大的、不可替代的作用。同时,现代化管理重视"用数据说话",寻求定量化管理的方法,运用各种统计方法和工具进行分析,提供基于数据分析的管理策略。

社会化的观点:社会化观点是一种开放式的管理思想,指在政府的统一规划下,打破行政隶属之间的界限和个体封闭式结构,将各系统组织或一个有机的体系,进行分工与协作,充分进行人、财、物和信息的交流,最大限度的发挥各系统的社会功能。医院医疗保险管理涉及医疗保险和医院管理两个大系统,需要加强交流和协作,共同做好群众的医疗保障工作。

(4)人本原理。主要有患者第一和全员参与的原则。医院医疗保险服务的相关者主要有参保患者、家属、各医疗保险经办机构等,要树立"以患者为中心"的思想,为患者提供满意的医疗服务。医院医疗保险管理需要医院各部门、各层次、各专业的职工参与,要善于运用激励效应和团队合作,保证医疗保险管理目标的实现。

(二)管理方法

医院医保管理方法是为实现医院医保管理目标,组织和协调管理要素的工作方式、途径或手段,主要有以下几种。

1. 行政方法

指依靠行政权威,借助行政手段,直接指挥和协调管理对象的方法。管理形式有命令、指示、计划、指挥、监督、检查、协调等。

2. 经济方法

指依靠利益驱动,利用经济手段,通过调节和影响被管理者物质需要而促进管理目标实现的方法。管理形式有经济核算、奖金、罚款、定额管理、经营责任制等。

3. 法律方法

指借助法律法规和规章制度,约束管理对象行为的一种方法。管理形式有国家的法律、法规,组织内部的规章制度,司法和仲裁等。

4. 社会心理学方法

指借助社会学和心理学原理,运用教育、激励、沟通等手段,通过满足管理对象社会心理需要的方式来调动其积极性的方法。管理形式有宣传教育、思想沟通、各种形式的激励机制等。

二、医院医保管理相关学科与研究方法

(一)相关学科

医院医疗保险管理学是研究医院医疗保险活动及其规律的学科,作为一门具有综合性、交叉性和应用性特点的管理学科,与许多学科有着紧密的联系,主要相关学科如下。

1. 医院管理学

医院管理学不仅研究医院系统及其各个层次的管理现象和规律,也研究医院在社会大系统中的作用,其来源学科管理学、公共管理学、卫生事业管理学也均是相关学科。医疗保险必须借助于医院的医疗服务来提供保险服务;医院医保管理是医院管理的子系统,其原理和方法有一部分来自医院管理学;医院医保管理与医院管理的其他子系统有着紧密的联系。

2. 医疗保险学

医疗保险学是研究医疗保险活动及其发展规律的学科,包括其来源学科保险学、社会保险学的有关学科知识,这些理论和方法是研究医院医保管理的前提条件。同时,医院医保管理的许多工作项目也是社会医疗保险业务的延伸,医疗保险的发展方向对于医院医保管理的发展具有导向作用。

3. 临床医学和预防医学

临床医学是医学科学中研究疾病的诊断、治疗和预防的各专业学科的总称。医疗保险的产生和发展与疾病风险有直接的关系,疾病是影响医疗费用发生额大小的第一因素;了解各种疾病的诊疗方法和程序,是评价医疗服务合理性和医疗费用支付审核的基础。预防医学理念对制定医疗保险政策有指导作用,通过健康促进措施提高参保人群的健康水平,减少医保基金的支出,促进卫生资源的合理利用。

4. 卫生经济学和卫生统计学

卫生经济学是研究医疗卫生领域中的经济现象及其规律的科学,医院医保管理与经济活动密切相关;医院医保管理中的许多问题或现象是通过大量的数据表现的,只有经过统计学的处理和分析,才能使这些数据成为有用的信息。因此,掌握经济学和统计学的理论和技术,是进行医院医保管理研究的条件。

5. 信息科学

医疗保险和医院系统运行中会产生大量的数据和信息,医疗保险经办机构与医院之间要实现数据交换和信息共享。信息科学和技术的发展应用,极大地提高了医疗保险信息处理的效率和效果,也是进行分析和预测、实现医疗保险管理科学化的重要工具。

6. 法学

劳动法、保险法、卫生法等有关法律,是医疗保险制度顺利实施的重要保障,也是制定医疗保险政策和处理其法律关系的重要依据。医院医保管理者应研究和掌握相关法律、法规、规章及法学知识,提高管理水平。

7. 社会学

社会学是从社会整体功能出发,通过社会关系和社会行为来研究社会结构、功能、发生和发展规律的学科。医院医保管理作为医院的一个子系统,其发展受到各种社会因素的影响;医院医保管理工作不仅与医院内其他科室打交道,更要与参保人员、医疗保险经办机构打交道。了解社会学的基本知识,可以更好地控制和利用社会因素促进医院医保管理的发展。

(二)研究方法

医院医疗保险管理在从经验管理向科学管理的转变之中,需要从学科发展的角度予以研究,并上升到一种理论的高度,这个过程中涉及研究方法的合理选择和使用,常常需要定性研究与定量研究相结合。常用的研究方法有以下几种。

1. 系统方法

系统方法是以对系统的基本认识为依据,应用系统科学、系统思维、系统理论、系统工程与系统分析等方法,用以指导人们研究和处理科学技术问题的一种科学方法。系统方法以语言和数学模型为工具,遵循整体功能、等级结构、动态平衡、综合发展、最优目标原则,注重从整体与部分之间、整体与外部环境之间的相互联系、相互作用、相互制约等关系中考虑对象和研究问题。

2. 比较研究

比较研究是根据一定的标准,对事物相似性或相异程度的研究与判断的方法。比较研究可分为单项比较与综合比较,横向比较与纵向比较,求同比较与求异比较,定性比较与定量比较等。

3. 数理统计和经济分析方法

医疗保险运行中产生大量的数据,包括社会学、医疗、经济学等方面的信息,应用统计学方法对这些数据进行研究,才能保证管理的科学性。经济分析方法包括市场分析、成本效益分析、资金平衡分析等。

4. 调查研究

医院医保管理涉及的人群和内容广泛,具体个案特征鲜明,因此调查研究方法成为一种研究的重要手段。常用的方法包括观察法、问卷调查法、访谈法、专题小组讨论、德尔菲法等。

5. 关键路径法和循证医学分析

关键路径法是运筹学中常见的一种方法,针对任务或项目计算分析实现和完成它的最短的工期和成本,以发现完成任务或项目的最佳路线。循证医学分析的核心思想是,在临床医疗实践中,应尽量以客观的科学结果为证据制定患者的诊疗决策。

6. 文献分析

文献分析是通过查阅有关的文献资料或记录了解情况的研究方法,具有方便、快速、成本低的特点。在医院医保管理研究中,文献分析的范围不仅是期刊、著作和教材,还包括相关的政策文件、研究报告、专项调查及公示信息等。

7.政策研究情景分析

也称为情景分析法,是一种能识别关键因素及影响的方法。政策情景分析的结果分两类,一类是对未来政策实施过程中某种状态的描述,另一类是描述政策制定及管理决策发展过程,包括未来可能出现的一系列变化。

8.SWOT分析法

即态势分析,SWOT四个英文字母分别代表优势(strength)、劣势(weakness)、机会(opportunity)、威胁(threats),运用SWOT研究方法,可以对研究对象所处的情景进行全面、系统、准确的研究,从而根据研究结果制定相应的发展战略、计划和对策等。

9.实验研究

医疗保险实验主要指社会科学研究中的社会实验研究,即通常所说的试点,也包括一些自然科学中的实验室研究,例如,某项医疗新技术的验证,计算机模拟实验等。我国所进行的九江、镇江医疗保险改革试点,就是典型的实验研究。

三、医院医保管理历史与发展

(一)医院医保管理发展回顾

中国医院管理,从步入科学管理到建立具有中国特色的医院管理学科体系,大体起步于20世纪初期,形成于60年代,发展于80年代,而医院医保管理是随着医院管理和医疗保障制度的变化而形成和发展的。我国在20世纪50年代初建立了公费医疗和劳保医疗制度后,一些医院相应设置了公费医疗办公室。1952年8月发布的《国家工作人员公费医疗预防实施办法》中指出,"对公费医疗预防事宜采取区域负责制,其具体组织工作由各地卫生行政机关的公费医疗预防处(科)负责办理,公立医院均有协助完成公费医疗预防任务的责任";1953年1月发布的《中华人民共和国劳动保险条例实施细则修正草案》规定,"实行劳动保险的企业,已设立医疗机构者,应根据必要与可能的情况,充实设备,并应建立健全制度"。20世纪90年代,随着我国改革开放的不断深入和新型的城镇职工医疗保险制度的建立,医院的公费医疗办公室也更名为医疗保险办公室。1999年5月发布的《城镇职工基本医疗保险定点医疗机构管理暂行办法》中规定,定点医疗机构应配备专(兼)职管理人员,与社会保险经办机构共同做好定点医疗服务管理工作。21世纪初,随着我国新型农村合作医疗制度的建立,各省出台了新农合定点医疗机构管理办法,其中对定点医疗机构配备专(兼)职管理人员也作出了规定,医院医保办因此又增加了新农合管理的职能,有的医院还设置了独立的新农合管理办公室。

随着时代进步和信息技术的高速发展,医院医保管理的范围和职能在不断拓展,从公费和劳保医疗到医保、新农合、商业保险等广义的医疗保险范畴,从手工报销到联网结算,从费用管理到综合的医疗管理,从一般性事务处理阶段到主动管理和加强质量控制阶段。但是由于医疗保险和新农合都实行属地管理,医保经办机构的多重性带来医疗保险政策的复杂性,各类参保人员的管理办法、享受待遇和结算方式不尽相同,使医院的管理难度加大。在全民医保的形势下,医疗保险的发展趋势应是构建一体化社会医疗保险体系,整合基本医疗保险和新农合医疗基金,实现跨区域统一结算和管理;而医院医疗保险管理的未来应是将医保管理与医疗管理相结合,建立多部门协作运行的医疗质量管理体系。

(二)医疗保险教育

我国社会医疗保险学科始于20世纪80年代,起初是作为卫生管理学、卫生经济学的一部分。1982年开始,一些医学院校先后建立了卫生管理系或卫生管理专业,编写了教材,培养卫生事业管理和医院管理专业人员,北京大学1987年成为国内第一批社会医学与卫生事业管理硕士点。

随着我国经济体制改革和医药卫生体制改革的深入,社会医疗保险制度的建立与发展,以及商业健康保险需求的日益扩大,社会需要大批既懂医学又懂经济学和保险学等知识的复合型人才,政府机构、科研机构和高等院校对社会医疗保险研究越来越重视,人力资源与社会保障部门和一些财经或医学高等院校纷纷设立有关社会医疗保险研究或教学机构,一些高等院校开办了医疗保险专业及社会保障专业。武汉大学医学院(原湖北医科大学)于1994年在卫生事业管理领域设立医疗保险专业。同年,华中科技大学同济医学院(原同济医科大学)开始招收医疗保险方向研究生。1995年东南大学医学院(原南京铁道医学院)招收医疗保险本科生。哈尔滨医科大学、郧阳医学院等一批院校招收医疗保险专业本科生或专科生。1998年中国人民大学率先设置社会保障专业硕士点。随之各地的综合性大学或医学院校的公共卫生学院、预防医学系、社会医学与卫生事业管理系等院系相继建立医疗保险专业或研究方向,加快培养医疗保险高级专业人才的步伐,为政府部门、社会保障部门、政策研究机构、各类医疗机构、商业保险机构等培养从事医疗保险工作的专门人才。

从20世纪90年代中期,武汉、深圳、北京等地的专业人员,结合教学及医疗保险实践,编写出版了有关社会医疗保险的专著。医疗保险专业的课程涉及基础医学、临床医学、管理学、经济学、保险学等方面,独立的医学院校在数学、管理学、经济学、保险学等方面力量薄弱,因此,以拥有医学院的综合性大学开办比较合适,如果由独立的医学院校开办,可采取与财经类或综合性大学联合办学的方式。专业的培养要求应该是掌握上述相关课程的基础知识,了解国内外社会和商业医疗保险的理论及现状,具备较强的实践能力和综合分析问题的能力,以及科研和进行医疗保险管理和经营的能力。目前,与医疗保险相关的期刊有《中国医疗保险》《中国社会保障》《中国卫生经济》《中国卫生事业管理》等。

(三)医疗保险学术组织

学术组织是从事科学研究的社会团体,通过课题研究、管理咨询、培训人员等,推动学科和行业的进步及管理水平的提高。以下为社会保障和医疗保险行业的有关协会。

1. 国际社会保障协会

国际社会保障协会(International Social Security Association,ISSA)是汇聚各国政府部门、社会保障管理部门和经办机构的国际社会保障领域规模最大、最具代表性的国际组织。创立于1927年,总部设在日内瓦国际劳工局内,全体会员由世界上大多数国家中管理社会保障的机构和团体组成。国际社会保障协会为会员提供信息、研究、专家咨询和平台,把改善社会保障的产出成果与加强社会保障机构的能力联系起来,以便在全球建设和促进充满活力的社会保障制度。1994年,原劳动部代表中国加入该协会,成为正式会员。此后,中国老龄协会(原老龄委)、香港职业安全卫生协会、中国社会保险学会、国家安全生产监督局等先后加入ISSA成为联系会员。

2. 中国社会保险学会

中国社会保险学会是研究中国社会保险的全国性、学术性非营利社会团体。成立于2002年6月,主要由全国各省市的社会保险经办机构、劳动保障或社会保险学会、高校及科研院所等单位和个人组成。开展社会保险的基本理论和实际问题的研究,为推动社会保险各项制度改革、促进社会保险事业发展、建立健全我国社会保险理论体系和科学的社会保险体系、构建社会主义和谐社会服务。

3.中国医疗保险研究会

前身为中国社会保险学会医疗保险分会,成立于2002年12月,是由全国从事医疗保险及其相关工作的单位及个人组成的全国学术性社会团体。主要由人力资源和社会保障部直属事业单位、全国医疗保险经办机构、定点医疗机构、高校及科研院所、制药企业等单位和个人组成,一些省市办有分会。宗旨是组织会员和广大医疗保险工作者理论与实践相结合,开展医疗保险的理论研究和学术活动,推动医疗保险制度改革,促进医疗保险事业发展,建立健全我国医疗保险理论体系,为全面实现建设小康社会宏伟目标服务。发行《中国医疗保险》杂志。

4.中国医院协会医院医疗保险管理专业委员会

中国医院协会所属的分支机构,是全国性医疗机构医疗保险管理工作者的非营利性学术组织和群众性行业组织。成立于2009年2月,主要由全国各级各类医疗机构主管医疗保险工作的负责人、医保办负责人、从事医院医疗保险管理工作的人员、各级医保经办人员及研究制定医保政策的专家学者、医药企业、商业保险单位和人员组成,一些省市相继成立了分会。宗旨是落实国家建立覆盖城乡居民的基本医疗保障体系的目标,遵守和执行国家法律、法规和卫生、医保相关政策,开展有关医疗保险管理的学术活动,深化医药卫生体制改革,为人人享有基本医疗保险而服务。

(王 坤)

第三节 医院医疗保险基础管理

定点医疗机构要为参保人员提供优质、高效的医疗卫生服务,配合医疗保险经办机构共同做好定点医疗服务管理工作。医院医疗保险管理体系是建立医院医保管理目标,并为实现这些目标的所有相关事物相互配合、相互促进、协调运转而构成的一个有机整体,一般应包含组织机构、管理制度、管理职责、资源管理、过程管理等内容。本章介绍了医保经办机构和医院医保的基础管理内容。

一、医保管理机构组织管理

我国的基本医疗保险和新型农村合作医疗目前都实行属地管理,医保经办机构的多重性带来了医疗保险政策的复杂性,各类医保患者的管理办法、享受待遇和结算方式等不尽相同,使医院的管理难度加大。医院医保工作者首先需了解政府医保管理部门的组织结构与职能。

(一)社会医疗保险机构的组织结构

1.医疗保险机构的宏观组织结构

(1)医疗保险机构的设置和分布。医疗保险机构的设置应当以被保险人的数量为基本依据。一个医疗保险机构所承办的人数越多,其抵抗疾病风险的能力就越强;反之,保险机构的抗风险能力不足,容易造成收不抵支,从而导致经营亏损。在实际设置的医疗保险机构中,通常有以下几种情况:①以行政区划为单位设置医疗保险机构,即要求本行政区中所有单位和个人全部(或大部分)作为保险对象,设立一个医疗保险机构。采取"计划型医疗保险方案"的国家一般多用此种方式,目前我国大部分医疗保险统筹地区基本都是采用这种方式。②以行业为单位设置医疗保险机构。即以一个行业的职工(也可包含职工家属)为对象设置一个医疗保险机构。这种形式一般见于早期的医疗保险组织,目前我国一些地区的电力、铁路、石油等行业仍在使用这种形式。③依据市场需求设置医疗保险机构,德国、荷兰和美国等国家多采用这种"市场型保险方案",在这种情况下,医疗保险机构的设置首先还是以地区为基础,但被保险人不一定包括区域内的所有(或大部分人)人群,同时也不限于本地区的人群。保险机构的发展不受行政区划的限制,而是根据市场需求的变化而变化,地区内和地区间的医疗保险机构能形成较强的竞争态势。

(2)医疗保险机构的组织系统。为了承担全体居民的医疗保险任务,医疗保险机构通常不是一个单独的组织,而是以组织系统(网络)成员的形式存在。各地区的医疗保险机构在更大的范围内(如省、自治区、直辖市),还可形成一个联合机构,通常可成为医疗保险中心或联盟。联合机构的主要作用:一是统筹、协调和指导一个地区保险机构的医疗保险业务;二是可形成一个上一级的医疗保险基金。当某地区医疗保险机构出现保险费用支付困难时,可利用这个基金,以保证保险机构的正常运转。这种"再保险"形式对提高医疗保险机构抗风险能力是非常重要的。在医疗保险联合机构之上,通常还需要国家政府有关部门的管理和调控,这样就形成了医疗保险机构的组织系统。

2.医疗保险机构的微观组织结构

(1)医疗保险机构的部门设置。为了完成各项任务,社会医疗保险经办机构的内部通常设置以下部门:办公室、基金征缴部门、医疗审核部门、财务审计部门、基金开发部门和信息部门。这几个部门是大多数医疗保险机构必备的。

办公室:有的地方是综合科或行政科,负责医疗保险机构内部日常管理工作,包括总体计划和各种规章制度的设计和制定、内部协调、对外联络、检查等综合性管理工作。

基金征缴部门:主要负责与参保人员缴费有关的事务,如保险费的征缴,医疗保险卡的制作和发放,被保险人资格条件的审核,办理保险手续等。它是医疗保险基金的入口。

医疗审核部门:主要负责医疗保险的具体事务,医疗保险基金的管理和定点医疗机构的管理,包括对定点医疗机构的评价监督,对医疗机构提供服务的范围、服务质量的检查和控制,保险费的审核等。它是医疗保险基金的出口。

财务审计部门:主要负责保险资金的筹资、使用、管理过程中的各种财务会计工作和审计工作。

基金开发部门:主要负责与医疗保险基金开发利用有关的事务,如保险基金的核算和分析,保险基金的保值增值,基金投资过程中的计划、实施和控制等。

信息部门:主要负责利用计算机处理医疗保险过程中的各种信息,包括医疗保险的各种数据和文字处理,以及医疗保险信息系统的设计、建设、维护和管理等。

(2)医疗保险机构的人员配置。医疗保险机构是多学科知识和技术融为一体的经济组织,需要配备多种专业人才。这些人员通常包括:①管理人员:包括机构负责人、各部门的负责人及职能科室(如办公室、人事部门)的工作人员等。他们应熟悉社会、经济、法律、管理等方面的知识,熟悉医疗保险业务知识,具有综合管理能力。②经济师:主要从事保险机构的保险精算、经济核算和经济管理工作。他们是高级经济技术人员,是保险机构重要的经济技术骨干。③保险业务人员:主要是从事医疗保险筹资、付费、业务开发等大量具体业务工作,是医疗保险机构中的主要力量。他们一般来源于医疗保险或社会保险及经济管理专业,具有保险专业基础知识,熟悉相关的医疗保险法律、法规等。④保险医师:主要负责医疗保险过程中的医疗技术、医疗管理工作,包括对参保单位和医疗服务提供者的各种医疗评价、鉴定、检查等工作,也包括医疗保险机构直接提供的一些医疗卫生服务。他们应为综合医疗专业技术人员,熟悉医学各科的一般诊疗知识,同时应了解和掌握一定的卫生管理和医疗保险专业知识和技能。⑤财会人员:主要从事医疗保险过程中的财务、会计和审计工作,也是医疗保险机构的主要力量。他们一般应为保险会计或金融会计专业人员。⑥信息和计算机工程技术人员:现代医疗保险普遍使用计算机技术处理大量烦琐复杂的医疗保险数据信息。因此,医疗保险机构需要一定数量的信息处理和计算机工程技术人员,负责医疗保险信息系统的设置、使用、维护和管理等工作。他们一般应具有管理信息系统和计算机方面的专业知识。

(二)我国社会医疗保险机构的组织与职能

我国传统的医疗保障制度是在20世纪50年代初建立的公费医疗、劳保医疗和农村合作医疗制度。我国现阶段由于财政体制、经济发展水平、城乡差异、历史因素等原因,难以推行全国统一的医疗保障制度。通过逐步发展和完善以基本医疗保险制度为主的多层次医疗保险体系,切实保障不同层次的医疗需求,逐步扩大医疗保险覆盖范围,进而实现全民医疗保险,是我国建立城乡一体化医疗保障体系的必由之路。进入21世纪,我国逐步构建了包括基本医疗保险、新型农村合作医疗、补充医疗保险、商业医疗保险、医疗救助等在内的多层次医疗保障体系。

医疗保险经办机构是在医疗保险活动过程中具体负责承办医疗保险费用的筹集、管理和支付等医疗保险业务的机构和组织,一般由政府人力资源和社会保障部门下设的医疗保险经办机构负责;新型农村合作医疗则主要采取卫生行政部门主管模式,一般由卫生行政部门下设的新型农村合作医疗管理中心负责。目前我国的城镇基本医疗保险和新型农村合作医疗均实行属地化管理的原则,主要是以市、县(区)作为统筹单位,一些地区的电力、铁路、石油等行业医保仍封闭运行。这种按城乡分割、群体分割的医疗保障体系从筹资到支付、报销及管理方面,都存在着很大的差异,医院医保工作者需熟悉这些机构的职能与相关业务流程。

1.社会医疗保险管理机构

在我国社会医疗保险组织机构属于国家行政管理体制范围,人力资源和社会保障部门是其管理机构。各级部门的社保相关职能通常如下。

(1)人力资源和社会保障部的社保相关职能。①拟订社会保障事业发展规划、政策,起草社会保障法律法规草案,制定部门规章,并组织实施和监督检查。②统筹建立覆盖城乡的社会保障体系。统筹拟定城乡社会保险及其补充保险政策和标准,组织拟订全国统一的社会保险关系转续办法和基础养老金全国统筹办法,统筹拟订机关企事业单位基本养老保险政策并逐步提高基金统筹层次。③会同有关部门拟订社会保险及其补充保险基金管理和监督制度,编制全国社会保险基金预决算草案,参与制定全国社会保障基金投资政策。④内设机构医疗保险司的主要职能为:统筹拟订医疗保险、生育保险政策、规划和标准;拟订医疗保险、生育保险基金管理办法;组织拟订定点医疗机构、药店的医疗保险服务和生育保险服务管理、结算办法及支付范围;拟订疾病、生育停工期间的津贴标准;拟订机关企事业单位补充医疗保险政策和管理办法。⑤内设机构工伤保险司的主要职能为:拟订工伤保险政策、规划和标准;完善工伤预防、认定和康复政策;组织拟订工伤伤残等级鉴定标准;组织拟订定点医疗机构、药店、康复机构、残疾辅助器具安装机构的资格标准。⑥内设机构社会保险基金监督司的主要职能为:拟订社会保险及其补充保险基金监督制度、运营政策和运营机构资格标准;依法监督社会保险及其补充保险基金征缴、支付、管理和运营,并组织查处重大案件;参与拟订全国社会保障基金投资政策。

(2)省(自治区、直辖市)人力资源和社会保障厅(局)的社保相关职能。①贯彻执行社会保障工作的法律、法规和政策,起草社会保障地方性法规、规章,拟订全省人力资源和社会保障事业发展规划、计划和政策并组织实施。承担全省社会保险的统计和信息工作,定期发布社会保障事业统计公报、信息资料及发展预测报告。②统筹建立覆盖全省城乡的社会保障体系,管理全省城乡社会保险及其补充保险工作,拟订城乡基本养老、基本医疗、失业、工伤、生育等社会保险及其补充保险的基本政策和标准,并负责组织实施和监督检查。③拟订全省社会保险基金收缴、支付、管理、运营的政策和监督制度,并对执行情况依法实施监督检查;参与社会保险基金预决算的审核工作;承担社会保险基金预测预警工作,拟订应对预案,实施预防、调节和控制,保持社会保险基金总体收支平衡;参与拟订就业专项资金使用、管理和监督制度,对执行情况实施监督检查。④内设机构医疗保险处的主要职能为:统筹拟订全省城乡医疗保险和生育保险的政策、规划,并负责组织实施和监督检查;拟订全省城乡医疗保险和生育保险费率确定办法、基金征缴办法、待遇项目和基金支付标准;牵头拟订基本医疗保险和生育保险药品目录、基本医疗保险诊疗项目和基本医疗服务设施范围及支付标准;拟订基本医疗保险和生育保险定点医疗机构、定点零售药店的管理办法及费用结算办法,负责省本级基本医疗保险和生育保险定点医疗机构、定点零售药店的资格审查;拟订公务员医疗补助、企业补充医疗保险、商业补充医疗保险的政策,会同有关部门管理全省医疗保险基金。⑤内设机构工伤保险处的主要职能为:拟订工伤保险政策、规划和标准;拟订工伤保险基金管理办法,牵头拟订省级工伤保险调剂金管理办法,负责完善工伤预防、认定和康复政策;拟订全省工伤保险定点医疗机构、康复机构、残疾辅助器具配置机构的管理办法,负责省本级工伤医疗费用统筹工作和省本级工伤认定;监督管理工伤保险经办机构,负责对工伤保险违法行为进行查处。⑥内设机构社会保险基金监督处的主要职能为:负责拟订全省社会保险基金监督管理办法、负责社会保险基金征缴、支付、运营的监督和综合管理工作;负责社会保险基金预决算组织编制及执行监督工作;负责监督社会保险经办机构加强内部控制制度的建设和实施情况;负责社会保险基金的分析和预测、预警工作,预测社会保险基金中长期收支情况;负责拟订企业年金监督管理办法及对基金投资运作的管理监督。⑦直属单位省医疗保险管理中心的主要职能是:负责全省城镇职工医疗保险、工伤保险、生育保险经办指导管理。承担省直管单位医疗保险、工伤保险、生育保险的经办事务。拟定医疗、工伤、生育保险业务操作规程、管理办法并组织实施。汇总编制全省医疗、工伤、生育保险基金财务报表、会计报表;承担信息统计工作;负责内部审计工作。参与基本医疗保险用药范围、诊疗项目、医疗服务设施标准及基本医疗保险费用结算办法等医疗保险基本政策、制度和标准的制定。参与制定工伤和职业病诊断标准、伤残鉴定标准和劳动能力鉴定标准、工伤保险行业差别费率和企业浮动费率等基本政策、制度和标准;参与制定生育保险基本政策、制度和标准。负责医疗、工伤、生育保险计算机管理系统的开发与应用工作。承办省人力资源和社会保障厅委托的其他事务。

(3)市人力资源和社会保障局的社保相关职能。①拟定全市社会保障事业发展规划和政策,组织起草社会保障地方性法规和规章草案,并组织实施、监督检查。②统筹建立覆盖全市城乡的社会保障体系,拟定并组织实施城乡社会保险及补充保险政策和标准,完善并落实社会保险关系转移续接办法,逐步提高基金统筹层次,会同有关部门拟定社会保险及其补充保险基金管理监督办法并组织实施,编制全市社会保险基金预决算草案。③负责全市社会保险基金预测预警和信息引导工作,拟定应对预案,实施预防、调节和控制,保持社会保险基金总体收支平衡。④内设机构医疗保险处的主要职能为:拟定全市医疗保险、生育保险政策及基金管理办法并组织实施;组织实施医疗保险、生育保险费用社会统筹,组织调整医疗保险和生育保险药品目录、诊疗项目目录、医疗服务设施范围及支付标准;组织拟定定点医疗机构、药店医疗保险服务和生育保险服务管理、结算办法及支付范围;组织实施职工疾病、生育停工期间津贴标准;拟定机关企事业单位补充医疗保险政策和管理办法;负责市属机关、事业、社会团体等单位医疗保险和生育保险管理工作。⑤内设机构工伤保险处的主要职能为:拟定全市工伤保险政策并组织实施;拟定工伤保险基金管理办法、待遇项目和给付标准;组织调整工伤保险药品目录、诊疗项目目录、医疗服务设施范围及支付标准;组织实施工伤预防、认定、康复政策和工伤伤残等级鉴定;组织实施协议医疗机构、药店、康复机构、残疾辅助器具安装机构资格标准;承办工伤职工劳动能力鉴定相关工作。⑥内设机构社会保险基金监督处的主要职能为:拟定全市社会保险及补充保险基金监督制度、运营政策和运营机构资格标准;依法监督社会保险及补充保险基金征缴、支付、管理和运营,受理投诉举报,组织查处重大案件;承担内部审计工作,负责局属单位预算执行审计监督和单位负责人离任审计工作。⑦直属单位市医疗保险管理中心的主要职能是:贯彻执行医疗保险的政策、规定,提出改进和完善医疗保险制度的建议;负责本市医疗保险基金的预、决算编制及筹集、管理、支付、稽核工作;对定点医疗机构和定点零售药店进行相关政策宣传和业务培训;负责对定点医疗机构和定点零售药店医疗费用及相关资料的审核;协助社会保障行政部门对定点医疗机构执行医疗服务协议情况进行监督、检查、考核和奖惩;负责各项财务、会计报表、统计报表的汇总和填报工作;承办用人单位和职工对医疗保险的查询事宜;负责对各区(县)医疗保险经办机构的业务指导。

(4)区(县)人力资源和社会保障局的社保相关职能。①贯彻执行国家和省、市人力资源和社会保障事业发展的法律法规和方针政策,拟订本区(县)人力资源和社会保障事业发展规划、政策,并组织实施和监督检查。②统筹建立覆盖城乡的社会保障体系。组织实施城乡社会保险及其补充保险政策和标准。③贯彻执行上级有关养老、失业、医疗、工伤、生育社会保险的基本政策;组织实施全区社会保险基金的收缴、支付、管理工作。④负责人力资源和社会保障统计和信息化建设工作。

2.新型农村合作医疗和公费医疗管理机构

我国的新型农村合作医疗由卫生行政部门主管,各级卫生行政部门的新农合管理相关职能如下。

(1)国务院卫生行政主管部门的新农合管理相关职能。①组织制定并实施农村卫生发展规划和政策措施,负责新型农村合作医疗的综合管理。②内设机构农村卫生管理司的主要职能为:承担综合管理农村基本卫生保健和新型农村合作医疗工作,拟订有关政策、规划并组织实施,承担国务院新型农村合作医疗部际联席会议;指导全国农村卫生服务体系建设和乡村医师相关管理工作;监督指导农村卫生政策的落实。

(2)省卫生行政部门的新农合管理相关职能。①组织制定并实施全省农村卫生发展规划和政策措施,负责新型农村合作医疗的综合管理。②内设机构农村卫生管理处的主要职能为:承担综合管理农村基本卫生保健和新型农村合作医疗保障工作,拟定有关政策、规划并组织实施;指导全省农村卫生服务体系建设和乡村医师相关管理工作;监督指导农村卫生政策的落实。③直属单位省新型农村合作医疗管理中心的主要职能是:承担全省新型农村合作医疗管理的事务性工作。承担对市、县(区)新型农村合作医疗工作业务指导,协助组织实施新型农村合作医疗的检查评估工作。承担新型农村合作医疗管理能力项目建设工作,负责拟定和组织对全省新型农村合作医疗经办机构的省内技术合作、人才交流和专业培训。制定并执行对新型农村合作医疗经办机构和定点医疗机构的管理制度。负责全省新农合信息平台建设和应用;负责提高全省合作医疗管理人员利用计算机技术进行信息管理的能力;负责新型农村合作医疗信息的收集、整理分析与管理工作。负责对全省新农合基金运行情况的监测;承办新型农村合作医疗的咨询、投诉和稽查工作。组织开展调查和理论研究,总结各地新型农村合作医疗工作经验,为全省农村健康保障事业的发展提供理论与实践依据,开展农村医疗保障相关领域省内和国内的交流与合作。

(3)市卫生行政部门的新农合管理相关职能。①组织制定并实施全市农村卫生发展规划和政策措施,负责新型农村合作医疗的综合管理。②内设机构农村卫生管理处的主要职能为:综合管理新型农村合作医疗工作,拟订有关规划、政策措施并组织实施;建立和完善新型农村合作医疗制度和贫困农民救助制度;监管全市新型农村合作医疗的运行情况。③直属单位市新型农村合作医疗管理中心的主要职能是:负责制定全市新型农村合作医疗的总体发展规划及年度实施计划并组织实施。负责制定全市新型农村合作医疗的管理办法及各项管理规定。负责组织合作医疗例会,协调和督促新型农村合作医疗协调领导小组各成员单位履行其工作职责,保证新型农村合作医疗经费的落实。负责指导、监督各县(区)开展新型农村合作医疗工作;负责培训新型农村合作医疗管理人员。负责对新型农村合作医疗工作进行调查,研究新型农村合作医疗工作中存在的问题,制定相应的政策措施。负责全市新型农村合作医疗工作的信息和网络管理工作。负责新型农村合作医疗工作中的投诉、纠纷的调查处理等。

(4)区(县)卫生行政部门的新农合管理相关职能。①参与全县新型农村合作医疗制度的实施,制定定点医疗机构管理办法实施细则,对定点医疗机构服务及管理情况进行监督检查。②内设机构县(区)新型农村合作医疗管理中心的主要职能是:贯彻落实新型农村合作医疗的有关政策,负责全县新型农村合作医疗的组织协调工作。制定相关配套管理措施,负责新型农村合作医疗制度实施方案和管理制度的拟定,并不断加以完善。协调有关部门筹集新型农村合作医疗资金,编制基金预算和决算方案。监督县内医疗费用的核减工作,负责对县外住院医疗费用按规定审核补偿,对所有定点医疗机构上报的相关门诊、住院补偿资料进行审核把关。负责新型农村合作医疗证、册的制作、发放、管理。负责新型农村合作医疗定点医疗机构的资格审查、确认,加强对定点医疗机构医疗服务质量和费用水平的审查和监督。为参加新型农村合作医疗的农民提供咨询服务,负责调解新型农村合作医疗制度运行中发生的争议、纠纷。负责对乡镇新型农村合作医疗经办机构进行监督检查,对管理人员进行培训和考核,对违反新型农村合作医疗规定的行为进行查处。建立健全新型农村合作医疗信息系统,及时收集、整理、分析、评价、上报新型农村合作医疗信息,做好新型农村合作医疗文书档案管理工作。

3.公费医疗管理机构

我国的公费医疗由卫生行政部门主管,各级卫生行政部门的公费医疗相关职能如下。

(1)国务院卫生行政主管部门的公费医疗相关职能。①负责中央保健对象的医疗保健工作,负责中央部门有关干部医疗管理工作,负责国家重要会议与重大活动的医疗卫生保障工作。②内设机构保健局的主要职责为:拟订并组织实施中央保健工作方针政策与规划;承担中央保健对象和在京中央国家机关及有关单位医疗照顾对象的医疗保健工作;承担国家重要会议与重大活动的医疗卫生保障工作;负责重要外宾的医疗安排。

(2)省卫生行政部门的公费医疗相关职能。①负责省直属省级、厅局级干部及事业单位高级专家的保健工作;负责离休人员公费医疗管理工作。②内设机构保健处的主要职能为:承担省委保健委员会确定的重要保健对象及全省副厅级以上及享受副厅级医疗待遇保健对象的医疗保健工作;承担省重要会议与重大活动的医疗卫生保障工作;承担省委保健委员会的日常工作。

(3)市卫生行政部门的公费医疗相关职能。①拟订全市保健工作规划并组织实施;负责市保健委员会确定的保健对象的医疗保健服务工作;承担全市重要会议及重大活动的医疗卫生保障工作。②内设机构保健处的主要职能为:拟订全市保健工作规划、政策并组织实施;参与全市重要会议和重大活动的医疗卫生保障工作;负责市保健委员会确定的保健对象的医疗保健工作,指导全市干部保健工作;承担市保健委员会办公室的具体工作。

4.行业或企业医保经办机构职能

目前我国一些省份的一些企业或行业的医疗保险仍旧是以单独封闭形式运行,作为纳入社会统筹前的过渡性措施。行业或企业的医保经办机构通常以本省医保中心企业分中心的形式命名,主要负责本行业或企业职工的基本医疗保险管理服务工作,其行政管理由行业或企业负责,业务上接受本省医保中心指导。行业或企业医保经办机构的职能通常有以下几种。

(1)贯彻执行国家有关职工基本医疗保险的方针、政策、法律、规章。

(2)负责本行业或企业参保单位及其职工基本医疗保险、企业补充医疗保险、商业补充医疗保险和大额医疗互助的经费征收、支付、管理和服务工作。

(3)负责选定具备基本医疗保险定点医疗机构和零售药店资格的医疗服务机构,作为本行业或企业职工基本医疗保险定点医疗机构和零售药店,并做好检查监督工作。

(4)负责本行业或企业医疗保险信息管理系统开发、管理和培训工作,并对参保单位和定点医院医疗保险专(兼)职人员的医保业务工作进行管理、指导和培训。

(5)负责本行业或企业医疗保险各类财务报表编制,并做好汇总上报工作。

(6)配合有关部门加强对医疗保险基金的财务管理和内部审计工作。

在全民医保的形势下,发展趋势应是整合基本医疗保险和新农合医疗基金,统筹安排,合理规划,提高信息化建设水平,实现跨区域统一结算,构建城乡一体化的社会保障体系。这对于提高医疗保险统筹层次和基金抗风险能力,整合资源和提高效率,规范定点医疗机构管理,保护参保人员的合法权益,体现社会保障的公平原则有重要意义。

(三)医疗保险经办机构基础管理

政府对医疗保险的调控是世界上许多国家共同的做法。政府可以通过制定医疗保险政策法规,任命医疗保险机构的主要负责人,制定一些指令性计划和严格监督、检查等措施,监督和控制医疗保险机构的运行状况。医疗保险机构应当有一定范围的自主经营权,如允许医疗保险机构有一定的确定保险服务范围、支付方式、内部管理等方面的权利,以提高其经营效率;另一方面,医疗保险机构的自主权应有一定限制,例如医疗保险机构一般不能随意选择服务对象,避免保险机构进行"风险性选择",以保证每一位公民平等获得医疗保障的权利。

社会医疗保险机构所从事的医疗保险是一项社会公益事业,所承担的医疗保险范围是基本医疗保险,代表国家执行医疗保险的各种方针政策,相当于政府的一个部门。因此,社会医疗保险机构是具有一定自主经营权的非营利性的事业单位,人力资源和社会保障部门是管理机构,它的事业经费不能从社会医疗保险基金中提取,而由各级财政预算解决。医疗保险经办机构一般

医院管理与经济控制

设置综合管理、基金征缴、医疗管理、财务结算、信息管理、监督审计等部门。其中,综合管理部门通常称为办公室、综合科、行政科等,主要职能:①负责中心主任会议决定事项和中心领导指示的督办工作。②负责综合协调中心内外事务。③负责中心文书、档案、公文处理及各种会议的组织。④负责中心人事、党务、离退休人员管理服务等工作。⑤编制相关保险的操作办法和业务流程,对相关业务进行综合协调管理。⑥负责中心行政、固定资产管理、后勤、安全、保卫等工作。⑦负责业务培训和宣传的组织工作。

二、医院医疗保险组织管理

医院组织机构是医院的重要组成部分,是医院发挥管理功能和达到管理目标的工具。医院组织机构应随着社会的发展进步不断更新,以适应医院的发展和功能需求。社会医疗保险制度实施以后,医疗保险对医疗服务的补偿与医院的发展密切相关,医院设置医疗保险管理部门正是应对这一变革的基本要求,相应的岗位设置、人员配备和工作职能等也是医院组织管理的基本要素。

(一)医院医保行政管理组织

1.医保机构设置和人员编制

我国现行综合医院编制标准,是根据1978年公布的《综合医院组织编制原则实行草案》制定,20世纪90年代以后在陆续修订的医院等级评审标准中,对各级医院的职能科室设置也提出了明确要求,使全国各级医院的机构设置和组织结构具有很大的相似性,但均未从制度上明确医保管理职能科室的机构设置和人员编制。《城镇职工基本医疗保险定点医疗机构管理暂行办法》中规定:"定点医疗机构应配备专(兼)职管理人员,与社会保险经办机构共同做好定点医疗服务管理工作"。医疗保险制度实施以后,各级医院在医保医疗服务的提供中占很大比例,无论是医保经办机构还是医院内部都加强了管理力度,医院的公费医疗办也相应改为医保办公室。设置医保管理机构,配备工作人员,规定职务、权限和职责,建立工作制度和规范,建立健全医院医保管理体制,形成有效的管理和指挥系统,将医院医保管理的各个要素、各个环节,从时间上、空间上科学地组织起来,实现其整体职能,这是医院应对医疗市场变化采取的必然举措,也是医院成为医疗保险定点机构的必备条件。

有关调查显示,医院医保管理科室的名称主要有医保处、医保办公室、医保科等(为叙述方便,本书将医保管理科室统一称为医保科),设置模式主要有独立设置和隶属于医务、财务等部门两种。独立设置医保科管理方便,信息传递层次少,有利于准确决策,工作效率高、效果好;隶属于其他部门则通常只具备综合协调功能,业务分散,信息传递层次多,不利于快速与准确决策,在履行职能上有一定难度,但所需人力资源较少。无论哪种模式下,医保管理都涉及多科室和多专业,需要统一规划与协同管理。

医保科的人员编制应根据医院的规模和医保的任务量来确定,医院医保管理需要由多种专业背景人员组合起来的团队。调查显示三级医院医保部门在基本完成目前工作量的情况下,平均配有专职工作人员8.14人,参考医院行政人员的总比例和其他行政科室的人员编制,医院与医疗保险、新农合、公费医疗直接相关的工作人员与床位的配置比应为1%左右,可根据医疗保险和医院管理的发展适时作出调整。建议床位为1 000张、医保患者占50%左右的综合医院,设立医保管理人员10人左右,二级医院可适当减少各岗位人数,一级医院可只保留医保就医管理岗位,财务、信息和质量管理职能由相关科室人员完成,或由医保工作人员兼职完成。通常需设置医保窗口,由相关业务人员值守,完成接待咨询、住院审核、医保审批等业务。有关调查表明,目前医院医保工作人员的高级、中级、初级职称人数比例基本合理,但职称专业多为医学或财务,无法满足医保管理的专业需求,建议增加医保管理的岗位编制和职称考评标准,并将医院医疗保险人才培养和培训纳入规划,以强化医保管理的专业性、权威性及内控能力和外服能力。

2.医保科工作设施与设备

医保科在医院内的办公地点设置,要考虑方便患者(门诊、急诊、住院患者)和医务人员,尽可能邻近门诊部和住院处。一般需设置的办公地点有医保科主任办公室、工作人员办公室和医保窗口,其规模与空间大小可根据医院的实际情况合理规划。医保科必须配备与其工作相适应的办公设备,如办公桌椅、文件柜、电脑、打印机、复印机、传真机、电话等,创造适宜的工作环境和条件是开展医保工作的基础。

3.医保科的功能与职责

(1)医疗保险制度的实施,给医院管理带来了机遇和挑战,使医院必须强化内部管理水平,提高管理和决策的科学性。医院医保管理工作不仅是社会医疗保险管理部门职能的延伸,而且应有自己的管理理念、管理目标和管理模式,这是医疗保险和医院管理的需求,也是医院医保管理行业自身发展的需要。医院医疗保险管理的主要功能有:①落实各项医保政策。随着社会医疗保险制度在我国的发展,不断推出新的政策、法规等,医院作为医疗服务供方,应保证医保政策在医院的顺利实施。由于医疗技术的高度专业性和复杂性,以及方便参保人员就医的需要,有部分来自医保经办机构的事务需医院端(或医务人员组成的专家组)来初步审核或代为审批,例如各种门诊慢性病的认定、患者转外地就医的审核等。医院医保管理部门需要和医保经办机构的管理、监督、信息等部门进行相关业务对接,认真对待和处理来自这些部门的事务,并取得医院内各相关科室的密切配合。医院需要分析医疗保险政策,结合医院管理制度和诊疗规范,进行调查研究和决策,确定医院医疗保险管理目标和具体实施措施,并对医院工作人员进行医保政策和操作规范培训,对医保患者进行政策宣传和答疑解惑,对医院内部各环节的执行情况进行监督检查和考核评估,确保各项医保政策和制度的落实。②做好医保费用的经济管理:随着医院医保患者比例的不断增加,医保收入不断增长,医保费用的经济管理成为医院医保管理和财务管理工作的重要组成部分。首先要做好医保费用报销、结算等工作,定期与医保和医院的财务部门核对账目,进行经济核算,及时发现问题和解决问题,为领导决策和不断改进医院医保管理工作提供依据。其次,要研究提高医院医保收益率的对策。我国的社会医疗保险制度实行以收定支、收支平衡的基本原则,医疗保险经办机构通过改变支付方式和加强对医疗服务供方的监督来达到基金平衡。因此,医院医保管理部门应研究当前支付方式下医保费用管理办法和具体操作措施,对不同支付方式的自我应对措施进行前瞻性研究,不断规范自身行为,提高医院收益率。③加强医院医保质量管理:定点医疗机构给参保人员提供医疗服务,医疗保险基金支付相应的医疗费用,医疗费用的合理性、医疗服务质量如何、医院的医疗行为是否规范,都将直接影响到医疗保险基金的平衡,对定点医疗机构的监督是医疗保险监督中的重要内容之一。因此,医院应依据定点医疗服务协议和疾病诊疗规范,建立有效的医保质量管理体系,对各个环节进行质量控制和反馈调节,找出偏差和解决问题,改进和完善工作流程、管理制度、奖惩机制,预防问题的发生,形成检查、反馈、整改、提高的良性循环,同时对医务人员进行培训教育和业务指导,不断提高医疗服务质量。④协调医、保、患三方关系:医院作为社会医疗保险服务的载体和医保政策的执行者,必须做好与医保经办机构和医保患者的协调、沟通工作。要及时向医保经办机构反映医院医保工作中存在的问题和困难,提出完善和改进医保工作的合理化建议,争取得到支持和帮助,双方共同努力化解矛盾。同时对参保患者进行医保知识宣传,及时解答就医中的问题,协调处理好医院内部各科室有关医保事务,取得院内职工和广大参保人员的理解和支持,使医、保、患三方合法权益得到保障,建立友好共处的和谐氛围,更好地实现医疗保险"社会稳定器"的功能。

(2)医院医保科在组织上接受医院的领导,业务上接受各级医保经办机构的指导。医保科的管理范畴,不仅指"医疗保险"人群,实质上是更广的"医疗保障"人群,通常有公费医疗、社会保险(医疗保险、生育保险、工伤保险)、新型农村合作医疗三大类人群。需完成医保管理、协调、监督、考核、指导、培训、宣传等任务,主要有以下职能:①贯彻国家医疗卫生与医疗保险相关法律法规制度,履行《医保服务协议》。②分析医保政策,建立相应的医院医保内部管理制度与考核奖惩措施。③制定医保科工作制度、岗位职责和工作流程。④督导各科室规范诊疗服务行为,保持参保患者诊疗服务的公平性。⑤根据医保支付方式,落实医疗保险费用控制标准,保证医院收益率。⑥检查各科室执行医保政策情况,及时发现问题与督促整改。⑦做好医疗保险政策流程公示,公开医疗保险支付标准,提高服务透明度。⑧对来院患者、全院职工开展多种形式的医疗保险政策的宣教活动。⑨进行全院医务人员的医保业务培训和技术考核。⑩对转科、进修、实习人员进行指导和培训,完成教学和科研任务。

4.岗位设置和工作职责

(1)岗位设置。国务院卫生行政主管部门于1982年下发了医院工作制度的有关规定,2010年修订了《全国医院工作制度与人员岗位职责》,促进了全国各级医院的规范管理,但其中未涉及医疗保险管理的内容。医院医疗保险管理与管理学、医学、经济学、信息技术、卫生统计、社会学等多个领域有关,不仅需要精通医疗保险的专业人员,而且要有医学、财务、计算机、卫生政策与医院管理的专业人员,需要建立复合型、多种知识背景的专业人才队伍。我国推行医疗保险时间不长,加之医院编制等原因,现在的医院医保管理人员大多是从医疗(医、护、技)和财务部门抽调配备,专业的医疗保险和卫生管理人员较少。医务人员熟悉医学和医院工作,财务人员在结算和账务方面有优势,但要全面胜任医院医保管理工作,均需加强医疗保险和医院管理方面的知识与技能培训,例如任职资格和在岗培训、学历和学位教育等方式,建立一支高素质的医院医保管理专业队伍,以促进医院医保管理的系统化、科学化、标准化、规范化。

关于医院医保科工作人员的分工方式,常见的有按工作项目分工和按管理人群分工两种模式。按工作项目分工是根据人员专业和工作内容分配任务的方式,例如分成结算人员、窗口人员、病历检查人员等;按管理人员分工是按照管辖的医疗保障人群分配任务的方式,例如省医保管理人员、市医保管理人员、新农合管理人员等;两种方式各有利弊,可根据实际情况使用不同的分工方式。

(2)医院医保管理各岗位要求。①医保科主任:领导职能是其他管理职能的集中体现,任何组织都需要有领导者确立目标、制定战略、进行决策、编制规划和组织实施,使群体团结一致为实现预定目标而共同奋斗。医院医保科应设立专职科主任,必要时设副主任,在院长和分管医保的副院长领导下,全面负责医保、新农合、公费医疗(以下统一称为"医保")业务和医保科管理工作。由于医院医保管理的复杂性和人员组成的多样性,三级医院医保科主任由具有医学或医疗保险与卫生管理的教育背景、实践经验、培训经历,具有高级技术职称的复合型人才担任为宜。医保科主任应具有较高的本专业基础理论、专业知识和实践技能,熟悉医院和医疗保险运行规律,掌握国内外医院医保管理发展动态,熟悉医院医保管理工作,能够协调医院内外各部门间的工作,能够指导和培养下级人员,具有管理能力、创新精神、公正品质、沟通技能、知识全面、责任心强的人员担任。②医保就医管理人员:随着医保覆盖面的不断扩大,医院就医的参保患者比例也相应增加,与医保经办机构、患者、医院医务人员有关的大量事务需医保科来处理,例如审批、审核、登记、咨询、联络等,每一宗事务都需认真对待,通常需要设置医保窗口来方便患者和医务人员。医保事务管理岗位要求人员具有医学或医疗保险教育背景,熟悉医疗保险和医院的各项制度与流程,业务精通、耐心细致、善于沟通协调,具有分析和解答问题的能力。③医保财务管理人员:医疗保险是围绕医疗的需求与供给及医疗费用的筹集、管理和支付的过程,医院医保工作中有大量的事务需要财务人员去完成,以确保医院的经济活动正常运行。通常需要在医保窗口设置报销窗口来方便患者和本院职工。医保财务管理岗位要求人员具有财务教育背景和会计资格证书,熟悉医疗保险报销、结算办法和医院的财务制度,业务精通、纪律严明、认真负责、善于沟通,具有较强的执行和反馈能力。④医保质量管理人员:医疗保险质量是医院的医疗质量和管理水平的反映,医院应从提升医保服务质量、提高医疗质量、控制医疗费用不合理增长等层面出发,按照医疗质量的三级结构(即结构质量、环节质量及终末质量)对各环节实施有效控制,构建医院医保质量管理体系,实现医疗保险质量的持续改进与提高。医保质量管理岗位要求人员具有医学或医疗保险、卫生管理教育背景,掌握国内外医疗保险管理和医疗质量管理发展动态,熟悉医疗保险政策、医院制度和医院医保管理工作,具有管理能力、沟通技能、综合分析和解决问题的能力,业务全面、知识面广、认真细致、责任心强的人员担任。⑤医保信息管理人员:医院医保信息系统已成为医疗保险和医院的基础设施与技术支持环境,不仅要完成与医保经办机构的数据交换和财务结算等一般业务功能,还应具备动态监控、统计分析、质量控制等管理信息功能,提升医院医保的综合管理水平。因此,医保科不仅需要配备专(兼)职信息管理人员,而且整个医保科工作人员都应掌握医院信息系统的常规操作和办公自动化技术。医保信息管理岗位要求人员具有计算机教育或培训经历,熟悉医保经办机构和医院的信息系统,了解医疗保险和医院的各项制度与流程,业务精通、认真负责、思维灵敏、善于沟通协调,具有分析和解决问题的能力。

(二)医院医保管理组织结构

1.院级医保管理职能

(1)医疗保险管理委员会的组织管理。要全面提高医疗保险管理水平,不仅需加强行政管理,更需要专家管理和多部门协作联动的质量管理运行机制。委员会是将多人的经验和背景结合起来形成一种跨越职能界限、以集体活动为主要特征的组织形式,可集思广益,提高决策的正确性,协调各职能部门间交流和合作。我国目前的医院评审标准中要求的质量管理组织未包括医保质量管理组织,建议二级以上的医院在已有的医疗质量管理委员会工作中增加医保管理的内容,或单独设立医疗保险管理委员会。将医疗保险管理融入医院管理体系,是贯彻国家医疗卫生和医疗保险改革政策的体现,也是医院发展的需要。

医院医保管理委员会组织管理如下:①医保管理委员会负责制定医保管理和持续改进方案,定期研究医保管理的有关问题,建立多部门管理协调机制。②医保管理委员会由医院院长和分管医保的院级领导、各临床、医技、职能科室的专家组成,成员均为兼职担任,委员会的办事机构设在医保科。③确定适当的委员会规模。如果规模太大,成员之间交流难度增加,影响效果;而成员过少,则代表性差,不能体现各方利益。④在医保质量管理委员会的基础上,各科室设立兼职的医保管理员,形成医院、科室、个体三级医保质控体系,落实各项医保制度,反馈执行中存在的问题。⑤医保管理委员会与医保科的业务分工:对医院有重大影响的决策问题、涉及不同部门的利益和权限的问题,由委员会决策比较有效;而对于日常事务性工作、或只涉及具体业务,则由医保职能部门来完成。⑥医保管理委员会通常每季度召开一次会议,有关医保管理的重大问题可随时召开,形成的决议报院领导批准后成为医院工作的决定,会议要有记录。⑦每次会议前要根据会议主题做好计划,根据会议不同目的(协调、决策、咨询等)选择合适的成员参加,会议主持者在讨论中要善于组织和引导,既要给成员自由发表意见的机会,也要从全局考虑,综合各种意见,提出既有利于医院医保管理、又能被多数成员所接受的方案。

(2)医院医保管理委员会的职能。①制定全院医保管理策略、规划、目标、制度、措施。②负责组织协调医院医保管理的实施、监督、检查、评价、持续改进。③负责院内医保重大事项的决策,参与定点医院医疗服务协议书的制定。④定期组织实施全院医保质量检查,进行质量分析、讲评。⑤指导各科室医保管理小组开展活动,督导完成各项指标、计划、措施等。⑥通过召开会议、医保查房等形式监督、检查、调研医保制度执行情况。⑦针对医保质量管理中发现的问题进行跟踪分析、制定改进措施。⑧协调仲裁医院医保绩效考核中的有关争议。⑨组织医保管理的培训,指导各科室执行医保相关制度。⑩协调和加强医保科与各科室的联系,共同协作,提高医保管理绩效。⑪完成省、市医保行政主管部门及经办机构安排的相关工作。⑫加强与其他医院医保管理委员会的联系与交流。⑬定期向医院领导汇报医保管理委员会的工作。

2.科级医保管理职能

科级医保管理需医保科和各临床、医技、职能科室密切配合,共同完成。

(1)医保科管理职能。详见"医院医保行政管理组织"相关内容。

(2)医院医保管理相关科室职能。医疗保险管理质量反映着医院的医疗质量和管理水平,医院医疗保险管理的范围涉及医院管理的各个方面。从部门来讲,涉及医务、财务、信息、物价、病案、门诊、住院等多部门;从专业来讲,涉及医院管理、财务、医疗、护理、医技、计算机等多个专业;从流程来讲,涉及挂号、门诊就医、住院就医、费用上传、出院结算、费用报销、费用支付等诸多环节。

定点医疗机构各科室可成立医保管理小组,以点带面,宣传医保政策,负责参保患者的全面管理和费用监控工作。小组成员由科室主任、护士长、医保管理员组成。科室医保管理小组职责如下:①科主任、护士长负责本科室的医保管理工作。②各科室应定期组织医护人员认真学习医保制度,积极参加院内医保培训和质控活动。③掌握医保政策动态信息,将医保办上传下达的信息传达到科室,督促执行。④建立科室医保质控记录本,记录医保政策学习、检查、督导、反馈、改进情况。⑤指导本科室医务人员医保工作,对工作中存在的问题及时反馈与改进,有疑难问题及时咨询医保科人员解决。⑥指导科室物价收费工作。计费需与医嘱、检查结果相符,对患者做好费用清单解释工作,自费项目及时告知并签同意书。⑦医保患者出院前,医保管理员核实基本信息、病种、医保支付方式等情况,核对病历与费用汇总单,有问题及时解决,无误后再在系统中提交出院。⑧定期向医院医保管理委员会汇报工作情况。

3.个体医保管理

个体医保管理主要针对全院各级医、护、技卫生技术人员及财务等行政职能科室人员,全员参与,全员控制。个体质量控制主要依靠规章制度、人员职责、工作流程等,以及个人的业务水平、工作经验、协作精神、职业责任、敬业精神。医院工作人员的医保管理职能有:①积极参加医院、科室的医保培训,掌握医保政策、制度、流程、管理措施等动态信息,以及本科室的质量管理目标、制度。②规范诊疗行为,因病施治、合理检查、合理用药、合理治疗。③规范病历书写,使医嘱、报告单、计费相符,重要的诊治项目需在病程中记录。④对门诊和住院医保患者的特殊或超限药品、诊疗项目提交审批后再计费。⑤优先使用医保支付范围内的药品和诊疗项目,对自费项目严格履行告知义务。⑥熟悉医保、生育、工伤、新农合等各类参保人员的就医和支付方式。⑦有特殊情况或疑难问题时及时咨询科室医保管理小组或医保科沟通解决。⑧院内各科室及本科室内部的医、护、技、财务、信息等部门工作人员密切配合,环环相扣,做好医保质量控制,并定期学习、检查、讨论、反馈、督导,实现医保质量的持续改进。

(三)医院医保管理的实施

医院获得医疗保险定点医疗机构资格以后,医疗保险经办机构与定点医疗机构定期签订《医疗保险服务协议》,通过费用支付结算审核、各种医保审批、日常和年度监督检查等方式,对医院医疗服务进行全方位的监督和管理,既有事前准入管理、事中过程管理,也有事后监督检查。由于我国医疗保险政策的复杂性、医保经办机构的多重性,各个经办机构、各类参保人员的管理办法、享受待遇及结算方式不尽相同;同时在医疗保险制度的运行中,各地的医保政策和支付办法根据国民经济水平等指标也在不断调整;医院本身受到卫生系统、社保系统、物价部门等多个行政部门的管理和监督,各部门根据自身管理需要自行制定政策,而这些管理办法和管理指标常常不一致;医院医保管理的范围涉及医院内部的多个科室、多个专业、多个环节。这些因素都使医院医保管理工作的难度加大。

医院医保管理者应综合各个医保经办机构的协议内容和管理办法,进行政策分析,并结合医院管理制度和诊疗常规,制定医院医保管理办法,将医保政策紧密地结合到医院的各项业务工作中,规范各个环节的运行,使医保工作正常有序运行。同时,根据医保政策的变化,在信息系统和就医流程等方面及时改进,对流程进行优化,对院内人员进行培训和指导,保证医保政策的贯彻实施与参保人员的顺利就医。医保管理的策划与实施过程如下。

1. 计划与设计

包括对医院医保管理趋势的预测,建立计划和目标,制订方案及实施步骤,对工作内容、工作岗位、工作方法的设计等。根据医疗保险和医疗卫生的政策制度和发展趋势,制订医院医保管理工作的长期计划、中期计划和短期计划。长期计划是医院医保管理的战略性计划,短期计划通常指年度计划,中期计划则介于前两者之间,三种计划相互衔接。科室计划形成后,应根据实际需要来确定管理目标,同时,应根据医保业务制订专项工作计划,做到任务明确、措施具体。医保工作设计指总体设计和对工作内容和工作方法的描述,主要包括以下几点。

(1)医保管理的规章制度。包括全院的医保管理制度与医保科的管理制度。

(2)各项工作的任务和要求。包括主要的工作任务、工作目标、操作流程、功能关系、评价标准等。

(3)各岗位职责与工作内容。包括岗位名称、人员要求、岗位职责、岗位权限、工作内容、完成标准、各岗位间的功能关系等。

2. 实施与控制

医保管理计划的科学性、正确与适宜程度在实施中得到检验,不断修正、补充和完善,并进行检查、纠偏、监督等管理活动,实现良好的前馈控制、现场控制和反馈控制,从而确保计划目标的实现。

(1)组织管理。建立健全医保行政管理和质量管理组织,发挥其在医保质量控制中的作用。在医院-科室-个人三级质量控制网络结构中,科室质量控制起着重要的作用。同时,强化个体质量控制,发挥每位工作人员的特点和作用,让组织成员参与到医保质量管理的过程中。

(2)流程管理。流程管理是一种以规范化的构造端到端的业务流程为中心,以持续的提高组织业务绩效为目的的系统化方法。它是一个操作性的定位描述,指的是流程分析、流程定义与重定义、资源分配、时间安排、流程质量与效率测评、流程优化等。医保业务的实施需通过制定相应的操作程序来完成,应用流程管理,对计算机网络环境下的医保患者就诊、住院、结算、审核等医院医保工作流程进行设计和优化,把原有以职能为中心的传统管理模式转变为以流程为中心的新管理模式,是改善服务方式、提高医保工作效率和质量的基础,也是医院实行全方位优质服务的系统工程之一。

(3)重点环节。在医院医保工作的全过程中,存在着许多的环节,环节质量反映了医保运行情况,环节质量控制接近于实时监控。医院医保管理的重点环节应放在核心制度、重点内容、重点患者、基本规范等方面。核心制度包括医院医保管理制度、医保项目审批制度、医保财务管理制度等;重点内容有病历书写、医疗收费、各种审批、目录对应、用药管理、费用结算、宣传培训等;重点患者指新入院、危重、使用贵重药品和人工材料、长期住院、多次住院、准备出院、单病种、外伤和病理产科等需加强医保病种审核的病例;基本规范要注意医嘱与报告单、费用清单的一致性,检查、治疗、用药的合理性,医疗收费的合理性,疾病诊断书写的规范性等。

(4)质量控制。控制是质量管理的基本手段。完整的医保质量控制应是以个体质量控制、科室质量控制和院级质量控制三级层次展开。个体质量控制依靠各级人员职责、规章制度、知识、技能和经验,是医保质量管理最基本的形式;科室质量控制主要是进行环节质量管理和终末质量检查和评价;院级质量控制主要是指医院领导和职能部门起到组织协调的作用,并以各种形式参与医保质量控制。通过环节管理和事后检查,结合前馈控制,即有效的计划管理,改善工作流程和制度、加强相关知识培训,预防问题的发生,从而形成检查、反馈、整改、提高的良性循环,实现质量的持续改进。

三、医院医疗保险基础管理

在我国当前的社会医疗保险管理模式下,人力资源和社会保障部门通过定点医疗机构准入和签订医疗服务协议等方式对医疗机构施行管理。医院需要依据医疗保险相关政策,制定完善的管理办法,保障参保人员就医需求,有效控制不合理医疗费用,促进基本医疗保险服务健康发展。

(一)医院医保管理制度

在医疗保险管理过程中,协调医院、医保经办机构、患者三方关系,维护三方共同权益,促进医疗保险与医院的可持续发展是其管理理念,提高医院的社会效益和经济效益是其管理目标。加强内部管理和调整运行模式,建立医院医保基础管理、就医管理、结算管理、信息管理、质量管理等方面的管理制度,是适应医疗保险制度的需要,也是加强医院管理的必然需求。

1.医院医保管理体系

(1)医保基础管理。医院组织机构是医院的重要组成部分。医疗保险制度的实施影响到医院医疗服务的补偿和医院的发展,设置医保管理部门正是应对医保改革的需要,相应的岗位设置、人员配置和工作职能等也是医院组织管理的基本要素。

机构设置及人员配备:①有医疗机构领导分管医保工作。②设立医保管理科室。③配备医保管理科室负责人及医保工作人员。

内部管理制度：①制定医院医保管理规章制度及具体实施措施。②制定医保管理人员工作职责。③按规定使用和保管专用公章和收据。④按规定保管各种文件、审批记录等资料文档。⑤建立医保工作定期总结分析制度和信息反馈制度。⑥组织学习医保政策规定，执行医保自查制度。⑦建立贵重药品、大型检查及高值材料等使用的内部审批制度。⑧违规内部处理制度并有相应处理记录。

政策宣传与培训：①制定医院医保管理规章制度及具体实施措施。②制定医保制度院内会议传达制度。③建立医保政策宣传与培训制度。④显要位置悬挂定点医疗机构标牌。⑤公示医保制度政策规定及医疗收费制度，明示医保就医流程。⑥设置医保政策咨询台、投诉台。⑦通过宣传栏等多种形式进行政策宣传。

与医保经办机构工作的衔接：①报送各类报表及相关资料。②提供经办机构监督检查中需要查阅的医疗档案及有关资料。③对检查或投诉问题及时调查、核实、处理并记录，提供情况说明。④参加经办机构组织的会议和培训。

（2）医保就医管理。医疗保险与医疗服务是医疗卫生福利体系中两个不可分割的部分。医疗保险着重于卫生资源的筹集配置，医疗服务则侧重于卫生资源的开发利用。随着我国基本医疗保险改革的深入和完善，医疗服务市场竞争的日益加剧，社会对医疗服务提出了更多、更全面的要求，医、保、患三方的供需矛盾更为突出，因此，有必要对医疗服务进行规范化管理。

门诊管理：①有就医指南或就医导诊服务。②设立医保患者挂号、划价、取药等专用窗口。③认真核验就医参保人员医疗保险证和医保卡。④门诊病历书写规范，有大额处方评议监督制度。⑤门诊慢性病、大额疾病药品开药和诊疗项目的审核。⑥执行门诊处方外配制度，满足参保人员外购药品要求。⑦向参保患者提供标准格式的门诊费用单据。

住院管理：①审核参保患者医疗保险证、卡，核实住院患者的参保身份。②严格执行出、入院标准，不推诿、拒收参保患者。③设立医保患者出、入院专用窗口。④严禁参保人员挂床住院、分解住院，无虚假住院和冒名住院。⑤不得将非医保范围内的病种按医保病种收入院。⑥自查参保人员住院病历，有病例评议监督制度。⑦诊疗项目与病历记录相符，药品使用符合用药原则、符合医保管理规定。⑧使用医保限定药品符合规定，并在病历中有相关记录。⑧建立自费项目参保患者知情确认制度。⑩出院带药符合规定。⑪及时为符合转诊、转院条件的参保患者办理外转手续。⑫为异地就医参保人员和异地经办机构提供服务。

医疗相关管理：①严格执行卫生行政部门制定的医院制剂管理规范。②严格药品和医疗器械管理制度，按规定使用招标药品和医用材料。③合理检查，合理治疗，合理用药，防止服务过度或服务不足。④执行诊疗规范、临床路径、病种管理规范、用药指南等技术标准。⑤及时向参保患者提供病历复印件。

（3）医保财务管理。医疗保险是围绕医疗的需求与供给及医疗费用的筹集、管理和支付的过程，也是医保经办机构、参保人员、医院和政府之间相互依存、互相作用的一个有机系统。医院作为这个体系的重要组成部门，必须对各种财务数据进行有效管理，才能保证医院内外的经济活动正常进行。

收费管理：①严格执行物价部门制定的收费标准。②严禁超标收费、分解收费和比照收费。③严格执行医保基金支付规定和医疗机构收费标准。④及时向参保患者提供住院费用清单和住院费用结算单据。

结算管理：①参保人员住院结算登记及相关资料完整。②及时、准确上传医疗费用。③定期与经办机构核对账目,有问题及时处理。④按规定的时间、种类、数量报送结算报表。⑤及时与经办机构结算医疗费用。⑥定期对结算数据进行统计分析,提高医院收益率。

(4)医保信息管理。随着医疗保障制度改革的深入,就医患者中参保人员比例不断扩大、参保类型增多、多种结算方式逐步推行,医院医保管理的难度越来越大,医院必须建立与之相应的信息系统和管理办法,才能使医疗保险政策得到贯彻实施。同时,对统计分析、费用监控、质量控制、政策宣传等管理信息的需求增加,信息技术将在未来的医疗保险管理中发挥更大的作用。①配备专(兼)职医保信息系统管理人员。②定期维护医保信息系统,保证正常运转。③保证信息传输通畅、完整、准确。④随经办机构提供的政策等信息及时更新医保信息系统。⑤严格执行医保药品和诊疗目录管理规定,正确对应医保编码。⑥不断改进程序,满足质量控制、统计分析等医保管理需求。⑦按要求做好数据备份。

(5)医保质量管理。随着参保人群的扩大、医保经办机构监督工作的加强,医院医保管理者需要全面掌握医保情况,从控制医疗费用不合理增长、提高医疗服务质量等层面出发,构建一套能够客观反映医院医保工作特征的指标评价体系,用于医疗服务质量与医疗保险质量的监测与追踪评价。定点医院的管理制度必须与医疗保险工作目标相衔接。由于医保经办机构的多重性,以及随着经济发展、医疗体制和医保政策的变化,评价标准也随之动态调整,所以本书未列出指标的标准数值,医院可根据每年与各医保经办机构的医疗服务协议中的具体规定,相应作出调整,并制定各科室的分解目标。

综合管理:①贯彻国家医疗卫生与医疗保险相关规章制度。②建立医院医保质量管理制度与考核奖惩措施。③规范诊疗服务行为,确保参保患者就医的公平与效率。④定期进行医保数据分析,合理控制医疗费用,保证医院收益率。⑤检查各科室执行医保政策情况,及时发现问题并督促整改。⑥参保人员医疗服务满意率达标,有效投诉率不超标。

医保指标:①参保人员医疗费总量控制不超标。②门诊医保结算人次(门诊工作量)。③人年均门诊大病费用不超标。④门诊大病费用中统筹基金支付比例达标。⑤门诊大病政策内自付比例不超标。⑥门诊大病政策外自付比例不超标。⑦住院医保结算人次(住院工作量)。⑧医保单病种费用不超标。⑨住院费用政策内自付比例不超标。⑩住院费用政策外自付比例不超标。⑪住院费用中统筹基金支付比例达标。⑫重复住院率不超标。⑬转诊转院率不超标。⑭拒付人次比例不超标。⑮拒付金额比例不超标。⑯目录内药品备药率达标。⑰目录内药品使用率达标。⑱目录内诊疗项目使用率达标。⑲甲乙类药品占药品费用比例达标。⑳自费药品占药品费用比例不超标。㉑自费药品费用占住院总费用比例不超标。

医疗指标:①次均门(急)诊费用不超标。②次均门(急)诊费用增长率不超标。③人均门(急)诊费用不超标。④每百门诊住院率不超标。⑤平均住院日不超标。⑥次均住院费用不超标。⑦次均住院费用增长率不超标。⑧日均住院费用不超标。⑨人均住院费用不超标。⑩药费占住院总费用比例不超标。⑪检查检验费用占总医疗费比例不超标。⑫门诊和住院处方合格率达标。⑬大型检查设备(彩超、CT、MIR等)检查阳性率达标。⑭出、入院诊断符合率达到等级医院管理要求。

社会评价:①公布的医疗服务项目和价格真实、准确。②住院手续简便、快捷。③医师查看病情和处理及时、准确。④医疗文书字迹清晰。⑤根据病情开具处方。⑥诊疗项目符合病情需要。⑦检查报告回报及时。⑧处方标明患者医保或自费。⑨检查、治疗、用药与费用清单一致。⑩医务人员的服务态度。⑪医务人员熟悉医保政策并耐心解答。⑫费用清单及时交予患者或家属确认。⑬自费药品是否过多。⑭重复使用大型检查设备是否合理。⑮患者对治疗过程及疗效是否满意。⑯是否使用患者及家属易于接受的方式和理解的语言进行沟通。

2.医院医保管理制度

（1）医保科会议制度。①科周会：科室正、副主任须参加医院周会，会后向科内人员传达医院领导指示，研究和安排本周工作。②科务会：由科室正、副主任主持，全科人员参加。每月一次，检查各项制度和工作人员职责的执行情况，总结和布置工作。③医保查房：由科室正、副主任带领科室成员到各科室参加交班会，每月一次。确定主题、科室，重点调研该科室医保管理方面的工作情况，听取科室职工的意见和建议，相互沟通，增进了解和信任，发现问题及时解决，以改进工作。④医保患者座谈会：由科主任和科副主任轮流主持，每月一次。由门诊和病房的患者代表、医保社会监督员等参加。听取并征求参保患者及家属的意见，改进就医流程，提高参保人员就医的满意度。⑤医保经办机构组织的会议：科室正、副主任或相关业务人员须参加经办机构组织的各种会议，会后向医院领导汇报会议内容，以落实各项医保政策和制度、及时反馈本院医保工作中的问题，研究和安排下一步工作。⑥医保质控会：是医院医保质量管理委员会的常规会议，通常由分管医保的副院长主持，每季度一次。医保质量管理委员会成员和相关科室主任参加，定期研究医保管理的有关问题，提出整改与协调的意见与措施，建立多部门质量管理协调机制。

（2）医保审批制度。①医保科审批权限分为院级审批、科级审批和业务经办人审批三级。涉及医院医保管理的重大事项由院长或分管医保副院长审批决策，如医保经办机构对医院的扣款、医院对各科室的经济奖惩等；医保科主任或副主任主要负责科室内部事务和医保重要事务的审批，例如科室人员请假、业务流程的改进等；业务经办人主要负责对自己所管理的工作项目具体内容的审批，例如医保患者使用贵重药品和植入材料的审批、外转医保患者的审批等。②医保科公章由专人管理，并严格掌握使用，主要用于以医保科名义上报、转发、外送、审批的文件、资料、报表等；入院审核等医保业务专用章由各业务经办人管理，只能用于办理各项具体业务；需要加盖医院公章或人事、财务章时到院办、人事科、财务科按规定办理。③医保科工作人员外出参加会议、培训、出差、进修，需按照医院的外出管理规定，进行逐级审批，参加会议一般需有论文被会议录用的证明。④根据医保经办机构的有关政策规定，以下由医院医保科负责审批或初审的项目。各级审批人员应认真审核把关，各业务经办人应将审批材料定期整理、归档备查：医保门诊慢性病患者的大额处方和检查治疗单的审批。医保住院患者的特殊诊疗项目、贵重药物、血制品、植入材料的审批。医保门诊大病的初审。异地就医医保患者的审批。新增的药品和诊疗项目，申报医保目录的初审。

（3）信息反馈制度。①医保信息反馈制度是为了及时发现医保工作中出现的问题，掌握情况，并采取有效措施进行应对处理，确保医保工作正常运行。②医保反馈信息包括的内容有：各个医保经办机构的信息，如文件、会议、通知等，以及联系、沟通；各类参保人员的反馈信息，如意见、要求、投诉等；医院各科室的反馈信息，如问题、意见、建议等；医保科各业务经办人员工作中的难题、建议、报告等。③医院医保科要定期向各科室发送和回收信息反馈单，登记汇总、逐项答复，对共性的问题要提出解决方案，必要时由医保质量委员会协调各科室落实。④加强与各医保经办机构的沟通交流，及时获取医保经办机构的各种政策信息，并向院内转达；医保工作中有需要与经办机构协调解决的问题时，要及时联系和协商。⑤做好医保患者意见的登记、处理，耐心听取参保人员的意见，优化就医流程，认真改进各项工作，提高参保人员的满意度。

(4)医保财务制度。①严格执行医疗收费标准和医保支付规定,及时向参保患者提供住院费用一天清单,出院时提供费用汇总单和住院结算票据。②认真解答医保患者关于医疗费用方面的问题,使用自费项目需患者或家属签知情同意书,并放入病历中留存。③对于需人工录入报销和零星报销的项目,应准确执行医保经办机构相关规定,保存费用票据和医疗资料。④定期核查已出院、但长期未办理出院结算的患者名单,督促其尽快结账。⑤对于医保经办机构扣除的款项,应写明原因、数目、解决办法,医保科主任审核,医院领导签字同意后方可下账。⑥及时与医保经办机构结算医疗费用,将各种对账报表和结算票据定期分类造册归档,定期对结算数据进行统计分析,为决策提供依据,提高医院医保费用返还率。

(5)医保投诉处理流程。①常见的医保投诉形式主要有来访投诉、电话投诉、投诉信、到上级部门投诉、到媒体投诉等。医保投诉的处理原则,必须按照医疗卫生和医疗保险的有关法律法规、规章制度进行,本着对患者高度负责的态度,根据投诉人提供的事实,认真调查核对,及时处理。②医保投诉管理工作强调效率。医疗收费投诉的受理、调查或者处理,按照投诉的分工管辖,应在规定的办理时限内及时作出处理,体现对患者反映的问题高度重视。并将处理结果反馈有关部门或者投诉人,做到件件有着落,事事有回音。③处理程序。对于口头投诉或举报:接待人员要耐心倾听、认真记录。属于参保患者或家属对医保政策理解存在问题的,尽量当场给予解释,必要时派发宣传资料。属于需要调查后才能答复的,则让参保人或家属留下联系电话,待事情调查清楚之后,再向参保人或家属电话答复或约时间当面答复。属于非医保办职能范围内的问题,则指引参保患者或家属到相应部门。对于书面投诉或举报:收到书面投诉或举报信3个工作日之内,向有关科室发出有答复时限的调查通知书。有关科室在规定时间内完成调查并把有科室负责人签字的书面意见交给医保科。医保科电话答复参保患者。对于由医保经办机构转来的投诉或举报,调查处理后向医保经办机构有关科室反馈处理情况。如果对方有需要,则在规定时限内书面答复经办机构。④设立医保投诉登记本,做好记录。对于各类投诉或举报,要及时总结经验教训,落实相关科室整改措施,避免类似事件的再次发生。

(6)科室档案管理制度。①医保科指派专人兼任档案管理员,负责科室档案的日常管理工作,同时各业务经办人负责自己所管项目的档案管理。重要档案送交医院档案室保管,科室留复印件。②归档文件应符合档案管理的要求,根据类型、时间分别立卷,统一归档至档案盒或文件夹中,存放于档案柜中,有条件时建立电子版档案。③医保科需长期保存的档案主要有文件、科室文档、财务档案等。文件主要是指各种医保和医疗方面的政策文件、规章制度等,包括医院与各医保经办机构签订的医疗服务协议书;科室文档指医保科各项规章制度、总结计划、会议纪要、医保简报、科室人员和固定资产资料、各类奖牌和证书等;财务档案指各种医保审批材料、报销票据、结算报表等。④根据国家有关法律和各医保经办机构的规定,对已超过保管期限、确无保存价值的文档进行登记,经批准后予以销毁。⑤对文档和资料的保管情况进行定期检查,需外借时应予登记并及时归还,保持档案资料完整。⑥科室档案管理员更换时,交接双方应根据移交目录清点核对,确保档案管理的连续性。

(7)医保管理应急预案。医院作为医疗服务的载体,是整个医疗保险制度管理的中心环节,医院医保管理的范围涉及医疗保险和医院管理的多个部门,常常成为各种社会矛盾汇聚的焦点。为科学规范、高效有序地开展医保管理工作,保障参保人员的顺利就医,应根据医疗保险和医疗卫生的相关制度,建立医保管理的应急预案和防范预案。

医保信息系统应急预案:①当医保信息系统使用中出现故障时,应及时通知信息科和医保科工作人员分析和处理问题。若是医保经办机构或医院信息系统原因所致的整体故障,且在短时间内不能排除时,需合理安排医保患者的计费、出入院等事项,并向参保人员做好解释工作;如果是单一终端软、硬件故障或单一患者信息问题,则需尽快处理,必要时与医保经办机构联系协同解决,暂时无法处理时,应留下患者或家属的联系方式,等问题解决后再通知其来医院;由于工作人员操作不熟练或使用不当造成的错误,应给予指导。②因医保经办机构或医院的信息系统升级或其他原因暂停网络时,需提前通知各科室,合理安排医保患者的计费、出入院等事项,并在门诊和住院窗口张贴公告。待系统恢复正常使用后,应做好各种事项的衔接和弥补,避免发生问题。

医保投诉应急预案:①当参保人员向医院医保科因就医过程中遇到的问题投诉时,工作人员应耐心接待参保患者及家属,认真听取意见,向相关科室业务项目负责人调查核实,协商解决办法,向患者解释有关问题,采取积极有效的处理措施,防止矛盾激化,使患者能够理解和接受。②当参保人员向医保经办机构投诉、需要医院配合解决时,医保科应积极联系参保人员及相关科室调查核实问题,采取积极有效的处理措施,必要时以书面形式向医保经办机构反馈处理结果,使医、保、患三方的合理权益得到维护。

医保患者医疗纠纷应急预案:①参保人员与医院因医疗服务发生医疗纠纷时,由医院医务科按照程序处理,及时调解医疗纠纷,若医院方无责任,则医疗费用仍由医疗保险基金支付。②参保人员与医院因医疗服务发生重大医疗纠纷,经医疗事故鉴定委员会认定为医疗事故的,由于医疗事故及后遗症所产生和增加的医疗费用由医院支付。

公共卫生等突发事件应急预案:①由于突发事件而造成大批患者时医院应立即建立绿色通道,相关领导和急救人员到场组织协调,做好导诊和救治工作。②准确执行医疗费用支付规定。对于公共卫生等突发事件,根据国家有关政策制度,应当由公共卫生或责任方负担的,不能纳入基本医疗保险支付范围;未明确规定的,应及时向医保经办机构和相关部门咨询、协商解决。

(8)医保管理防范预案。①参加经办机构组织的会议和培训,加强沟通交流,掌握最新的医保政策制度,及时上传下达;加强窗口工作人员的业务培训,特别是新入科人员的岗前培训和系统升级后的全员培训,使其熟悉医保政策、操作流程及一般问题的处置方法。②参保人员对医疗费用有疑问时,医保和财务窗口要做到认真接待、耐心解释、不推诿,有报销或计费失误时应及时予以纠正。③落实各项规章制度,完善医疗质量保障工作,注重与患者的沟通,履行各种告知程序,对于大额乙类和丙类费用应让参保患者或家属签字同意后再使用。④收治患者落实急诊优先、专病专治的原则,科室之间、专业之间、工作人员之间应互相配合,做好风险患者的医保管理工作,发生紧急情况要及时协调解决,必要时报告相关部门领导,启动全院紧急处理预案。⑤加强医院信息系统的建设,定期维护医保程序和硬件设备,保证信息传输通畅,做好硬件保障和数据备份,确保医保系统的正常运行。⑥建立公共卫生等突发事件信息的收集、分析、报告、通报制度,抓好突发事件应急处理专业队伍的建设和培训,增强对突发事件的防范意识和应对能力。

明确医院医保的管理目标,建立规范的标准化管理制度,提供客观和科学的评价指标,并在实践中不断改进和完善,是医疗保险和医院管理的需求,也是促进医院医保管理健康发展的需要。医院医保管理应使参保人员得到科学、适宜、高效、低耗的医疗服务,同时也保证医院的社会效益和经济效益得到提高。

(二)医疗保险支付范围

为了加强基本医疗保险基金的支出管理,指导各地确定城镇职工基本医疗保险诊疗项目,规范基本医疗保险用药,政府有关部门通过制定药品和诊疗项目报销范围进行管理。

1.医疗保险药品和诊疗目录

(1)药品目录。目前,我国与医疗保障支付相关的药品目录主要有三个:一是"国家基本药物目录",指那些能满足大多数人基本卫生保健需求的药品;二是国家"医保目录",指基本医疗保险、工伤保险和生育保险基金支付药品费用的标准,医保目录包含国家基本药物目录中的全部药品;三是"新农合目录",是新型农村合作医疗基金可报销的目录。基本药物目录、医保目录和新农合报销目录作为深化医药卫生体制改革的重要组成部分,是建立和实施基本药物制度和基本医疗保障制度的基础,随着医改的推进已逐步得到开展和实施。

国家基本药物目录:国家基本药物目录收载的基本药物是指能满足大多数人基本卫生保健需求的药物,主要用于指导临床医师合理用药,降低群众基本用药负担,保障人人享有基本医疗卫生服务的利益。1977 年,世界卫生组织(World Health Organization,WHO)出版了第 1 版标准基本药物目录,向其成员国推荐基本药物名单,目的在于使其成员国,特别是发展中国家的大部分人口得到基本药物供应。WHO 专家委员会遴选某种药物是否可以进入目录的主要标准是:卫生保健所必需的和最起码的药物;治疗疾病有效,对人体应用安全;治疗的成本,即考虑经济上的可接受性。WHO 基本药物库(WHO Essential Medicines Library,EMLib)主要包含了两方面的内容:核心药物列表(包括药物性质、剂量、不同症状治疗的用法)和补充目录。第一版标准基本药物目录品种约 200 多种,以后每隔两年修订一次。我国自 20 世纪 80 年代初期开始逐步推行国家基本药物制度,"国家基本药物目录"的遴选标准是临床必须,安全有效,价格合理,使用方便。主要用于指导临床医师合理选择用药品种,引导药品生产企业生产方向,保证基本药物的市场供应。它主要考虑药品临床使用的合理性和安全性,以及全社会的基本用药水平。

基本医疗保险药品目录:医保药品目录是基本医疗保险、工伤保险和生育保险基金支付药品费用的标准,多部委于 1999 年联合下发了《城镇职工基本医疗保险用药范围管理暂行办法》,并于 2000 年制定了第一版《国家基本医疗保险药品目录》,作为医疗保险经办机构支付参保人员药品费用的依据,其目的是保障参保人员的基本医疗需求,合理控制药品费用,维护基金收支平衡。纳入基本医疗保险目录内的药品由甲类和乙类两部分组成。甲类药物是临床诊疗必需、使用广泛、疗效好、价格低的药品,由全国统一制定,各地不得调整,费用按基本医疗保险基金给付标准支付费用。乙类药物是可供临床选择使用、疗效好、价格比甲类略高的药品,由国家制定,各地可进行适当调整,费用需由参保人员按一定比例支付费用。

新农合药品目录:新农合药品报销目录是服务于广大农村居民的新型农村合作医疗药品目录,是从保障农村居民基本医疗用药需求出发,各地依据实际情况制定的基本医疗保障药物目录,目的是促进合理用药,有效控制药品费用。2003 年,我国试行新农合制度,由各省卫生厅(局)负责制定地方新农合药品目录。2009 年 9 月发布了《关于调整和制订新型农村合作医疗报销药物目录的意见》,实行县(及以上)、乡、村三级药物目录,县级(及以上)新农合报销目录包含全部国家基本药物目录,并能基本满足诊治疑难杂症的需要;乡级新农合报销目录以国家基本药物目录为主体,村级新农合报销目录使用国家基本药物目录。

(2)诊疗目录。①全国医疗服务价格项目规范:为推进城镇医药卫生体制改革,促进城镇职工基本医疗保险制度的建立,改革医疗服务价格管理,原国家计委、卫生部于 2000 年 7 月发布了《关于改革医疗服务价格管理的意见》,制定了《全国医疗服务价格项目规范(2001 年版)》,全国实行统一的医疗服务价格项目名称和服务内容,而医疗服务价格和新增项目由省级价格主管部门会同同级卫生行政部门制定,对规范医疗服务价格行为、调整医疗服务收费结构发挥了重要作用。随着医疗技术发展,出现了一些新的医疗服务项目,国家不断新增和修订其中的项目,将规范医疗服务价格管理作为贯彻落实深化医药卫生体制改革的重要内容,以及推进医疗服务价格改革、规范医疗机构价格行为、完善医疗机构补偿机制、维护患者合法权益的重要措施。②基本医疗保险诊疗项目范围:基本医疗保险诊疗项目是指医疗保险定点医疗机构为参保人提供的,由政府主管部门制定收费标准的,临床诊疗必需、安全有效、费用适宜的各种医疗技术劳务项目和使用医疗仪器、设备与医用材料进行的检查、诊断和治疗项目。基本医疗保险医疗服务设施是指定点医疗机构为参保人提供的,参保人在接受诊断、治疗和护理过程中所必需的,由政府主管部门制定收费标准的医疗生活服务设施,主要指床位费。为加强基本医疗保险基金的支出管理,多部委于1999年联合下发了《城镇职工基本医疗保险诊疗项目管理、医疗服务设施范围和支付标准意见》,通过制定基本医疗保险诊疗项目范围和目录进行管理。劳动和社会保障部负责组织制定国家基本医疗保险诊疗项目范围,采用排除法分别规定基本医疗保险不予支付和支付部分费用的诊疗项目范围;各省(自治区、直辖市)劳动保障行政部门根据国家基本医疗保险诊疗项目范围的规定,组织制定本省的基本医疗保险诊疗项目目录,可以采用排除法,也可以采用准入法。制定基本医疗保险诊疗项目范围和目录既要考虑临床诊断、治疗的基本需要,也要兼顾不同地区经济状况和医疗技术水平的差异,做到科学合理,方便管理。基本医疗保险不予支付费用的诊疗项目,主要是一些非临床诊疗必需、效果不确定的诊疗项目及属于特需医疗服务的诊疗项目;基本医疗保险支付部分费用的诊疗项目,主要是一些临床诊疗必需、效果确定但容易滥用或费用昂贵的诊疗项目。基本医疗保险诊疗项目的选择原则为:一是临床诊疗必需、安全有效、费用适宜的诊疗项目;二是由物价部门制定了收费标准的诊疗项目;三是由定点医疗机构为参保人员提供的医疗服务范围内的诊疗项目。③新农合诊疗目录:为进一步加强新型农村合作医疗定点医疗机构医药费用的管理,控制医药费用的不合理增长,保障新型农村合作医疗制度健康持续发展,原卫生部办公厅于2005年11月发布了《关于加强新型农村合作医疗定点医疗机构医药费用管理的若干意见》,指出各省应综合考虑筹资总量、补偿方案、服务能力和疾病状况等因素,制定《新型农村合作医疗基本药物目录》和《新型农村合作医疗诊疗项目目录》。之后,许多省市的卫生行政部门制定了本地区的新型农村合作医疗诊疗项目管理办法,并根据新型农村合作医疗基金的支付能力和医学技术的发展适时调整。

2.医院医保目录管理

(1)医保目录维护。医院申请成为医保和新农合定点医院后,医保目录对应是医保基础管理工作的首要任务。随着时间的推移,医保政策在不断调整,药品、诊疗技术、医用材料的种类、价格也在不断变化,医院需根据医保经办机构的政策规定,对医保目录实行专人管理与动态维护。医保经办机构对医院医保目录的管理通常实行审批制度,有的仅对需新增的医保编码进行审批,已有编码的由医院审核和维护;有的则在首次全部对应后将目录锁定,医院需上报经审批后才能维护。申报医保目录通常需准备药品(或医用材料)说明书、物价批准文件、集中招标采购文件、医保目录修改申请表等书面材料,必要时附成本测算、循证医学和卫生经济学分析报告等相关材料。医保经办机构审批同意后纳入医疗保险基金支付范围。

(2)医保目录管理中的注意事项。①医保目录维护通常由医保科完成,而药品和医用材料字典库则由药房和财务、设备等科室分别维护,因此对药品(或医用材料)的通用名、商品名、规格剂型、生产厂家、国产进口、批准文号、本位码等基本信息的准确性、完整性、稳定性提出了更高的要求。②医保经办机构的药品目录一般有通用名和商品名两种编码方式。如果为通用名方式,在确定是否为医保药品时,应注意药品目录"凡例"中对于药品通用名称、剂型等的说明;如果为商品名编码方式,则经办机构已设置好支付类别,医院端核对药品基本信息,选择医保中心端相应条目进行对应即可。③医保诊疗目录里医用材料的支付类别,医保经办机构一般是根据"基本医疗保险诊疗项目范围"和本地区医疗服务价格项目规范中"可另收取费用的医用材料目录"来制定。由于医疗服务价格的制定往往滞后于医疗技术的发展和医用材料的应用,有许多医用材料在医保诊疗目录中无法找到可以对应的名称,还有的医保经办机构对可以支付的医用材料类别作出了规定,但由于医用材料名称、规格、型号、材质、计价单位不(一)种类繁多,实践中常常不易界定支付标准。因此有的省市人社部门通过建立医用耗材编码数据库,类似于药品商品名编码的"一药一码"方式,建立医用材料的唯一编码并设置支付类别和标准,医院端核对材料的基本信息,选择医保中心端相应条目进行对应即可。④医保药品目录的"限定用药"是指符合限定支付所规定情况下参保人员发生的药品费用,才能由基本医疗保险基金支付,而这些支付条件往往少于药品说明书的适应证,导致在临床应用中不易准确执行。有的在信息系统字典库的药品名称前加了限制标识,当不符合限定条件而临床确需使用时,通过门诊自费方式支付;有的信息系统则为限定药品提供了具体的限制说明,并能够根据病情调整支付标识、实现限制药品的支付类别。⑤对于床位费、内固定材料等一些项目的支付标准,一些医保经办机构规定有最高限价,或不同类别人员有不同的支付标准(例如离休干部与普通职工支付标准不同),有的还规定国产与进口材料自付比例不同。一些医保信息系统中可通过识别患者身份来实现,超出最高限价的部分也能自动计入丙类费用中。如果信息系统无法实现这些功能,在对应目录时则需注意分别设置,并告知临床科室工作人员相应的计费方法,准确执行医保支付规定。⑥对于参保人员使用内固定材料、限定用药、血液制品等特殊项目,一些医保经办机构设置有审批环节,例如标识为"一级审批"的项目需医保经办机构审批,标识为"二级审批"的项目委托医院医保办审批,标识为"三级审批"的项目由临床科室主任审批。医院需根据这些审批制度设计相应的操作流程。

(三)医院医保宣传与沟通

医院是医疗服务的提供者,也是承担医疗保险制度的载体,医院医保管理活动涉及社会的方方面面,其人际关系具有广泛性和复杂性的特点。医院医保工作受到卫生系统、社保系统、物价部门等多个行政部门的管理和监督;医院医保管理的范围涉及医院内部的多个科室、多个专业;医院医保的服务人群包含了不同统筹地区的医保、新农合、工伤、生育、公费医疗等患者类别。医院医保管理者需做好医疗保险服务和宣教培训工作,使医务人员正确执行医疗保险政策,为参保人员提供优质高效的服务。通过宣传培训、人际交流、接待咨询、调解纠纷等方式,在医、保、患三方进行有效沟通。

1.医保培训

医疗保险是一项政策性、业务性很强的工作,且随着医疗保险改革的发展在不断变化。医院医保管理人员必须掌握医保政策制度和操作办法,并具备相应的专业知识和专业结构;医院的临床、医技、职能科室工作人员在做好本职工作的同时,需熟悉相关的医保政策和流程规范。培训是通过一定的手段,使员工在知识、技能、工作方法、工作态度及工作的价值观等方面得到改善和提高的过程。医院医保培训应根据医保工作的需要,结合工作中的问题,采取多种方式,对医院工作人员进行继续教育,及时更新医保知识和理念,更好地为参保人员服务。

(1)医保培训过程。①明确培训目的:进行医保培训之前要明确培训目的,它是指导培训工作的基础,也是衡量培训工作效果的标准。医院医保培训的直接目的是提高职工的医保知识和技能,促进有效沟通和团结合作,提高医疗服务和医保管理水平,更好地执行医保政策和为参保人员服务;间接目的是促进医院和医疗保险的可持续发展,做好人民群众的医疗保障服务。②确定培训原则:只有确定培训的原则,才能更好地组织和实施培训。医院医保培训应掌握前瞻性、长期性、系统性、实用性、效益性的原则。医院应根据自身发展战略及医保行业的发展趋势,从实际出发,有计划、有针对性的安排职工的医保培训工作,并注意培训的成本。③加强培训组织:良好的培训组织是增强培训效果的关键,也是其实施培训工作的保证。与医院医保培训相关的科室一般有医保科、医教科、人事科。医保科主任应加强医保培训的组织协调工作,并有专人具体负责培训实施,将医保培训纳入全院培训、职工岗前培训等常规培训计划中。④制订培训计划:培训计划是实现培训目的的具体途径、步骤、方法。培训计划主要包括培训需求分析和职工培训计划。培训需求分析主要包括组织分析、任务分析、人员分析;职工培训计划包括培训目的、培训对象、培训内容、培训时间、培训地点、培训方法、培训费用。⑤设计培训内容:医院内不同层次、不同专业、不同科室的员工需要接受的医保培训内容各不相同,针对医院的实际情况及职工的具体需求设计培训内容是十分重要的。一般而言,医院高层管理者需要培训的内容是医院医保发展战略和经营理念、医保管理发展趋势、领导控制能力等;中层管理者需要培训的内容有医疗保险基本理论、医院和科室的医保管理制度、本专业医保管理知识、领导控制与沟通协调能力等;基层工作人员需要培训的内容有本专业相关的医保政策制度、各种操作流程规范、交流沟通能力、应急防范预案等。⑥组织培训实施:医院医保培训工作主要包括培训内容的设计、培训老师的选择及聘请、课程描述、时间安排、培训场所的安排、培训资料及器材的准备、培训资料的保存等内容。⑦选择培训形式:培训的形式主要有在职培训、脱产培训、自我培训等,医院应根据培训的目的、对象、内容、要求采用不同的培训形式。在职培训较容易实施,费用较低,可因材施教,但不利于传授专门的高程度的知识;脱产培训可使参训者专心接受培训,学习高度专业化的知识和技能,相互学习增强培训效果,容易培养参训者团队意识,但培训费用较高,会影响工作进度;自我培训是指员工具有强烈的上进心、严格要求自己,根据自己的特点不断地进行自我学习,是一种主动的行为。⑧优化培训方法:培训的方法有很多种,选择正确与否直接影响到企业培训的效果。对一般工作人员的培训方法有演讲法、会议讨论法、学徒法、角色扮演法、案例分析法、工作实践法、专题研讨法等;对管理人员的培训方法有岗位竞争、工作轮换法、会议讨论法、案例分析法、角色扮演法、模拟实验法、头脑风暴法、管理培训项目法、行政培训项目法、职权分析训练法等。⑨评估培训效果:为了增强培训效果,需要对培训项目进行评估,通过评估可以反馈信息、诊断问题、改进工作。评估可作为控制培训的手段,贯穿于培训的始终,使培训达到预期的目的。培训效果的评估可采用问卷调查、访谈、对比分析等方式。⑩运用培训结果:培训结果运用与否及如何运用直接关系到培训的效果。通常职工培训的结果可用于为后续培训提供参考依据、作为绩效考核的指标、作为提拔任用的部分依据等,从而提高培训效率。

(2)医院医保培训重点。

医保科工作人员培训:医院医保工作人员作为联系医、保、患三方的重要纽带,对医疗保险知识和技能的掌握程度关系到医保政策的落实及医务人员对医保制度的执行。因此,加强医保科工作人员专业知识培训,是不断适应医疗保险发展、提高医保管理水平的重要途径。对医保工作人员的培训重点有:①可根据医保科人员的专业和分工,选择参加医保经办机构、行业协会组织的会议和培训,提高工作人员对医疗保险基本知识和业务技能的掌握程度。②医保科主任应具有较高的专业知识和足够的工作经验,定期对科室内人员进行专业、具体的培训,也可传达医保经办机构的最新政策,提高工作人员医保业务水平。③可由医保科各岗位人员轮流主持科室业务学习,传达医保经办机构、行业协会的会议内容,讲述本岗位的工作内容和最新动态,使科室人员适应工作岗位和职业发展的要求。④加强对医保窗口人员医保知识、就医流程、沟通技巧等方面的培训,确保掌握政策,熟练运用政策,准确、耐心解答医保患者的咨询。⑤医保科工作人员应积极参加医院讲座,吸收相关学科知识,加强自我学习,加强业界同行间的交流沟通,了解医疗卫生和医院管理的发展趋势,以促进医保管理与医院管理工作的有机结合。

全院培训:医院可定期聘请医保经办机构工作人员、医保行业专家,或本院医保科工作人员进行全院讲座,并可在培训后进行考试,加深医务人员对医保政策的理解和掌握程度。

专题培训:医院内不同部门所需的培训内容也不相同,财务、信息、临床、医技等各科室应重点掌握与本科室工作内容相关的医保知识,培训最好能分部门、按专题进行,例如对财务窗口进行收费和出入院操作培训、对临床医务人员进行医保病历书写培训、对计费员进行物价管理培训、对各科室医保管理员进行医保政策培训、对新职工进行岗前培训等,这样有助于提升培训效果。

2.医保宣传

医保科是医保经办机构、医务人员、患者之间信息传递的桥梁,如果能通过多种形式的宣传方法,使医保知识得到传播和普及,定点医院医保工作就会更加顺畅。

(1)对医务人员的医保宣传。①通过在院内刊物上设医保版面或院内医保期刊,定期发布医保政策制度、各种医保流程、医保数据统计、监督检查结果等内容,使医院职工了解医保管理现状,促进规范化管理。②在院内办公网上设立医保管理专栏,将医保政策、监督检查等各种信息及时发布,方便医务人员在线查询和学习。③将有关医保政策的文件装订成册,印制下发到各科室,方便医务人员随时查询和学习。例如《医保政策制度汇编》《医保限定用药手册》等。④将医保用药要求、医保项目支付类别等规定嵌入医院信息系统的电子病历模块中,进行实时提示。⑤在院周会、科室周会、医保查房时,传达、宣讲有关医保政策,以及各科室需改进的医保工作内容。⑥通过咨询电话、手机短信平台等方式,加强与医务人员的交流沟通,及时发布各种通知、进行医保知识宣传、解答工作中的困难和问题。

(2)对参保人员的医保宣传。①通过医保质控网络,加强对各科室医保管理员的宣教,间接促进临床科室医务人员对患者的医保政策宣传。②在门诊、住院部等地点的醒目位置设立医保宣传栏,方便参保人员阅读,并根据医保政策的变化及时更新内容。③在医院电子屏上增加医保政策宣传内容,通过自助查询机方便参保人员了解个人账户等信息,提供多方位的查询渠道。④针对各类参保人群,印刷各种医保就医和报销流程宣传单,放于医保窗口方便患者领取。⑤设立医保咨询台,建立医保咨询热线,为参保人员答疑解惑,解决就医中的实际困难和问题。⑥在医院互联网上设立医保政策专栏,发布医保政策制度、就医流程等各种信息,作为医保业务的延伸服务,方便参保人员就医。⑦通过现代信息通信技术,例如微博、微信、手机应用等方式提供点对点的个性化服务。

3.医保管理人际沟通

医保管理的人际关系具有广泛性和复杂性的特点,许多方面都需要信息的沟通。客户关系管理是在第二次世界大战之后首先由美国的大型企业提出并发展的一门以有效销售为目的市场营销方式,其目的是促进组织与客户的有效沟通,使组织及时、准确掌握用户需求和变化趋势,为

第十六章 医院医疗保险管理

用户提供有价值的产品或服务,与用户之间建立起相互了解、相互信任、相互依存的关系,在用户中建立起良好的形象。对于医院来讲,客户可分为内部顾客和外部顾客,医院的内部顾客是指医院工作的所有员工,包括非固定性的人员,如医院研究生、进修生、实习生、护工等。外部顾客指患者、社区民众、与医院提供服务相关的单位、社会公益机构等。

在医院医保管理的基本职能中,协调、激励和领导职能主要是针对组织活动中的人际沟通,调动职工的工作积极性,解决各种人际冲突,保证信息通畅,为组织正常运转创造良好的条件和环境,促进管理目标的实现。同时,在医院医保管理中,医务人员注重临床疗效和医疗安全,患者关注医疗需求,医保经办机构强调费用控制,医疗需求无限性和卫生资源有限性之间矛盾突出,医院医保工作人员需在医院、医保经办机构、患者三方之间加强沟通,协调关系,维护各方权益。

(1)领导。领导是在一定的社会组织或群体内,为实现组织预定目标,领导者运用其法定权力和自身影响力影响被领导者的行为,并将其导向组织目标的过程。领导过程包含着领导者、被领导者、作用对象和客观环境等多种因素,基本职责是为一定的组织确立目标、制订战略、进行决策、编制规划和组织实施等。领导的主要职能,是率领、引导、组织、指挥、协调、控制其下属人员为实现预定目标而共同奋斗。领导的工作成效,不只是由领导者个人,而是由被领导者的群体活动的成效如何而表现出来的。因此,领导者的管理水平、业务能力、专业程度、领导方法等素质,以及合理用人、正确处理人际关系、科学利用时间的艺术,影响着整个组织的工作成效。有学者认为,所有的管理者都具备三种基本技能:①概念技能:指管理者应具有的抽象思考、整合组织资源和活动的能力,即管理能力。管理者的工作并不都是有固定程序和解决问题的模式,管理者必须具备心智能力去分析、诊断、把握、应对错综复杂的情况,这种能力是最重要又较难培养的。②技术技能:是指要完成某一技术领域的工作所需要的能力。管理人员要决策或处理一些技术问题、管理该团队的专业人员,必须具备相关领域的知识和技术,即是"内行"才具有权威性,才能服众,更能在业务上作出最佳的决策。③人际技能:是指与他人协作、沟通和交流的能力。管理是一种群体性的工作,如何使组织内部和外部的人员之间进行有效互动,如何与人相处、有效沟通及激励他人,对于组织管理是很重要的,管理者应具备良好的处理人际关系的技能。

(2)激励。激励是指人类活动的一种内心状态,它具有加强和激发动机,推动并引导行为使之朝向预定目标的作用。激励有利于激发和调动职工的积极性,有助于增强组织的凝聚力,有助于将职工的个人目标与组织目标统一起来,促进个人目标与组织整体目标的共同实现。关于激励的理论有很多,例如需要层次论、激励-保健理论、公平理论、期望理论等,与医院管理有关的激励因素主要有:①工作条件:指自然和人文环境对工作人员的影响,包括工具、设备、活动、工作场所的条件,工作人员从事工作的独立性及所受限制的程度,以及工作人员的层次、性格、人格、人际关系、职业声望等。②报酬和待遇:工作人员在付出知识、技能、经验、能力、努力、时间等基础上,会关心自己所得报酬和待遇,并把自己的报酬和待遇与同事、同行业人员等比较,对公平程度作出判断。管理者应对职工的报酬和待遇尽量做到公平合理,体现其工作价值,避免职工产生不满情绪,防止人才流失。③工作满意度:医院要让患者满意,必须首先让医院职工满意,医院领导必须用希望职工对待患者的态度和方法来善待职工。要从满足医院职工的需要开始,满足职工的求知需要、发挥才能需要、享有权力的需要和实现自我价值的需要。对于领导者来说,困难之一是如何增强由于工作人员之间的差异所产生的不同的工作满意度。能力、素质、背景和社会条件的差别使工作人员产生不同类型的心理需要,如成就需要、权力需要、归属需要等,通过适宜的工作安排和提供培训晋升等机会,满足这些激励需要,关心和爱护职工,调动职工的积极性,激发职工的敬业精神,使他们真正成为医院的主人,增强职工的满意度,可进一步提升工作绩效。

(3)协调。协调是指正确处理组织内外各种关系,为组织正常运转提供良好的条件和环境,促进组织目标的实现。通常包括组织内部协调、组织外部协调、冲突协调等。

组织内部协调:①各部门和生产要素的协调。在组织的运转过程中,应根据组织总目标的要求,对组织各要素进行统筹安排和合理配置,并使各环节互相衔接和配合。医院医保工作涉及医院的医疗、医技、护理、财务、信息等众多科室,医保科应发挥好沟通桥梁作用,从完善医疗质量体系、规范医疗行为入手,要赢得院内各相关部门的全力支持和配合。完善、科学的规章制度是协调工作能够顺利进行的基本保证和依据,例如工作流程、职责范围、协作机制等。会议是协调的重要方式,例如联席会、调度会等。②组织内部人际关系的协调。组织内部人际关系一般分为两个层次,即正式组织人际关系和非正式组织人际关系。正式组织是具有一定结构、同一目标和特定功能的行为系统,它有明确的目标和相应的机构、职能和成员的权责关系及成员活动的规范,具有正统性、合法性、层级性和稳定性等特点,其信息沟通渠道是由组织规章提供的;非正式组织是指人们在共同劳动、共同生活中,以共同的价值观为基础,由于相互之间的联系而产生的共同感情自然形成的一种无名集体,并产生一种不成文的非正式的行为准则或惯例。两者具有较大的区别,又具有相当密切的关系,非正式组织对正式组织有一定的影响作用,如果管理者能够善于利用非正式组织,那么它具有正式组织无法达到的正面功能。③在卫生管理活动中,所有的人员都处在一定的社会关系中,人与人之间有纵向的上下级关系,也有横向的同事关系,大家的事业是共同的,必须依靠合作才能完成,需要气氛上的和谐一致。协调组织内部人际关系应坚持相互尊重、平等待人、互助互利、诚实守信等原则;了解职工并承认和尊重职工的个人价值;在组织领导基层群众间建立体制化的联系渠道;对职工进行多种能力培训,开发潜力资源;组织各种联谊、福利活动,以联络感情,调节精神。

组织外部协调:①协调组织与客户的关系。虽然外部顾客多种多样,但最为重要的外部顾客还是患者,所以医院最优先的质量原则还是为患者提供满意的医疗服务,最大限度地满足患者的合理要求。以患者为中心,医院内所有的工作流程要以患者的需要进行设计,让患者满意。同时,随着医学模式的转变,医院的功能不仅仅是治疗疾病,更重要的是保障人民健康,为社区民众提供预防、医疗、保健一体的服务。医院医保工作者应分析不同类型的医疗保险参保人员的就医需求,体现对参保人员的关切,充分考虑他们的意见,认真答疑解惑,及时解决就医中的各种问题,为参保人员提供最佳的服务。②协调组织与其他组织的关系。作为社会大系统中的卫生组织,承担着社会赋予的责任和义务,维持和推动着社会组织的正常运转。卫生事业人员要面对的组织机构可分为卫生组织和其他社会组织。卫生组织包括卫生行政主管部门、各级医疗机构、基层卫生组织、医学教育院校和科研机构、卫生群众组织(学会、研究会、协会等)等;其他组织包括政府、人力资源和社会保障行政部门、教育行政部门及与医院提供服务相关的企业(药品和医疗器械供应商等)。对于医院医保工作人员来说,主要是协调与卫生部门下属的新农合管理机构、人力资源和社会保障部门下属的医保经办机构,以及各种行业保险机构、商业保险机构等组织的关系,做好沟通协调工作,发挥医保行业协会等组织的专业优势,建立合理的谈判机制,促进医疗保险与医疗卫生的健康发展。把握好组织间的人际关系应注意明确职能、规范程序、公平竞争、合作共赢等原则。

冲突协调:从管理学的角度看,冲突可以理解为,两个或两个以上的行为主体在特定问题上目标不一致、看法不相同或意见分歧而产生的相互矛盾、排斥、对抗的一种姿态。现代冲突理论认为,冲突具有正面和反面、建设性和破坏性两种性质;管理好冲突,可以促进组织变革、从而提高绩效水平。根据冲突的不同情况,协调组织冲突的对策有回避或拖延、裁决或强制解决、调解或妥协、树立更高目标、合作与互助等不同的方式。医院医保科是落实国家医保政策的前沿,其职能和工作性质决定了容易发生矛盾和冲突,需要医保工作者提高管理和服务水平,在医院、医保经办机构、参保患者之间进行有效的沟通和协调,确保三方的合理权益得到保障。

(4)沟通。沟通是指人与人之间传达思想或交换信息的过程,这个过程由发信者、接受者、信息、渠道、反馈、噪声和环境七大要素组成。沟通的作用主要是提高管理者决策能力、解决冲突和协调组织行动、促进组织效率提高和组织变革及创新。

根据不同的标准,沟通有多种分类方法:①语言沟通与非语言沟通。根据信息载体的性质划分,沟通可分为语言沟通和非语言沟通。语言沟通以语言文字为载体的沟通,有口头沟通和书面沟通两种形式。口头沟通包括倾听、述说、交谈、演讲、讨论或小道消息传播等,具有亲切、反馈快、弹性大、双向性和不可备查性等特点。书面沟通包括阅读、写作、备忘录、信件、合同、协议、通知、布告、内部期刊、公告栏等一切传递和接收书面文字或符号的手段,比较正式、准确、具权威性、有备查功能。非语言沟通指通过某些方式而不是讲话或文字来传递信息,常常体现在人的潜意识下的非语言方式中,例如面部表情、形体姿态、手势等身体语言,语音、语调、语气、语速等非语言声音等。②正式沟通与非正式沟通。根据沟通渠道产生的方式不同,沟通可分为正式沟通和非正式沟通。正式沟通指在组织系统中,依据一定的组织原则所进行的信息传递与交流。例如公函、文件、会议、参观访问、技术交流等。特点是信息可靠,具严肃性、权威性和约束力。非正式沟通指正式沟通以外的信息交流和传递。例如团体成员私下交换看法、小道消息的传播、朋友聚会等,是正式沟通的有效补充。特点是沟通形式灵活,信息传递快。③纵向沟通与横向沟通。根据沟通的流向划分,可以将沟通划分为纵向沟通与横向沟通。纵向沟通有上行沟通和下行沟通。上行沟通主要指团体成员和基层管理人员通过一定的渠道与管理决策层所进行的自下而上的信息交流,表达形式有层层传递和越级反映。下行沟通指自上而下的信息传递,主要应用于组织的管理沟通系统,例如工作指示、规章制度、绩效反馈等。纵向沟通可协调组织内部各个层次的活动,使组织正常运转,缺点是传递层级过多时容易使信息失真。横向沟通指组织系统中层次相当的个人及团体之间所进行的信息传递和交流。它可以简化办事流程、提高工作效率、增进了解、有助于培养合作精神,缺点是信息量大,易于造成混乱。④单向沟通与双向沟通。根据沟通方向是否可逆,可以将沟通划分为单向沟通和双向沟通。单向沟通指在沟通过程中,只是发送者将信息传递给接受者的单一方向的沟通方式。例如做报告、下指示、做演讲等。具有传播速度快、秩序好、干扰少、条理清的特点,以及无反馈、无逆向沟通的缺点。双向沟通指在沟通过程中,发送者和接受者角色不断变换,信息发送和反馈往返多次的双边信息交流活动。例如讨论、交谈、协商等。可调动沟通双方的积极性、增加沟通容量、提高信息沟通的准确性。⑤告知型沟通、征询型沟通和说服型沟通。根据沟通的目的不同,可以将沟通分为告知型沟通、征询型沟通和说服型沟通三种类型。告知型沟通是以告知对方自己的意见为目标的沟通,通常采取言语沟通方式进行,需沟通信息准确,以免产生歧义。征询型沟通是以获得期待的信息为目标的沟通,一般采取提问方式进行,需态度真诚、谦虚和有礼貌。说服型沟通是以改变他人的观点、思想、情感和态度为目标的沟通,主要采取说理的方式进行,主要方式有规劝、调解和批评等。⑥思想沟通、信息沟通与心理沟通。根据沟通内容不同,可以将沟通划分为思想沟通、信息沟通与心理沟通三种类型。思想沟通指意识形态包括哲学观点、政治观点、法律观点及道德伦理等方面的沟通。信息沟通指信息的传递和交流。信息资源和自然资源、人力资源在当今被列为三大资源,信息交流已成为一种常态。心理沟通指人的心理活动信息的传递和交流,包括情感沟通、意志沟通、兴趣沟通、性格沟通等。⑦其他辅助工具沟通:人际沟通还可以借助其他辅助工具,主要是指采用电话、传真、广播、电视、互联网、电子邮件等形式的沟通。这些沟通工具有传递迅速、信息量大、传递范围广、传递成本低等优势,随着时代的发展,越来越被人们所广泛使用。⑧医患沟通和医保沟通:医患沟通是指在医疗活动中,医务人员与患者之间进行的关于疾病诊疗等各种信息的传递活动,也是双方的情感、思想、愿望和要求的交流过程,医患沟通水平直接影响到医疗质量、医患关系和医院的声誉。医患沟通的内容主要有信息沟通、感情沟通和意见沟通。信息沟通是针对疾病的诊疗信息进行的沟通,患者到医院就诊后,需了解疾病的检查、诊断、治疗、护理、预后及医疗费用等信息,医务人员应及时、认真地与患者沟通,把有关信息传递给患者,以取得患者的理解和配合。感情沟通指患者除了需了解自己疾病的有关信息外,也需要理解和尊重,通过沟通,使患者获得理解和关爱,医务人员获得信任和尊重。意见沟通客观反映了社会、患者对医务人员的认识、看法、期望,积极的意见对医务人员可产生促进作用,建设性意见有利于改进工作,批评性意见可以从中发现问题,吸取教训。医院医保管理工作纷繁复杂,需在医、保、患三者之间进行沟通、协调。面对医院职工政策培训、患者咨询解答,与医保经办机构的汇报、建议等,都需要很好的沟通技巧。医保管理中语言的技巧与艺术体现在说与写之中,蕴涵于沟通与协调之内,语言艺术运用得如何,对医保管理效果有着举足轻重的作用。医院医保管理工作者的语言,主要是管理语言、服务语言、沟通语言和协调语言。对医院医保运行中出现的问题,要协商解决;对患者不懂医保政策的询问,必须耐心;对医保政策及管理制度不尽合理之处,应该建议、探讨。生动的宣传、恰当的解释、准确的回答、合理的建议,能够收到事半功倍的显著效果,掌握医保管理的语言艺术对医保工作是大有裨益的。卫生管理活动的各个方面都需要信息的沟通。对于组织内部来说,人们越来越强调建立学习型组织和团队合作精神,因此有效沟通是成功的关键;对组织外部而言,为了实现组织之间的强强联合与优势互补,人们需要掌握谈判与合作、组织协调等沟通技巧;对组织自身而言,为了更好地在现有政策条件下,实现组织的发展并服务于社会,也需要处理好组织与政府、组织与公众、组织与媒体等各方面的关系。因此,在从事卫生管理活动中,选择适宜的沟通方式,掌握倾听、表达、观察等方面的沟通技巧,提高沟通效果,对于促进组织人际关系、提高卫生管理绩效有着积极的意义。

4.谈判

谈判是有关方面就共同关心的问题互相磋商,交换意见,寻求解决的途径和达成协议的过程。谈判有广义与狭义之分。广义的谈判是指除正式场合下的谈判外,一切协商、交涉、商量、磋商等,都可以看作谈判。狭义的谈判仅仅是指正式场合下的谈判。

(1)医疗保险谈判机制。医疗保险谈判机制是指医疗保险各方主体在医疗保险的实施过程中,依据相关政策和制度,通过谈判就医疗保险费用支付方式、服务质量、服务价格等内容进行沟通协商达成协议的一系列规范的总称。本书中讨论的主要是介于医保经办机构和定点医疗机构之间的谈判。随着我国医疗保障制度的改革的推进,医院就医患者中参保人员比例不断扩大,职工医保、居民医保、新农合等各种参保类型和经办机构较多,项目付费、总额付费、定额付费、病种付费等多种方式结合的综合结算模式逐步推行,建立医保机构与医疗机构之间的谈判机制是当前医药卫生体制改革的重要工作之一。

谈判的原因:医疗保险谈判机制的建立是为了将医疗服务购买方和医疗服务提供方的谈判

过程规范化、制度化,形成约束机制。从医疗机构角度来说,随着社会医疗保险覆盖率的不断上升,医保费用占总收入的比重不断上升,争取更多的社会医疗保险基金将成为其筹资的重要渠道之一;从社会医疗保险经办机构来说,介入医疗服务质量管理是满足参保人健康需求、提高基金使用效能的需要,同时也是经办机构实现社会化管理,转变代理人角色的关键;从政府角度说,高效利用有限的卫生资源,促进国民健康是其社会管理职责所在。

谈判的规则:制定规则是医保谈判进行实际操作的基础。按照谈判的一般运行方式,规则的制定应包括:谈判主题与内容的确定、规则、谈判组织与人员的确定、参与主体的准入、技术支持、谈判的程序、谈判结果公示、执行与争议的处理办法等。

谈判的主体:医疗保险谈判机制的谈判主体主要是指医疗服务的购买方和提供方,应当是取得行医资格或具有法人资格的个体、机构和协会。医疗服务的购买方指医疗保险经办机构和医疗保险协会,提供方则包括了医院、行业协会及厂商等多种主体。对于医保经办机构和定点医疗机构来说,当前的趋势是基金管理向医保经办机构集中,卫生服务向医疗服务机构延伸,政府的宏观管制主要体现在适当干预和协调两者的利益上。在具体谈判过程中,医保经办机构和医疗机构可以委托专家组或在相关领域有资深研究的个人或组织参与,以提高谈判质量。

谈判的前提:①明确谈判主体的定位。双方的责任、义务和权利要明确。②有必要的信息技术支撑。主要指双方在充分的信息交流和沟通基础上作出正确的选择和决定,建立相对完善的网络信息共享和沟通平台可以提供这种技术支撑。③医疗保险经办机构和定点医疗机构有谈判的动力。在现有的体制下,必须有相应的措施来激励双方进行谈判才能推动谈判的开展。④政府的宏观调控和管制。医保经办机构与医疗服务机构的谈判具有社会公益性,不是单纯两个利益主体之间协商达到利益均衡点的谈判,需要政府适当地干预,以保证广大参保人的利益,还需要政府促进物价部门、发改委等机构的配合和合作。

谈判的类型:医疗保险的谈判机制可以分为两个层次:其一是基于个体层面的个体谈判,其二是集体谈判,例如多边谈判、分组谈判、分级谈判等。①多边谈判:在总额预付下,医保机构需要把基金支出预算分配到每个医疗机构,由于医保基金的总支出相对恒定,如果某个医疗机构获得的份额增加,意味着其他医疗机构的份额减少。对于按人头付费和按病种付费,支付标准应普遍适用于任何一家具有相同条件的定点医疗机构。因此,在整体付费方式下,医保机构应该通过与所有相关医疗机构的多边谈判来确定每个医疗机构的总额标准、按人头付费的标准和按病种付费的标准。②分组谈判:不同医疗机构的功能定位存在差异,例如基层医疗机构主要从事门诊医疗,大型综合医疗机构的重点工作是住院治疗,还有一些医疗机构主要定位于某些专科,例如儿科、肿瘤科、精神科等。为了提高谈判效率,在按人头付费标准和按病种付费标准谈判的时候,可以进行分组谈判。③分级谈判:在市级统筹之下,医保机构分为市、县(区)两级,同时辖区内的医疗机构较多,并且级别和专科情况比较复杂,为了提高谈判效率,可以建立分级谈判机制。

谈判的内容:包括医疗服务的范围、标准、价格、结算和支付方式及绩效评价等。①医疗保险的结算标准和支付方式是医疗保险谈判机制的核心内容。我国当前的费用支付体系主要还是以医疗费用的控制和医保基金的平衡为导向。支付方式的选择需要考虑的基础条件包括:原有的支付制度及过去经验、基金风险、筹资管理情况、支出分析、基金预算评估、与医疗服务机构的协商、信息化管理状况等。在各地的结算方式改革中,采用不同的支付方式相混合的形式成为主要趋势,主要包括以下几种:一是对不同的供方组织采取不同的支付方式。例如在一些地区或国家,对医院是按病种付费的方式来结算,而对初级卫生保健医师是按人头付费来补偿的;还有一些地区,对医院通过总额预算补偿来控制成本,对初级卫生保健医师则是按服务项目付费方式支付。二是对特定的供方也可以采取混合的支付方式。例如,医院可以一部分由覆盖固定成本的总额预算来补偿,另一部分由覆盖变动成本的按成本付费或按服务项目付费方式补偿。三是在支付方法上,可以根据提供服务的不同而采取不同的方式。例如,对于医院的补偿,可以设计两种不同的计划:一些基本医疗服务可采用按人头付费,另外一些服务可以按服务项目付费来补偿。这种支付方式在定点社区卫生服务机构中应用较多。②卫生服务质量不仅直接影响医疗服务提供机构的信誉和形象,而且直接关系到就医人群的健康和生命质量。医疗保险机构和定点医疗机构就卫生服务质量测量和评价标准达成协议是谈判的重要内容之一。定点医疗机构的医疗质量通常分为门诊和住院两部分。门诊医疗服务质量主要包括门诊病历质量、门诊处方质量、专家门诊质量等。常用的评价指标有门诊诊断与出院诊断符合率、门诊治愈率、急诊患者抢救成功率、误诊率、门诊输液反应发生率、日门(急)诊量、平均门诊人次医疗费用、药品费占门诊医疗收费的比例等。目前定点医疗机构和医保经办机构关注的质量指标集中于与费用相关的门诊次均费用和药占比等。住院医疗服务质量常用的评价指标有出院人次、治疗有效率、病死率、抢救成功率、病床使用率、病床周转次数、平均住院日、次均住院费用、入院诊断符合率等。目前医保经办机构对住院医疗服务质量的监管也是主要集中于平均住院日、次均住院费用等直接影响医保支付水平的指标上。评价卫生服务质量的角度一般分为:医疗机构、患者和医务人员的角度。在医疗质量谈判中,卫生服务质量评价指标体系的建立是关键,指标体系的建立需要综合医疗机构、医保经办机构、专家学者和患者代表的意见。③医疗质量和支付方式相结合的配套改革措施。一是加快完善信息系统建设。例如实现医疗费用的实时传递,实现费用按诊疗项目和病种项目的归集,建立各项基金运行指标、基金预警体系及医疗费用明细分析指标,实现医保与医院间信息资源的有效共享。二要建立相对统一的考核指标体系。结算方式与医疗服务质量相结合,必须由一个相对统一的考核指标体系为依据。例如医疗保险基础管理情况,就医管理及执行出入院标准情况,执行基本医疗保险药品、诊疗项目及服务设施情况,参保人员对定点医院的评价等。三要规范财政对公立医疗机构的补助支付方式,制定医务人员合理的收入水平标准,逐步实施临床路径等配套改革措施,对谈判机制的进展也会产生重大影响。

　　谈判的程序:进行具体操作的流程设计和再造十分重要,要有计划、有步骤地进行,例如制定完成数据的搜集、处理、分析、评估的时间,进行多少次讨论,协商谈判的时间等,保证整个工作圆满完成。首先医、保双方通过调查近几年各级各类医药机构每年的业务总和及分布情况,协商综合计算出实际的支付结构比例。二是根据当年的预算基金总盘子、各类医药机构测算的支付结构比例和与当地经济发展相适应的增长比,计算出各类医疗机构当年的总量。三是按各类医药机构及其门诊和住院的实际支付结构,制定科学合理的医疗费用支付制度和支付标准。某市医疗保险经办机构与定点医疗机构定额结算的谈判过程如下:①制定新年度定额标准。医保经办机构对上一年度定点医院的医保定额执行情况进行数据的搜集、处理、分析,包括按平均定额结算的例数、定额内实际人均费用、节余率、专项定额结算的例数、定额内实际人均费用、节余率等。对比同级同类医院平均定额、同一专项定额的盈亏情况,不同级别医院的定额标准之间的差距等,结合日常检查结果,请专家参与,分析原因、判断盈亏的合理性。例如是医疗物价收费标准上调、手术方式的变化、卫生材料的变化等,还是滥用药物、过度检查、过度治疗等。参考上年医保基金的使用、节余情况、考虑下一年度医保基金预算、社会平均工资的增长、医疗物价指数的上涨、疾病谱的变化、医院是否有业务扩大等多种因素,对定额标准的进行合理调整,使定额的调整

第十六章 医院医疗保险管理

比较客观、准确、接近真实情况。协商谈判。在新的定额标准基本确立之后,医保经办机构将相关内容发到各定点医院。医院进行核对、自我评估、提出意见及建议。之后医保经办机构与医院相关人员进行座谈,说明定额调整的原则和具体方法。对医院的意见,如属合理的,进行再调整;如属不太合理的,进行沟通,争取医院的理解。双方以事实、数据、客观检查结果、可计算的医疗成本为依据,经过多次的比较、说服、较量、谈判,最终达成一致。②签订新的协议。在完成以上工作之后,医保经办机构即可与医院签订新的协议。医疗保险谈判机制的谈判结果应当具有权威性和可执行性,形成制约机制和长效跟踪机制。医保机构与医疗机构之间的谈判一般在每年年初进行,谈判结果应体现在定点医疗机构的协议中。在年中和年底,可以对运行结果进行过程和终末审核,了解付费标准的合理性,如果实际费用对标准偏离过大,可以协商进行调整;如果某个医疗机构的实际总费用超过定额标准的幅度过大,在费用合理性审核的基础上,可以启动风险分担机制。

谈判的意义:对定点医疗机构而言,是获得相对稳定的经费来源,履行社会责任的同时,实现自身的可持续发展;对医保经办机构而言,是通过制定具有一定灵活性的结算方式激励定点医疗机构规范医疗行为,提高医疗质量,在保障参保人健康权益的同时,将医疗保险基金支出控制在合理的增长范围内。

(2)我国医疗保险谈判机制的实践。在医疗保险市场发达的欧美国家,成熟的医疗保险谈判机制在国家医疗保障体系中发挥着重要作用,美国和德国是医疗保险谈判机制的典型代表国家。我国 2009 年发布的《中共中央国务院关于深化医药卫生体制改革的意见》指出:"积极探索建立医疗保险经办机构与医疗机构、药品供应商的谈判机制,发挥医疗保障对医疗服务和药品费用的制约作用。"根据《医改意见》精神,人社部于 2011 年 6 月发布了《关于进一步推进医疗保险付费方式改革的意见》,指出付费方式改革的任务目标是:建立和完善医疗保险经办机构与医疗机构的谈判协商机制与风险分担机制,逐步形成与基本医疗保险制度发展相适应,激励与约束并重的支付制度。尽管目前医保机构与医疗机构之间尚未建立经常性的谈判机制,但是随着付费方式改革的推进,医保机构与医疗机构之间谈判的重要意义将显示出来,谈判机制的建立将成为推进付费方式改革的重要环节。

协商谈判制度需完善。从宏观层面而言,我国医疗保险谈判机制目前还没有建构起科学的结构框架,只是在国家宏观调控政策下的基于个体层面的谈判,缺少协会层面的调控机制,难以协调不同谈判群体的利益关系。从微观层面而言,我国的医疗保险谈判机制还不能摆脱定点协议管理的模式,医疗保险机构和医疗服务机构之间的关系重在"管理",双方缺少平等协商的机制,难以发挥医疗服务机构参与机制构建的积极性。医疗机构可以在行业协会的组织下与医保部门谈判,其次还应有中介方和组织方。

在我国当前的医药卫生体制下建立谈判机制的困难。首先是谈判对象众多,一个医保统筹地区的医疗机构有几十家甚至几百家;二是药品和材料、医疗服务价格的定价权归属于发改委价格主管部门,公立医院很难进行真正意义上的成本核算;三是参与谈判的积极性差,医疗保险机构和定点医疗机构之间谈判机制的建立可以看作是一个博弈的过程,需均衡多方利益,发挥机制的内在激励作用。

要有人员和技术的支持。由于医保协商谈判工作涉及医疗保险、医疗业务及管理、卫生经济、统计、质量管理等方面的内容,需要有统计信息系统的支持,以及医保、医学、经济、统计、信息、法律等方面的专业人员和复合型人才。医疗服务的提供者具有信息和专业技术上的绝对优势,医保部门对医疗服务提供主体约束的核心杠杆在于结算方式。医保机构应了解医院的运作、成本核算、医疗流程、临床路径等细节,也可请有关专家或第三方的专业机构来帮助进行评估。

双方要有协商谈判的能力。要综合兼顾基金能力和安全、参保人的利益、医院和卫生事业发展,提高认识,协调立场,用事实和数据说话;还需具备一定的协调、应变能力,要在坚持原则的基础上,双方作出必要的妥协和让步,取得统一,保证协商谈判的顺利进行,使医保支付制度和标准得以平稳、有效地完成。

医保谈判机制要从分散、单项的谈判,逐步过渡到总体预算控制,把结算方式作为与医疗机构谈判的主要内容,从价量管制的理念转变成制度激励的理念。医保经办机构将谈判运用于医疗服务协议的签订、结算办法的制定及分级管理中,但关键在于如何确保这些工作落到实处并取得实效。

医保机构与医疗机构之间的风险分担要科学合理。风险分担机制是指当实际费用超过(低于)预付标准时,医保机构与医疗机构共担超额费用(共享节约费用)的机制。为了增强科学性和公平性,风险分担的方式也应该由医保机构与医疗机构通过谈判共同来确定。但即使付费标准是建立在谈判的基础上,由于存在许多不确定因素,例如疾病发生率的不确定性、治疗效果的不确定性等,也难以避免实际医疗费用与付费标准之间的偏离。让医疗机构承担一定的费用风险,其目的是提高医疗机构的成本意识。然而,如果医疗机构承担的风险过大,可能导致部分医疗机构亏损,不利于医疗服务体系的长远发展,也可能激励医疗机构采取某些隐蔽的措施来向患者或医保转嫁成本。同时,医疗费用波动的风险向医疗机构转移,固然提高了医保基金支出的稳定性,但是也削弱了医保机构的保险职能,降低了医疗保险体系的效率。因此,在定额付费方式下,可以让医疗机构适度承担医疗费用波动的风险,但是如果医疗费用波动的幅度超过一定限度,则应由医保机构分担部分风险。

(王　坤)

第四节　医院医疗保险就医管理

定点医疗机构是医疗保险系统中医疗服务的提供者,是落实医疗保险政策的场所,也是医疗保险服务功能的延伸。医疗保险在医院的运行涉及多个环节,医院医保工作者需掌握医疗保险政策,科学制定操作流程并规范实施,处理好来自医保经办机构和参保人员的各种事务,为各类医疗保障人群就医提供良好的服务。本章讲述了医保经办机构和医院的医疗管理职能,并分别以经办机构、医院、参保人角度对常见的就医流程进行介绍。

一、医保经办机构医疗管理

我国的医疗保险经办机构是劳动和社会保障行政部门下属的公共管理机构,通常内设医疗管理部门来实现其管理和服务职能。医院医保工作者首先需熟悉各医保经办机构的医疗管理制度,才能更好地落实医保政策,建立协调机制,做好医疗保障服务。

(一)医保经办机构医疗管理职能

医保经办机构履行医疗管理的部门主要为医疗管理科,此外,居民医保、离休干部、生育保险、工伤保险等由于参保类别或支付渠道不同,一般也需分别管理。

1.医疗管理科职能

(1)负责城镇职工医疗保险政策的调研、培训、宣传、咨询工作。

(2)负责与定点医院、定点药店的协议签订,制定管理和考核办法。

(3)负责对定点医院、定点药店进行日常管理。

(4)负责医疗保险药品和诊疗目录的管理和维护。

(5)负责参保人员正常就医和特殊就医的管理。

(6)负责大病医疗保险的综合协调和管理工作。

(7)负责对委托管理单位和县(区)的业务指导工作。

2.居民医保科职能

(1)负责城镇居民医疗保险政策的调研、培训、宣传、咨询工作。

(2)负责全市参加城镇居民医疗保险方案的调整测算、扩面和基金征收。

(3)负责办理参保居民门诊慢性病认定、转诊转院审批备案工作。

(4)负责城镇居民医疗保险费用审核、审批、报销工作。

(5)协助监督科做好居民医疗保险的检查、监督工作。

3.离休科职能

(1)负责制定离休人员医疗保障工作各项业务的操作办法。

(2)组织协调、综合管理离休人员的医疗保障工作。

(3)负责办理离休人员正常就医和特殊就医的相关事宜。

(4)负责审核定点医院上传的离休人员的医疗信息和费用。

(5)负责离休人员门诊、住院费用的审核和费用的结算等工作。

(6)定期对离休人员医疗保障情况进行汇总、综合分析上报。

4.生育保险科职能

(1)负责综合协调和管理生育保险业务。

(2)负责参加生育保险职工的备案、医疗费审核、报销及生育津贴核定工作。

(3)负责对抽调的定点医疗机构生育病历的审核工作。

(4)负责提供生育保险有关统计资料和信息。

(5)负责生育保险的宣传、教育和咨询。

5.工伤保险科职能

(1)负责综合协调和管理工伤保险业务。

(2)负责对工伤定点医疗机构、辅助器具配置机构和康复机构进行协议管理。

(3)配合劳动保障部门进行工伤调查和取证,确定工伤补偿。

(4)确定参保单位浮动缴费费率,管理工伤保险待遇、费用、支出审核。

(5)负责提供工伤保险有关统计资料和信息。

(6)负责工伤保险的宣传、教育和咨询。

(二)医保经办机构医疗管理内容

1.就医管理

为保障医疗保险参保人员基本医疗,医保经办机构医疗管理科需制定医保政策的具体落实办法,并在实践中持续改进。例如医疗机构管理办法、参保人员就医管理办法、医保门诊大病管理办法等,以加强就医管理,规范定点医疗机构行为,引导参保人员合理就医,保障参保人员基本医疗。

以下内容为地方医保政策实例,仅供参考,各地以当地政策为准。

(1)市医保定点医疗机构医疗保险管理办法。

组织机构的设置:定点医院应设置专门从事医疗保险管理业务的机构——医保科,并应有一名院级领导负责,同时配备专职人员管理基本医疗保险业务,积极主动地与医疗保险中心配合做好对参保人员的医疗服务工作,接受医疗保险经办机构的业务指导和监督考核。

医保科的职责:①负责向广大参保患者宣传医疗保险政策,执行基本医疗保险的各项规定。②负责做好院内科室之间的医保协调工作。③监督检查医护人员单纯为追求经济利益而影响参保人员就医行为。④监督参保人员的就医行为。⑤负责明示医院各项收费标准,方便参保人员查询,接受上级医保部门监督检查。⑥医保科应定期或不定期地深入门诊、病房了解参保人员就医情况和各相关科室执行医保政策的情况,发现问题及时汇总上报市医保中心。⑦医保科应建立健全医疗保险费用动态分析制度,按期上报动态分析报表,准确反馈医疗费用使用情况,发现问题及时采取措施。⑧医保科要制定针对医务人员执行医保政策规定、医疗质量和服务态度的奖惩制度,把执行政策、医疗质量、服务态度与晋职晋级、奖金发放、评先选优紧密联系在一起,对违反规定、增加患者不合理负担、服务态度不佳、工作不负责等不规范行为的责任人应严肃处理。

门诊医疗保险管理:①定点医院医师应热情为参保人员服务,并有责任认真查验参保职工医疗保险手册和核对IC卡。②定点医院医师须按照首诊负责制的原则,严格执行基本医疗保险的药品目录、诊疗项目、医疗服务设施的规定,将参保人员每次就诊情况清晰、准确、完整地记载于医疗保险手册内。③定点医院须开设医保患者专用窗口。④参保人员需外购药品时,定点医院应为其处方加盖外购印章。⑤门诊特定病要严格按照规定办理,要成立专门领导组,设专人负责,要制定规章制度、操作办法,规范收费项目,明示收费标准,根据患者病情的相关检查作出诊断,所在医院医保科主任审核签字并盖章,经市医保中心组织专家认定符合规定的,所需费用可纳入基本医疗保险报销范围。

住院医疗保险管理:①参保人员在门诊检查完之后,如果病情确实需要住院治疗的,且符合住院指征,定点医院医师应根据检查结果提出住院建议,经医保科审核后方可办理住院手续并将医保手册留存院医保科。定点医院应严格掌握住院标准,如将不符合住院指征的参保人员收入院,其所发生的医疗费用医保基金不予支付,并作出相应处罚。②医保科在为参保人员办理住院登记手续时,应认真查验人、证、卡。如发现参保人员所持IC卡与住院患者身份不相符时,医保部门有权拒绝为其办理住院手续,并与医保中心联系。如将冒名医保患者收入院的,一经查出追回相应费用并按比例扩大扣款,情节严重的将停止其医疗保险业务。③定点医院应严格掌握各项化验检查指征。凡近期内做过的检查如非必要,都不应重复,能用一般检查达到诊断目的,就不应用特殊检查,一种检查方法能明确诊断的,就不应重复检查。住院患者除常规检查外,其他各项化验检查均应有针对性,不应列为常规检查之列。④遇有抢救患者需做特殊检查治疗时,可先行检查,但需在3个工作日内补办完手续,对未经批准所发生的特殊检查、治疗费用医疗保险基金将不予支付。定点医院应严格按市医保中心体内置放材料规定进行审批。⑤严禁参保患者挂床住院,如查出有挂床住院的除按规定扣回其发生的医疗费用外,还将按比例扩大扣款,并在考核中扣分。⑥住院患者用药严格执行《基本医疗保险药品目录》,处方由主管医师开具。主管医师须见患者后凭病历记录开处方,所用药品必须上医嘱,医嘱必须和病情记录相符,用药量要和病程相符,用药、医嘱要和诊断结果相符。如发现超剂量开药、跨科室开药、乱开药,市医保中心将根据超出金额十倍扣回,并在考核中扣分。⑦严格控制贵重药品的使用,如因病情需要必须使用贵重药品时,每张处方不得超过3～4天量,并由医保科主任签字,同时建立贵重药品登记制度。⑧丙类药品、丙类检查的使用必须严格执行定点医疗机构协议规定,签订超目录使用协议,自负率在合理的范围内。⑨医保患者住院期间,确因技术设备等条件限制不能做的项目,定点医院主管大夫应为其开具外出指定项目检查建议书,所在科主任签注意见,医保科批准,方可外出检查,外出费用由参保患者垫支,后由所住定点医院比照相应收费标准输入计算机系统,上传市医保中心予以报销,超出标准的部分由患者支付,医保科应建立外转项目登记制度。⑩参保患者病愈出院,一般不予带药,确需带药的,院医保部门应严格控制,急性病不得超过3天量,慢性病不得超过5天量,中草药不超过3天计量。参保患者办理出院手续,经主管医师应在参保人员病历手册上详细书写出院小结、治愈情况、带药情况、复查时间。⑪对欠费单位的参保人员住院,医院必须按医保患者管理,费用由本人垫付。⑫参保人员入住家庭病床时,院医保科应按照三个病种严格把关,每1个疗程不得超过两个月,住院期间不得超量开药、不得跨科室开药、不得开与病种无关的药,如有违规行为所发生的医疗费用医保中心有权拒付。⑬定点医院要严格遵守协议规定,对超住院天数、超平均费用的由医院负担。⑭参保人员住院的医疗年度为自然年度,即从每年的1月1日—12月31日,定点医院必须在12月31日前为所有住院参保人员办理出院结算手续,结清当年医疗费用。⑮定点医院应为参保人员建立严格的住院病历档案,并妥善保存15年。

网络的管理:①定点医院应确保网络系统全天24小时不间断运行,随时方便参保人员就医结算。②定点医院必须保证用于基本医疗保险的计算机系统设备是专用的,以确保信息数据的安全。③定点医院应当配备与其规模相适应的专业技术人员和专业技术支持,尽量避免出现由于人为操作不当造成的损失。④定点医院要按要求做好数据的上传与下载工作,以确保数据的及时、准确、完整。⑤定点医院应与市医保中心积极配合做好网络信息系统的升级更新改造工作。⑥定点医院在日常使用系统过程中遇到突发性事件或发生安全事故时,要及时与市医保中心管理人员联系处理。⑦定点医院的计算机网络信息系统发生可能危及整个医疗保险网络安全的情况时,市医保中心将采取暂停联网、停机检查等措施,以确保网络系统的安全。

(2)市医保参保人员就医管理办法。

门诊、住院管理:①参保人员可按照就近、择优的原则,从定点医疗机构中选择医疗机构就医。②参保人员就医须持医疗保险手册和IC卡,到定点医疗机构专设窗口挂号,取药时使用医疗保险专用处方。③定点医疗机构医师须按照首诊负责制的原则,执行医疗保险诊疗项目和医疗服务设施范围标准,将参保人员每次就诊情况清晰、准确、完整地记载于医疗保险手册内,做到合理检查治疗、合理用药。④参保人员可凭定点医疗机构医师开具的处方到零售药店购药,外购时,定点医疗机构须在处方上加盖外购章。⑤参保人员患慢性病,属于规定病种的,由定点医院向市医保中心申报鉴定,通过鉴定的门诊慢性病患者可持专用手册在选定的医院门诊就诊,由统筹基金支付部分费用。⑥参保人员住院治疗,须持定点医疗机构医师开具的入院通知单和医疗保险手册、IC卡,经定点医疗机构医保部门审核后住院治疗,并先垫付一定数量的自付费用。⑦定点医疗机构经批准可设立家庭病床。参保人员须持参保人员家庭病床登记表、定点医疗机构主治医师开具的家庭病床通知单,经市医疗保险经办机构批准后,到定点医疗机构办理家庭病床住院手续,每1个疗程不得超过两个月,期间不得在定点医疗机构同时住院治疗。逾期需继续治疗者,重新办理有关手续。⑧定点医疗机构应严格执行医疗保险甲、乙类药品目录,未经参保人员同意,不得随意使用甲、乙类药品目录以外药品,必须使用时,需征得患者的同意。

急诊就医管理:①参保人员因危、急、重在急诊门诊抢救后需住院继续治疗的,急诊费用和住院费用可一并进入基本医疗保险网络实时结算,个人只负担当次住院起付标准。②参保人员因危、急、重在急诊、门诊抢救无效死亡的,按急诊规定报销。③参保人员因公出差、探亲、节假日外出期间等因危、急、重病在异地急诊住院,参保单位要在十日内将参保人员的病情、住院情况报市医疗保险经办机构备案。

转诊、转院管理:①参保人员因病转诊转院,采取定点医疗机构逐级转诊转院制度。②因定点医疗机构条件所限,需转往本市上一级定点医疗机构诊治时,参保人员须持科主任提出的转诊意见,定点医疗机构医保部门开具的转诊建议书,到上一级定点医疗机构转诊就医。③因本省医疗条件所限,参保人员需转往外地诊治,须经主治医师开具转诊住院建议书,填写转诊审批表,定点医疗机构医保科报市医保中心备案。

异地就医管理:①铁道、建筑等系统所属各局(公司)的部门跨地区生产流动的运输、施工企业及其职工应以相对集中的方式异地参加所在地的基本医疗保险,并在当地就医。②异地安置居住人员和因公长期在外地工作的职工就近选择当地一所二级以上(含二级)医院和一所一级医院就医。选定的医院名单由所生单位汇总上报市医疗保险经办机构备案。③异地安置居住和因公长期在外地工作的参保人员,在当地选定医疗机构住院发生的医疗费用,比照市同等级医院起付标准各费用段挂钩比例累加计算。在非选定医疗机构发生的费用不予报销。④出国考察、讲学、探亲等或在港、澳、台期间发生的医疗费用,一律自付。

(3)省医保门诊大额疾病就医管理办法。

管理原则:①按照"以收定支"的原则,在基本医疗保险统筹基金和公务员医疗补助经费支付能力范围内,确定门诊大额疾病门诊费用待遇标准。②参保人员患门诊大额疾病后,在病情稳定的情况下,确需在门诊长期治疗的,其符合规定的门诊医疗费用可纳入统筹基金、公务员医疗费用补助和大额医疗费用补助的支付范围。

疾病病种:①恶性肿瘤。②尿毒症透析。③器官移植后使用抗排斥免疫调节剂。④慢性肺源性心脏病。⑤活动性结核病。⑥脑血管病后遗症致神经功能缺损。⑦心肌梗死(塞)。⑧慢性中(重)度病毒性肝炎。⑨高血压Ⅲ级高危及极高危。⑩糖尿病合并并发症。⑪血友病。⑫慢性再生障碍性贫血。⑬系统性红斑狼疮。⑭重度精神分裂症。

管理办法:①申报程序,参保人员凭单位介绍信、社会保障卡、诊疗手册、病历复印件(含病历首页、入院记录、出院小结、相关检查化验结果、医嘱、必要时体温单)及近二个月内相关化验检查资料(辅助检查资料报告单、化验结果单等)原件,向具有资质的三级甲等定点医院医疗保险管理部门提出申请,经初步确认后,由副主任及以上医师开具诊断建议书,填写《门诊大额疾病审批表》,加注审核意见并盖章。三级甲等定点医院是指三级甲等综合医院和三级甲等专科医院。其中,三级甲等专科医院只认定相应的门诊大额疾病病种。②鉴定程序:参保单位专管员于每季度后两个月的21日至25日将上述资料报送省医疗保险管理服务中心(以下简称省医保中心),经初步审核后,提请省直门诊大额疾病鉴定组,经鉴定通过后,发给患者《门诊大额疾病诊疗手册》。③医疗待遇:门诊大额疾病患者享受医疗待遇的时间,从审核小组鉴定通过之日的次月起开始。基本医疗保险统筹基金、公务员医疗费用补助支付门诊大额疾病患者门诊医疗费用,要符合《省直管单位门诊大额疾病用药、检查及治疗项目支付范围》。门诊大额疾病患者,当年发生符合规定的、医保统筹基金最高支付限额内的医疗费用,统筹基金支付70%,个人自付30%。享受公务员医疗费用补助的门诊大额疾病患者,当年发生符合规定的门诊医疗费用,在基本医疗保险统筹基金最高支付限额内的部分,一般人员补助18%,医疗照顾人员补助20%;超过统筹基金最高支付限额以上的部分,在公务员医疗补助最高限额之内,一般人员补助90%,医疗照顾人员补助92%;未享受公务员医疗费用补助的门诊大额疾病患者,按有关规定执行。门诊大额疾病待遇复审时间按规定执行,符合退出条件的停止其享受门诊大额疾病医疗待遇。④医疗服务管理:门诊大额疾病患者门诊就医时,需持本人的社会保障卡、《门诊大额疾病诊疗手册》到本人选定的门诊大额疾病定点医院就医、购药。对在非本人定点医院发生的医疗费用,基本医疗保险基金和公务员医疗费用补助资金不予支付。承担门诊大额疾病服务的定点医院,由省医保中心根据服务水平、服务能力、区域分布和信誉等级,原则上在有资质的省直医保定点医院内确定。异地安置人员在本人异地定点医院内确定。患者在确定的定点医院内只能选择一家作为门诊大额疾病就诊医院。定点医院接诊医师,应熟悉《省直管单位门诊大额疾病用药、检查及治疗项目支付范围》,超出此范围的需征得患者或家属同意;根据《门诊大额疾病诊疗手册》中的记录,每月累计开药量不得超过当月需要量,药量计算从处方之日算起,超出部分基本医疗保险基金和公务员医疗费用补助资金不予支付。正规书写处方及《门诊大额疾病诊疗手册》,并必须写清药品规格、数量、用法、用量。开药时对于每一最小分类下的同类药品原则上不宜叠加使用,如特殊情况确需使用时,应在《门诊大额疾病诊疗手册》中注明合理的依据。要采取措施鼓励医师按照先甲类后乙类、先口服制剂后注射制剂、先常释剂型后缓(控)释剂型等原则选择药品,鼓励药师在调配药品时首先选择相同品种剂型中价格低的药品。接诊医师每年(一)(四)(七)十月要对患者治疗情况作阶段小结,小结包括症状、体征(主要针对所患大额疾病、并发症及附件三所要求的)、治疗归转评估和诊断,慢性中(重)度症病毒性肝炎、活动性结核病必须有治疗计划方案。定点医院为门诊大额疾病患者提供一站式便捷服务通道(要有明确指引标识),鼓励为门诊大额疾病患者挂号免费、就诊免费和免临时静脉输液床位费。对门诊大额疾病的管理,要纳入协议管理和年度考核范围。⑤门诊大额疾病的医疗费用结算:门诊大额疾病患者在本人选定的定点医院发生的符合规定的门诊医疗费用,个人支付相应部分后,由定点医院与省医保中心直接结算。异地安置的门诊大额疾病患者发生的符合规定的门诊费用,先由个人垫付,每90天为一个医疗费用报销期(每季度第一个月的1~5日报销上一季度费用),持本人的社会保障卡、报销凭证(制式收据、费用明细、处方)及《门诊大额疾病诊疗手册》到省医保中心审核报销。省医保中心对门诊大额疾病探索多种结算方式。对门诊大额疾病费用每季度结算一次,每季度初支付定点医院上季度应付医疗费用总额的90%,其余10%作为信誉保证金,根据年度综合考核结果予以支付。

2.协议管理

医疗服务是一个具有高度专业性、不确定性等特征的复杂过程,医保经办机构通过与定点医院定期签订医疗服务协议的方式,为医疗保险的平稳运行提供必要的前提,并按年度对定点医院进行考核。

3.目录管理

为规范医疗服务和加强医保基金支出管理,政府有关部门通过制定药品和诊疗项目报销范围进行管理,医保经办机构医疗管理科需对药品和诊疗目录进行维护,为定点医院和药店进行目录对应提供基础字典库,并根据医保政策和物价文件进行动态调整。

(三)医保经办机构医疗管理流程

医保经办机构医疗管理范畴较广,本书仅列出与定点医院和参保人员有关的流程示例。

1.新准入医疗机构、药店签订协议

持单位基本情况说明等相关材料,到市人社局医保处申请定点资格→获批后持定点资格证书(或文件)与医保中心医疗管理科和信息科联系→按照管理要求完成计算机联网、医疗保险政策宣传栏制作等事宜→验收合格后,签订服务协议。

2.增加药品和诊疗目录流程

定点医院医保科填写《医保目录修改申请表》并加盖医院公章→携带药品或一次性材料说明书、物价文件等相关材料→报医保中心医管科审核→医保中心分管领导签字→中心系统中增加相应的药品或诊疗项目→定点医院进行目录对应。

3.门诊特定病审批程序

一般为定期组织鉴定。在定点医院医保科领取《门诊特定病鉴定表》→医师填写相关项目→定点医院医保科初审→医保科主任签字盖章→医保中心医管科窗口初审→专家鉴定组复审→医管科科长签字→发放门诊特定病就医手册→到选定的定点医院就诊并直接报销费用→定期年审。

4.家庭病床审批流程

患者在定点医院医保科领取《家庭病床审批表》并填写相关项目→携带定点医院主治医师开具的家庭病床诊断建议书及相关材料→医院医保科主任签字盖章→医保中心医管科窗口初审→医管科科长复审→到定点医院办理家庭病床住院手续→在规定期限内按家庭病床诊疗→办理出院结算。

5.异地就医审批流程

(1)转诊转院审批流程。在定点医院(三甲医院)医保科领取《转诊申请表》→主管医师填写转诊意见→医院医保科主任签字盖章后→报医保中心医管科窗口初审→医管科科长复审→同意后转往上一级医院就诊并备齐相关材料→医保中心结算科录入费用明细→结算科报销统筹费用。

(2)异地安置审批流程。由单位专管员或参保人员到医保中心申请异地安置备案→在异地选定医院的门(急)诊、住院就医→持相关材料到医保中心进行费用录入与审核→打印结算单→审批并由财务科支付。

(3)异地急诊住院审批流程。异地急诊住院→医保中心电话备案→出院→持相关材料到医保中心进行费用录入与审核→打印结算单→审批并由财务科支付。

6.生育保险费用报销流程

参保单位持本单位职工生育费用报销有关材料到医保中心→生育科审核录入→打印生育保险待遇支付结算单→参保单位盖章→结算科审核→财务科审核→通过网银支付到参保单位账户→参保单位为职工个人发放生育费用。

7.工伤保险报销流程

参保单位持本单位职工工伤费用报销有关材料到医保中心→工伤科对用人单位申报资料进行审核录入→打印工伤保险待遇支付结算单→参保单位盖章结算科审核→财务科审核→通过网银支付到参保单位账户→参保单位为职工个人报销工伤费用。

二、医院医保科医疗管理

定点医疗机构是医疗保险系统中卫生服务的提供者,也是落实医疗保险政策的场所,与医院、医保经办机构、参保人员有关的大量事务需医院医保科来完成。医疗保险在医院的运行涉及多个环节,医院医保管理人员需掌握医疗保险政策,科学制定操作流程并规范实施,处理好来自医保经办机构和参保人员的各种事务。

(一)医院医保门(急)诊管理

1.门诊就医管理

(1)挂号。在我国当前的医疗机构运行模式下,挂号是患者门诊就医的第一个环节。随着医药卫生体制改革的不断深入,许多医院在传统的窗口挂号、即时就诊门诊模式的基础上开展了不同形式的预约就诊服务,如电话预约、网上预约、手工预约、院内自助机预约、手机短信预约及转诊预约等。同时,为了使预约诊疗与医疗保障制度有效衔接,一些省份在以全省或城市为单位的预约平台上建立了与医疗保险卡(包含银行卡功能)互通互联的挂号收费服务,患者可以使用医保卡完成挂号、就诊、交费等整个流程,实现信息互通,资源共享。医院应根据已联网的医保类型,设立不同的窗口,提高就诊效率,方便患者就医。

(2)就诊。定点医院的门诊通常有专科门诊,方便门诊、医保门诊、特需门诊等,参保人员可根据情况选择。门诊医保患者可分为门诊普通医保、门诊大病(或门诊慢性病、门诊特殊病、门诊统筹)医保、门诊公费医疗(包括离休)、门诊异地医保或新农合等患者类型。医务人员应认真核对患者身份,对于行动不便的特殊患者确需他人代诊时,应做好相关记录。接诊医师需将患者的病情、检查、治疗、用药等情况完整记录在医保手册上,并查阅以往记录,避免重复检查、重复用药。开药时使用医保专用处方,注意药量及适应证不能超限,超价处方或检查需经有关人员审批。提示异地医保或新农合患者的门诊费用报销规定需咨询当地医保或新农合管理机构。

(3)化验、检查、取药。定点医院医务人员应坚持"以患者为中心"的服务准则,按照因病施治的原则,合理检查、合理治疗、合理用药,严格掌握各项化验检查的适应证,执行当地卫生部门规定的检查化验结果互认制度和门诊处方外配制度。医保处方应分类保存,有条件的医院药房应实行进、销、存的数字化管理,杜绝以药换药等行为。参保人员要求到定点药店购药时,医院应按规定提供外配处方。优化就医流程,减少各个环节的排队等候时间,及时回报检查化验结果,为参保人员提供优质高效的服务。

2.急诊就医管理

(1)定点医院医保科和急诊科工作人员需了解医保患者急诊就医的管理规定,核实患者身份。通常参保人员患危、急、重病时可就近急诊抢救治疗,也有的医保经办机构规定需选择医保定点医院。参保人员在外地或本地非定点医疗机构救治,一般需要在规定时间内向相应的医保经办机构备案,并保存相应的就医资料和收费单据以备报销。

(2)定点医院经治医师应当按照卫生行政部门规定规范书写急诊病历,做到用药处方、检查单与急诊病历记录相符,并在医保手册上记录本次就医内容。采用电子病历的医院,应保存电子信息,以备医保管理部门监督检查。参保人员病情稳定后应及时转到普通病房治疗。

3.门诊统筹就医管理

(1)门诊统筹是门诊医疗保险的一种实现形式,将参保人员的部分门诊费用纳入医保报销,由统筹基金和个人共同负担。门诊统筹的保障方式主要有门诊通道式统筹和门诊特定病(或称门诊慢性病、门诊大病)两种模式。此外,由财政或企事业单位筹资的公费医疗(保健干部)、离休干部门诊费用通常都由相应的管理机构统筹支付,无个人账户和封顶线限制,也是各级医保管理机构和医院需加强管理的内容。

(2)承担门诊特定病初审的医务人员应提供真实、可靠、准确的疾病证明材料,鉴定专家要严格遵守医疗保险的有关规定,秉公办事,严格审批。医保科工作人员要严把初审关,准确执行医保政策,确保所送达材料的真实性和完整性,公开、公平、公正,做好政策宣传,热情为参保人员服务。

(3)定点医院可为病情稳定的医保门诊特定病、离休干部、公费医疗患者提供一站式便捷服务通道。接诊医师应规范书写门诊大病诊疗手册,定时对患者治疗情况作阶段小结,所开的化验、检查、药品、治疗应符合医疗保险的有关规定,并记录在医疗手册内,不得超量、超病种、超范围用药。医保科应设立相应的门诊大病处方、诊疗审批和监督管理制度。医院对门诊大病处方和单据应单独保存备查。

4.医保窗口管理

(1)与医保患者有关的大量事务需医保科来处理,设置医保窗口可方便参保人员,完成接待咨询、医保慢病门诊、医保审批、出入院审核等业务。

(2)医保窗口人员应熟悉窗口服务内容和流程,注意沟通技巧,加强服务理念,提高解决纠纷和与相关部门协调工作的能力。

(3)医保窗口可为参保人员现场答疑解惑,并提供多种形式的医保知识宣传渠道,例如宣传栏、电子滚动屏、自助查询机、宣传单等,使各类医保患者了解就医流程,解决其就医中遇到的问题和困难。

(4)医保窗口可建立医保大病门诊绿色通道,派全科医师(或内科医师)出诊,出诊人员可相对固定,方便为门诊大病(或门诊慢性病、门诊特殊病)、公费医疗、离休干部开药和检查、治疗。患者也可持专用手册在各专科门诊就医,然后到医保窗口审核后计费。

(5)医保窗口可完成各种医保审批和审核功能。例如门诊慢病、公费医疗、离休干部等患者门诊大额处方和检查的审批;异地安置、工伤、生育患者的备案与门诊治疗审核;急诊报销、外转报销、门诊慢病申请鉴定等申报材料的接收;住院患者植入材料、血制品、人血白蛋白等特殊治疗和用药的审批等。

(6)医保窗口可进行出入院审核。医保入院审核应根据病种和入院原因区别医保、生育、工伤、普通患者等不同的患者类别和费用支付渠道,按病种付费的还应注意是否走该病种的费用支付方式,在入院证和信息系统中作出相应标识。出院审核应根据出院诊断再次鉴别患者类别和费用支付方式,并审核费用情况,发现问题及时协调处理,在出院前解决。对未联网结算的参保患者相关资料进行审核盖章,方便患者回当地报销医疗费用。

医保窗口审核注意事项:①医保、新农合住院应先审核医保本、卡与住院证信息是否一致,无误后在住院证上方加盖标识章。②下列情况不能按医保入院:美容整形,各种不孕症,打架斗殴,酗酒戒酒、戒毒,自残自杀,交通事故、工伤等。外伤患者职工医保需提供单位证明、离退职工提供单位或街道证明、学生提供学校证明。暂时未开来证明的可先办理普通住院手续,待出具证明后再办理"普通转医保"。③本市新农合入院时需持转诊表,没有的需在入院7天内补办,否则报销比例低于有转诊表的。外伤无论何原因均按自费住院,到市新农合中心审核报销。④本市新农合住院证上盖"新农合直补"章。全省其他市县新农合住院证上盖"新农合"章,并标注所在地市名称。⑤急诊转住院的患者,需急诊科先审核并在住院证上加盖"急诊转住院"图章后,本窗口才能加盖相应医保章,然后去财务窗口转医保。⑥"普通转医保(或农合)"的患者在本窗口盖章后,注意提示患者家属还需到财务窗口办理,更新电脑系统中该患者的医保(农合)信息。⑦符合市医保单病种的疾病要加盖"单病种"标识章。⑧异地来本市居住就医、工伤、生育等各种备案表、工伤治疗表,审核后加盖医保科图章。

(二)医院医保住院管理

1.医保入院管理

(1)入院审核。医保窗口应根据患者就医凭证和相关政策,进行入院前审核,确认参保人员身份与医保类型。入院审核的主要内容有:①接诊医师开入院证时,需核实医保(新农合)手册与患者本人是否相符,在诊疗手册上记录入院原因,应有明确的需住院治疗指征。对于外伤患者,应记录受伤时间、地点、原因等。②医保窗口工作人员根据身份证、医保(新农合)手册等证件,再次核实患者身份,并审核病种,在入院证上加盖相应的标识章。

(2)入院审核注意事项。①医保患者未带相关证件或证明的,可先按普通患者入院(告知科室按医疗保险患者管理),待证件齐全后尽快到医保窗口办理手续,转换成相应的医保类别。②因入院时不易判断或入院后病情有变化、出院前需重新界定支付类别的(例如生育与病理产科的界定、因出入院诊断不同需判断是否按单病种结算等),应能从信息系统中更改患者类别,并冲销和重新上传费用。③发现冒名住院或提供虚假外伤证明等违规情况时,应将其医保转成普通患者类别,必要时通知医保经办机构。④对于二次返院(即同一患者出院后再次入院)的间隔时间,一些经办机构有限制条件和审批流程,例如需大于10天,若未超过而再次入院则需符合一定的条件(例如出院后病情有变化,急、危、重症等),经医保经办机构或医院审批后方可办理或转成医保手续。⑤根据我国2011年7月1日起施行的《社会保险法》规定,"医疗费用依法应当由第三人负担,第三人不支付或者无法确定第三人的,由基本医疗保险基金先行支付。基本医疗保险基金先行支付后,有权向第三人追偿"。但在目前的医保运行实践中,政府和各医保经办机构尚未制定具体的实施办法,如果由医保基金先行支付,医院则有违规的风险,所以需和相关的医保经办机构协商解决。

2.医保在院管理

(1)严格出入院标准。按照卫生部门的《病种质量控制标准》,掌握出入院标准,不得挂床住院、轻病住院;对于在短时期内二次返院的医保患者病历应在入院记录中说明原因,不可人为的分解住院;参保人员住院后应将医保手册放在护理站保管,临床科室核对人、本一致后方可入住,出院时归还,严禁冒名住院;科室应在患者一览卡、床头卡上加盖分类标识章以方便管理;外伤患者的医保手册、证明材料、住院病历中记载的致伤原因应一致,若发现异常因及时核实解决。

(2)病历与计费管理。病历是患者就医过程中的重要记录,在一定程度上反映出医院的技术水平和服务质量,也是医保经办机构进行监督检查的主要途径之一,医院在医疗收费中执行卫生、物价部门《医疗服务项目价格》的情况,是监督考核和返还医疗费用的重要依据。因此,医疗保险对病历书写的准确性、全面性、完整性,以及医疗收费的合理性等方面提出了更高的要求。一些医院设置有"出院患者费用审核处""医保费用审核处"等机构,或医保科有专人进行病历和费用的审核或抽查。

医保病历的检查重点。是否符合出入院标准;费用、医嘱、报告单是否一致;使用药品和植入材料是否规范、限定用药是否符合要求等,即合理检查、合理治疗、合理用药、合理收费。医保患者住院病历中,主诉、现病史、既往史,以及病程记录,应详细描述病情转归、治疗方案的调整,转院治疗的患者应将前期用药情况详细记录在现病史中,以体现后续治疗的连续性及用药依据的完整性。因病情需要使用基本医疗保险目录范围以外的药品和诊疗项目时,医务人员应履行告知义务,向患者说明自费项目使用的原因、用量和金额,患者或家属同意后在《自费项目同意书》签字后方可使用。

(3)医保审批。根据不同的业务项目,医保经办机构通常设定医院医保科审批和初审两种权限。由医院医保科负责审批的项目一般有大额处方、血液制品、植入材料、特殊检查及治疗等;由医院医保科初审、医保经办机构审核的项目一般有门诊慢性病的鉴定和年审、异地外转就医的审核和费用报销;由单位医保专管员初审、医保经办机构审核的项目一般有异地安置、异地急诊、生育、工伤人员的就医审核和费用报销。医院医保科应根据各个经办机构对不同业务项目的政策规定、结合医保信息系统的操作流程,以及医院内部的业务流程,制定出科学、合理的审批制度,各级审批人员应认真审核把关,各业务经办人应将审批材料定期整理、归档备查。

(4)几种住院类型的管理。

①家庭病床管理:家庭病床是指符合住院条件的参保人员,因本人生活不能自理或行动不便,住院确有困难而在其家庭或社区定点医疗机构设立的病床,一般由社区定点医疗机构提供管理服务。可以申请家庭病床的情况通常有:一是治疗型,诊断明确,可在家庭进行治疗、护理的患者;二是康复型,在出院后恢复期仍需进行康复治疗的患者;三是照顾型,包括疾病晚期,需要姑息治疗和减轻痛苦的患者,自然衰老、主要脏器衰竭、生活不能自理者;四是等待入院型,择期手术的患者可以先进行术前检查或治疗,等到病床空出,就可以直接进行治疗及手术,减少住院的时间,加快床位周转率,减少部分住院费用(例如床位费、护理费、空调费等)的支出。

医保患者家庭病床管理办法:为了规范市医保家庭病床患者的管理,加强用药和诊疗管理,特制定本办法。A.市医保患者可办理家庭病床的病种有脑血管意外后遗症、恶性肿瘤晚期、骨折牵引。B.办理家庭病床时由主管医师在医保手册上详细记录病情和入院指征、治疗方案、需用药品名剂量。参保人员须持家庭病床审批表、入院证,经我院医保办和市医保中心批准后,可办理住院手续。C.家庭病床每次住院不得超过两个月,逾期需继续治疗者,重新办理有关手续。期间不得同时在其他科室住院治疗,一般不得跨科室、跨病种开药。D.市医保家庭病床由主管医师所在病区管理,主管医师需为家庭病床患者建立简单病历,内容包括:入院记录、(巡诊)病程记录、长期(临时)医嘱、各种检查、化验结果、出院记录。E.取药、记账在该科室护理站进行,家庭病床建床费和巡诊费按医疗收费标准执行。F.市医保家庭病床出院病历由住院科室送病案室进行统一管理。

家庭病床服务是我国初级卫生保健的一种重要组织形式,在许多省市已纳入基本医疗保险支付范围。医保经办机构对家庭病床每一建床周期一般规定在2~6个月之内,确需继续治疗的,须重办登记手续。定点医疗机构对家庭病床应建立规范化管理要求,包括家庭病床建床、撤床条件,会诊、转诊条件,病案文书,查房内容和程序,医务人员工作职责,医疗风险防范措施,医保管理规定等。

②日间病房管理:日间病房是根据常见病、多发病经简短观察治疗即可出院的特点,专为该类患者设计的短、平、快式医疗服务。日间病房是目前国外比较流行的新型治疗模式,在国内一些医院也已经开展,常见的有日间手术病房、日间化疗病房等。这种新模式能够缩短患者无效住院时间,减轻患者经济负担,提高床位使用率,有效缓解"住院难"的问题,提高医疗资源的有效利

用率。

推行日间住院模式有利于医改的顺利进行,深入开展日间病房更需医保的支持。目前一些省市的医保经办机构已将日间病房费用纳入医疗保险支付范围,定点医院需协调并明确各类医保政策以确保日间模式的顺利开展。在支付方式上,有的地区按"门诊统筹"或"特殊门诊"类别报销医疗费用,有的地区按普通住院对日间病房费用进行结算。定点医院对日间病房应实行病房化管理,建立日间病房管理制度,积极探索与日间病房管理相适应的新机制。例如建立以临床路径为指南的标准化诊治流程、患者准入制度、离院评估制度、医保报销办法等管理制度,全面保障医疗质量和医疗安全。

医保日间病床管理办法:A.手术医师确定患者适合做日间手术,开具术前检查单(包括血常规、凝血系列、肝肾离子、血糖、术前免疫、尿常规、心电图、胸片等)、住院证、手术通知单。B.患者做术前检查。出结果后,持检查结果到麻醉科门诊进行麻醉术前评估。C.患者持住院证、手术通知单、各项化验结果、麻醉评估单到日间手术部预约处预约手术。D.确定手术时间后,预约处护士通知术者并对患者进行术前宣教。E.手术当日患者按规定时间到达日间手术部病房,护士接诊,医师查看患者,签署手术知情同意书,开具术前医嘱。护士根据医嘱为患者做术前准备(备皮、皮试等)。F.术前准备完善后,进入手术室进行手术,手术结束回病房进行观察和治疗。G.次日医师进行出院评估并作出院指导,患者办理出院手续,离院。H.术后连续三天对患者进行随访指导并记录。

③单病种管理:单病种付费是指医院对单纯性疾病按照疾病分类确定支付额度的医疗费用支付方式,其理论基础和方法学是循证医学和临床路径。单病种付费方式降低了患者的医疗费用,主要针对诊断明确、技术成熟、治疗流程和效果可控性强的外科常见病和多发病,疾病复杂多变、病种价格测算复杂等原因影响到单病种限价的持续推行。医院医保科需与医务科协作,健全落实诊断、治疗、护理各项制度,通过对患者入院诊断、手术、治疗、费用、住院日等信息的跟踪监控,根据临床路径的实施情况,为临床科室及时反馈相关信息,结合医保按病种付费制度,在确保医疗质量的前提下,合理控制医疗费用。

医保单病种管理办法:A.根据省、市医保中心的单病种支付政策,建立以临床路径为指导的单病种管理模式,制定单病种质量管理有关制度。B.职能科室提供单病种管理相关数据,指导科室建立并完善单病种诊疗方案并确定诊疗项目。医务科负责单病种质量控制;病案室负责单病种的病历首页规范管理、单病种病案统计;护理部组织制定单病种护理规范及工作流程;信息科负责单病种相关程序的改进。C.定期召开讨论会,协调相关部门和人员,解决实施过程中遇到的困难。D.定期检查考评,纳入医院绩效考核管理。E.各科室成立单病种质量管理实施小组,负责本科室工作人员单病种相关知识培训,落实单病种实施管理办法,进行单病种诊疗质量及费用控制等工作。F.单病种质量控制的主要措施:按照临床路径管理要求和医保费用指标,严格执行诊疗常规和技术规程,控制医疗费用;健全落实诊断、治疗、护理各项制度;合理检查,使用适宜技术,提高诊疗水平;合理用药、控制院内感染;加强危重患者和围术期患者管理;调整医技科室服务流程,控制无效住院日。G.单病种质量控制指标主要有:诊断质量指标,出入院诊断符合率、手术前后诊断符合率、临床与病理诊断符合率。治疗质量指标:治愈率、好转率、未愈率、并发症发生率、抗生素使用率、病死率、一周内再住院率。住院日指标:平均住院日、术前平均住院日。费用指标:平均住院费用、每床日住院费用、手术费用、药品费用、检查费用。H.定期考核限价病种的入院人数、平均住院天数、费用构成、治疗效果、患者满意度等指标,进行单病种限价效果评价。I.实施病种及费用标准(略)。

④专科疾病管理：为合理使用医保基金，一些医疗保险经办机构对专科医院中的专科疾病实行按床日付费结算管理，例如精神专科疾病。床日费医保基金支付标准按专科定点医疗机构级别或病种制定，根据物价变动等因素做适当调整。专科医院医保科应制定相应的管理办法，例如防止虚记床日天数等违规现象；对因患躯体性疾病等原因造成医疗费用过高的特殊病例，应向医保经办机构特殊申报审核；向医保经办机构争取合理的床日费支付标准。

⑤生育保险管理：在社会医疗保险制度中，生育保险与医疗保险属不同的险种，而在新农合制度中则通常为统一管理。因此，医院应根据不同的生育保险医疗费用结算有关文件，制定相应的管理办法，进行出入院流程设计和实施相应的临床路径，各级医师应严格执行相关规定，患者出院时执行相应的支付方式。

⑥工伤保险管理：医院工伤管理涉及的科室有医务科、医保科、外科、康复科等。与医疗保险、生育保险类似，工伤保险管理也需根据不同的工伤保险管理机构的政策制度，制定相应的管理办法。例如：入院时注意区分医疗保险与工伤保险；是否属联网结算；提示工伤保险参保人员到相应的省、市医保工伤科履行鉴定和备案手续，确保患者正常享受工伤待遇；患者住院后，各级医师应严格执行相关规定，合理检查，合理用药。

医院工伤保险管理办法：A.住院登记，医保窗口应先对患者身份(工作证、身份证等)和工伤证明进行核实，在入院证上盖"工伤"章。由于工伤未实行联网结算，工伤患者全额交纳住院押金。B.住院科室对工伤患者身份进行核对，工伤信息记录齐全，保证工伤职工医疗资料的真实性。C.主管医师按照工伤保险目录实施治疗，确因伤情需要需使用目录外的特殊检查、医疗、用药时，由患者或家属签署自费同意书方可使用。危重抢救可先施治，但应在事后补办手续。D.严格掌握入出院标准，对于符合出院指征者应及时安排工伤职工出院，严禁挂床住院。E.因限于技术和设备条件不能诊治的工伤或职业病，可办理转诊、转院手续。由主管医师填写《转外审批表》，科主任签字，医保科盖章，报社保中心工伤科批准后方可转上级工伤定点医院。

3.医保出院管理

医保患者出院前，临床科室应注意出院带药不可超范围超量、核对医疗费用清单和医保支付方式等事项；对于未联网结算的异地医保、新农合患者，应提示其备齐费用报销材料并到医保窗口审核盖章；参保患者符合申请门诊大额疾病的，出院后复印住院病历到医保科审核申报。也可将注意事项印刷在出院证或专用宣传单上，方便患者及时查阅。

(三)医院医保转院管理

1.双向转诊

双向转诊是指在城乡基层医疗卫生机构(即患者所在地的城市社区卫生服务中心和农村乡镇卫生院)首诊的危重和疑难病症患者，及时转到具备相应条件的医院(包括城市的大医院和农村的县级医院)，并将在医院经治疗病情已稳定需要康复的患者和被确诊需要长期治疗的慢性病患者及时转基层；双向转诊有时也可包括城市的大医院和农村的县级医院之间的互转。建立双向转诊制度的出发点是让一般常见病、多发病在基层卫生服务机构就可以得到解决，大病等疑难杂症在大中型医院或专科医院进行诊治，实现患者的合理分流，真正实现"小病在基层，大病在医院"的合理格局。

基本医疗保险的可持续发展也面临人口老龄化和慢性病带来的挑战，影响医保基金的安全，因此促进基本医疗保险与双向转诊有机结合，在优化卫生资源配置、促进患者合理分流、降低医疗费用、节约医保资金等方面具有重要意义,有利于医疗保障制度的改革。卫生和人社部门通过在不同级别医疗机构就诊实行不同的收费标准、起付线、报销比例等方式来引导患者,还有的地区通过确定首诊和转诊医院的方式来分流参保人员就医。在目前的实际操作中,即使在同一统筹地区内转诊转院,也需在不同的医疗机构间重新办理出入院手续。基层医疗机构和医院应根据双向转诊的标准和流程,制定相应的管理办法。

2.异地转诊

异地转诊是指当地医疗机构无能力、无设备诊治的疾病,经医保经办机构批准,转往异地更高级别医疗机构诊治的一种行为。随着社会经济水平的发展,人们对医疗服务质量和技术水平的要求也越来越高,转院已成为临床中的常见现象。目前,参保人员向统筹地区以外的医院转诊,很多无法实现联网结算,需要患者先按自费结算,出院后回当地报销医疗费用。对于省会城市大中型医院特别是三甲医院来说,既有来自本省各市县的上转患者,也有转往异地(特别是北京、上海、天津、广州等地)的本省患者,因此医院医保科应医院应根据不同医保经办机构的转诊管理制度,制定相应的管理办法。

参保人需要转诊到外地就医,一般需由主管医师提供病历摘要,提出转诊理由,填写转诊申请表,经科主任签署意见,送医保科审核并加盖公章,到医疗保险经办机构核准。转诊转院就医管理的关键是把好转诊条件关、转诊资格关和费用审核关。要求严格掌握转诊的条件,一是经当地最高水平的会诊仍未确诊的疑难症症;二是当地无设备或技术诊治抢救的危重伤者。转诊资格必须严格控制,原则上只有统筹地区最高级别的综合和专科定点医疗机构才有提出转诊的资格。费用审核主要是要求参保人提供较齐全的材料,包括住院病历复印件、疾病诊断证明书、费用明细清单、有效收费收据和医疗保险证件等,对属于基本医疗保险统筹基金支付范围内的住院医疗费用,按当地有关规定审核报销。

三、参保人员就医管理

医疗保障能够在人们因疾病、工伤、患职业病、生育需要医疗服务和经济补偿时,向其提供必需的医疗或经济补偿,因此它不仅关系到千家万户而且关系到社会安定和经济发展。定点医疗机构是医疗保险系统中卫生服务的提供者,也是落实医疗保险政策的场所。医院医保管理者需制定各种医保流程并规范实施,为各类医疗保障人群就医提供良好的服务。

(一)参保人员门(急)诊就医

从医院医保部门管辖的医疗保障人群看,归属人力资源与社会保障部门管理的省、市医保大部分实现了属地内的联网结算,方便了参保人员,对医院的制约性也较大;而行业医保、异地医保、新农合等联网率则较低,参保人员就医报销不便,医院的相应管理也较难规范。基本医疗保险和新农合都实行属地管理,医保经办机构的多重性带来了医疗保险政策的复杂性,各类参保人员的管理办法、享受待遇和结算方式各不尽相同,使医院的管理难度加大。在全民医保的形势下,发展趋势应是构建一体化社会医疗保险体系,整合基本医疗保险和新农合医疗基金,实现跨区域统一结算。建议政府对医疗保险统筹安排、合理规划、加快信息化建设,以更有利于参保人群就医和医疗机构管理。

无论是医保还是新农合患者,对于定点医院来讲,基本上都可以分为信息系统联网和未联网两大类型。已联网的多为属地内的医保和新农合经办机构,例如省、市医保中心和市新农合管理中心,医院与其建立了各自的信息接口系统,签订了医疗服务协议,在就医和结算等方面都极大地方便了参保人员,对医院的监督管理制约性也较强;未联网的主要为行业或单位(如电力、铁路系统)医保、异地医保、异地新农合等,参保人员就医和费用报销不便,医院的相应管理也较难规范,一般只能通过提供就医凭证和转诊表审核、病历复印、费用清单打印等方式来做好医保相关服务。

对于各类参保人员来说,到医院就诊需最先了解的是就医流程和支付政策。医院医保科可应用简单明了的流程图、通俗易懂的文字描述等进行医保宣传。

(二)参保人员住院就医

1.保健干部、省医保、市医保、市新农合参保人员

省直管单位医保(省医保、铁路医保)、市医保(职工医保、居民医保、离休干部)参保人员、省保健干部在我院就医实行联网结算。

(1)入院。患者或家属持入院证、医保手册、医保卡在门诊大厅的医保窗口办理审核手续,然后在财务出入院窗口办理入院。中午、夜间、节假日期间医保窗口不开放时,可直接到急诊室的财务窗口办理入院手续,但需事后尽快到医保窗口补审核。

外伤患者入院时需由单位(居民医保由社区或学校)开具外伤证明,内容包括受伤原因、地点、经过,并加盖公章。车祸、工伤等有第三方责任的不能按医保入院。暂未开出单位证明的,可先办成普通住院,开具证明经审核后可办理"普通转医保"。

"普通转医保"需在入院后 24 小时内办理(节假日顺延),适用于因入院时未带医保手册(医保卡)、未开具外伤证明、急诊转住院、网络故障等原因先办成自费住院的参保人员。办理流程为持住院证、医保手册、医保卡,外伤者持外伤证明,先在医保窗口审核,然后到财务出入院窗口办理。转医保后可将入院后发生的普通费用自动转为医保费用。

(2)目前每个医疗年度内,省、市职工医保基本医疗保险统筹基金最高支付金额为 8 万元,市居民医保最高支付金额为 7 万元,省保健干部、市离休干部不设封顶线;省医保公务员医疗补助最高支付限额为 30 万元(合计 38 万元),市职工医保大病医疗保险最高支付限额为 32 万元(合计 40 万元),市居民医保补充医疗保险最高支付限额为 33 万元(合计 40 万元)。

(3)市居民医保未成年人先心病和白血病补充医疗费用支付。凡参加市居民医保的未成年人、大学生、新生儿均可享受此待遇,病种为先天性房间隔缺损、先天性室间隔缺损、先天性动脉导管未闭、先天性肺动脉瓣狭窄、第一诊断为标危或中危的急性淋巴细胞白血病、第一诊断为急性早幼粒细胞白血病。凡符合条件的参保患者,由接诊医师鉴定并填写《市城镇居民医疗保险未成年人(大学生)重大疾病审批表》,到医保办公室备案并上传相关信息,办理住院手续。出院时基本医疗费用和补充医疗费用都能联网即时结算。

(4)省保健干部、省医保、市医保患者住院期间使用植入材料、血制品、人血白蛋白,需由临床科室主管医师填写"特殊就医申请表",附相关材料(如植入材料申请单、化验单、手术记录、病危通知书、抢救证明等相关材料),经医院医保办公室审批后才能记入住院费用中。

(5)省、市医保患者住院期间因本院条件所限或设备故障,需到外院检查治疗时,由科室开具外出检查治疗单,到医保科审核备案后,可将外检费用转入住院费用中。

(6)患者在院期间请及时核对一天清单,根据科室的通知及时补交押金,有疑问及时咨询解决。

(7)出院患者或家属持出院证、医保卡、全部押金条,到门诊大厅出院窗口办理出院结算手续,一般只需支付自付费用。市医保患者"进入大病"和"单位欠费"(以出院结算时为准)的费用

由患者先行垫付,出院后到市医保中心报销。

(8)本市新农合患者可联网直报(外伤除外)。入院时持住院证、转诊表、身份证(或户口本)、新农合证在本窗口审核盖章,出院时携相关材料到病案室办理补偿材料邮寄手续,其他手续同上述出入院流程。

2.异地新农合、异地医保、托管医保、商业医保等参保人员

异地新农合、异地医保、托管医保、商业医保等与我院未联网的参保类型需按全自费结算,入院前请咨询参保地区的新农合或医保中心,看是否需提前办理转诊或备案手续,出院后带相关资料回当地报销医疗费用。

(1)入院。新农合、异地医保、托管医保、商业医保患者入院时,持医疗手册、入院证在门诊大厅医保窗口审核,入院证上加盖相应标识图章,然后到财务入院窗口缴纳押金,办理入院。

(2)经医师诊断,符合新农合重大疾病条件的患者,应先回当地新农合管理中心办理审批手续后,持《重大疾病审批表》到医保办公室办理重大疾病门诊或住院治疗手续。我院承担的省新农合重大疾病病种:儿童急性淋巴细胞白血病、儿童早幼粒细胞白血病、儿童先心病、乳腺癌、结肠癌、直肠癌、食管癌、胃癌、肺癌、急性心肌梗死、Ⅰ型糖尿病、脑梗死、唇腭裂、血友病、慢性粒细胞白血病。(儿童的年龄为0～14周岁)。

(3)儿童先心病患儿符合条件的,可向爱佑基金会申请免费治疗项目。

(4)出院。患者或家属持出院证、全部押金条,到门诊大厅财务出院窗口办理结算。

(5)准备报销材料。患者或家属持相关资料到医保窗口审核,一般需以下资料,具体以参保地区的规定为准。①费用汇总单:由住院科室护理站打印,医保窗口盖章。②转院转诊表:由参保地开出(有的地区无须此表),医保窗口盖章。③诊断建议书:由主管医师开出,在门诊办公室窗口盖章。④病历复印件:到病案室办理,可出院时预约邮寄,也可出院两周后复印。⑤出院结算单:在财务窗口办理出院结算后交患者,请妥善保存。⑥出院证:由主管医师开出。

(6)备齐相关资料后回参保地报销医疗费用。

(三)参保人员异地就医

参保人员异地就医主要有因病情需要转外地治疗,长期在外地工作、生活的异地安置,以及因出差、探亲、旅游等在异地急诊住院三种形式。如果两地之间已实现实时结算,则可以在履行有关手续后在出院时同参保本地人员一样只支付自付费用;在未实现异地联网结算的情况下,医疗费用须先全自费垫付,出院后按各医疗保险经办机构规定的结算办法和标准执行,凭单位证明、诊疗手册、住院病历复印件、诊断证明书、费用明细清单和出院发票,给所在单位医保专管员审核后统一到医保经办机构按规定报销。

随着人们经济条件和生活水平的提高,对医疗条件的需求也越来越高,加之此地区基层医疗卫生条件和水平的滞后,自愿转诊的人群增多,如果外转审批只有"本地无法医治"一种情况可转,极易引起参保人员与医院的矛盾,可建立"本地无法医治"和"自愿转诊"两种模式,自愿转诊的报销比例低于本地无法医治,这样可减少外转审核中的矛盾和医院与医保中心的压力,与时俱进,提高医保患者满意度,为参保人员提供优质服务。

(王　坤)

第十七章 医院后勤管理

第一节 医院基本建设、运行维护与节能管理

医院基本建设指以扩大医疗、教学、科研规模或改善空间环境条件为目的，进行的新建、扩建、改建或改扩建工程的建设及与之相关的（征地、拆迁、勘察、设计等）工作；医院基本建设管理则是对医院基本建设各项工作进行决策、计划、组织、协调和控制的活动。运行维护是指对医院房屋建筑和设备设施进行维修、维护保养管理，为医院各项工作的开展提供保障服务。节能管理则是在运行维护管理中，在保证医院各项工作正常开展的前提下，以降低能源消耗为目的而开展的相关管理活动。

一、管理制度建设

管理制度是为了维护医院正常工作的秩序，保证医院基本建设、运行维护和节能管理等工作的有序开展，依照法律、政策与医院实际情况制订的具有内部约束力的文件。制度建设是现代医院管理链中的重要环节，也是体现医院管水平的一个重要标志。

（一）制度建设原则

1.依法制订原则

管理制度应依据现行国家政策、法律、法规及地方规定而制订。

2.广泛调研原则

在制度建设过程中，要广泛征求意见，提高制度建设的针对性、时效性和可操作性。

3.实事求是原则

制度建设必须结合医院实际情况，客观分析医院管理方面存在的主要矛盾和问题，研究制订行之有效的对策措施，有计划、分步骤合理安排制度建设工作；同时鼓励制度创新和前瞻性制度措施的制订，解决管理中面临的新问题。

4.权责一致原则

在制订制度过程中，在明确职责的基础上，要注意保障相应的权利，在明确处罚措施的同时要注意制订奖励措施，以求责权利相统一，以利提高干部职工执行制度的积极性。

5.严格执行原则

制度一经公布实施，非经规定程序，不得随意变更，以保证制度的稳定性；医院相关部门及职

工必须严格执行,对于违反制度者,依照制度规定严格追究责任,以保证制度的权威性。

(二)制度制订的程序

由医院基本建设和运行管理的职能部门起草,主管院领导审阅,形成征求意见稿,下发相关各部门征求意见,修改完善形成讨论稿,提交医院院长办公会讨论通过,医院发文公布并予执行。

(三)基本建设管理、运行维护与节能管理主要制度

1.基本建设管理主要制度

基本建设管理制度一般需涵盖招标采购管理、合同管理、勘察设计管理、质量进度投资与安全管理、竣工验收管理、结(决)算审计管理、档案管理和保修管理等制度。

2.设备运行维保、房屋维修管理制度

房屋维修、设备运行维保管理制度一般需涵盖给水排水管理、供配电管理、中央空调管理、供热管理、医用气体管理、污水处理管理和房屋维修综合管理等制度。

3.节能管理制度

节能管理制度一般需涵盖节水管理、节电管理、节气管理、节油管理、节约办公用品管理制度,以及能耗统计制度等。

二、医院基本建设管理

医院基本建设管理是对医院基本建设工程的建设及与之相关的各项工作进行决策、计划、组织、协调和控制的活动。

(一)总体发展建设规划与医院建筑设计理念

总体发展建设规划是指医院根据自身事业发展规划,遵循国家宏观政策、深化医药卫生体制改革要求和城市规划要求等,在建设用地范围内对功能分区、建筑布局、交通流线组织等内容做出的总体规划设计。

1.医院建设用地和选址

(1)医院建设用地。包括医疗用地、教学科研用地、行政后勤保障用地、院内生活用地、院前广场及道路交通和停车用地、绿化及休闲用地等。其中,医疗用地包括门急诊、医技和住院用地等,是医疗建设用地的核心部分。

(2)医院选址。医院建筑作为民生工程和生命线工程,首先应确保其安全性,同时应确保其使用的便利性、投资和运营的高效性。医院建设用地的选择,应尽量考虑用地规整、工程地质和水文地质条件良好、对外交通便利,并能充分利用城市公共服务资源,应选择在市政基础设施的有效供应范围内,且应选择在周边环境安静的地区,尽量避开交通主干道等。

2.总体发展建设规划编制原则与要点

总体发展建设规划的编制需坚持"适用、经济、安全、绿色"的原则,正确处理近期建设和远期发展需要的关系,并做到以下要点。

(1)建设规模适当。医院建设规模应与承担的医疗、教学、科研等工作量相匹配。

(2)功能分区合理。总体发展建设规划的总平面功能分区应与医疗工作特点相适应,一般可分为医疗业务区、教学科研区、行政管理区、院内生活区和后勤保障区等。

(3)医院内外交通组织有序。尽量减少人、车流线干扰是医院内外交通组织的核心。

(4)创造良好的院区环境。良好的环境是促进患者康复并提升医护工作效率的重要条件之一。

(5)风险防范和应对。当地震、战争等重大自然或人为灾害发生时,医院承担着急救的社会责任,院区内需要足够的空地容纳受灾人群及应急车辆等。

(6)预留发展用地。在医院的全生命周期内,存在着较多的不确定因素,在总体发展建设规划编制时应预留适当的发展用地,以利应对不确定的发展需求。

3.医院建筑设计理念

医院建筑作为民用建筑的一个重要分支,其设计既要符合一般民用建筑的要求,同时还需满足医院特殊功能需要,符合卫生学要求,并能满足患者康复的需要。应坚持以下设计理念。

(1)以人为本、以患者为中心。随着医疗卫生事业的不断发展和社会的不断进步,人们对健康水平的追求和对医院设备设施、环境的需求也发生了深刻的变化,医院的功能已不再是单纯治疗疾病,还要体现"以人为本、以患者为中心"的理念,为患者和医护人员提供方便、快捷、安静、祥和、温馨的医疗环境。

(2)可持续发展。医院建筑是一类功能十分复杂的民用建筑,且医学技术发展迅速,医疗设备更新较快。因此,医院建筑设计应坚持可持续发展的理念,在医院建筑设计时既要考虑后期局部改变功能的可能性,还应考虑水、电、气(汽)、污水处理等医院后勤保障系统的扩容等问题。

(3)绿色医院建筑。医院建筑设计无论是总体规划,还是单体建筑设计,都应坚持"四节一环保"(节地、节能、节水、节材与环境保护)的理念,达到绿色医院建筑的要求。

(二)基本建设程序与四项基本制度

1.基本建设程序

基本建设程序指从项目决策、准备、实施到竣工验收、交付使用等全过程中,各项工作依次进行的次序,是项目建设的客观规律和内在要求。其主要程序包括项目建议书、可行性研究、初步设计、施工图设计、工程招投标、施工安装、竣工验收、备案归档和后评价等环节。

2.四项基本制度

基本建设管理中,应遵循项目法人责任制、招标投标制、工程监理制和合同管理制等四项基本制度。

(1)项目法人责任制。根据国家有关法律和法规新组建的项目法人或既有法人,依法对项目的策划、资金筹措、建设实施、生产经营、债务偿还和资本的保值、增值负责,享有相应权利的责任制度。

(2)招标投标制。严格按照《中华人民共和国招标投标法》《中华人民共和国招标投标法实施条例》及有关法律法规的规定和要求,通过招标方式选择建设项目的勘察、设计、施工、监理等单位和采购与工程建设有关的重要设备、材料等。

(3)工程监理制。项目单位应当依法委托有相应资质等级的监理单位承担工程监理任务,监理机构受项目单位委托,对工程质量、安全、投资、进度等进行监督管理。

(4)合同管理制。项目单位应当与承担建设项目勘察、设计、施工、监理和材料设备供应等单位订立书面合同,约定双方的权利、义务及履约保证的要求,并严格按照合同条款支付款项。

(三)各阶段主要工作及管理要点

1.项目建议书

项目建议书又称立项申请报告,是政府投资(或部分投资)项目单位向项目主管部门申报的项目申请书。需委托具有相应资质的工程咨询单位进行编制,重点阐述项目建设的必要性。项目建议书的呈报可供项目审批机关做出初步决策,减少项目选择的盲目性,为项目可行性研究打下基础。

小型和限额以下的项目,经主管部门同意后,可不单独编制项目建议书,而以可行性研究报告代项目建议书。

2.项目可行性研究

项目建议书经主管部门审查批准后,项目单位委托咨询单位进行该项目的可行性研究工作。可行性研究是项目前期工作的重要内容,从项目建设和生产运营的全过程分析项目的可行性,目的是进一步分析项目是否有必要建设、建设是否可行和如何进行建设的问题,其研究结论为投资者的最终决策和项目审批部门的批复提供可靠的依据。

可行性研究报告须报上级主管部门(或发展改革部门)批准后方可开展后续工作。

3.初步设计

项目可行性研究报告经审批同意后,需采取合法方式选定有资质的建筑设计单位承担具体项目的设计任务(包括初步设计和施工图设计)。初步设计文件(含设计概算)需报送相应主管部门审批。

经批准的可行性研究报告中已确定的主要内容(如建设地点、建设规模和建设标准等),在初步设计中不得随意变动。如果确需变动需报请原审批部门同意。

4.施工图设计

初步设计经主管部门审查批准后,即可开展施工图设计,施工图设计成果包括各专业施工图、重要施工及安装部位的施工操作说明、施工图设计说明和材料设备明细表等。

施工图设计文件应由项目单位送建设行政主管部门认定的具有相应资质的审图机构进行技术审查,同时还需报送相关行业主管部门(规划、消防、卫生、环保、市政、人防等)进行行政审查,并根据审查意见进行相应的修改完善,直至审查合格并备案后方可作为项目施工的依据。

5.工程招投标

工程建设项目已履行必要的审批手续,工程建设的资金已经落实,并已办理工程报建手续,即可开展工程招标工作,以择优选定工程施工安装单位、监理单位和重要材料设备供应商等,并签订书面合同,为工程开工做好准备工作。

6.施工安装

项目施工图设计完成并经审查合格,依法选择项目施工和监理单位并签订书面合同,且申领施工许可证后,即可正式开始施工。由施工单位按照审查合格的设计施工图和承包合同约定,进行施工安装;监理单位对工程建设质量、进度和投资进行控制,并进行合同和信息管理,对工程建设相关方的关系进行协调,同时履行建设工程安全生产管理的法定职责。

项目单位在施工安装阶段的管理任务是认真履行各项合同约定的应尽义务,正确行使合同约定的各项权利,重点是督促监理单位认真开展工作,确保工程建设的质量、进度和安全,并有效控制工程建设投资。

7.项目竣工验收和备案归档

项目施工单位完成工程设计和合同约定的各项内容,有完整的技术和施工资料,有施工单位签署的工程保修书和监理单位编制的质量评估报告,且向项目单位递交竣工验收申请后,应组织项目勘察、设计、施工、监理等单位和其他有关方面的负责人进行工程质量竣工验收,并邀请政府质量监督机构的监督人员对竣工验收程序进行监督。

工程质量竣工验收合格后,项目单位还应申请消防、卫生、市政、环保和规划等政府职能部门进行专项验收,各专项验收合格后报建设行政主管部门进行竣工验收备案,并完成工程竣工决(结)算和全过程建设资料归档工作。

8.项目后评价

对于中央政府投资项目,竣工验收合格后,应按照《中央政府投资项目后评价管理办法(试行)》开展后评价工作。

总之,医院基本建设管理是一项系统性和技术性较强的工作,其管理模式也在不断创新和实践,要求管理团队既懂工程技术、又善项目管理、还会组织协调,方能收到好的效果。

三、医院运行维护管理

(一)房屋维修管理

医院房屋维修管理是根据国家和地方相应的标准和规定及科学的管理程序和制度,对房屋进行维护、修缮的管理活动,包括房屋检查、施工管理和维修技术管理。

1.房屋检查

房屋检查包括安全性和损坏情况检查,通过定期和不定期的检查,掌握医院房屋使用情况,为正确使用房屋和房屋维修提供依据。

2.房屋维修施工管理

房屋维修施工管理指按照一定施工程序、施工质量标准和技术经济要求,运用科学的方法对房屋维修施工过程中的各项工作进行科学有效地管理。施工管理分为专业外包施工管理和自行维修施工管理两类。

(1)专业外包施工管理。包括维修工程的招标、承包合同签订、设计技术交底、施工质量监管、工程竣工验收、价款结算支付等。

(2)自行维修施工管理。包括编制房屋维修计划和组织实施,以及维修质量、进度、投资、安全控制和组织协调等。

3.房屋维修技术管理

对房屋维修工程中的各技术环节,按照国家和行业的技术标准进行科学管理。包括制订房屋维修设计和施工方案,以及房屋维修技术档案管理等。

(二)设备运行维保管理

医院设备运行维保管理要以保障医院工作正常开展为核心,以降低设备故障率、降低安全事故发生率、提高设备运行效率为方向,以提升用户满意度为目标,建立健全设备运行维保体系,以充分发挥设备功能和效益。

1.设备运行维保管理的基本要求

(1)建立设备档案资料。包含设备台账、设备技术档案等。

(2)掌握设备运行状态。包含设备运行日志、设备维修记录等。

(3)规范设备操作。包含设备操作制度、操作流程、操作人员资格认定等。

(4)制订设备维保计划。包括年度计划、季度计划、月计划等。

(5)记录设备维保内容。包括设备及附属设施巡视检查、改造和更换等。

2.设备运行维保管理的一般内容

(1)供热及给排水设备。①蒸汽锅炉,点火前锅炉本体及安全附件检查,运行时水位、压力、炉膛火焰及安全附件参数记录,定期排污,按既定措施排除运行故障等。②热力管网,定期巡检和定期维护保养。③输水系统,按时巡检和维护保养。④减压系统,运行参数记录、定期巡检和保养、故障处理等。⑤换热系统,按时巡检和维护保养。⑥水泵,定期巡检、维护保养或组织更换。⑦污水处理系统,运行日志、指标检测、维护保养、组织更换等。

(2)供配电设备。①高压系统,设备编号、警示标识、定期巡检、年检预试、故障处理等。②变压器,设备编号、警示标识、巡检记录、保养记录、安全事故处理备案等。③低压系统,设备编号、负荷标识、警示标识、巡检记录、保养记录、运行日志、故障处理备案资料等。④自备及应急电源系统,设备编号、负荷标识、警示标识、运行日志、巡检保养、故障处理等。

(3)空调设备。①冷热源主机,设备编号、警示标识、运行日志、巡检保养、性能测试、废弃制冷剂回收、故障处理等。②水路管道及附属设备,运行日志、定期巡检和维护保养等。③末端设备,生物污染检测、定期清洗消毒、组织更换等。

(4)医用供气设备。①氧气供应源,安全培训、定期巡检和维护保养、故障处理、日志建档等。②空气供应源,定期巡检和维护保养、故障处理、污染检测与防护等。③真空汇,定期巡检和维护保养、故障处理、污物排放、灭菌处理等。④管道系统,警示标识、定期巡检和维护保养、故障处理、资料建档等。⑤气瓶,运输、储存与配送等。

(三)应急管理

1.建立并实施应急管理体系

建立并实施应急管理体系,能够改进医院应对各类突发事件的应对效果,减少各类突发事件的损失和影响,并有效预防各类突发事件的发生。应急管理体系的建立和运行是一个持续改进的过程,涉及医院的各个层面和各项活动,需要多部门、多岗位协调运作,需要与政府相关职能部门进行联动配合。应急管理体系基于PDCA的运行模式。

2.应急预案

应急预案是应急管理的重要基础,也是应急管理体系建设的首要工作,是针对有可能发生的超常事件或特殊情况所制订的应对计划和组织方案。是根据国家、地方法律法规和各项规章制度,结合本单位的实际情况,针对各种可能的突发事件类型而事先制订的一套能迅速、有效、有序解决问题的行动计划或方案,具体应包括:①市政停水应急预案。②二次供水水质污染应急处置预案。③天然气停气应急预案。④停电应急预案。⑤医用气体系统应急预案等。

(四)信息管理

信息管理主要目的是建立设备档案,以方便查询和设备维护保养,同时也是为分析和研究设备故障规律而积累信息的一项重要工作。设备档案资料应能全面反映设备运行基本情况和安全管理情况,并需根据变化及时更新。设备档案可分为以下几类。

1.管理性档案

设备的基本资料及编码;人员培训;安全与应急管理;承包商管理等。

2.技术性档案

设备系统图和平面图(竣工图);设备出厂合格证和检验报告;设备维护手册和操作使用说明书等。

3.运行记录档案

设备运行记录;维修保养记录;故障分析处理记录;安全检查记录;劳动纪律记录;培训考核记录;应急预案演练记录等。

四、医院节能管理

随着医疗需求的不断扩大、人民生活水平的不断提高,患者对医疗环境的要求也越来越高,客观上导致了能源资源消耗不断攀升、医院运营成本逐渐增大。在保证医院各项工作正常开展的前提下,如何降低能源资源消耗,是医院管理者必须面对和思考的问题。

(一)医院用能现状及特点

医院的能源资源消耗以水、电、燃油等为主。在能源使用方面具有以下特点。

1.高耗能设备较多

如医疗设备、锅炉、通风设备、空调设备、洗浆消毒设备、医用气体生产输送设备、餐饮加工设备等。

2.较多设备和区域需要24小时运行

如医用气体、蒸汽发生及输送设备、病区空调系统等,均需要全天候24小时运行,能源消耗大。

3.能耗管控难度大

医院建筑系统较多、结构复杂,用能人数众多,节能意识又参差不齐,能源浪费现象较为严重,管控难度较大。

(二)节能管理措施

1.管理措施

(1)定期开展节能宣传和教育,普及节能知识,增强节能意识。

(2)对办公区、道路用灯每天定时开关,严控建筑物外部照明和装饰照明。

(3)合理设置电梯开启的数量、停靠楼层和运行时间。

(4)淘汰高能耗产品,使用低能耗设备。

(5)定时对供水设施和管网进行巡查,杜绝跑冒滴漏现象。

(6)尽量使用雨水、再生水或循环用水作为绿化用水,采用节水灌溉方式。

(7)定期保养燃具、燃气发生器、烟道及换热器等,提高热效率。

(8)合理使用空调,减少门窗开启次数,下班提前关闭空调。

(9)合理设定室内温湿度标准和主机进出水温度,并合理控制空调设备运行时间等。

2.技术措施

技术措施多在楼宇建设过程中采用,若投入使用后再采取技术措施节能,需有一定的资金投入。

(1)对办公照明实行电路智能控制,办公、病房照明尽量采用顶棚照明与台面照明相结合的方式,以减少顶棚照明照度。

(2)对楼梯、过道、车库、设备层等场所照明安装声、光感应等自控装置。

(3)应用太阳能灯、无极灯照明和空调变频等节能技术。

(4)改造低效燃气设备,使用高效节能的燃气设备和节能型供气产品。

(5)改造淘汰热损失大、能耗高的蒸锅、消毒等设备。

(6)采用热泵热回收、冰蓄冷等新技术进行节能改造,达到节能目的。

(7)建立能耗监管平台,做好能耗统计和分析,及时发现运行管理上的能耗漏洞,做出相应的节能诊断,深挖节能潜力等。

(李小芳)

第二节 医院膳食管理

为顺应医院管理的改革和现代化医院的发展,医院膳食管理已成为现代化医院建设中不可缺少的组成部分,而医院膳食管理水平的高低,对医院的医疗质量有不可估量的后台促进作用,因此提高医院膳食管理水平尤为重要。医院膳食管理是一项任重而道远的长期工作,需要每一位员工的共同参与支持,而各层面的管理者的细节管理将使管理更加有效。这就需要转变传统经验型、非专业化的医院膳食管理模式,有效解决医院膳食管理中出现的问题,提升医院膳食管理成效,提供更优质高效的服务。

一、概念与内涵

膳食是为满足营养需要而经胃肠道摄取的饮食及其营养制剂。而根据人体的基本营养需要和各种疾病的治疗需要而制订的,为住院患者提供的各种膳食统称为医院膳食。医院膳食是存在于医院中为患者及家属提供饮食的团体膳食,它首先是团体膳食中的一部分,它具有普通食堂的特点——为普通人(消化功能正常、无饮食禁忌的患者)提供普通膳食,但它有别于普通单位食堂、学校食堂,也有别于普通的餐饮企业,具有其独特的特点——为患者提供可辅助其疾病治疗的治疗膳食。医院的膳食种类很多,通常可分基本膳食(普通、软食、半流质、流质),治疗膳食(高热量、高蛋白质、低蛋白、低脂肪、低胆固醇、低盐、无盐低钠、少渣、高膳食纤维、要素膳),特殊治疗膳食(糖尿病、低嘌呤、麦淀粉、低铜、免乳糖、急性肾衰竭、肾透析、肝功能衰竭膳食等),试验膳食(潜血、甲状腺摄碘-131、内生肌酐清除率、胆囊造影膳食等)及儿科膳食(婴儿膳食、儿科基本膳食、儿科治疗膳食)等。

医院膳食管理是根据医院膳食的设计、制作生产的规律和要求,制订可行的规章制度和计划,提高科学合理的工作措施和方法,把相关的人力、物力和财力有机结合,发挥最大作用,获得最高效率,实现最大效益的活动。医院膳食管理从饮食医嘱下达,设计营养治疗方案,编制食谱,采购食品原料,加工烹饪,直至分发到病房的患者,是一项十分复杂而又细致的工作,整个过程衔接紧密,环环相扣,一环有问题,全局受影响。只有通过严密而有效的科学管理,才能使工作有条不紊,效率高,实现临床营养治疗的目的。做好医院膳食管理是医院营养膳食科的重要职责,也是现代医院管理的必然要求。随着现代化社会中医院的先进技术和现金的管理应用及人民生活水平的提高,要求多元化服务的需求也越来越多,医院膳食的管理水平在不断提高。

二、模式与现状

医院膳食的服务对象不同于普通的团体膳食系统,它服务对象主要是院内就餐的患者、家属和职工。高质量的医院膳食供应保障首先需要保证医院就餐人员在食用医院膳食时是卫生安全的,不会引起食源性疾病;其次就餐人员所摄入的膳食能满足其自身的营养需求。既安全又营养的医院膳食是医院膳食管理所追求的食品质量。然而,在实际工作中发现要真正做好这两方面的工作有相当难度,纵观国内医院膳食管理,二者完美结合的模式并不多见。国内营养膳食科的工作方式一直没有固定的模式,各地区、各级医院差别大。大部分医院自行管理患者食堂,为患者进行营养配餐。为完成一系列工作,医院需要配备大量相关工作人员,由管理员、会计、采购员等组成管理组,由营养师组成的营养治疗组,由厨师、厨工组成的烹调组,由配餐员组成的配餐组。该工作接触面广,任务复杂,患者流动性大,治疗饮食种类繁多,对于医院管理者及营养科实施人员都是一个巨大的挑战。也有部分医院将管理膳食工作逐渐社会化,医院将膳食管理承包给社会单位,承包单位以赚钱为目的,减少操作步骤,降低饮食质量,使得患者的利益受到侵害,影响临床营养治疗效果。还有部分医院使用一种以基于IC卡的膳食管理软件,但IC卡重复使用交叉感染的问题、信息不对称和不及时等,易导致医嘱更新滞后,收费不及时,核算出错等,引起医疗差错。因此作为现代医院后勤管理重要组成部分,如何加强医院膳食管理,提高其对临床工作的辅助作用,已被提到议事日程上来。

近年来,随着经济的迅猛发展和医疗需求的急剧变化,许多发达国家的医院已建立健全医院现代化评价指标。国外医院医疗管理的目标是:降低医疗成本,提高医疗服务水平,降低住院日。为达到这一系列目标,医院对于辅助患者治疗的营养膳食科均做了重大调整。首先是强化了医院营养膳食科在医院整体医疗中的作用。其次是高度发展医院信息化建设。通过信息化整合膳食管理流程,将医院膳食管理工作做到细致、规范和全面。

近几年来,虽然医院膳食管理有所发展,但发展水平不高,在卫生行政和医院管理者中尚未全方位普及,还有很多制约医院膳食管理发展的困难亟待解决。如何建立和实践科学的医院膳食管理模式是一个巨大的挑战。而做好现代医院膳食管理不能局限于传统经验的总结、改进,而是应当广泛的交流、学习先进的膳食管理理念。而通过学习发达国家的医院管理经验,结合国内具体情况,引入现代化的医院膳食管理方法,则是一条有效的途径。使医院营养膳食科步入有责任、有激励、有约束、有竞争、有活力的管理轨道。

三、医院膳食供应保障要点

作为后勤保障部门,所有工作都是围绕如何为一线部门及时提供所需为核心,所以膳食供应是最基本也是必不可少常态性保障部门。医院越大,医疗技术要求越高,所包含的部门也越多,如何保障所有部门人员不同形式的进餐需求,是医院膳食供应工作的重点和难点。而中央厨房的出现解决了供餐的一系列难题,整合资源,以点概面,保障医院膳食供应。中央厨房实行计算机网络化管理,从库房管理、菜品制作、营养分析、财务报告等各个部分严格把关,不但很大程度上提高工作效率,使各个环节工作流程清晰明朗,而且节省人力、物力,增加了经济效益。中央厨房的建成使医院膳食供应逐步走向集约化、规模化、标准化、智能化的发展模式,为院内病员及职工提供良好的就餐条件,高品质安全的和科学营养的食物,同时科室服务范围也从单纯的医院供膳拓展到社会化服务的全方位领域,是实践医院膳食管理信息化的基本保障。

医院营养膳食科从原材料采购、食谱制订、烹调制作到饮食发放等环节均应给予重视。而膳食供应流程环环相扣,需仔细严密的把握每一个环节保障医院膳食供应。

(一)食品原料

原材料的安全、新鲜是医院膳食质量保证的基础。①要加强对食品原料采购的监督控制,建立完整的从采购到消耗使用的监控制度。②加强食品原料的溯源和索证工作,保证购进原料有明确的质量标准,符合国家或企业标准。③加强对食品原料的检验,感官检验是简单有效的方法。包括看色泽、现状、嗅气味、触硬度和弹性,鉴别新鲜程度和是否变质,以及有毒有害物质。采购员做好采购工作,并将进货交予保管员验收入库。保管员做好各类食材的分类存放和保管,定期清点盘库,并完成会计工作。

1.采购

首先,原材料通过医院招标比选后的协议商家和设备部提供。设备部主要供应非食品类的常用、非常用物资,而科室协议商家主要负责供应生鲜、粮油、干杂等与食品有直接关联的物资。其次,计划部门根据大数据分析并结合医院内部人员变动情况规划原料的供应和依据合理计划原料;库房根据科室使用需求定期对物资进行申购并储存。

2.验收

根据验收制度对原材料进行检验,并规范商家按照制度进行供货,所有验收数据每天记录并上交质控存档;验收人员参与原料加工工作,便于二次验收。

3.储存

根据食品属性,即自身质地和保鲜要求等,按照干藏、湿藏、冻藏等方式有计划、有目的的储存。

(二)食谱设计

食谱设计是保证膳食质量的关键,制订符合患者需要,又易于被患者接受的食谱一直是营养科的工作重点之一。具体包括以下要点。

(1)营养师在设计食谱时,了解患者的病情和治疗要求,营养状况,饮食习惯等特点,使提供的膳食既符合营养支持和治疗要求,又可以满足患者的喜好,真正体现个性、多样的人性化服务。

(2)密切关注餐饮价格和市场原料供应价格,使供应膳食符合成本核算要求。

(3)了解厨房的人力、物力,减少膳食制备要求与人力配备之间的矛盾,保证厨房工作有序进行。

(4)食品注意色、香、味、形和多样性,以及刀功、烹饪方法的多样性,使就餐者产生食欲,乐于进食。

(5)要考虑不同疾病对于饮食的影响,制订的食谱要有利于消化吸收,即使食物能使患者有饱足感,又要考虑胃肠道的耐受能力,油腻或刺激性食品应量少用,宜与清淡食品配合。

(6)对胃纳小食欲差的患者,采用加餐增加营养素和能量的摄入。

(三)操作规范

保证各类膳食合理,科学配制与烹饪;严格遵守执行饮食医嘱,不随意改动;保证各种膳食质量符合成本核算,以及食物的色香味形和营养标准;严格执行食品卫生法规,保证食品卫生制度的落实;要求营养治疗膳食制作间的称重、配制设备齐全;厨房各灶位有专人负责检查,设立记录日志;财务制度手续健全,对患者膳食收费合理。其操作主要包括主、副食的加工和灶台烹调制作。主食的操作常规主要包括粥、米饭、花样面食及成品的制作鉴定和生产。副食品的操作常规包括预处理、清洗、切碎、称重、凉拌菜和水果消毒、荤菜清洗处理切割。烹饪操作必须按食谱制作,不准随意更改。

操作规范一旦制订,需定期对食堂工作人员进行培训考核,不定期抽查,确保饮食安全。

(四)供餐服务

配餐员根据饮食医嘱按时、准确、热情地将饮食送到病房。此外,科室值班人员需在规定时间到岗、监管饭菜质量、检查营养食堂卫生情况、监管配餐员着装及送餐情况、抽检餐盘数量及卫生、处理开饭过程中遇到的突发情况、记录当天食材(蔬菜、肉类、豆类、水果)送达的种类及时间等,以确保饮食质量和服务质量。

四、医院膳食安全

医院膳食安全的定义很广,主要分为卫生安全和营养安全。具体包括了工作人员健康、操作行为规范、原料安全、生产环境安全、生产设备安全、食品存放安全、售卖过程安全、就餐人员健康、送餐人员安全、餐品回收安全等。而这一系列的过程中若有一项存在隐患,就会在下一个环节中被放大,甚至会造成食品中毒或一系列的严重后果。同时,医院膳食安全并不是在掌握在某一个部门或某一位人手中,而是掌握在所有参与工作的人员手中,如果不树立正确的安全观念,是无法将安全落到实处的。所以,医院膳食安全是一项具有普遍性、长期性的工作。

(一)卫生安全

医院膳食安全首先是要保证医院就餐者在食用医院膳食时是卫生安全的,不会引起食源性疾病。要做到医院膳食卫生安全,医院营养膳食科必须要制订严格的符合实际的医院膳食卫生规章管理制度。包括对营养专业人员制订食品卫生监督检查制度及食品尝检留样制度,切实保证食谱制订的安全。对食材采购员和食品保管员制订食品采购保管制度,从源头保证原料采购的安全。对厨师和配餐员制订厨具、餐具及整个工作环境的卫生清洁消毒制度,保证厨房的操作规范安全。要严格要求个人卫生及各个环节的卫生状况,确保医院的膳食安全。

在食品卫生危害中,食物中毒是最普遍、最主要的危害,其中由细菌造成的中毒事故占绝大多数。可见食品的卫生管理,重点是对微生物污染的控制。管理者引入世界上最科学的食品卫生安全控制系统——危险分析与关键控制点理论,根据医院膳食的特性,分析在整个管理过程中可能危险的环节,并找出关键控制点进行控制。

在关键控制点具体控制过程中,要真正做到医院膳食卫生安全,重点应放在一线职工方面,教育他们危险因素是什么,如何防止交叉污染,如何从合格的供应商处进货等。为此管理者应该花费较多时间和精力研究如何有效地对员工进行培训,有效地纠正员工的不良行为习惯,更好地通过主动的预防机制达到食品安全控制的目的。然而在从业人员流动率较高、员工文化程度较低的情况下进行人员培训,是实施医院膳食安全质量管理的最大挑战。因为在医院膳食加工过程中,涉及的食品安全方面因素较多,对员工知识面要求是比较高的。为此管理者通过对不同岗位进行有针对性的培训和管理,对重点岗位采取资质认定,制订入岗的职业标准等措施来提高培训的质量。

(二)营养安全

近年来我国居民膳食结构发生的重大变化,有目共睹。粮食消费量逐年下降,而动物性食物逐年上升,正在向西方膳食模式靠拢。这种由社会发展、经济、生活方式等转变为基础的营养转变及其所带来的这些健康问题,目前在我国正以迅猛的速度发展。在我国经济快速发展的几十年间,超重、肥胖、糖尿病、癌症等的发生成倍增加,但整个人群贫血的发病率、微量营养素缺乏及儿童、青少年营养不良的发生率等问题并没有成倍降低,反而有所增加。

医院膳食是根据疾病的病理特点,按不同的疾病制订符合其特征的饮食治疗方案和特定的饮食配方而制作的饮食。医院患者在住院期间所摄入的膳食必须配合住院患者的临床治疗要求,满足患者的疾病和健康需求。而膳食中的化学物质是营养素,还是毒素,往往和它的含量有关。这个概念对抵抗力普遍低下的住院患者更是重要。比如,40 g 蛋白质可能对正常健康人是一个不足的量,但是对于肾衰竭的患者将可能会导致病情加重,甚至死亡。这就要求给患者的营养配方一方面必须符合病情,另一方面必须随着病情的变化做相应的调整以满足患者不同阶段的需要。

(李小芳)

第十八章 公共卫生

第一节 医疗服务与公共卫生服务

医疗机构是公共卫生服务体系重要的组成部分,也是公共卫生服务的重要环节。随着社会经济的快速发展和广大人民群众健康需求的日益提高,医疗机构在公共卫生工作中的地位也日渐突出,大量的疾病控制和妇女儿童保健等工作需要医疗机构共同合作完成,医疗机构与专业公共卫生机构、医疗服务与公共卫生服务的关系也日益紧密。

一、公共卫生概述

(一)公共卫生基本概念

公共卫生内涵随着社会经济的发展和人类对健康认识的加深而不断发展。19世纪,公共卫生在很大程度上被理解为环境卫生和预防疾病的策略,如疫苗的使用。20世纪,公共卫生扩大到包括环境卫生、控制疾病、进行个体健康教育、组织医护人员对疾病进行早期诊断和治疗,发展社会体制,保障公民都享有应有的健康权益。目前,学术界通常采用WHO的定义:公共卫生是一门通过有组织的社区活动来改善环境、预防疾病、延长生命与促进心理和躯体健康,并能发挥个人更大潜能的科学和艺术。

公共卫生就是组织社会共同努力,改善环境卫生条件,预防控制传染病和其他疾病流行,培养良好卫生习惯和文明生活方式,提供医疗卫生服务,达到预防疾病,促进健康的目的。

(二)公共卫生基本职能

公共卫生的基本职能指的是影响健康的决定因素、预防和控制疾病、预防伤害、保护和促进人群健康、实现健康公平性的一组活动。具体来说,基本职能包括以下服务内容。

(1)疾病预防控制管理。
(2)公共卫生技术服务。
(3)卫生监督执法。
(4)妇女儿童保健。
(5)健康教育与健康促进。
(6)突发性公共卫生事件处理等。

(三)公共卫生基本特点

公共卫生是以促进人群健康为最终目标、以人群为主要研究重点、强调防治结合和广泛的社会参与、以多学科公共卫生团队为支撑,具有以下基本特点。

1. 社会性

公共卫生服务是一项典型的社会公益事业,是人民的基本社会福利之一,因此公共卫生服务不能以营利为目的。

2. 公共性

公共卫生服务表现为纯公共产品或准公共产品的供给,具有排他性和消费共享性的特点。

3. 健康相关性

公共卫生服务的直接目的是保障公民的健康权益,所采取的措施和方法必须遵循医学科学理论和技术。

4. 政府主导性

公共卫生服务的提供是政府公共服务职能的一个重要内容,政府必须承担公共卫生服务的供给责任:统一组织、领导和直接干预,提供必要的公共财政支出。

二、医疗服务与公共卫生服务的关系

(一)医疗机构与公共卫生专业机构

医疗机构和专业公共卫生机构均是依据相关法规设立的具有独立法人代表资格的机构,前者主要依据《医疗机构管理条例》而设立,为当地居民提供临床诊疗服务及部分公共卫生服务,主要包括临床综合医院和肿瘤、口腔、眼科、传染病、妇产、儿童等专科医院。后者主要依据《中华人民共和国传染病防治法》《中华人民共和国精神卫生法》《中华人民共和国食品卫生法》《中华人民共和国职业卫生法》等设立的专业公共卫生机构,主要包括:疾病预防控制中心、卫生监督中心(所)、妇幼保健中心(院)、职业病防治院(中心)、健康教育和健康促进中心(所)、精神卫生中心(所)等。在同一地区医疗机构和专业公共卫生机构均隶属同级卫生行政部门管理。

医疗机构在医院内部为了统筹协调、指导和监督落实院内公共卫生服务工作,预防与控制医院内感染的发生和流行,并联系相关专业公共卫生机构,依据《医疗机构管理条例》的要求,设立了预防保健科(或公共卫生科)和医院感染控制科。在我国绝大部地区医院都设立预防保健科和医院感染控制科。近年来,我国许多地方卫生行政部门为了进一步明确医疗机构公共卫生职能,规定医院统一设置公共卫生科,便于辖区内公共卫生工作的衔接。无论称谓是预防保健科,还是公共卫生科,其基本职责都是统筹协调院内公共卫生服务工作,指导和监督院内各有关科室开展公共卫生服务工作,联系并接受专业公共卫生机构业务技术指导。

公共卫生专业机构是以开展和完成区域内公共卫生服务业务为主的部门,负责区域内公共卫生规划、计划的制订,公共卫生监测,开展专项调查研究,提出并落实预防与控制措施,分析和评估实施效果。

公共卫生专业机构与医疗机构之间是密不可分的合作伙伴关系,在公共卫生服务中,医疗机构离不开公共卫生机构,公共卫生机构也离不开医疗机构,两者间应实行无缝衔接。

(二)公共卫生服务与医疗服务的关系

医疗服务主要是针对个体,为个体提供诊断、治疗、预防保健方面服务。与医疗服务相比,公共卫生服务是针对群体,以人群为主要重点,强调防治结合和广泛的社会参与,以多学科公共卫生团队为支撑。公共卫生服务是一项典型的社会公益事业,不能以营利为目的,表现为纯公共产品或准公共产品的供给。除了基本医疗服务以外,医疗服务都不能列为公共产品。因此,公共卫生服务的提供是政府公共服务职能的一个重要内容,政府在公共卫生领域的主要职能包括:制定政策法规,制订和实施公共卫生发展规划计划,协调部门的公共卫生职责,执行公共卫生监督执法,组织、领导和协调公共卫生的应急服务。

三、医疗机构在公共卫生工作中的地位和作用

公共卫生工作离不开医疗机构,医疗机构是公共卫生体系不可或缺的重要组成部分,无论是传染病、慢性病、寄生虫病、地方病、职业病、因病死亡,还是突发公共卫生事件、食物中毒的发现都离不开医疗机构,其报告也依赖医疗机构,新生儿预防接种、妇女儿童保健、疾病监测、健康教育与干预,以及实施传染病的预防控制和传染病的救治、慢性病的治疗与控制均在医疗机构内完成。

医疗机构本身是传染病传播的高危场所,也是院内感染发生的高危场所,因而对医院在预防控制传染病的播散和医院内感染的发生提出了更高的要求,医院的规划、设计、布局,空调通风冷暖系统,给排水及污水处理系统,人流和物流系统,传染病门诊、洁净手术室、洗消供应室和 ICU 室等设置必须充分考虑满足控制传染病播散和院内感染发生的需要。医疗机构的医务工作者应掌握公共卫生基本知识,有承担公共卫生的责任意识,还应按相应法律、法规的要求切实履行其职责,及时、准确地发现报告传染病、精神病、职业病、糖尿病、高血压等疾病,实施重要传染病的监测、控制工作,做好就诊者的健康教育和干预工作。

(刘玉梅)

第二节 医疗机构公共卫生基本职能

医疗机构种类繁多,有综合医院,也有专科医院。医疗机构的级别也不尽相同,有三级甲(乙)医院,也有二级甲(乙)等医院,还有一级医院、门诊等。不同类型的医疗机构所承担的公共卫生职能不尽统一,根据国家有关法律法规及我国医疗机构开展公共卫生工作的实际,医疗机构的公共卫生基本职能主要包括以下几方面:突发公共卫生事件的报告及应急处理;食物中毒的发现报告与救治;传染病的发现报告及预防控制;预防接种服务;主要慢性病的发现报告与管理;职业病的发现与报告;精神病的发现与报告;医院死亡病例的报告;妇女儿童保健服务;健康教育与健康促进;放射防护和健康监测;医院感染与医疗安全管理。

一、突发公共卫生事件的发现报告及应急处理

突发公共卫生事件发现。无论是重大传染病,还是食物中毒和职业中毒,当患者感到身体不适时,首先就诊地点为医疗机构,医疗机构医师生根据诊疗规范、诊断标准和专业知识,进行疑似或明确诊断。

(一)突发公共卫生事件报告

医疗机构发现突发公共卫生事件或疑似突发公共卫生事件,医院应及时启动突发公共卫生

事件处置应急程序,逐级汇报。

(二)患者救治或转诊

医疗机构在报告的同时要做好患者救治工作,特殊情况需要转诊者,应做好相应转诊工作。

二、食物中毒发现报告与救治

患者食用了被生物性(如细菌、病毒、生物毒素等)、化学性(如亚硝酸钠等)有毒有害物质污染的食品,出现急性或亚急性中毒症状。

(一)食物中毒的发现

患者到医疗机构就诊,医疗机构医师生根据食物史、患者症状,结合相关诊断标准确认食物中毒或疑似食物中毒。

(二)食物中毒的报告

医疗机构发现群体性食物中毒,应及时启动疑似食物中毒事件处置应急程序,逐级汇报,并协助疾病预防控制机构进行事件的调查及确证工作。

(三)食物中毒患者救治

医疗机构在报告的同时做好中毒患者的救治工作。

三、传染病的发现报告及预防控制

传染病的预防控制是医疗机构主要工作内容之一,包括传染病的发现、报告、监测、预防控制、救治及转诊工作。

(一)传染病的发现

医疗机构医师接诊疑似传染病患者,应按《传染病诊断标准》对疑似传染病例进行诊断,必要时请会诊予以明确诊断。

(二)传染病的报告

医疗机构发现疑似或确诊传染病后,要按《中华人民共和国传染病防治法》规定的内容及时限,录入中华人民共和国国家疾病预防控制信息系统进行网络直报。

(三)传染病监测

医疗机构应按公共卫生专业机构要求,开展传染病的监测工作,报送相关监测信息。做好传染病阳性标本留样,传送给疾病预防与控制中心实验室复核。

(四)传染病预防控制

在医疗机构中实施传染病的预防与控制,如预防控制艾滋病乙肝梅毒母婴传播项目,孕产妇进行筛查、随访、治疗,都需在医疗机构内实施。

(五)传染病的救治

传染病治疗和重症传染病的救治都需依赖医疗机构。

(六)慢性传染病患者的转诊

有些传染病发现后需转至专门机构进行随访治疗,如疑似麻风患者(临床诊断为主)、疑似肺结核患者(临床诊断和胸片结果为主)医疗机构除报告外,还要转诊至辖区慢性病防治院或传染病医院进行治疗。

四、预防接种服务

预防接种是最有效、最经济的预防控制疾病的措施,预防接种服务主要在社区健康服务中心完成,医疗机构主要承担新生儿疫苗接种,犬伤后狂犬疫苗接种及冷链的管理。

(一)新生儿疫苗接种

孕妇在医院生产后,医院应及时为新生儿免费接种乙肝疫苗、卡介苗,接种时应严格按疫苗接种规范操作。

(二)狂犬疫苗接种

对动物咬伤的就诊者,医疗机构应根据狂犬病暴露预防处置工作规范处理伤口及接种狂犬疫苗,必要时注射狂犬免疫球蛋白。

(三)冷链管理

医疗机构应严格按预防用生物制品保存要求执行存放(在冷藏或冷冻区)、领取、运输等。

五、主要慢性非传染病的发现报告与管理

主要慢性非传染病是指高血压、糖尿病,以及恶性肿瘤、脑卒中和冠心病等,医疗机构承担患者发现、报告、治疗及转诊工作。

(一)患者的发现

医疗机构要积极主动发现高血压、糖尿病患者,落实首诊测血压措施。

(二)病例的报告

医疗机构一旦发现高血压、糖尿病患者,以及恶性肿瘤、脑卒中和冠心病病例,按要求报告给公共卫生专业机构。

(三)患者的治疗

一旦明确诊断,医疗机构应采取合适的措施对患者进行治疗。

(四)患者的转诊

医疗机构待患者病情稳定后转诊至所在的社区健康服务中心,由社区健康服务中心进行随访管理。

六、职业病的发现与报告

医疗机构对有职业接触的疑似职业病的病例,应结合职业接触史和临床表现进行诊断和鉴别诊断,必要时邀请职业病防治机构的专家会诊,一旦发现疑似的职业病,应及时按要求进行报告,必要时转诊至相应的专业机构进行治疗。

七、重症精神病的发现与报告

医疗机构对疑似精神病患者应进行诊断和鉴别诊断,必要时邀请精神病专科医院专家会诊,一旦发现疑似精神病患者,按要求进行报告,必要时转诊至精神病专科医院进行明确诊断和治疗。

八、死亡病例的报告

医疗机构出现死亡病例,应按要求及时、准确填报死亡医学证明,专人定期收集全院死亡医学证明信息,组织病案管理室给予规范编码,录入国家死因登记信息报告系统并网络上传。

九、妇女儿童保健服务

具有相应资质的医疗机构提供孕产妇保健服务和儿童保健服务,并管理出生医学证明和妇

幼保健信息。

(一) 孕产妇保健

医疗机构为育龄期妇女开展孕前妇女保健检查和咨询,对孕期妇女提供定期产检服务和相关疾病的筛查,以及适宜的生产技术,指导母乳喂养,发现与报告孕产妇死亡情况。

(二) 儿童保健

医疗机构提供新生儿疾病筛查、儿童保健服务,发现与报告新生儿和5岁以下儿童死亡情况。

(三) 出生医学证明管理

专人管理、核发出生医学证明,并及时上报。

(四) 妇幼信息管理

医疗机构负责管理妇幼保健信息系统和母子保健手册,准确录入妇幼保健相关内容,按权限完成相应工作,按期完成妇幼保健报表的统计、核实、报送等工作。

十、健康教育与健康促进

医疗机构根据其特殊性提供健康教育宣传、健康处方、健康指导,并带头做好控烟工作。

(一) 健康教育

各医疗机构各专业科室应根据自身专业特点,定期制作健康教育宣传栏,宣传相关知识。

(二) 健康处方

各专业科室编写本专业诊治疾病的健康处方,对就诊者进行宣传,普及相关专业知识。

(三) 健康指导

医务人员适时对患者或家属进行健康指导,住院部医务人员应对患者进行健康教育指导并在病历记录。

(四) 控制吸烟

禁烟标识张贴、劝止吸烟行动、医院内吸烟现况监测,带头控烟。

十一、放射防护与健康监测

医疗机构为了疾病的诊断和治疗配备了许多带有放射性的装置,如X线机、CT等,因而要加强辐射防护,并做好医护人员和就诊者的保护。

(一) 放射防护

对带有放射性的装置,其选址、布局及防护设计要合理,设计方案应报批,竣工后要通过专业部门验收,场所要进行防辐射处理。

(二) 放射人员防护

放射工作人员要做好个人防护,上班时佩戴个人放射剂量仪,定期进行健康体检。

(三) 患者的防护

医疗机构在给患者进行带有放射线装置检查或治疗时,要做好防护,尤其是敏感部位务必采取有效的防护措施。

十二、医院感染与医疗安全管理

医院内感染控制是医疗机构的重要职责,包括医院感染的报告与处理,医院消毒效果监测、医疗废弃物管理,实验室感染控制,以及感染性职业暴露处置等工作内容。

(一)医院感染的报告与处理

医务人员按《医院感染诊断标准(试行)》发现院内感染个案时,应及时报告。如果发生医院感染暴发,要按医院感染暴发处理程序进行调查、报告,必要时请专业机构协助处理,提出感染控制措施并部署实施。

(二)医院消毒效果监测

医院感染管理部门应定期对消毒剂、消毒产品、医务人员的手、空气、物体表面等进行消毒效果监测,并向当地专业公共卫生机构报告,接受公共卫生机构督导检查。

(三)废弃物管理

医院机构应按《医疗废物管理条例》要求做好医院污水处理,定期监测污水处理后的卫生指标,定期检查医疗废物处理是否规范。如果发生医用废物的流失、泄漏、扩散等意外事故应及时报告并做好相应处理。

(四)实验室感染控制

医疗单位实验室,尤其是感染性实验室要严格按照实验室生物安全要求进行规范操作,做好个人防护、菌种保藏、运输等安全防范工作。

(五)感染性职业暴露处理

医务人员要严格执行各项诊疗操作规范,发生感染性职业暴露要及时报告、评估并给予医学处理,根据职业暴露给别定期随访。

(刘玉梅)

第三节 突发公共卫生事件应急准备

突发公共卫生事件的发生具有突然性、不确定性和复杂性的特点,容易对社会公众造成严重生命健康伤害和财产损失,危害社会稳定和谐。我们国家十分重视突发公共卫生事件应急处置工作,先后出台了一系列法律法规和部门规定,全面加强和大力推进对突发公共卫生事件应急处置工作的领导和管理,有效提升了我国整体的突发公共卫生事件应急处置能力水平。医疗机构在突发公共卫生事件的处置工作中承担着伤病员救治、事件发现与报告和配合调查等职责,因此,医疗机构做好处置突发公共卫生事件的各种准备非常重要,本节重点介绍突发公共卫生事件的分级和医疗机构从应急管理机构和应急队伍、应急预案和制度、信息报告管理、应急物资储备与应急培训演练等方面如何做好突发公共卫生事件应急处置准备。

一、目的

了解突发公共卫生事件的基本概念、事件分级方法,明确医疗机构在应对突发公共卫生事件中的职责和任务,明确医疗机构应为处置突发公共卫生事件做好的各种应急准备,从而提高医疗机构处置各类突发公共卫生事件的应急反应能力和医疗卫生应急救援水平,确保各项医疗卫生应急救援工作能够迅速、高效、有序地进行,最大限度地减少人员伤亡和健康危害,保障人民群众身心健康和生命安全,维护社会稳定。

二、内容与方法

(一)突发公共卫生事件基本知识

1. 突发公共卫生事件

突发公共卫生事件是指突然发生,造成或者可能造成社会公众健康严重危害的重大传染病疫情、群体性不明原因疾病、重大食物和职业中毒及其他严重影响公众健康的事件。

2. 突发公共卫生事件分类

不同国家对突发公共卫生事件有不同的分类方法,我国将它分为重大传染病疫情、群体性不明原因疾病、重大食物中毒或职业中毒和其他严重影响公众健康的事件四大类。

(1)重大传染病疫情。包括肺鼠疫、肺炭疽和霍乱的发生或暴发,动物间鼠疫、布氏菌病和炭疽等流行。乙类传染病和丙类传染病暴发或多例死亡,分为以下几种情形:常见的传染病暴发(在局部地区短期内突然发生多例同一种传染病);常见的传染病流行(一个地区某种传染病发病率显著超过该病历年的发病率水平);罕见的传染病或已消灭的传染病再度发生;新发传染病的疑似病例或确诊病例出现。

(2)群体性不明原因疾病。指发生3人以上的不明原因疾病。

(3)重大食物中毒或职业中毒。指一次中毒人数超过30人,或发生1例以上死亡的饮用水或食物中毒;或者短期内发生3人以上或出现1例以上死亡的职业中毒。

(4)其他严重影响公众健康的事件。医源性感染暴发;药品或免疫接种引起的群体性反应或死亡事件;严重威胁或危害公众健康的水、环境、食品污染;有毒有害化学品生物毒素等引起的集体性急性中毒事件;放射性、有毒有害化学性物质丢失、泄漏等事件;生物、化学、核辐射等恐怖袭击事件;有潜在威胁的传染病动物宿主、媒介生物发生异常;学生中发生自杀或他杀事件,出现1例以上的死亡;突发灾害/伤害事件;上级卫生行政部门临时认定的其他重大公共卫生事件。

(二)医疗卫生救援事件的分级

根据突发公共事件导致人员伤亡和健康危害情况将医疗卫生救援事件分为特别重大(Ⅰ级)、重大(Ⅱ级)、较大(Ⅲ级)和一般(Ⅳ级)四级。

1. 特别重大事件(Ⅰ级)

(1)事件出现特别重大人员伤亡,且危重人员多,或者核事故和突发放射事件、化学品泄漏事故导致大量人员伤亡,事件发生地省级人民政府或有关部门请求国家在医疗卫生救援工作上给予支持的突发公共事件。

(2)跨省(区、市)的有特别严重人员伤亡的突发公共事件。

(3)国务院及其有关部门确定的其他需要开展医疗卫生救援工作的特别重大突发公共事件。

2. 重大事件(Ⅱ级)

(1)一次事件出现重大人员伤亡,其中,死亡和危重病例超过5例的突发公共事件。

(2)跨市(地)的有严重人员伤亡的突发公共事件。

(3)省级人民政府及其有关部门确定的其他需要开展医疗卫生救援工作的重大突发公共事件。

3. 较大事件(Ⅲ级)

(1)一次事件出现较大人员伤亡,其中,死亡和危重病例超过3例的突发公共事件。

(2)市(地)级人民政府及其有关部门确定的其他需要开展医疗卫生救援工作的较大突发公

共事件。

4.一般事件(Ⅳ级)

(1)一次事件出现一定数量人员伤亡,其中死亡和危重病例超过1例的突发公共事件。

(2)县级人民政府及其有关部门确定的其他需要开展医疗卫生救援工作的一般突发公共事件。

(三)医疗机构的应急准备职责

医疗机构应遵循"平战结合、常备不懈"的原则做好突发公共卫生事件的应急准备工作,确保突发公共卫生事件医疗卫生应急救援工作的顺利开展。

1.建立健全医疗机构内部应急管理协调机构和应急队伍

医疗机构要根据本机构应对突发公共卫生事件的医疗卫生应急救援工作需要设立内部应急管理协调机构,机构的成员应包括最高管理层、相关职能部门负责人、承担具体应急救援任务的专业部门负责人和医疗专家;机构应以文件形式予以任命并明确职能与职责分工。

医疗机构要根据本机构应对突发公共卫生事件的医疗卫生应急救援工作需要设立医疗卫生救援应急队伍,应急队伍应由本机构承担突发公共卫生事件医疗卫生应急救援工作所需的各相关专业人员组成,应急队伍人员组成应相对稳定并以文件形式予以任命,应急队伍要明确职能与职责分工。

2.建立健全医疗机构卫生应急预案体系和各项工作制度

医疗机构要依据《国家突发公共卫生事件应急预案》《国家突发公共卫生事件医疗卫生救援应急预案》和本省本地区相关预案等制订符合本机构需要的突发公共卫生事件医疗卫生救援应急预案,并根据需要不断完善,实行动态管理。医疗机构要建立并实施内部的突发公共卫生事件的医疗救治制度、监测与报告制度、信息管理制度、应急物资储备制度、应急队伍管理制度和应急培训与演练制度等。

3.建立健全医疗机构突发公共卫生事件信息管理系统

医疗机构要建立应用与本机构承担突发公共卫生事件医疗卫生应急救援工作职责相适应的信息管理系统,信息管理系统主要包括突发公共卫生事件报告与管理、传染病报告与管理、食品安全事件报告与管理、职业中毒事件报告与管理及其他严重影响公众健康事件信息的报告与管理等。当医疗机构接收到超出本机构医疗卫生应急救援职能范围的突发公共卫生事件信息和伤病员时,应及时向卫生行政主管部门报告并按规定向具备资格的医疗机构转诊伤病员。

医疗机构要建立内部及对外的应急通信联系网络,确保发生突发公共卫生事件后医疗卫生应急救援工作联络通畅。

4.有效落实突发公共卫生事件医疗卫生应急救援经费保障

医疗机构要做好承担突发公共卫生事件医疗卫生应急救援任务所必需的预算并向政府申报专项经费,同时要将各专业机构拨付的专项业务经费实行专项管理;医疗机构对这类经费要做到专款专用,并接受监督审计。

5.不断完善突发公共卫生事件医疗卫生应急救援物资储备

医疗机构按照"分类编配,分级储备,品量齐全,突出功能,实用易带,适宜野外作业"的装备原则,切实做好包括医疗卫生救援药品、快速检测器材和试剂、预防药物、卫生防护用品、医疗器械和设备、通信办公设备、后勤保障装备、健康教育宣传制品等应急物资储备工作。要建立健全应急物资的储备制度及物资储存、调拨和紧急配送系统。平战结合,确保突发事件医疗救援所需应急物资的及时供应。具体的储备要求按照《卫生应急物资储备目录》《国家医药储备应急预案》和本省本地区的相关规定执行。

6.不断完善突发公共卫生事件医疗卫生应急救援交通运输保障

医疗机构要根据应急救援工作需要配备救护车辆、交通工具和通信设备,并指定专门部门与人员负责这些设备设施的维护保养,确保医疗卫生应急救援工作需要。

7.做好突发公共卫生事件医疗卫生应急救援技能培训和应急演练

医疗机构要按照要求组织相关专业人员参加上级主管部门和公共卫生相关专业机构组织的突发公共卫生事件医疗卫生应急救援技能培训和应急演练工作,同时积极组织开展内部的相关技能培训和应急演练工作;医疗机构每年对所有相关专业人员进行至少一次相关技能培训,每年至少组织开展一次相关应急演练。

8.积极开展医疗卫生应急救援体系的评估与改进工作

医疗机构要建立内部的医疗卫生应急救援能力评估体系,每年对本机构的突发公共卫生事件医疗卫生应急救援能力至少进行一次评估,评估要素必须覆盖本机构涉及医疗卫生应急救援的所有部门和环节,要针对评估中发现的问题加以改进,保障医疗卫生应急救援能力不断提高。医疗机构要积极配合上级主管部门和各公共卫生专业机构组织开展的医疗卫生应急救援能力评估工作。

三、考核与评估

(一)考核方法

由当地卫生行政主管部门组织进行考核,考核形式可以查阅医疗机构相关部门的突发公共卫生事件报告登记情况,了解报告资料的及时性和完整性。同时查看医院急诊科/门诊记录,查看医疗机构是否存在对突发公共卫生事件的迟、漏报情况。此外,查看医疗机构突发公共卫生事件处置的相关预案、管理制度、应急物资储备情况、应急救援技能培训和演练等资料。

(二)考核指标

(1)医疗机构内部应急管理协调机构和应急队伍组建文件与运作记录。

(2)突发公共卫生事件医疗卫生救援应急预案、管理制度的资料与运作记录。

(3)医疗机构突发公共卫生事件信息管理系统运作情况(是否齐全、运作是否正常、是否存在迟漏报情况)。

(4)医疗机构突发公共卫生事件医疗卫生应急救援经费使用情况,是否做到专款专用。

(5)医疗机构突发公共卫生事件医疗卫生应急救援物资储备情况,是否符合国家、本省、本地区的要求。

(6)医疗机构突发公共卫生事件医疗卫生应急救援交通运输工具情况,是否配备齐全并处于正常运作状态。

(7)医疗机构突发公共卫生事件医疗卫生应急救援技能培训和应急演练情况,要求100%选派人员参加上级主管部门和各公共卫生专业机构组织的相关技能培训和应急演练;每年对所有相关专业人员至少进行一次相关技能培训,每年至少组织开展一次相关应急演练。

(8)医疗机构每年进行的突发公共卫生事件医疗卫生应急救援能力评估,查阅评估方案和评估记录。

(吕玉申)

第四节 传染病突发事件报告与处置

随着科学技术的快速发展和经济全球化程度的不断提高,越来越多种类的传染病成为威胁公众健康的重大公共卫生的问题。一方面,诸如流行性感冒、手足口病、流行性腮腺炎和水痘等传统传染病的暴发疫情常年发生;另一方面,诸如人感染高致病性禽流感、登革热、基孔肯雅热等新发传染病和输入性传染病疫情也经常走进公众的视野,传染病类突发公共卫生事件的威胁切实存在。自 2003 年起,国家陆续颁布了《突发公共卫生事件应急条例》《国家突发公共卫生事件应急预案》等法律法规和技术规范文件,各级医疗机构除了提供医疗救护和现场救援之外,还要及时向疾病预防控制机构报告突发公共卫生事件的相关信息。本节重点介绍了传染病突发公共卫生事件的分级和上报流程,以及如何配合专业机构做好传染病突发公共卫生事件的调查处置工作。

一、目的

了解传染病突发公共卫生事件的定义、分级标准,及时发现和报告传染病突发公共卫生事件及相关信息;明确各级医疗机构在传染病突发公共卫生事件应急处置中的职责;规范各级医疗卫生机构在传染病突发公共卫生事件及相关信息的报告管理和处置流程,协助专业机构做好流行病学调查、样本采集与检测、医学观察和应急预防措施等工作。

二、内容与方法

(一)传染病突发公共卫生事件基本知识

1.传染病突发公共卫生事件

在突发公共卫生事件分类中,重大传染病疫情和新发传染性疾病均属于传染病类突发公共卫生事件,部分群体性不明原因疾病、重大医院感染事件亦有可能属于传染病类突发公共卫生事件范畴。

2.重大传染病疫情

它是指某种传染病在短时间内发生、波及范围广泛,出现大量的患者或死亡病例,其发病率远远超过常年的发病率水平。

3.新发传染性疾病

狭义是指全球首次发现的传染病,广义是指一个国家或地区新发生的、新变异的或新传入的传染病。世界上新发现的传染病中,有半数左右已经在我国出现,新出现的肠道传染病和不明原因疾病对人类健康构成的潜在危险十分严重,处理的难度及复杂程度进一步加大。

(二)传染病突发公共卫生事件分级标准

在《国家突发公共卫生事件应急预案》中规定,根据突发公共卫生事件性质、危害程度、涉及范围,突发公共卫生事件划分为特别重大(Ⅰ级)、重大(Ⅱ级)、较大(Ⅲ级)和一般(Ⅳ级)四级。现将其中传染病类事件标准摘抄如下。

1. 特别重大突发公共卫生事件(Ⅰ级)

有下列情形之一的为特别重大突发公共卫生事件(Ⅰ级)。

(1)肺鼠疫、肺炭疽在大、中城市发生并有扩散趋势,或肺鼠疫、肺炭疽疫情波及2个以上的省份,并有进一步扩散趋势。

(2)发生传染性非典型肺炎、人感染高致病性禽流感病例,并有扩散趋势。

(3)涉及多个省份的群体性不明原因疾病,并有扩散趋势。

(4)发生新传染病或我国尚未发现的传染病发生或传入,并有扩散趋势,或发现我国已消灭的传染病重新流行。

(5)发生烈性病菌株、毒株、致病因子等丢失事件。

(6)周边及与我国通航的国家和地区发生特大传染病疫情,并出现输入性病例,严重危及我国公共卫生安全的事件。

2. 重大突发公共卫生事件(Ⅱ级)

有下列情形之一的为重大突发公共卫生事件(Ⅱ级)。

(1)在一个县(市)行政区域内,一个平均潜伏期内(6天)发生5例以上肺鼠疫、肺炭疽病例;或者相关联的疫情波及2个以上的县(市)。

(2)发生传染性非典型肺炎、人感染高致病性禽流感疑似病例。

(3)腺鼠疫发生流行,在一个市(地)行政区域内,一个平均潜伏期内多点连续发病20例以上,或流行范围波及2个以上市(地)。

(4)霍乱在一个市(地)行政区域内流行,1周内发病30例以上,或波及2个以上市(地),有扩散趋势。

(5)乙类、丙类传染病波及2个以上县(市),1周内发病水平超过前5年同期平均发病水平2倍以上。

(6)我国尚未发现的传染病发生或传入,尚未造成扩散。

(7)发生群体性不明原因疾病,扩散到县(市)以外的地区。

(8)发生重大医源性感染事件。

3. 较大突发公共卫生事件(Ⅲ级)

有下列情形之一的为较大突发公共卫生事件(Ⅲ级)。

(1)发生肺鼠疫、肺炭疽病例,一个平均潜伏期内病例数未超过5例,流行范围在一个县(市)行政区域以内。

(2)腺鼠疫发生流行,在一个县(市)行政区域内,一个平均潜伏期内连续发病10例以上,或波及2个以上县(市)。

(3)霍乱在一个县(市)行政区域内发生,1周内发病10~29例,或波及2个以上县(市),或市(地)级以上城市的市区首次发生。

(4)一周内在一个县(市)行政区域内,乙、丙类传染病发病水平超过前5年同期平均发病水平1倍以上。

(5)在一个县(市)行政区域内发现群体性不明原因疾病。

(6)预防接种或群体预防性服药出现群体心因性反应或不良反应。

4. 一般突发公共卫生事件(Ⅳ级)

有下列情形之一的为一般突发公共卫生事件(Ⅳ级)。

(1)腺鼠疫在一个县(市)行政区域内发生,一个平均潜伏期内病例数未超过10例。
(2)霍乱在一个县(市)行政区域内发生,1周内发病9例以下。
(3)县级以上人民政府卫生行政部门认定的其他一般突发公共卫生事件。

(三)突发公共卫生事件相关信息

1.突发公共卫生事件相关信息

按照《国家突发公共卫生事件相关信息报告管理工作规范(试行)》的相关规定,突发公共卫生事件相关信息报告范围,包括可能构成或已发生的突发公共卫生事件相关信息,其报告标准不完全等同于《国家突发公共卫生事件应急预案》的判定标准。突发公共卫生事件的确认、分级由卫生行政部门组织实施。

2.突发公共卫生事件相关信息报告标准

现将传染病类突发公共卫生事件相关信息标准摘抄如下。

(1)鼠疫。发现1例及以上鼠疫病例。
(2)霍乱。发现1例及以上霍乱病例。
(3)传染性非典型肺炎。发现1例及以上传染性非典型肺炎病例患者或疑似患者。
(4)人感染高致病性禽流感。发现1例及以上人感染高致病性禽流感病例。
(5)炭疽。发生1例及以上肺炭疽病例;1周内,同一学校、幼儿园、自然村寨、社区、建筑工地等集体单位发生3例及以上皮肤炭疽或肠炭疽病例;1例及以上职业性炭疽病例。
(6)甲肝/戊肝。1周内,同一学校、幼儿园、自然村寨、社区、建筑工地等集体单位发生5例及以上甲肝/戊肝病例。
(7)伤寒(副伤寒)。1周内,同一学校、幼儿园、自然村寨、社区、建筑工地等集体单位发生5例及以上伤寒(副伤寒)病例,或出现2例及以上死亡。
(8)细菌性和阿米巴性痢疾。3天内,同一学校、幼儿园、自然村寨、社区、建筑工地等集体单位发生10例及以上细菌性和阿米巴性痢疾病例,或出现2例及以上死亡。
(9)麻疹。1周内,同一学校、幼儿园、自然村寨、社区、建筑工地等集体单位发生10例及以上麻疹病例。
(10)风疹。1周内,同一学校、幼儿园、自然村寨、社区等集体单位发生10例及以上风疹病例。
(11)流行性脑脊髓膜炎。3天内,同一学校、幼儿园、自然村寨、社区、建筑工地等集体单位发生3例及以上流脑病例,或有2例及以上死亡。
(12)登革热。1周内,一个县(市、区)发生5例及以上登革热病例;首次发现病例。
(13)流行性出血热。1周内,同一自然村寨、社区、建筑工地、学校等集体单位发生5例(高发地区10例)及以上流行性出血热病例,或死亡1例及以上。
(14)钩端螺旋体病。1周内,同一自然村寨、建筑工地等集体单位发生5例及以上钩端螺旋体病病例,或死亡1例及以上。
(15)流行性乙型脑炎。1周内,同一乡镇、街道等发生5例及以上乙脑病例,或死亡1例及以上。
(16)疟疾。以行政村为单位,1个月内,发现5例(高发地区10例)及以上当地感染的病例;在近3年内无当地感染病例报告的乡镇,以行政村为单位,1个月内发现5例及以上当地感染的病例;在恶性疟流行地区,以乡(镇)为单位,1个月内发现2例及以上恶性疟死亡病例;在非恶性疟流行地区,出现输入性恶性疟继发感染病例。

(17)血吸虫病。在未控制地区,以行政村为单位,2周内发生急性血吸虫病病例10例及以上,或在同一感染地点1周内连续发生急性血吸虫病病例5例及以上;在传播控制地区,以行政村为单位,2周内发生急性血吸虫病5例及以上,或在同一感染地点1周内连续发生急性血吸虫病病例3例及以上;在传播阻断地区或非流行区,发现当地感染的患者、病牛或感染性钉螺。

(18)流感。1周内,在同一学校、幼儿园或其他集体单位发生30例及以上流感样病例、5例及以上因流感样症状住院病例,或发生1例及以上流感样病例死亡。

(19)流行性腮腺炎。1周内,同一学校、幼儿园等集体单位中发生10例及以上流行性腮腺炎病例。

(20)感染性腹泻(除霍乱、痢疾、伤寒和副伤寒以外)。1周内,同一学校、幼儿园、自然村寨、社区、建筑工地等集体单位中发生20例及以上感染性腹泻病例,或死亡1例及以上。

(21)猩红热。1周内,同一学校、幼儿园等集体单位中,发生10例及以上猩红热病例。

(22)水痘。1周内,同一学校、幼儿园等集体单位中,发生10例及以上水痘病例。

(23)输血性乙肝、丙肝、HIV。医疗机构、采供血机构发生3例及以上输血性乙肝、丙肝病例、疑似病例或HIV感染。

(24)新发或再发传染病。发现本县(区)从未发生过的传染病或发生本县近5年从未报告的或国家宣布已消灭的传染病。

(25)不明原因肺炎。发现不明原因肺炎病例。

(四)医疗机构的职责

传染病突发公共卫生事件的应急处置涉及卫生行政部门、疾病预防控制机构、卫生监管机构、医疗机构和涉事相关部门,医疗机构在传染病突发公共卫生事件的应急处置工作中具有以下四方面职责。

(1)对患者提供积极的医疗救护。开展患者接诊、收治和转运工作。

(2)及时将收治患者(包括疑似患者)及事件的相关信息及时向辖区卫生行政部门或疾病预防控制机构报告。

(3)保存好患者的救治资料,协助疾病预防控制机构做好患者生物标本的采集、检测、现场流行病学调查、医学观察和应急预防等工作。

(4)做好医院内现场控制,消毒隔离、个人防护、医务垃圾和污水处理工作。

(五)传染病突发公共卫生事件的发现与报告

(1)病例的诊断与报告。医疗机构首诊医师生在诊疗过程中发现传染病患者、疑似患者后,依据各病诊断标准进行诊断,填写《中华人民共和国传染病报告卡》。根据突发公共卫生事件相关信息报告标准,如病例诊断为甲类(如鼠疫、霍乱)或按甲类传染病进行管理的病种(如人感染高致病性禽流感、传染性非典型肺炎、肺鼠疫等)时,应组织院内专家会诊和区级以上专家组会诊,并采样送疾病预防控制机构检测。医疗机构的实验室初筛阳性样本或菌毒株需送疾病预防控制机构复核。根据病例临床表现、流行病学史及实验室检测结果,专家组对病例做出明确诊断,如符合突发公共卫生事件相关信息报告标准,则由医院预防保健科医师生向辖区疾病预防控制机构进行电话报告。

(2)当首诊医师生短期(一周)内接诊多例有流行病学联系(如同单位、同家庭或具有其他共同暴露史等)、症状类似的传染病病例时,应对照传染病类突发公共卫生事件相关信息报告标准,如疑为突发公共卫生事件相关信息,获得疫情信息的责任报告单位和责任报告人,应当在2小时内以电话或传真等方式向属地疾病预防控制机构报告。

(3)属地疾病预防控制机构在接到医疗机构报送的《突发公共卫生事件相关信息报告卡》后,应对信息进行审核,确定真实性,2小时内进行网络直报,同时以电话或传真等方式报告同级卫生行政部门。

(4)报告内容。填报人应详细了解事件相关信息,填写《突发公共卫生事件相关信息报告卡》《传染病相关信息表》。

(六)配合专业机构完成事件的应急处置工作

医疗机构在负责涉事病例和事件的诊断和报告、开展临床救治的同时,还应主动配合疾病预防控制机构开展事件的流行病学和卫生学调查、实验室检测样本的采集等工作,落实医院内的各项疾病预防控制措施;并按照可能的病因假设采取针对性的治疗措施,积极抢救危重病例,尽可能减少并发症,降低病死率。

1.隔离治疗患者

根据疾病的分类,按照呼吸道传染病、肠道传染病、虫媒传染病隔离病房要求,对患者进行隔离治疗。重症患者立即就地治疗,症状好转后转送隔离医院。患者在转运中要注意采取有效的防护措施。治疗前注意采集有关生物标本和环境标本(包括血液、痰液、脑脊液、尿液、粪便、呕吐物、鼻咽拭子、水样、外环境涂抹标本等)。出院标准由卫生行政部门组织流行病学、临床医学、实验室技术等多方面的专家共同制定,患者达到出院标准方可出院。

2.协助做好患者的流行病学调查

对于那些症状较轻,预后较好,传染性不强,或病程较长的传染病,如细菌性痢疾、其他感染性腹泻、流感、手足口病、水痘、流行性腮腺炎、病毒性肝炎等,可酌情实施居家治疗。医疗机构或社康中心医师生负责居家患者的随访工作,包括上门探视患者,做相应体格检查或采集样品,或电话询问病情进展等,一旦符合治愈标准应及时通知患者解除居家治疗状态。

3.密切接触者管理

对于某些重大传染病,除对病例采取隔离治疗措施之外,还需查找其处在潜伏期的密切接触者,并对之采取医学观察或检疫、留验等管理措施。社康中心医师生负责协助疾病预防控制机构追踪密切接触者,并落实管辖范围内的密切接触者的医学观察工作,包括上门巡查、填写医学观察记录、每天上报医学观察信息等,直至医学观察期满或解除管理措施为止。

4.健康教育

协助专业机构开展健康教育,提高涉事居民自我保护意识,群策群力、群防群控。

5.医源性感染控制与隔离防范

建立健全医源性感染控制组织与制度,严格落实消毒隔离制度。除此之外,在诊疗服务中关键在于"坚持标准预防,落实隔离防范",这样才能尽量减少医源性感染的发生。

(1)标准预防措施。①接触患者或接触可能污染病原体的物品后及在护理其他患者前,必须洗手。②被病原体污染的物品应采取合适的废弃方式,在去除病原体污染和重新加工前应装入袋内并贴上标签。

(2)隔离防范类型。除了标准预防措施外,针对不同的传播方式,应采取相应的隔离防范措施包括以下几点。

严格隔离:针对高传染性或高毒力的感染,预防可能通过空气和接触两种方式的传播。除基本要求外,还包括患者应住单间病房,所有进入病房的人要戴口罩、手套,穿工作服。

接触隔离:针对传染性较低或感染后症状较轻的疾病,适用于主要通过密切或直接接触方式传播的疾病。除基本要求外,还包括患者需住单间,但感染同一病原体的患者可同住一室。直接接触患者时需戴口罩,可能被污染时应穿工作服,接触传染性物品时应戴手套。

呼吸道隔离:预防近距离空气传播传染病,患者需住单间,但感染同一病原体的患者可同住一室。除基本要求外,近距离接触患者时需戴口罩,不必穿工作服、戴手套。

结核病隔离(抗酸杆菌阳性隔离,AFB 隔离):针对痰涂片阳性或 X 线胸片显示为活动性肺结核患者。具体措施包括患者应住在有特殊通风的单人房间并关门。除基本要求外,进入病房者必须用呼吸器型面罩。穿工作服可防止衣服污染,不必戴手套。

肠道防范:适用于直接或间接接触粪便传播的感染。除基本要求外,具体措施还包括:如果患者卫生习惯差时需住单间,不必戴口罩;如可能发生污染,应穿工作服;接触污染物品时应戴手套。

引流物/分泌物防范:适用于预防通过直接或间接接触脓性物或集体感染部位的引流液传播的感染。无须住单间,除基本要求外,如可能污染时穿工作服,接触污染物品时应戴手套。

三、考核与评估

(一)考核方法

由当地卫生行政主管部门组织进行考核,考核形式可以查阅医院相关科室传染病突发公共卫生事件报告登记情况,了解上报资料的及时性和完整性。同时查看医院门诊、住院与实验室相关记录,查看医院传染患者及突发公共卫生事件相关信息是否有漏报。此外,查看医院重大传染病的应急预案、管理制度、应急演练等资料。

(二)考核内容及指标

1.重大传染病应急预案

结合本单位实际情况,制订重大传染病应急预案。

2.传染病突发公共卫生事件报告管理

传染病突发公共卫生事件相关信息报告率=报告事件数/实际应该上报的事件数。

传染病突发公共卫生事件相关信息及时率=报告及时的事件数/实际应该上报的事件数。

3.传染病相关知识知晓率

临床相关科室及防保科医务人员对传染病突发公共卫生事件的报告和管理知识的掌握情况。

(吕玉申)

第五节 食物中毒报告与处置

随着国民经济的快速发展,国民生活质量得到不断的提高,人民也要求吃得营养、健康和安全。但近年来发生的食品安全事故却屡见不鲜,为了建立健全应对食品安全事故运行机制,国家于 2011 年出台了国家食品安全事故应急预案。《食品安全法》也明确指出:事故发生单位和接收患者进行治疗的单位应当及时向事故发生地县级卫生行政部门报告和处置。可见各医疗机构在食品安全事故的处置过程中不但承担着患者的救治工作,还要对发现食源性疾病和食品安全事故(食物中毒)线索,及时报告当地卫生行政部门和疾病预防控制机构。本节重点介绍了食品安全事故的分级、上报流程、患者的处置,以及如何配合疾病预防控制机构做好食品安全事故的调查与处置等工作。

一、目的

了解食品安全事故的主要特征、事故分级,及时发现和报告食品安全事故病例;明确各级医疗机构在应对食品安全事故中的职责和任务;规范各级医疗卫生机构在食品安全事故的信息报告管理及处置流程,更好地协助疾控机构及其他相关部门开展食品安全事故调查和生物标本的采集,协助疾控机构做好食品安全事故的调查取证工作;此外,明确各级医疗机构为应对食品安全事故要加强制度建设、救治队伍的建设、物资的储备等工作。

二、内容与方法

(一)食品安全事故基本知识

1. 食品安全事故

指食物中毒、食源性疾病、食品污染等源于食品,对人体健康有危害或者可能有危害的事故。

2. 食物中毒

指食用了被有毒有害物质污染的食品或者食用了含有毒有害物质的食品后出现的急性、亚急性疾病。

3. 食源性疾病

指食品中致病因素进入人体引起的感染性、中毒性等疾病,广义的食源性疾病概念包括食物中毒,狭义的食源性疾病概念则指食物中毒以外的其他食源性疾病。

4. 食品污染

指食品在种植养殖、生产、加工、贮存、运输、销售至消费整个过程中,因任何生物性、化学性、物理性的有害因素污染而产生潜在健康危害的状况。

(二)食品安全事故分级

《国家食品安全事故应急预案》规定食品安全事故根据事故的性质、危害的程度及涉及的范围分四级,即特别重大食品安全事故、重大食品安全事故、较大食品安全事故和一般食品安全事故,事故等级的评估核定,由卫生行政部门会同有关部门依照有关规定进行。同时规定食品安全事故中毒人数达到 30 人及以上时或造成严重影响时,应按照《突发公共卫生事件应急条例》的规定进行处置。深圳市结合食品安全事故调查处理工作实际,一般将食品安全事故分为五级,具体分级如下。

1. 特别重大食品安全事故(Ⅰ级)

涉及外省或境外和本市,并有以下情形之一的食品安全事故。

(1)受污染食品流入 2 个及以上省份或国(境)外(含港澳台地区),造成特别严重健康损害后果的;经评估认为事故危害特别严重的。

(2)经国务院认定的其他Ⅰ级食品安全事故。

2. 重大食品安全事故（Ⅱ级）

省内发生且涉及本市，并有以下情形之一的食品安全事故。

（1）受污染食品流入2个及以上地市，造成或经评估认为可能对社会公众健康产生严重损害的食物中毒或食源性疾病的。

（2）属于国内首次发现的新污染物引起的食源性疾病，造成严重健康损害后果，并有扩散趋势的。

（3）1起食物中毒事件中毒人数≥100人并出现死亡病例的；或出现≥10人死亡病例的。

（4）经省级以上人民政府认定的其他Ⅱ级食品安全事故。

3. 较大食品安全事故Ⅲ级

本市发生，并有以下情形之一的食品安全事故。

（1）受污染食品流入2个行政区以上，已造成严重健康损害后果的。

（2）1起食物中毒事件中毒人数≥100人且未出现死亡病例的；或出现≤9人死亡病例的。

（3）市政府认定的其他Ⅲ级食品安全事故。

4. 一般食品安全事故（Ⅳ级）

本市某区发生并仅限于该区，并有以下情形之一的食品安全事故。

（1）食品污染已造成严重健康损害后果的。

（2）1起食物中毒事件中毒人数30～99人，且未出现死亡病例的。

（3）区政府认定的其他Ⅳ级食品安全事故。

以上四级必须按照突发公共卫生事件的要求进行处置。

5. 其他食品安全事故（Ⅴ级）

本市某区发生并仅限于该区，并有以下情形之一的食品安全事故。

（1）1起食物中毒事件中毒人数≤29人，且未出现死亡病例的。

（2）发生在学校或托幼机构，或发生在全国性或区域性重大活动期间，1起食物中毒事件中毒人数≤4人，且未出现死亡病例的。

（三）医疗机构单位的职责

食物中毒应急处置涉及卫生行政部门、食品安全监管机构、疾病预防控制机构、医疗机构和其他有关部门，医疗机构在食物中毒的应急处置过程中具有以下四方面职责。

（1）对食物中毒突发事件的患者提供积极的医疗救护。

（2）收治疑似食物中毒患者后应及时向辖区卫生行政部门报告。

（3）做好食物中毒人才和技术的储备，同时要做好食物中毒特效药品的储备。

（4）保存好患者的血清、呕吐物、排泄物等临床标品，协助疾控机构做好患者生物标本的采集和食物中毒的现场调查。

（四）医疗救援应急处置程序

一旦发生疑似食品安全事故，应立即启动医院食品安全事故应急机制，医院相关部门应立即做好应急处理工作。

（1）积极组织抢救治疗患者，尽可能按照就近、相对集中的原则进行处理。如患者发生呕吐，切忌止吐，以便及早排出胃肠道尚未被吸收的毒物。

（2）立即向食品安全监管部门、卫生行政部门报告中毒情况、中毒发生时间、中毒人数、中毒的主要症状等；如果怀疑与投毒有关，应立即向当地公安机关报告。

(3)食品安全事故发生后应保持稳定,食品安全事故性质、等级应由卫生行政部门、食品安全监管机构确认,要严格控制信息发布渠道,规范信息发布,注意工作方式,避免产生不必要的恐慌,维护医院正常工作秩序。

(4)严格保护现场,保管好供应给中毒者的食品,维持好原有的生产状况。对引起中毒的可疑食品、原料及残留食品应立即封存,放入冷藏箱交给疾控机构调查人员。禁止继续食用或擅自销毁。

(5)在卫生部门的专业人员到达后,配合收集可疑食品和中毒者的呕吐物、排泄物、洗胃液等,协助疾控机构开展现场流行病学调查。待现场调查结束后,按照卫生专业人员要求进行现场消毒清洁处理。

(五)食品安全事故报告

《食物中毒事故处置管理办法》第五条规定,接收食物中毒或疑似食物中毒患者进行治疗的单位,应当立即向所在地卫生行政部门报告发生食物中毒的单位、地址、时间及中毒人数等;同时第七条规定,对Ⅰ~Ⅳ级食品安全事故,实施紧急报告制度。

1.上报部门

《食品安全法》第七十一条明确规定:县级以上卫生行政部门为食品安全事故的接报单位。

2.上报时限

医疗机构发现疑似食品安全事件,应当在2小时内向所在地县(区)级人民政府卫生行政主管部门报告。

3.报告方式

包括口头报告、电话或传真报告、网络报告、书面报告。

4.报告原则

初次报告要快,阶段报告要新,总结报告要全。

5.报告内容

医疗机构接诊疑似食品安全事件的患者,除应立即报告当地卫生行政部门,还要做好上报信息的登记,一般首次报告内容如下。

(1)事件基本信息。包括事件名称、患者基本情况、事件发生地点及场所、共同就餐情况、发病时间。患者的基本情况包括:姓名、联系地址、联系电话等;共同就餐情况包括:可疑进食时间、中毒人数、医院接诊疑似病例人数,危重人数及死亡人数等。

(2)临床表现及体征。有无恶心、呕吐、腹痛、腹泻、发热、大便性状、呼吸困难、发绀及其他症状体征等。

(3)上报相关部门情况。包括上报单位相关信息和接报单位相关信息。其中上报单位信息包括:上报时间、上报电话号码,上报人姓名,上报人通信方式;接报单位信息包括:接报单位名称、对方接报人姓名、接报人通信方式等。

(4)患者治疗情况。包括与疑似食物中毒相关的诊疗措施,即是否开展大便常规、血常规、细菌培养及某些特殊检验。此外,还包括做好患者呕吐物、排泄物、洗胃液和血液的采集和留置情况。

(5)记录人签名及记录时间。

(6)阶段报告和总结报告。阶段报告内容如下:报告事件的发展与变化、处置进程、事件的诊断和原因或可能因素。在阶段性报告中既要报告新发生的情况,同时对初次报告的情况进行补充和修正。总结报告内容有以下几方面：食物中毒事件结束后，对事件的发生和处理情况进行总结，分析其原因和影响因素，并提出今后对类似事件的防范和处置建议。

(六)标本采集和保存

1.大便样品采集

大便样品对诊断细菌性食物中毒尤为重要，尤其是在无法采集到剩余食品时，主要靠大便样品明确诊断。一般要注意以下几点：①必须用采集管采集腹泻患者的大便或者肛拭子，若患者自行留便可能影响致病菌的检出。②无论中毒患者是否已经服药，均应进行大便采集。③应采集严重腹泻中毒患者的大便。

2.呕吐物(胃内容物)采集

出现呕吐患者时，应尽量采集患者呕吐物，呕吐物已被处理掉时，涂抹被呕吐物污染的物品。对患者进行洗胃治疗时，应收集洗胃液。

3.血液采集

怀疑感染型细菌性食物中毒时，采集中毒患者急性期(3天内)和恢复期(2周左右)静脉血5 mL，至少采集 5 名患者，同时采集正常人静脉血作为对照，观察抗体效价的变化，以便明确致病菌；当疑似化学性食物中毒时，根据情况也应考虑采集血液样品。

4.尿液采集

当怀疑化学性食物中毒时，应采集 5 名以上患者的尿液。

三、考核与评估

(一)考核方法

由当地卫生行政主管部门组织进行考核，考核形式可以查阅医院相关科室食物中毒报告登记情况，了解上报资料的及时性和完整性。同时查看医院急诊科/门诊记录，查看医院食品安全事故是否有漏报。此外，查看医院食品安全事故的相关预案、管理制度、应急演练等资料。

(二)考核内容及指标

1.食品安全事故处置预案

结合本单位实际情况，制订相应食品安全事故应急预案。

2.食品安全事故报告管理

(1)食品安全事故报告率＝报告事件数/实际应该上报的事件数。

(2)食品安全事故报告及时率＝报告及时的食品安全事故起数/实际应该上报的事件数。

(3)食品安全事故报告完整率＝填报合格的食品安全事故上报登记数/实际应该上报的事件数。

3.食品安全事故的处置

(1)对患者呕吐物、洗胃液和腹泻物等临床样品进行留置，且样品留置规范；同时协助疾控机构采样和调查。

(2)按食品安全事故调查处置程序等相关规定开展大便常规、血常规、细菌培养及某些特殊的生化检验如胆碱酯酶和高铁血红蛋白检测等。

4.食品安全事故相关知识知晓率

临床相关科室、防保科及医务科工作人员对食品安全事故的报告和管理基本知识的掌握情况。

(吕玉申)

第六节　职业中毒报告与处置

随着生产的发展和科学技术的进步,人们接触化学物质的机会和品种日益增加。目前世界市场上可见的化学品多达 200 万种,其中有 6 万~7 万种常见于工农业生产和日常生活中。我国现有的 7.4 亿劳动力人口中,30％经常接触有毒有害化学品。因此,在化学品生产、运输和使用过程中发生,突发职业性化学中毒事件潜在威胁逐渐增大,危害日显突出。

医疗卫生机构在应对突发职业中毒事故中承担着重要职责。因此,医疗卫生机构应建立救援队伍,配备急救设备和常规特效解毒药品,定期开展急性职业中毒应急救援的培训和演练,提高应急救治能力。

一、目的

了解职业中毒基本知识,减轻突发职业中毒事故产生的危害,及时抢救患者,减少人员伤亡,对已经发生或可能进一步产生严重后果的职业中毒事故及时报告,有效处置,最大限度地保护劳动者的生命安全。

二、内容与方法

(一)基本知识

1.突发职业中毒事故

突发职业中毒是指在生产或劳动过程中,从事职业活动的劳动者一次或短时间大量接触外源性化学物质,造成人体或脏器损伤,甚至危及生命而引起的群发性职业中毒事件。

2.急性职业中毒定义

急性职中毒是指在生产过程中,劳动者短时间接触大量外源性化学物,引起机体功能性或器质性损伤,出现临床症状,甚至危及生命的中毒事件。

3.引发急性职业中毒的常见毒物

(1)刺激性气体。是指对眼睛和呼吸道黏膜有刺激性的一类气体的统称,常见的刺激性气体有氯气、光气、氯化氢、氨气、氮氧化物、有机氟化物等。人体接触刺激性气体后可引起流泪、咽痛、咳嗽、气急、烦躁不安等,长时间接触较高浓度或接触极高浓度时,可引起电击样死亡。

(2)窒息性气体。是指能引起机体缺氧的气体,可分为单纯窒息性气体和化学窒息性气体。单纯窒息性气体是指本身不具毒性,但当其含量较高时,能排挤空气中的氧气,使空气中氧浓度降低,导致机体缺氧,如二氧化碳、甲烷、氮气等;化学性窒息性气体是指进入人体后,使血液的运氧能力或组织利用氧的能力发生障碍,造成组织缺氧的有害气体,如一氧化碳、硫化氢、氰化物等。

(3)重金属。重金属中毒是指相对原子质量大于 65 的重金属元素或其化合物进入机体后,使蛋白质结构发生改变,影响蛋白质功能,引起的中毒。主要包括铅及其化学物、汞及其化合物、砷及其化合物、锰及其化合物、磷及其化合物等。

(4)高分子化合物。高分子化合物本身在正常条件比较稳定,对人体基本无毒,但在加工或使用过程中可释出某些游离单体或添加剂,对人体造成一定危害。如氯乙烯、丙烯腈、氯丁二烯、二异氰酸甲苯酯、环氧氯丙烷、己内酰胺、苯乙烯、丙烯酰胺、乙氰及二甲基甲酰胺等均可引起中毒。

(5)有机溶剂。有机溶剂是在生活和生产中广泛应用的一大类有机化合物,分子量不大,常温下呈液态,该类化学物大多对人体产生神经毒性、血液毒性、肝肾毒性、皮肤黏膜毒性等。常用有机溶剂包括苯及苯系物、正己烷、三氯乙烯、1,2-二氯乙烷、四氯化碳、乙醇等。

(二)工作原则

1.安全第一原则

在处置突发职业中毒事件时,应急救援人员必须坚持"安全第一"的原则,既要保证被救援人员的安全,也要保护自身的生命安全。

2.迅速快捷原则

突发职业中毒事件具有突然、不可预测、变化快等特点,处置不当可能迅速变化,因此在处理过程中应把握时间,应及时和尽可能掌握发生中毒事故的原因、化学物种类、性质、影响范围等情况,以便采取有效的对应措施,做到早了解情况、早做出处置决定、早实施控制措施、早取得防控效果,防止事态蔓延。

3.科学处置原则

在应对突发职业中毒事件时,应针对不同类型的化学品类型,采取有效救援措施,做到忙而不乱,多而有序,急而不躁,稳而不怠。

4.协调一致原则

参加处置急性职业中毒的应急救援人员和队伍应做到分工明确,各司其职、相互配合、高效有序地开展救援工作,迅速控制危害源,及时抢救中毒人员。

(三)突发急性职业中毒事故分级

1.分级

(1)一般事故。发生急性职业病1~9人的,未出现死亡病例。

(2)重大事故。发生急性职业病10~49人或者死亡1~4人,或者发生职业性炭疽1~4人的。

(3)特大事故。发生急性职业病50人及以上或者死亡5人及以上,或者发生职业性炭疽5人及以上的。

2.分级响应

(1)一般事故应急响应。由县、区卫生行政部门立即启动应急预案,组织专业人员进行调查、评估;根据急性职业中毒发生的范围、人数等因素,采取有效防控措施,并按照规定及时向本级政府和上级卫生行政部门报告。

(2)重大事故应急响应。由市卫生行政部门立即组织专家调查确认,并进行综合评估,必要时建议市政府启动突发公共卫生事件应急预案;县、区卫生行政部门在当地政府的领导下,按照上级卫生行政部门的要求,结合实际情况开展防控工作。

(3)特大事故应急响应。在省、市政府职业中毒防控临时指挥部的统一领导和指挥下,建立市卫生局职业中毒控制专业组,按照省政府及省级卫生行政部门的有关要求,科学有序地开展应急处理工作。

医疗卫生机构接诊医师生临床诊断怀疑为急性职业病或疑似职业病的,应当立即向患者工作单位及所在地的区疾病预防控制中心电话报告,会商疾病预防控制中心或职业病防治院专家进行会诊。

特大事故和重大事故的报告时限为接到报告后2小时。一般事故的报告时限为接到报告后6小时。诊断为疑似急性职业病的,应在6小时内,由首诊的医疗卫生机构进行网络直报,同时向患者单位所在地区卫生监督所填报疑似职业病报卡。

(四)事故报告形式与内容

1.报告形式

(1)电话报告。出现死亡病例或同时出现5例以上中毒患者的急性职业中毒事故应立即以电话或传真形式报告同级卫生行政部门,同时电话报告所在地卫生监督机构。

(2)初次书面报告。急性职业中毒事故核实无误后,2小时内进行网络直报;个案职业中毒或疑似急性职业病应在6小时内,由首诊医疗卫生机构进行网络直报,同时填写《职业病报卡》报患者单位所在地卫生监督机构。

(3)进程报告。急性职业中毒重大事故和特大事故应从初次书面报告起,每24小时将事故的发展和调查处理工作进程进行一次报告,填写《突发公共卫生事件进程报告记录单》,进行网络直报。

(4)结案报告。在对事故调查处理结束(结案)后24小时内,应对本起事故的发生、发展、处置、后果等进行全面汇总和评估,以书面形式向同级卫生行政部门和上级卫生监督部门进行最终报告,填写《突发公共卫生事件结案报告记录单》,进行网络直报。

2.报告内容

(1)事件简要情况(接报时间、发生单位及地址、事件发生经过)。

(2)中毒患者情况(发病时间、接触人数、中毒人数及死亡人数、中毒主要表现及严重程度、患者就诊地点及救治情况)。

(3)可疑毒物情况(毒物名称、种类、数量、存在方式)。

(4)样品采集情况(包括患者的血液和尿液、空气、水源等样品)。

(5)已采取的控制措施(隔离、防护、人员疏散、中毒人员救治等)。

(6)中毒事故结论(包括中毒事件发生单位、中毒人数、毒物种类、名称等)。

(五)突发职业中毒事故处置

1.现场调查

在组织应急医疗救援队伍开展医疗处置同时,应积极配合职业卫生技术人员进行现场医疗救治和现场事故调查,收集相关资料。

2.样品采集

根据事故分析的需要,采集患者生物样品。采集患者生物样品时应根据中毒特征选择生物样品的种类,样品量应满足检测方法的要求。

3.现场快速检测

为及时了解发生急性职业中毒的原因,迅速做出急性职业中毒诊断,应尽可能进行现场快速检验。不能进行现场测定的项目,采样后,应及时送检验中心进行化验分析。

4.现场个体防护

所有中毒现场处置人员应配备适当的个体防护装备。当有害物质达到短时间接触容许浓度(PC-STEL)或最高容许浓度(MAC)以上时,应使用过滤式呼吸防护器;如有害物质环境浓度达到立即威胁生命和健康的浓度（IDLH）或环境浓度无法明确，或者同时存在缺氧（氧浓度＜18％）时，应使用供气式呼吸防护器；同时根据毒物理化性质选择相应的个体防护装备（防护服、防护手套、防护眼镜、防护靴、防护帽等）。

5.医疗救援

本着"先救命后治伤，先救重后救轻"的原则，有效组织，分类救治，快速转运，确保生命。

（六）现场医疗救援遵循的原则

1.迅速脱离现场

迅速将患者移离中毒现场至上风向的空气新鲜场所，安静休息，注意保暖，等待医学救援。必要时，密切观察24～72小时。在发生多人急性中毒时，医务人员根据患者病情迅速将病员检伤分类，做出相应的标志，并根据患者病情分类处理。

2.防止毒物继续吸收

脱去被毒物污染的衣物，用清水及时反复清洗皮肤、眼睛、毛发15分钟以上，对于可能经皮肤吸收中毒或引起化学性烧伤的毒物可考虑选择适当中和剂处理。

3.对症支持治疗

保持呼吸道通畅，密切观察患者意识状态、生命体征变化，保护各脏器功能，维持电解质、酸碱平衡，对症支持治疗。

4.应用特效解毒剂

针对不同化学中毒，尽可能早期、足量给予相应特效解毒剂。

三、考核与评价

（一）考核评价方法

突发职业中毒事故报告与处置应纳入医疗机构年度考核内容，通过日常工作与模拟演练的结合，可采用"听、看、查、考、问"方式进行，分项打分，综合评估。

（二）考核评价内容

(1)处置突发职业中毒事故医学救援的应急预案及演练情况。

(2)急救设施的装备与药品贮备情况。

(3)事故报告和处置情况。

（吕玉申）

第七节　医院放射事故应急处置

放射诊疗设备是疾病诊疗过程中经常使用的检查手段。放射诊疗设备使用的特殊性，决定了各医院应有效地防控放射性事故发生，强化放射性事故应急处理责任，最大限度地控制事故危害的措施。

一、目的

为应对医院发生放射事故时能迅速采取有效应急措施，确保有序地开展事故救援工作，最大限度地保护工作人员、公众及环境的安全,减少或消除事故造成的影响,维护正常的医疗工作秩序。

二、内容与方法

(一)基本知识

1.放射事故

放射事故指射线装置或其他辐射源失去控制,或因操作失误所致异常照射事件。医院放射事故通常分为以下几种。

(1)放射源或放射性同位素在治疗室内丢失。

(2)废放射源在运输过程中丢失。

(3)放射性同位素外壳损坏或洒漏导致工作场所放射性同位素污染。

(4)因机械故障卡源,导致放射源辐照完毕后没能回位,导致工作人员或公众受到意外照射。

2.放射事故应急预案

针对可能发生的放射事故,事先在组织、人员、设备、设施、行动步骤等方面制订应急处置方案,预先做出的科学而有效的计划和安排,以控制事故的发展。

3.应急演练

为检验应急预案的有效性、应急准备的完善性、应急响应能力的适应性和应急人员的协同性而进行的一种模拟应急响应的实践活动,根据所涉及的内容和范围不同,可以分为单项演练、综合演练。

(二)放射事故应急预案制订

为规范和强化应对突发放射事故的应急处置能力,最大限度地保障放射工作人员与公众的安全,维护正常放射诊疗秩序,各级医院应根据自身放射诊疗设备状况,制订相应的放射事故应急预案,定期开展应急演练,不断完善预案。做到对放射事故早发现、速报告、快处理,形成快速反应机制。

(三)放射事故报告与处置

1.放射事故分类

按人体受照剂量和部位可分为一般事故、严重事故和重大事故。

2.放射事故报告

(1)发生或者发现放射事故的单位和个人,必须尽快向卫生行政部门、公安机关报告,最迟不得超过两小时,《放射事故报告卡》由事故单位在二十四小时内报出。造成环境放射性污染的,还应当同时报告当地环境保护部门。

(2)卫生行政部门、公安机关在接到严重事故或者重大事故报告后,应当在二十四小时内逐级上报至卫生部、公安部。

(3)发生人体受超剂量照射事故时,事故单位应当迅速安排受照人员接受医学检查或者在指定的医疗机构救治,同时对危险源采取应急安全处理措施。

(4)发生工作场所放射性同位素污染事故时,事故单位立即撤离有关工作人员,封锁现场;切断一切可能扩大污染范围的环节,迅速开展检测,严防对食物、畜禽及水源的污染。

对可能受放射性核素污染或者放射损伤的人员,立即采取暂时隔离和应急救援措施,在采取有效个人安全防护措施的情况下组织人员彻底清除污染,并根据需要实施其他医学救治及处理措施。

(5)发生放射源丢失、被盗事故时,事故单位应当保护好现场,并配合公安机关、卫生行政部门进行调查、侦破。

(6)卫生行政部门接到事故报告后,应当立即组织有关人员携带检测仪器到事故现场,核实事故情况,估算受照剂量,判定事故类型级别,提出控制措施及救治方案,迅速调查;公安机关接到事故报告后,应当立即派人负责事故现场的勘查、搜集证据、现场保护和立案调查,并采取有效措施控制事故的扩大。

3.放射事故处置

(1)放射性事故应急救援应遵循的原则。及时报告、科学施救、迅速控制、个人防护原则。

(2)应急预案启动条件。①放射源泄漏污染。②放射源丢失。③人员受超剂量照射。

(3)放射事故应急处置要点。①事故发生后,应迅速通知放射工作场所工作人员及公众撤离,并按事故报告程序逐级上报。②立即启动应急预案,控制现场,划定控制区,禁止人员进入,使事故造成的损失降低到最低限度。③开展受照人员的救治和医学观察。④通知专业检测人员现场检测,估算受照人员的受照剂量,评估事故危害,进行现场洗消。⑤如为丢源事故,应立即报告公安、环保等部门,配合追查放射源。⑥组织事故调查,查找事故原因,落实责任追究,制订整改措施和预防措施,防止事故的再发生。

三、考核与评价

(一)考核评价方法

放射事故应急处理内容应纳入医疗机构年度考核内容,通过自查与考核相结合、日常工作与模拟演练相结合、硬件投入与软件建设相结合,可采用"听、看、查、考、问"方式进行,分项打分,综合评估。

(二)考核评价内容

放射事故应急处理主要考核内容包括以下几点。

(1)放射事故应急救援预案编制、宣传、培训。

(2)放射事故应急、演练。

(3)放射事故报告。

(吕玉申)

第八节 突发公共事件心理救援

突发公共事件具有突发性、不可预测性等特征,往往会导致群体和个体产生无法抵御的打击,引发一系列生理、心理和行为反应,如沮丧、紧张、焦虑、恐惧等。大规模严重的灾难后,幸存者、救援人员、罹难者家属、社会大众等直接和间接受灾难影响的人都会遭受一定程度的心理创伤。突发公共事件的心理健康服务是日常心理健康服务体系的组成部分,集中体现在紧急的心理救援。

我国突发公共事件的心理救援始于1994年克拉玛依大火事件。其后几次突发公共事件中,我国心理救援逐渐大面积、全方位介入突发公共事件中。2004年,《关于进一步加强精神卫生工作的指导意见》中提出发生重大灾难后,应积极开展心理干预和心理救援工作。

一、目的

通过建立和完善突发公共事件心理救援工作预案和心理健康服务体系,减少突发公共事件带来的急性的、剧烈的心理危机和创伤的风险;稳定和减少危机或创伤情境的直接严重的后果;促进个体从危机和创伤事件中恢复或康复。

二、内容与方法

(一)突发公共事件心理救援的基本知识

1.心理危机

心理危机是指群体或个体在面临突发或重大生活事件(如个体的亲人死亡、婚姻破裂或群体天灾、人祸等)时,既不能回避又无法用通常解决问题的方法来解决时,个体或群体所出现的心理失衡状态。

2.心理危机干预

从心理上解决迫在眉睫的危机,又称危机介入、危机管理或危机调解。危机干预是给处于危机中的个体(或群体)提供有效帮助和心理支持的一种技术,通过调动他们自身的潜能来重新建立或恢复到危机前的心理平衡状态,获得新的技能以预防将来心理危机的发生。

(二)突发公共事件心理健康服务的阶段

1.宣传教育与预防阶段

主要任务是开展突发事件心理健康服务的研究与知识普及工作,工作重点是推进研究,贮备知识和人才,做好应急处置的预案。

(1)要持续不断地推进各级各类灾害应对策略与方法普及工作。宣传预防、避险、自救、互救、减灾等知识和技能,有组织、有计划地为公众提供知识和技能培训,提高公众应对各种突发公共事件的综合素质。

(2)要加强人才储备。心理救助队伍应积极参与国内外的突发公共事件的心理健康服务,积累经验,提升综合应对能力。在多学科合作的基础上,加强制度建设、队伍培养、组织管理、课程开发,推进人才专业化。

(3)各地应结合当地的资源和实际情况,制订符合当地需求的较为完善的心理专业救助计划和预案。

2.应急救助阶段

此阶段的主要任务是展开心理救助和干预,应该由针对突发事件特点组织的应急心理救助队伍完成。紧急心理危机干预的时限为灾难发生后的4周以内,主要开展心理危机管理和心理危机援助。

(1)成立应急救援工作组。成立突发公共事件心理救援应急工作组,负责提供心理卫生服务。应急工作组人员应包括:应急指挥人员、协调员及联系人,负责指挥和协调各部门开展心理救援工作;心理危机干预工作人员,包括不同水平的心理学专业人员,如心理咨询师、心理治疗师、精神科医师等,负责对心理救援目标人群进行心理评估、心理治疗与危机干预,对现场其他心理卫生服务人员进行专业指导和培训,对发现疑似精神疾病患者转诊到精神专科医院进行治疗;

健康教育宣传人员,负责对目标人群进行心理健康教育,与相关部门协作组织心理卫生宣传活动;后勤保障人员,负责应急救援过程中人力资源及物资支援的运送等工作;信息管理人员,负责心理救援工作各项信息数据的收集、整理及上报,为应急指挥人员及上级行政主管单位的决策提供依据。

(2)现场评估。评估是及时开展救援、救助成败与否的基础保障和关键环节,在整个突发公共事件的心理健康服务过程中有着十分重要的作用,是制订心理健康服务目标计划的前提。评估要贯穿心理健康服务的始终。

对危机事件的评估:对当地心理健康服务的背景、当前服务资源,对事件性质、类别、严重程度、影响范围、持续时间、事件可能的发展方向、事件可能造成的后续影响进行评估,估计受影响群体的基本心理状况,确定服务的优先级,设定心理救助的目标,制订计划。

对目标人群的评估:突发公共事件心理救援的目标人群一般分为4级。干预重点应从第一级人群开始,逐步扩展。一般性宣传教育要覆盖到四级人群。①第一级人群:灾难亲历的幸存者,如死难者家属、伤员、幸存者。②第二级人群:灾难现场的目击者(包括救援者),如目击灾难发生的灾民、现场指挥、救护人员(消防、武警官兵、医疗救援人员、其他救护人员)。③第三级人群:与第一级、第二级人群有关的人,如幸存者和目击者的亲人等。④第四级人群:后方救援人员、灾难发生后在灾区开展服务的人员或志愿者。

目标人群的心理健康状况可使用心理健康自评问卷(SRQ-20)进行评估,SRQ-20的临床参考指标为7或8分,高于标准则应引起关注。根据评估结果可将目标人群分为普通人群、重点人群。普通人群是指目标人群中经过评估没有严重应激症状的人群,对其开展心理危机管理;重点人群是指目标人群中经过评估有严重应激症状的人群,应对其开展心理危机援助。

(3)现场危机干预。

普通人群:对普通人群采用心理危机管理技术开展心理危机管理。包括以下几方面:①对灾难中的普通人群进行妥善安置,避免过于集中。在集中安置的情况下建议实施分组管理,并在每个小组中选派小组长,作为与心理救援协调组的联络人。对各小组长进行必要的危机管理培训,负责本小组的心理危机管理,以建立起新的社区心理社会互助网络,及时发现可能出现严重应激症状的人员。②依靠各方力量参与。建立与当地民政部门、学校、社区工作者或志愿者组织等负责灾民安置与服务的部门/组织的联系,并对他们开展必要的培训,让他们协助参与、支持心理危机管理工作。③利用大众媒体向灾民宣传心理应激和心理健康知识,宣传应对灾难的有效方法。④心理救援协调组积极与救灾指挥部保持密切联系与沟通,协调好与各个救灾部门的关系,保证心理危机管理工作顺利进行。对在心理危机管理中发现的问题,应及时向救灾指挥部汇报并提出对策,以使问题得到及时化解。

重点人群:对重点人群采用"稳定情绪""放松训练""心理辅导"等技术开展心理危机救助。①稳定情绪:包括倾听与理解,增强安全感,帮助适当释放情绪,释疑解惑,给予实际帮助,重建支持系统,提供心理健康教育,联系其他服务部门。②放松训练:包括呼吸放松、肌肉放松、想象放松。分离反应明显者不适合学习放松技术。③心理辅导:为重点人群提供心理社会支持,以减轻灾难对重点人群造成精神伤害;同时,鉴别重点人群中因灾难受到严重心理创伤的人员,并将其转介到精神卫生专业机构进行治疗。心理辅导可个别或集体进行,自愿参加。开展集体心理辅导时,应按不同的人群分组进行,如:住院轻伤员、医护人员、救援人员等。心理辅导的主要内容有以下几点。

第一,了解灾难后的心理反应。了解灾难给人带来的应激反应表现和灾难事件对其的影响程度。也可以通过问卷的形式进行评估。引导重点人群说出在灾难中的感受、恐惧或经验,帮助重点人群明白这些感受都是正常的。

第二,寻求社会支持网络。让重点人群确认自己的社会支持网络,明确自己能够从哪里得到相应的帮助,包括家人、朋友及社区内的相关资源等。强调让重点人群确认自己可以从外界得到帮助,提高重点人群的安全感。给儿童做心理辅导时,形式可以更灵活。

第三,应对方式。帮助重点人群思考选择积极的应对方式;强化个人的应对能力;思考采用消极的应对方式会带来的不良后果;鼓励重点人群有目的地选择有效的应对策略;提高个人的控制感和适应能力。

3.善后阶段

善后阶段是应急基本结束后的综合恢复阶段,工作重点是针对突发事件中产生的创伤后应激障碍(PTSD)群体,以及其他因灾造成的特殊群体,进行追踪与干预,应该由应急心理救助队伍配合常规的心理健康服务体系完成,并最终成为常规心理健康服务的一部分。

三、考核评估

(一)考核方法

由当地卫生行政主管部门组织进行考核,考核形式可以查阅医院相关部门的文件资料、现场查看物资及结合心理救援实施时的具体情况进行考核。

(二)考核内容及指标

1.突发公共事件的心理救援预案

结合本地区实际情况,制订相应的突发公共事件心理救援应急预案。

2.应急救援物品储备

查看相应科室的心理救援物资储备是否齐全。

3.参与突发公共事件心理救援工作情况

有完善的应急救援日志、工作记录、评估报告等。

(吕玉申)

第十九章 健康管理

第一节 健康管理的概念与发展

一、健康管理的概念

健康管理的概念提出和实践最初出现在美国。健康管理虽然在国际上已出现30余年,目前还没有一个公认的定义、概念及内涵表述。健康管理学在国内外还没有形成一个完整的学科体系,各国研究的重点领域及方向也不尽相同。

欧美学者有关健康管理概念的表述是"健康管理是指对个人或人群的健康危险因素进行全面检测、评估与有效干预的活动过程;健康管理就是要将科学的健康生活方式提供给健康需求者,变被动的护理健康为主动的健康管理,更加有效地保护和促进人类的健康"。

国内较早的健康管理概念表述是在1994年苏太洋主编的《健康医学》一书中指出,"健康管理是运用管理科学的理论和方法,通过有目的、有计划、有组织的管理手段,调动全社会各个组织和每个成员的积极性,对群体和个体健康进行有效的干预,达到维护、巩固、促进群体和个体健康的目的"。

2007年《健康管理师》培训教材中关于健康管理的定义是:"健康管理是对个体或群体的健康进行监测、分析、评估,提供健康咨询和指导及对健康风险因素进行干预的全面过程。健康管理的宗旨是调动个体和群体及整个社会的积极性,有效地利用有限的资源来达到最大的健康效果。健康管理的具体做法就是为个体和群体(包括政府)提供有针对性的健康科学信息,并创造条件采取行动来改善健康"。

中华医学会健康管理学分会,中国健康管理学杂志编委在2009年发表的《健康管理概念与学科体系的初步专家共识》中,对健康管理的表述为:"以现代健康概念(生理、心理和社会适应能力)和新的医学模式(生理-心理-社会)及中医治未病为指导,通过采用现代医学和现代管理学的理论、技术、方法和手段,对个体或群体整体健康状况及其影响健康的危险因素进行全面检测、评估、有效干预与连续跟踪服务的医学行为及过程。其目的是以最小投入获取最大的健康效益"。

二、健康管理的形成与发展

20世纪70年代的美国面临人口老龄化加剧、急性传染病和慢性病的双重压力,医疗费用剧增的严峻挑战,而不断增长的医疗费用并没有有效地预防各种健康风险因素对健康的80%人口的损害,传统的以疾病诊治为中心的卫生服务模式应对不了新的挑战,在这种环境下,以个体和群体健康为中心的健康管理模式应运而生了。

美国保险业率先提出健康管理这个概念并推动了健康管理业的发展,医疗保险公司通过健康风险评估和疾病预测技术能够精确地预测出高风险的个体中哪些人需要昂贵的治疗,从而可以开展有针对性的健康管理,通过帮助高风险人群减少对急诊、抢救和/或住院治疗的需求来降低医药费用。目前,疾病风险预测技术被越来越多地应用到健康保险服务中,保险项目的成本效益比有了很大的改善,保险报销费用有了较大的下降。

美国健康管理的发展日益迅速。1990年美国政府制订了"健康人民"的健康管理计划,由政府、社会和专业组织合作,每十年一个计划。该计划包括两个目标:一是提高健康生活质量,延长健康寿命;二是消除健康差距。政府在美国的全民健康管理中起到了积极的倡导作用,在政策上大力支持,使美国健康管理取得了显著的成就,不断提高居民健康水平。如今,美国健康管理服务组织的形式趋于多元化,包括政府、医疗保险公司、医疗集团、健康促进中心、社区服务组织、大中型企业等都为大众提供各种形式、内容多样的健康管理项目及其相关服务。美国健康管理的实施是从政府到社区,从医疗保险和医疗服务机构、健康管理组织到雇主、员工,从患者到医务人员,人人参与健康管理,有7 700万的美国人在大约650个健康管理组织中享受医疗服务,超过9 000万的美国人成为健康管理服务计划的享用者。这意味着每10个美国人就有7个享有健康管理服务。美国密执安大学健康管理研究中心主任曾经提出:美国经过20多年的研究得出了这样一个结论,即健康管理对于任何企业及个人都有这样一个秘密,即90%和10%,具体就是90%的个人和企业通过健康管理后,医疗费用降到原来的10%,10%的个人和企业未做健康管理,医疗费用比原来上升90%。

美国的医疗机构将健康管理作为医院发展与竞争的重要措施,如凯撒医院形成一套完整的、较科学的服务体系。"医院-医师-保险公司"等组成一个医疗资源网络,重视患者健康教育;重视疾病防治一体化服务,同时有把预防落到实处的机构设置、考核体系和严格的医师培训,降低了运营成本,提高效益。

实践证明,通过健康管理,在1978—1983年美国的疾病发生率大幅度下降,冠心病、高血压分别下降16%和4%;数据证实,在健康管理方面投入1美元,相当于减少3.6美元医疗费用,如果加上由此产生的劳动生产率提高的回报,实际效益是投入的8倍。1972—2004年,美国的心脑血管疾病的死亡率下降了58%。由此可见,使用科学的管理方法对慢性疾病进行健康管理,干预和指导人们的生活方式,可以使慢性疾病的患病率明显下降。

世界上许多发达国家近年也开始逐步推广健康管理理念,希望通过有效的健康干预和健康促进措施,提高国民健康素质和生存质量。

英国国民医疗保健服务系统为节约服务成本,立足于将人的健康生活质量问题解决在基层,把居民健康管理放在社区,在居民家庭中进行宣教和管理,实现社会服务系统与医疗保健的合作。调查数据显示,英国居民80%的健康生活质量问题能够通过基层卫生机构解决。日本于1988年提出了全民健康计划,其中包括健康测定、运动指导、心理健康指导、营养指导、保健指导等,2002年通过了《健康促进法》,如日本不到2亿人口就有60多万营养师为人们提供专业的健康管理服务,由政府和民间健康管理组织合作,对全部国民进行健康管理。

随着健康管理事业的发展,健康管理研究与服务的内容也由单一的健康体检、生活方式指导发展为国家或国际组织的全民健康促进规划、个体或群体全面健康检测、健康风险评估与控制管理。进入21世纪后,健康管理在发展中国家逐步兴起与发展。

健康管理于21世纪初在我国真正兴起。自2001年国内第1家健康管理公司注册到今天,健康管理已经迈出了艰难而又重要的一步,健康管理在我国的兴起,一方面是国际健康产业和健康管理业发展的影响;另一方面,如同当年美国面临的挑战一样,我国老龄化速度快,慢性疾病快速攀升,已构成对广大居民严重的健康威胁,医疗费用急剧上升,个人、集体和国家不堪重负。通过健康管理预防和控制慢性疾病、降低疾病负担已成为更多人的共识。

我国健康管理服务业虽然是一个新兴产业,但发展速度较快。从2000年以来,我国健康管理(体检)机构的数量以平均每年新增25%的速度增长,目前有6 000多家,年服务人群超过3亿,从业服务的人数数十万人。我国健康管理机构主要有附属于医疗机构的健康管理(体检)中心,其工作与临床诊疗结合;由社区卫生服务机构提供健康管理服务,在本辖区内对如高血压、糖尿病等慢性患者进行管理;社会办的专业体检中心,这类机构以健康体检为主导,检后咨询指导与健康教育讲座为辅助。

糖尿病、高血压管理是我国基本公共卫生服务的内容。近年来,一些地区也在尝试通过健康管理进行慢性疾病管理,结果表明社区综合干预对糖尿病前期的血糖改善,延缓糖尿病的发生具有积极作用,对老年高血压的控制有明显效果,知己健康管理可以帮助糖尿病患者掌握自我管理疾病和健康的方法,并且在患者的心理因素方面起到积极的作用,是一种比较有效的糖尿病管理方法。

由于目前我国医疗卫生体制的限制,现在的健康管理主要是从开拓医疗市场的角度出发,采用的大多是以疾病为中心,主要对高端人群进行健康管理的做法,属于增加医疗需求,促进医疗消费的管理思路,服务的适宜阶层大多是高收入人群,对更需要健康服务的普通群众利益不大。这些实践远远不能达到健康管理服务效果好、效率高、覆盖面广、节约资源的目的,更不能满足普通群众对健康服务方便、有效、省钱的要求。

综上所述,我国健康管理事业任重道远。健康管理要在我国慢性病预防与控制工作中发挥重要作用,亟待加强以下工作。

(1)加强政府主导力度,努力实现全民健康管理。慢性病预防应是大卫生,一是必须要努力建立各级政府主导,多部门协调的机制推进规划的实施;二是转变工作理念,各相关部门在制订发展规划时应将居民的健康产出和健康影响作为重要内容之一;三是加强政策研究和经费支持,将慢性病一级预防和慢性病高危人群基本健康管理逐渐纳入公共卫生项目,提高公共卫生对居民健康的保障作用。

(2)加大政策支持力度,形成健康管理的服务网络。我国应努力建成多元化的健康管理服务体系和网络,满足对不断攀升的慢性病控制的需要和不同人群的健康需求。健全疾病预防控制机构、基层医疗卫生机构和大医院分工合作的慢性病综合防治工作体系,增加投入,扩大健康管理服务范围,努力做到全民健康管理。首先,努力促进社区卫生服务模式从临床治疗为主向健康管理转变,建立配套的措施,完善必要的支持,提高社区卫生人员健康管理专业水平,大力开展以社区为基础,以人群为目标的慢性病健康教育,对慢性病高危人群早发现、早预警、早干预,控制危险因素,遏止、扭转和减少慢性病的蔓延和健康危害;大中型医疗机构应将健康管理融入医疗服务之中,提高治疗效果预防并发症发生;社会办的健康管理机构应努力满足广大服务对象对健康管理的不同需求,通过多种干预手段,帮助服务对象预防和控制慢性病危险因素;各级疾病预防机构开展主要慢性病监测,开展慢性病危险因素评估和慢性病预防控制措施评价,开展健康教育和指导,提高广大群众的自我保健能力。

(3)加快成果转化,努力提高健康管理服务水平。目前,我国应用的健康管理技术上主要从美国引进的健康管理内容。提升健康管理水平,要努力将国外的技术本地化,研究制订适合当地居民主要健康问题、影响因素的健康管理方法;要制订针对健康人群、亚健康状态人群和慢性病高风险人群的健康管理指南和方法;要采取多种办法加强人才培养,使健康管理能扎扎实实地开展起来。

(4)加大宣传力度,努力扩大社会参与程度。广大群众参与是健康管理能否成功的重要指标。各级政府应组织多部门合作,利用多种媒体开展健康宣传,使广大群众充分认识到我国慢性病不断攀升的严峻形势、健康管理的重要性、了解和掌握改善健康的知识和技能,真正做到在健康上"要我做"到"我要做"的转变,健康管理的最终目的是个人对自己健康的认真、科学的管理,只有这样才能达到健康管理的目的。

三、健康管理的内涵

世界卫生组织明确提出:健康长寿,遗传占15%,社会因素占10%,医疗条件占7%,而60%的成分取决于个人。也就是说,健康掌握在个人的手中。健康管理新理念就是变人类健康被动管理为主动管理,并帮助人们科学地恢复健康、维护健康、促进健康。

一个人从健康到疾病如图19-1所示,要经历一个发展过程。一般来说,是从低风险状态,高危险状态,早期病变,出现临床症状,形成疾病。这个过程可以很长,往往需要几年甚至十几年,乃至几十年的时间。期间的变化多数不被轻易地察觉,各阶段之间也无明显的界线。健康管理主要是在形成疾病以前进行有针对性的预防干预,可成功地阻断、延缓,甚至逆转疾病的发生和发展进程,从而实现维护健康的目的。

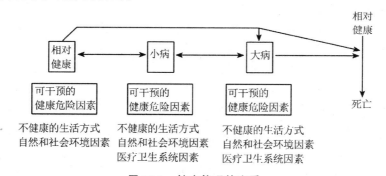

图19-1 健康管理的实质

健康管理的价值就是针对相对健康的人群,患有小病的人群和患有大病的人群,采取不同的科学方法确认和去除健康危险因素以达到维护和促进健康的目的。确认和去除健康危险因素,这是现有医疗卫生体系没有提供的,是国人健康迫切需要的,代表的是先进的生物-心理-社会-环境医学模式。因此,这是健康管理的实质。

健康管理是对个体及群体的健康危险因素进行全面管理的过程,即对健康危险因素的检查检测(发现健康问题)、评价(认识健康问题)、干预(解决健康问题),循环的不断运行。健康管理循环的不断运行使管理对象走上健康之路。其目的是调动管理对象的自觉性和主动性,达到最大的健康改善效果。

健康管理的主要步骤有：①收集服务对象个人健康信息。包括个人一般情况、目前健康状况和疾病家族史、生活方式（膳食、体力活动、吸烟、饮酒等）、医学体检（身高、体重、血压等）和实验室检查（血脂、血糖等）。②健康风险评估。根据所收集的个人健康信息预测个人在一定时间内发生某种疾病或健康危险的可能性。从而让被评估者准确地了解自己的健康状况和潜在隐患，并可为个人量身定制健康改善计划。健康风险评估是开展健康管理的基本工具与核心技术。在美国，正是健康风险评估的出现，引发了对于人群开展健康管理的需求。③进行健康干预。在前两步的基础上，帮助个人采取饮食、运动、心理、药物、生活方式等措施纠正不良的生活方式和习惯，控制健康危险因素，实现健康管理目标。④进行健康效果评估。在进行健康干预一定时间后要进行效果评价，主要包括近期效果（获取健康知识、态度变化情况等）、中期效果（行为习惯改变、人体生理指标控制情况等）、远期效果（使用的成本、产生的效益、发病率、死亡率等）。同时，通过健康干预所取得的效果进一步指导和改进干预方法及措施。

健康管理的这几个组成部分可以通过互联网的服务平台及相应的用户端计算机系统帮助实施。

对于健康的个人，健康管理帮助服务对象增加健康知识，进一步保持健康的生活方式，预防慢性病危险因素的发生；对于亚健康、有慢性病危险因素的个人，健康管理帮助服务对象知晓健康风险的危害，学会控制健康危险因素的知识和技能，预防疾病的发生；对于疾病人群，健康管理帮助服务对象在规范治疗的同时，进行有针对性的健康指导和干预，可以提高患者的整体治疗水平，进而延缓和减少并发症的发生。

（马福华）

第二节　健康管理服务的分类与主要内容

一、基本健康管理

目的：通过对群体、个体进行基本健康管理，使服务对象及时了解自己的健康状况和患慢性病的风险；掌握预防和控制慢性病危险因素的健康知识、技能，促进形成健康的生活方式，提高自我保健能力。基本健康管理的周期一般为一年。

（一）收集健康信息

健康管理师向服务对象介绍基本健康管理的目的、内容、要点。发放电子或书面健康信息调查表，健康管理师指导或协助填写个人健康信息调查表。

为进行健康评估，收集服务对象近期体检结果。对未进行健康体检者组织进行体检，同时发放体检温馨提示，提示体检注意事项。体检基本项目包括身高、体重、腰围、血压、空腹血糖、总胆固醇、甘油三酯、高密度脂蛋白、低密度脂蛋白、血尿酸。

（二）建立电子档案并进行保管

健康管理师负责建立永久性个人电子健康管理档案，该档案中包括体检数据、家族病史、生活习惯、饮食、运动状况、个人疾病史及医师处方等所有健康相关信息。可在工作时间提供电话或上门查询,随时更新健康档案信息。

(三)健康风险评估

健康管理师利用商业化的计算机软件对每一位服务对象进行健康风险评估。健康风险评估的内容有以下几点。

1.个人健康信息汇总

全面汇总服务对象目前健康状况、疾病史、家族史、饮食习惯、体力活动情况、生活方式及体检结果的异常信息,同时,针对目前存在的健康风险因素进行专业提示。

2.生活方式评估报告

综合分析管理对象的整体生活方式,并通过生活方式得分获得评价健康年龄。

3.疾病风险评估报告

对管理对象未来5~10年患某些疾病(肺癌、高血压、糖尿病、缺血性心血管疾病)的风险进行预测,并提示主要相关的风险因素及可改善的危险因素。

4.危险因素重点提示

评估出管理对象目前存在的可改变的健康危险因素、这些因素对健康的危害、其对应的理想范围、控制这些危险因素将为降低疾病风险所贡献的力量等。

通过健康风险评估可以帮助服务对象全面地认识自身的健康风险;制订个性化的健康干预计划及措施,鼓励和帮助服务对象改善不良的饮食、运动习惯和生活方式。

(四)制订健康改善计划

针对健康风险评估的结果,按照健康"四大基石",根据个体自身情况制订健康管理计划。健康改善计划的制订和指导服务对象实施计划是健康管理的关键。目前健康改进计划多数设定在膳食营养与运动的项目上,对其他不合理生活方式的干预都是根据个体情况在干预追踪中落实。

1.个性化膳食处方

根据服务对象当前健康与运动情况,建议一天三餐应摄取的热量及食物搭配、分量描述及等值食物交换等。

2.个性化运动处方

根据服务对象当前健康状况,建议一周运动计划,给出不同运动内容(有氧运动、力量练习、柔韧性练习)的建议运动方式、运动频率和运动强度。

3.健康管理师要进行健康计划指导咨询

至少对服务对象提供一次面对面专家健康咨询,讲解健康风险评估结果和健康改善计划。

(五)开展多种形式的健康教育

健康教育主要是结合服务对象的健康需求和健康问题,通过以下方式提供健康知识。

1.健康科普读物

定期发送电子健康科普读物,发放健康读物印刷品,提供健康知识、国内外发生的与健康有关的事件、健康预警等。

2.温馨短信

利用短信、微信,定期发放有关健康内容的温馨提示、指导等。

3.健康大讲堂

根据需求,组织健康讲座,请专家介绍健康知识和技能,达到健康教育的目的。

4.专题健康咨询

根据需求,进行专题健康咨询,由医疗、营养、运动、心理、中医保健等专家进行有针对性的咨询指导和改善健康的实践体验。

5.组织大型健康娱乐会

活动包括健康讲座、健康咨询、健康知识竞赛、发放健康手册、无创健康检测、音乐疗法体验、保健品展示等。

6.开通健康咨询电话,提供健康咨询

咨询内容包括营养、运动、养生保健、慢性病预防与控制、健康管理等基本健康知识;常见传染病预防与控制知识等。

(六)健康管理综合分析

每年进行1次群体的健康状况综合分析,包括健康行为及生活方式评估,体检结果分析和影响健康的相关因素分析等。

二、亚健康状态健康管理

目的:通过分析评估确定亚健康状态的症状与原因,采取相应的干预措施改善、缓解亚健康症状;掌握预防与控制亚健康的健康知识、技能,促进形成健康的生活方式,提高自我保健能力。亚健康状态健康管理的周期根据需求确定。

(一)收集健康信息

收集基本健康信息;通过采取量表评估、血液检测、仪器检测确定亚健康状态的主要问题,分析造成亚健康状态的原因。

(二)建立电子档案并进行保管

健康管理师负责建立永久性个人电子健康管理档案,该档案中包括基本健康信息、亚健康状态评估、分析等所有健康相关信息。

(三)制订健康改善计划

根据亚健康状态分析结果,由健康管理师安排相适应的健康改善活动。

(四)开展健康管理活动

针对管理对象亚健康状态的问题和需求,采取以下适宜的健康管理项目。

1.膳食指导

进行膳食调查、分析;由营养师制订个性化的饮食方案;根据各种危险因素的营养治疗原则,制订营养干预方案;制订中医食疗方案;指导合理平衡膳食。

2.运动技能和方法指导

根据个体情况指导开展运动项目;由运动专家对运动方式、方法、运动不适时的紧急处理进行指导;通过佩戴能量仪,对运动和能量消耗进行分析,帮助确定有效运动方式和时间。

3.心理辅导

由心理专家根据个体情况进行心理咨询辅导,缓解心理压力。

4.音乐理疗

由音乐治疗专家根据个体情况制订音乐疗法的课程、内容,进行适宜的音乐理疗缓解心理压力,改善睡眠等。

5.中医疗法

首先用专业软件进行中医体质辨识,根据个人体质、健康状况、季节等因素,由中医专家制订个性化的中医药养生调理方案,进行中医养生指导。结合健康需求,进行推拿、按摩、刮痧拔罐,调整机体功能,改善机体不适状况。

6.物理疗法

结合健康需求,用物理疗法改善局部的不适感及症状,如颈、肩、腰、腿痛等。

7.保健品选择指导

根据个体健康状况,指导选择适宜的保健食品、用品,讲解保健品的使用方法和功效。

8.牙齿保健

在专业口腔医疗机构,每年进行1次口腔检查与清洁牙齿。

三、慢性病危险因素专项健康管理

目的:在基本健康管理的基础上,对发现有慢性疾病危险因素的管理对象进行专项健康管理。通过有针对性、系统的健康管理活动,使管理对象增加健康知识、纠正不健康的生活方式,自觉地采纳有益于健康的行为和生活方式,消除或减轻影响健康的危险因素,预防或推迟疾病的发生。健康管理时间一般为3个月的强化健康管理和9个月巩固期的随访管理。

慢性病危险因素专项干预的技术依据为国家制定的相应技术指南。

(一)健康评估

为每一位健康管理对象配有专门健康管理师。在健康管理前由医师收集管理对象的健康信息调查表、体检结果,采用健康评估软件对管理对象进行健康评估、危险因素预警。根据健康评估结果,健康管理师制订全过程跟踪、个性化的健康改善计划,确定符合管理对象健康需求的强化干预和健康维护的健康管理项目,向健康管理对象详细介绍计划。

(二)强化健康管理

健康管理师要指导进行全过程的健康管理,及时了解管理对象的健康状态、健康改善情况,及时完善健康档案及指导方案。

强化健康管理目标:第一个月——通过4次健康管理指导,使管理对象掌握合理膳食基本知识,了解自己膳食存在的主要问题及解决方法;学会适量规范运动,包括运动习惯、运动量、有效运动量。健康管理师和管理对象互动,医务人员要以诚恳热情态度,科学优质的服务质量,调动管理对象的主观能动性和依从性,积极参加到管理中来。第二个月——管理对象能够执行规范的膳食、运动处方,实现能量平衡。在医师指导下,改进其他不良生活习惯。第三个月——管理对象能够巩固各项干预措施,建立起健康的生活方式,降低、减少健康危险因素。

采用健康管理软件对管理对象的膳食和运动情况进行分析。

1.首诊

(1)由主管健康管理师向管理对象详细介绍项目的安排,发放"健康管理使用手册"。

(2)进行相关物理检查(身高、体重、血压、腰围)。

(3)向管理对象讲解健康评估结果和健康改善计划,并向管理对象提供纸质的健康管理计划。

(4)学会记录膳食日记。嘱其每周记录好代表正常膳食情况的两天膳食日记,并嘱其保持原有的饮食习惯。

(5)学会使用运动能量仪,通过佩戴能量仪,对运动和能量消耗进行分析,帮助确定有效运动

第十九章 健康管理

方式和时间。嘱其坚持佩戴仪器,保持原有运动习惯。

2.第1次复诊(第一周)

(1)测量体重、血压、腰围(为每次复诊必检项目)。

(2)检查知己能量监测仪使用情况,传输运动数据、进行运动图形分析和有效运动讲解。对管理对象的表现给予充分肯定,同时指出需要改进的地方,重点指导建立适量运动习惯和规律。

(3)核对膳食日记、教给管理对象食物重量的估算方法;通过记录的膳食日记寻找饮食方面存在的突出问题(或与能量相关的问题);录入膳食日记进行膳食结构分析。

(4)根据运动和膳食分析的结果,开出首次饮食、运动处方,并根据饮食、运动方面存在的主要问题,有针对性地进行指导,选择短信督导语。发放有针对性的慢性病防治知识的健康教育材料。

3.第2次复诊(第二周)

(1)检查运动处方执行情况,纠正不合理的运动方法、运动时间、运动频率等问题,开出适合其个性的运动处方。

(2)检查膳食日记和不良饮食习惯的改进情况,进一步教管理对象学习估量食物重量,调整膳食结构,开出适合其个性的膳食处方和短信督导语。

4.第3次复诊(第三周)

(1)检查运动习惯和规律建立情况,指导重点提高运动强度,达到有效运动量。

(2)督促管理对象完整准确记录膳食日记。

(3)向管理对象征询对健康管理的意见和建议,得到管理对象的认同,使其积极配合健康管理师进行运动及饮食的不良生活方式的改善,主动参与到管理中来。

5.第4次复诊(第四周)

(1)进一步规范运动,确定相对固定的运动量及有效运动量,完成规范运动的阶段目标。

(2)重点平衡热量,并根据管理对象习性,调整饮食结构(三大营养素比例和三餐热能比)。

6.第5次复诊(第六周)

(1)巩固规范的运动处方;结合管理对象实际体质,适当指导管理对象进行力量性锻炼及柔韧性运动,达到丰富运动项目,增强体质,提高运动积极性的目的。

(2)通过膳食分析,重点调整管理对象的膳食结构。

(3)教给管理对象食物交换份知识,调配丰富多彩的膳食。

(4)用无创手段,为管理对象进行相关危险因素检查,了解危险因素变化情况。

(5)进行阶段小结,内容为运动量变化趋势、三大营养素改变趋势、三餐比例变化趋势和危险因素指标变化情况。①打印阶段小结报告:运动、膳食、能量平衡和危险因素监测分析。②阶段小结的目的:了解通过管理整体健康状况的变化趋势;是否实现管理的阶段目标;总结已取得的有效方法、还存在的问题;充分肯定健康管理成果,鼓励管理对象完成下阶段管理任务。

7.第6次复诊(第八周)

(1)检查干预对象的饮食、运动处方执行情况,巩固能量平衡的成果。

(2)进一步规范饮食结构,三大营养素比和三餐热量比合理。

(3)在平衡膳食的基础上,重点应用食物交换份丰富食物品种和烹饪技巧。

(4)指导其他不良生活习惯(烟、酒、夜生活等)的改进,戒烟、限酒技能传授。

8.第7次复诊(第十周)

(1)检查、巩固各项干预措施的落实情况,建立起健康的生活方式。

(2)安排管理对象进行体检,填写"个人信息调查表",进行健康信息收集。

9.第8次复诊(第十二周)

(1)检查、巩固各项干预措施的落实情况。

(2)进行第2次健康评估,并进行前后两次评估报告的对比分析。

(3)做强化管理期总结,包括健康知识、饮食运动情况、危险因素变化和各项检查指标的评估。根据评估结果制订巩固期健康管理计划。向管理对象讲解总结评估结果。

(4)强化期结束,转为巩固期进行随访指导。

(三)巩固期随访健康管理

巩固期健康管理时间:从第4个月开始到第12个月结束。根据具体情况确定随访方法,每1个月随访1次。

随访内容:通过电话随访继续跟踪指导,主要是检查、巩固强化管理期的成果,鼓励管理对象坚持健康的生活方式;利用短信、微信发送健康信息;发放健康知识资料;鼓励管理对象每3个月进行1次无创血液检查,了解危险因素变化情况;必要时进行面对面指导。

在健康管理过程中,根据健康需求和管理对象要求,进行血压、血糖、心电远程监测,根据监测结果及时进行健康指导。

巩固期结束安排管理对象做健康体检,填写"个人信息调查表",为健康管理效果评估收集必要的信息。

(四)健康管理效果评估

健康管理12个月后进行健康管理效果评估如下。

(1)是否掌握必要的健康知识。

(2)是否坚持健康生活方式。

(3)危险因素改善情况。

(4)下一步健康改善建议。

四、慢性病健康管理

目的:对患有一些慢性疾病的患者进行疾病健康管理。通过有针对性、系统的健康管理活动,使管理对象增加健康知识、纠正不健康的生活方式,消除或减轻影响健康的危险因素,坚持合理药物治疗,以达到促进健康、延缓慢性病进程、减少并发症、降低伤残率、提高生活质量的目的。慢性病健康管理的周期根据需求确定。

(马福华)

第三节 功能医学

一、功能医学概述

(一)功能医学概念

功能医学是从20世纪70年代开始的一门新兴的医学模式,它是以科学为基础的保健医学,属预防医学领域。功能医学是一种评估和治疗疾病潜在因素的医疗保健方法,通过个体化治疗方法使机体恢复健康和改善功能。其应用是以人的基因、环境、饮食、生活形态、心灵等共同组合成的独特体质作为治疗的指标,而非只是治疗疾病的症状。

功能医学是一种完整性并具有科学基础的医学,除了治疗疾病外,它更提倡健康的维护,利用各种特殊功能性检查来了解和系统分析身体各系统功能下降的原因,再依其结果设计一套"量身定做"式的营养治疗建议、生活方式指导和功能恢复方法,以达到预防疾病,改善亚健康症状及慢性疾病的辅助治疗,享受更优质的生活。

(二)功能医学的健康观念

功能医学对健康的定义是健康乃是积极的活力,而不仅是没有疾病而已,健康应是心灵、精神、情绪、体能、环境及社会各个层面在人生的最佳状态。功能医学提倡的是如何提升器官的储备能力,以及器官功能年轻化,提高生活品质,让人健康的老化,无疾而终,而并非因疾病老去。

二、功能医学检测

(一)功能医学检测概念

功能医学检测是以科学为基础的保健医学,以先进及准确的实验为工具,检测个人的生化体质、代谢平衡状态、内生态环境,以达到早期改善并维持生理、情绪/认知及体能的平衡的检测方法。

简单地说,功能医学检测是根据每一个亚健康状态的人的体质,评估身体器官无临床症状的功能状况,评估器官的"功能"而非仅器官的"病理"。功能医学检测包括基因检测、免疫系统功能分析、内分泌系统分析、代谢系统功能分析、生理代谢功能分析、胃肠道系统功能分析、营养状况分析等。

(二)功能医学检测意义

1. 了解人体器官功能现在及将来运转状况

任何疾病的形成,都需要时间累积,在器官病变之前,通常器官的功能先下降,当下降到一个临界点时,器官才会有器质性病变,当出现器质性病变时,功能下降会更加明显,这是一个量变到质变的过程。功能医学检测是在生病之前,了解各个器官功能的指数是不是在正常范围之内,发现那些已经下降的指标,了解它们将来对身体产生的影响,同时通过科学的方法改善它们,减慢功能下降速率,达到防患于未然的目的。

2. 功能医学检测发现疾病和亚健康的原因

传统的医学检测更多的是检测疾病,告诉患者身体哪里已经发生病理性变化,功能性医学检测更多的是强调是哪些指标的下降才导致生病,也就是病因,为疾病提供一种全新的辅助检查方式。

人们通常会因为有一些不适(如消化不良、胃肠胀气、睡眠不佳、容易疲劳、记忆力下降、关节酸痛等)去医院看病,各种检查、化验后无大问题,医师建议注意休息、舒缓压力、调解饮食,多运动。其实这些不适就是亚健康的表现,亚健康真正的形成是由于饮食、环境、不良生活方式导致的器官功能下降,改变了身体内环境的稳定状态,而产生的一系列的症状。功能性医学检测则能发现亚健康形成的原因,具体检测出身体那些已经不在正常范围的微量元素和指标,这些也就是造成身体亚健康的原因。

3. 功能医学检测分析机体衰老的速度

人体衰老有各种各样的原因,但总的来说,除了人体老化基因决定外,每个影响衰老的因素都是因为人体内的器官指标变化所形成的,每个人指标的变化程度不一样,衰老程度也就不同。只有真正了解人体各种健康和衰老指标,才能明白为什么比同龄人更老,身体状况更差的原因,才能真正地针对性地延缓衰老。功能性医学检测能检测出人体各种指标的状况,每种指标都有对身体及衰老的影响,综合所有的指标,也就能更容易地评估出身体衰老速度是否正常,有没有比同龄人更容易衰老。

4.根据功能医学检测结果有目标的补充营养保健食品

生活中,每个人都在比较盲目补充一些保健食品,对身体真正的帮助意义不大。功能医学检测可以通过检测血中各种所需营养浓度,知道身体内部缺少哪种元素,了解身体真正需求及需求量,根据身体代谢反应,来决定补充等量营养。

(三)功能医学检测方法

功能医学检测只需收集个人的粪便、尿液、唾液、血液及毛发,通过物理、化学、仪器或分子生物方法,检测、了解人体在无临床症状时期器官功能的改变程度。

三、功能医学检测内容及其含义

(一)基因检测

1.基因的概念

基因(遗传因子)是遗传的物质基础,是DNA(脱氧核糖核酸)或RNA(核糖核酸)分子上具有遗传信息的特定核苷酸序列。基因通过指导蛋白质的合成来表达自己所携带的遗传信息,从而控制生物个体的性状表现,通过复制把遗传信息传递给下一代,使后代出现与亲代相似的性状。它也是决定人体健康的内在因素。

2.基因检测的概念

基因检测是指通过基因芯片等方法对被检者的血液、体液或细胞的DNA进行检测的技术,是从染色体结构、DNA序列、DAN变异位点或基因表现程度,分析被检者所含致病基因、疾病易感性基因等情况的一种技术。基因检测可以诊断疾病,也可用于疾病风险的预测。

3.检测疾病类型

基因检测疾病类型包括:恶性肿瘤疾病,心脑血管疾病,代谢与免疫系统疾病,呼吸、消化与泌尿生殖系统疾病,肌肉、骨骼关节及神经类疾病,眼、耳鼻喉及皮肤疾病,精神类疾病等。

(二)免疫系统功能分析

1.免疫系统功能评估

免疫系统是机体执行免疫应答及免疫功能的重要系统。由免疫器官、免疫组织、免疫细胞和免疫分子组成,是防卫病原体入侵最有效的武器,它能发现并清除异物、外来病原微生物等引起内环境波动的因素。免疫系统功能评估各种主要免疫细胞的数量、分布比例、活性及细胞增生与凋亡,了解机体免疫系统的作用,有助于正确的调节免疫功能,维持身体的正常防御。

(1)免疫系统功能评估包括:嗜中性粒细胞、淋巴细胞、单核细胞、嗜酸性粒细胞、嗜碱性粒细胞、T淋巴细胞、辅助性T细胞、抑制性T细胞、Th/Ts比值、B淋巴细胞、自然杀伤细胞、自然杀伤细胞活性、细胞分裂周期和细胞凋亡比率。

(2)适合做免疫功能检测人群:免疫功能低下、年龄超过50岁、易生病、易发生感染、患有各种慢性病等。

2. 自然杀伤细胞功能评估

自然杀伤细胞是一种细胞质中具有大颗粒的细胞,也称 NK 细胞。自然杀伤细胞功能主要评估免疫细胞的数量、分布比例、活性及细胞的增生与凋亡,可以了解机体自然杀伤细胞的功能,有助于正确调节免疫功能维持身体的正常防御。

3. 慢性食物变应原分析

食物不耐受是指一种复杂的变态反应性疾病,人的免疫系统把进入人体内的某种或多种食物当成有害物质,从而针对这些物质产生过度的保护性免疫反应,产生食物特异性 IgG 抗体,IgG 抗体与食物颗粒形成免疫复合物,可引起所有组织发生炎症反应。如慢性鼻炎、关节痛、慢性疲劳、便秘、过敏性肠综合征、胀气、痤疮、湿疹、荨麻疹等。慢性食物变应原检测在功能医学检查中是一项基础检查,包括常见食物的慢性过敏 IgG 的强度分析,可分析检测出个人确切的食物变应原。

(1) 常见食物变应原检测包括:肉类、海产品类、蛋奶类、谷物类、坚果类、蔬菜类、水果类及生姜大蒜等食物。

(2) 适合检测人群包括:眼睛有时发痒或多泪水,消化方面偶尔有胀气、腹泻、便秘情况,有肌肉和关节酸痛情况,皮肤荨麻疹或其他种皮炎,注意力不集中或易感疲劳,呼吸系统经常有气喘、咳嗽、鼻炎、支气管炎,焦虑、头痛及偏头痛现象等人群。

(三) 代谢系统功能评估

1. 代谢功能分析

代谢功能分析是评估尿液中 40 余种有机酸,这些有机酸是体内碳水化合物、氨基酸、脂肪酸、细胞能量生成、B 族维生素、神经传导物质、肝毒素、肠道有害菌滋生等经过代谢所产生的酸性产物,因此可提供观察机体细胞代谢过程及代谢功能效率的途径,了解细胞能量产生、神经内分泌失衡、环境毒素暴露、维生素缺乏、肠道菌群失调等问题,当代谢障碍被确认,可制订个性化营养方案,使机体症状得到缓解。

(1) 代谢功能检测内容包括:己二酸、辛二酸、乙基丙二酸、丙酮酸、乳酸、羟基丁酸、枸橼酸、顺式乌头酸、异枸橼酸、酮戊二酸、琥珀酸、焦磷酸、苹果酸、羟甲基戊二酸、琥珀酸、焦磷酸、酮异戊酸、酮异己酸、酮-甲基戊酸、羟基异戊酸、甲基丙二酸、亚胺甲基麸胺酸、香草基扁桃酸、高香草酸、5-羟吲哚醋酸、犬尿胺酸、喹啉酸、2-甲基马尿酸、乳清酸、葡萄糖酸、羟丁酸、焦谷氨酸、硫酸、D-乳酸、对羟基苯乙酸、靛、苯丙酸、对羟基甲酸。

(2) 适合检测人群包括:超重/肥胖;营养不均衡;易疲劳,记忆力衰退、失眠;胃肠功能失调,便秘,胀气;情绪不稳定,易烦躁,抗压能力不足;抵抗力不足,反复感染;易过敏等人群。

2. 肝脏解毒功能分析

肝脏解毒功能是指在机体代谢过程中,门静脉收集来自腹腔流的血液,血中的有害物质及微生物抗原性物质,将在肝内被解毒和清除。肝脏解毒功能分析是利用小剂量的物质,如咖啡因、醋胺酚、水杨酸来刺激肝脏,并收集唾液及尿液标本,分析肝脏的解毒功能,评估肝脏的解毒能力及自由基的伤害。肝脏解毒功能失调可能导致的疾病包括慢性疲劳综合征、多重化学物质过敏、帕金森症、多发性硬化症、肌萎缩侧索硬化症等。

(1) 肝脏解毒功能检测包括:咖啡因清除率、甘氨酸结合作用、硫化反应、醛糖酸化反应、PhaseⅠ/Sulfation 比值、PhaseⅠ/Glycination 比值、PhaseⅠ/Glucuronidation 比值。

(2) 适合检测人群包括:高血压、高甘油三酯、高胆固醇、吸烟、过量饮酒、肝功能下降、糖尿病、胆结石,常暴露于汽车废气中、居住或工作场所新铺地毯或新刷油漆、乙型肝炎病毒携带者等。

3.心血管代谢综合征健康评估

心血管疾病与先天基因体质和后天环境因素、生活形态,包括饮食、运动等密切相关。根据国人十大死因统计,心血管相关疾病占其中的四项,包括心脏病、糖尿病、脑血管疾病和高血压。心血管代谢综合征健康评估包括：血脂代谢、血管壁完整性、慢性发炎因子、糖化反应与氧化压力,可提供心血管健康与代谢综合征的全面性评估。

(1)心血代谢综合征健康检测包括甘油三酯、总胆固醇、低密度脂蛋白胆固醇、高密度脂蛋白胆固醇、脂蛋白(a)、TG/HDL-C 比值、T-Cho/HDL-C 比值、LDL-C/HDL-C 比值、同型半胱氨酸、非对称性二甲基精胺酸、C反应蛋白、纤维蛋白原、空腹胰岛素、空腹葡萄糖、糖化血红蛋白、血清铁蛋白、辅酶 Q_{10}、谷胱甘肽。

(2)适合检测人群包括：年龄>35岁、肥胖者(BMI>24)、有糖尿病家族史或病史者、有高血压、心血管疾病家族史或病史者、有高血脂家族史或病史者、有妊娠糖尿病者或多囊性卵巢病史者、少运动者、工作压力大等。

4.骨质代谢健康评估

骨质代谢分析是对骨质增生标记骨钙素、甲状旁腺素、骨质流失标记及造骨所需营养素维生素D、促进因子维生素K、NTx标志物及血钙分析,来全面性了解骨质破坏与增生的平衡性,以评估骨质生长或骨质疏松的真实情况。并使医师可据以判断正确的临床治疗或营养补充品疗程,以达到确实维护骨骼健康的目的。

(四)内分泌系统

1.精神荷尔蒙分析

荷尔蒙对人体调节系统扮演着强大的角色,适当的荷尔蒙平衡是维持健康的要件。许多男女在进入40或者50岁更年期的时候,会经历一系列由荷尔蒙不平衡引起的症状,包括丧失性欲,思维模糊,体重增加、忧郁、失眠多梦等。此外,荷尔蒙还是一种自然的能量促进器,能保护机体免受忧郁和心脏病的困扰。当荷尔蒙缺乏或者过量时会影响睡眠质量、代谢和抵抗疾病的能力。

精神荷尔蒙检测包括多巴胺、去甲肾上腺素、肾上腺素、麸胺酸酯、血清素、γ-氨基丁酸、色氨酸、5-羟色氨酸、褪黑激素、酪氨酸。

2.雌激素代谢分析

雌激素是一类主要的女性荷尔蒙,包括雌酮、雌二醇等。雌二醇是最重要的雌激素。雌激素主要由卵巢分泌,少量由肝,肾上腺皮质,乳房分泌。雌激素缺乏会出现骨质疏松、无月经、停经综合征等困扰,过多则有月经过多、子宫肌瘤、乳癌、焦虑和易怒等问题。雌激素代谢分析是评估雌激素在肝脏两个阶段的代谢是否顺畅,是测定尿液中雌激素与雌激素代谢产物的含量,是评估保护雌激素代谢机制的重要步骤。

(1)雌激素代谢检测包括：雌酮、雌二醇、雌三醇、2-羟基雌酮、4-羟基雌酮、16α-羟基雌酮、2-甲氧基雌酮、4-甲氧基雌酮、2-OHE1/16α-OHE1 比值、2-MeOE1/2-OHE1 比值。

(2)适合检测人群包括：乳房肿胀、乳房纤维囊肿、乳癌;焦虑、忧郁、经前综合征、子宫肌瘤、子宫内膜异位症、子宫癌;卵巢癌;肥胖;长期口服避孕药;有乳癌、子宫癌等家族史等。

3.肾上腺皮质压力分析

当内在认知与外在事件冲突时,就会产生压力,这时肾上腺就会分泌大量的肾上腺素以应付压力,此时抗压荷尔蒙也同时增加分泌,身体处在一种平衡的状态,以避免内在的伤害。如果抗压荷尔蒙与压力荷尔蒙无法平衡时,就会产生许多情绪的及身体上的疾病。肾上腺压力分析是种功效大又精准的非侵入性检验方法,同时也是测量压力反应的可靠指标,也是发现肾上腺荷尔蒙不均衡的重要工具。

肾上腺皮质压力检测包括:促肾上腺皮质素、肾上腺皮质醇、活性皮质醇、脱氢表雄固酮(硫酸酯)、分泌型免疫球蛋白 A、DHEA/FreeCortisol 比值。

4.女性荷尔蒙分析

女性荷尔蒙包括数种在女性身上比较多的荷尔蒙。卵巢分泌两大类女性荷尔蒙:雌激素和孕激素。其中雌激素之中最重要的是雌二醇;孕激素之中最重要的是黄体素。这些荷尔蒙的分泌量与平衡关系与女性卵巢周期、生育能力和妇科相关疾病、心血管健康、认知与情绪等皆有关。女性荷尔蒙分析可用于预防和治疗与荷尔蒙不平衡的相关疾病和症状,以及荷尔蒙不平衡相关疾病风险的评估,包括乳癌、卵巢癌和子宫癌。

(1)女性荷尔蒙检测包括:黄体刺激素、滤泡刺激素、孕烯醇酮、黄体酮、脱氧皮脂酮、皮脂酮、醛固酮、17-羟孕烯醇酮、17-羟黄体酮、11-脱氧皮脂酮、皮脂醇、脱氢异雄固酮、脱氢异雄固酮硫酸盐、雄烯二醇、雄烯二酮、睾酮、二氢睾酮、还原胆烷醇酮、雄酮、雄烯二醇、雌酮、雌二醇、雌三醇、性荷尔蒙结合球蛋白。

(2)适宜检测人群包括:月经不规律;不孕;月经前出现烦躁易怒、水肿、头痛或情绪不稳;更年期出现热潮、经期不规律、心情郁闷;对性行为没有兴趣等。

5.男性荷尔蒙分析

男性荷尔蒙是促进男性生殖器官的成熟和第二性征发育并维持其正常功能的一类激素。男性激素的主要作用是刺激雄性外生殖器官与内生殖器官(精囊、前列腺等)发育成熟。并维持其功能,刺激男性第二性征的出现,同时维持其正常状态。荷尔蒙的分泌量与平衡关系与男性之活力、生育能力、心血管健康、认知与情绪、秃发、前列腺健康等皆有关。男性荷尔蒙健康分析能检测出许多扰乱睾固酮分泌节律的因素,包括老化、慢性疾病、感染、接触病毒、抽烟、创伤等。有助于预防和治疗与荷尔蒙不平衡的相关疾病和症状,以及荷尔蒙不平衡相关疾病风险的评估,包括前列腺癌。

(1)男性荷尔蒙检测包括:黄体刺激素、滤泡刺激素、孕烯醇酮、黄体酮、脱氧皮脂酮、皮脂酮、醛固酮、17-羟孕烯醇酮、17-羟黄体酮、11-脱氧皮脂酮、皮脂醇、脱氢异雄固酮、脱氢异雄固酮硫酸盐、雄烯二醇、雄烯二酮、睾酮、双氢睾酮、原胆烷醇酮、雄酮、雄烯二醇、雌酮、雌二醇、雌三醇、性荷尔蒙结合球蛋白、前列腺特异抗原。

(2)适宜检测人群包括:年龄>35 岁;性功能低落或勃起困难;经常情绪低落、沮丧;肤色变浅;体重增加;有前列腺癌或睾丸癌家族史;没有生殖能力等。

(五)营养系统

1.氨基酸平衡性分析

氨基酸是构成蛋白质的基本单位,赋予蛋白质特定的分子结构形态,使他的分子具有生化活性。蛋白质是生物体内重要的活性分子,包括催化新陈代谢的酵素和酶。氨基酸是构建人体结构组织和荷尔蒙的必需物质,此类化合物或衍生物皆是来自饮食中的氨基酸。氨基酸平衡性分析是通过检测了解饮食中蛋白质摄取与吸收是否足够与平衡,体内氨基酸如处于不平衡状态可提供许多相关疾病的信息。通过检测结果制订个性化氨基酸营养处方改善胃肠道功能、促进血管健康、改善解毒功能、改善神经肌肉功能及改善神经系统与行为问题。

(1)氨基酸平衡性检测包括:精氨酸、组氨酸、异亮氨酸、白氨酸、牛磺酸、苏氨酸、色氨酸、缬氨酸、丙氨酸、门冬酰胺、天冬氨酸、半胱氨酸、谷氨酸、谷氨酸盐、甘氨酸、脯氨酸、丝氨酸、酪氨酸。

(2)适宜检测人群包括:注意力不集中、厌食、抑郁、免疫力下降、性欲缺乏、慢性疲劳综合征等。

2.抗氧化维生素分析

维生素是一系列有机化合物的统称。它们是生物体所需要的微量营养成分,需要通过饮食等手段获得。维生素对生物体的新陈代谢起调节作用,缺乏维生素会导致严重的健康问题;平衡适量的抗氧化维生素浓度有助于防止自由基对身体的伤害及慢性病形成。

(1)抗氧化维生素检测:维生素 A、茄红素、α-胡萝卜素、β-胡萝卜素、叶黄素、δ-维生素 E、γ-维生素 E、α-维生素 E、辅酵素、维生素 C。

(2)适宜检测人群包括:长期疲倦状态、有过敏问题、经常肌肉或关节疼痛、经常感冒或有鼻炎问题、工作压力大、吸烟或接触二手烟等。

3.氧化压力分析

氧化压力是指体内自由基过多与抗氧化物不足所产生的结果。一般状况下,机体会自动修补氧化压力所带来的伤害。若身体存在过多的自由基却无足够的抗氧化物来平衡它,就会造成细胞损伤。现代人工作压力大、情绪紧张、饮食不当及环境污染等因素,经常会让身体处于高氧化压力状态。评估氧化损伤与抗氧化储备能力之间的平衡,有助于找出慢性病的潜在原因。氧化压力分析可早期评估组织伤害状况,确定不平衡的程度,有助于制订具体的针对性的补充或调整,达到身体的平衡,提高自身抗氧化水平。

(1)氧化压力检测包括:血脂、自由基、血浆丙二醛、红细胞超氧化物歧化酶、含硫化合物、总谷胱甘肽、红细胞谷胱甘肽过氧化物酶、谷胱甘肽转硫酶。

(2)适宜检测人群包括:长期疲倦状态、有过敏问题、经常肌肉或关节疼痛、经常感冒或有鼻炎问题、工作压力大、经常吃快餐、经常接触汽车废气、吸烟或接触二手烟等。

(六)胃肠道系统

肠漏症是指当肠道因为各种因素,如发炎、过敏等失去其完整性,使肠道的渗透力增加,未消化的大分子及代谢或微生物毒素透过小肠进入血液循环,刺激活化免疫及自体免疫系统,危害肝脏、胰腺等器官,从而引起各种疾病。

1.小肠渗透力检测

检测乳果糖回收百分比、甘露醇回收百分比、乳果糖与甘露醇比例,以评估小肠吸收力及屏障功能。

2.适宜检测人群

腹胀、腹痛、腹泻、便秘、体臭、头痛、眩晕、皮肤粗糙或发痒、荨麻疹、食物过敏、关节炎、腰酸背痛等。

(马福华)

第四节 健康风险评估

一、健康风险评估的定义

风险指某种损失或后果的不确定性。风险识别和风险评估是进行风险管理的基础,风险管理的目标是控制和处置风险,防止和减少损失及不利后果的发生。从这个意义上说,健康管理也就是建立在健康风险识别和健康风险评估基础上的健康风险管理,其目的是控制健康风险,实施健康干预以减少或延缓疾病的发生。

健康风险评估指对某一个体评定未来发生某种特定疾病或因某种特定疾病导致健康损害甚至死亡的可能性。健康风险评估是建立在健康风险识别、健康风险聚类和健康风险量化的基础上的。因此,可以通过健康风险评估的方法和量化工具,对个体健康状况及未来患病和/或死亡危险性做量化评估。

二、健康风险评估的目的

(一)识别健康危险因素和评估健康风险

健康风险评估的首要目的是对个体或群体的健康危险因素进行识别,对个体的健康风险进行量化评估。在疾病发生、发展过程中,疾病相关危险因素很多,正确判断哪些因素是引起疾病的主要因素和辅助因素,对危险因素的有效干预和疾病预防控制至关重要。慢性非传染性疾病属多基因疾病,多危险因素和遗传交互作用,其发病过程隐蔽、外显率低、病程较长,持续的健康监测和科学的健康风险评估是疾病早期发现和早期干预的基础,也是疾病预防控制的有效手段。

(二)制订健康指导方案和个性化干预措施

健康风险评估是健康管理的关键技术,其目的是在风险评估基础上,为个体制订健康指导方案和个性化干预措施。健康到疾病的逐步演变过程具有可干预性,尤其是慢性非传染性疾病、生活方式相关疾病和代谢疾病的可干预性更强,一级预防的效果更好。因此,科学的健康指导方案和个性化干预措施能够有效降低个体的发病风险,降低或延缓疾病的发生。

(三)干预措施及健康管理效果评价

健康风险评价可以用于干预措施、健康指导方案和整个健康管理的效果评价。健康管理是个连续不断的监测—评估—干预的周期性过程,实施健康管理和个性化干预措施以后,个体的健康状态和疾病风险可以通过健康风险评估得到再确认,有效的健康干预和健康管理可以改善健康状态、降低疾病风险,健康管理中出现的问题也可通过健康风险评估去寻找原因,从而进一步完善健康指导计划和干预方案。

(四)健康管理人群分类及管理

健康管理可依据管理人群的不同特点做分类和分层管理。健康风险评估是管理人群分类的重要依据,可将管理人群根据健康危险因素的多少、疾病风险的高低和医疗卫生服务利用水平及医疗卫生费用等标准进行划分,对不同管理人群采取有针对性的健康管理、健康改善和健康干预措施。一般来说,健康危险因素多、健康风险和疾病风险高的群体或个体的健康管理成本和医疗卫生费用相对较高,基本医疗保障和基本公共卫生服务费用的增加可以有效降低疾病风险和医疗费用。

三、健康风险评估的种类

健康风险评估是一个广义的概念,其目的是了解健康状态和疾病风险,其核心是评估方法和技术。健康风险评估包含三个基本内容,即健康相关信息和疾病相关信息获取、依据健康危险因素建立疾病风险预测模型和完成健康风险评估报告。健康风险评估可根据其应用领域、评估对象和评估功能进行分类。

(一)按健康风险评估应用领域

1. 临床风险评估

主要对个人疾病状态、疾病进展和预后进行评估。

2. 健康状态评估

主要对健康状况、健康改变和可能患某种疾病的风险进行评估。

3. 专项评估

指针对某个健康危险因素或干预因素,如生活方式、健康行为和营养膳食等进行的健康风险评估。

4. 人群健康评估

指从群体角度进行的健康危害和风险评估。

(二)按评估对象

1. 个体评估

指对个体进行的健康状况、健康危害和疾病风险的评估。

2. 群体评估

指在个体评估基础上对特定人群所做的健康风险和疾病风险评估。需要强调的是,健康风险评估中的个体评估和群体评估是相对的和相互依存的,群体评估来源于不同的个体评估的集成,而个体评估依据的健康危害识别和预测模型是建立在来自群体的大量数据信息、流行病学研究结果和循证医学证据基础上的。

(三)按健康风险评估功能

1. 一般健康风险评估

指针对健康危险因素对个体做出的健康风险评估,主要用于健康危害识别、健康风险预测、健康改善及健康促进。

2. 疾病风险评估

指针对特定疾病及疾病相关危险因素对个体的疾病风险、疾病进程和预后所做的评估。特定疾病的风险评估从危险因素到建立预测模型的指标参数与一般健康风险评估会有较大不同,因而可以用来进行疾病预测预警,并可通过在疾病预测预警模型中设定不同的预警水平实现对患者、高危人群、甚至一般人群的预测预警。

(四)健康风险评估的技术与方法

早期的健康风险评估主要采用流行病学、数学和统计学的原理和方法。以特定人群和特定疾病的患病率或死亡率作为评价指标,评估和预测个体暴露于单一危险因素或综合危险因素可能患这种疾病的风险,疾病风险可用相对危险度和绝对危险度表示。相对危险度是暴露于某种健康危险因素人群患病率(或死亡率)与非暴露于该危险因素人群的患病率(或死亡率)之比,反映的是健康危险因素与疾病的关联强度及个体相对特定人群患病危险度的增减。绝对危险度是暴露于某种健康危险因素人群患病率与非暴露于该危险因素人群的患病率之差,反映的是个体未来患病的可能性或概率。从病因学的角度来说,建立在单一健康危险因素和患病率关系基础上的疾病危险性评价和预测方法比较简单,偏倚相对容易控制,不需要很多指标和大量的数据分析。因而成为健康管理和风险评估早期采用的主要方法,现在仍然为一些健康管理项目所采用。但是,疾病尤其是慢性非传染性疾病往往是多种健康危害因素共同作用及环境与遗传交互作用的结果。因此,单一健康危险因素的危险性评价和疾病预测存在着很大的局限性。

后期发展起来的健康风险评估技术主要采用数理统计、流行病学和病因学研究方法,能对多种健康危险因素的疾病危险性评价和预测,更接近疾病发生和发展过程,涵盖了更多的疾病相关参数,对疾病的风险评估也更加准确。这类方法比较经典和成功的例子是 Framingham 冠心病预测模型,该方法将重要的冠心病危险因素作为参数列入模型指标体系,采用 logistic 回归分析危险因素与疾病的关联,建立危险评分标准、冠心病预测模型和评价工具,并在冠心病风险评估过程中应用,取得了令人满意的效果。但该模型由人群、地域和年龄的影响造成的预测误差相对较大。在这一经典模型基础上陆续开发出一些改良的危险评分标准和预测模型,如欧洲人心脏手术危险因素评分系统和欧洲心脏病协会推出心血管疾病预测和处理软件及法国 MEDI 公司开发的鹰眼心血管疾病监测和评估系统。现在有些疾病风险评估模型和评估工具已经开发成实用软件,对疾病预测和风险评价起到了十分积极的作用,但这些评估工具往往是针对心血管患者,主要预测心脏手术风险、预后和 ICU 费用。虽然能进行危险因素分析和预测,但针对全人群的预测预警功能不强。

随着生物医学和生命科学的发展及大数据时代的到来,人们对生命和疾病过程认识逐步深刻,计算机技术、网格技术和网络技术的进步使与健康和疾病相关的海量数据的存储、分析、处理和共享成为可能。越来越多的前瞻性队列研究,Meta 分析方法和循证医学的研究方法被用于健康和疾病风险评估。多元数据处理技术和数据挖掘技术的不断成熟为健康风险和疾病风险评价提供了强有力的技术支持。已有贝叶斯模型、人工神经网络和支持向量机技术被用于疾病风险评估和疾病预测,这些系统的疾病数据处理能力和疾病预测效能将会比以往的疾病模型更加强大,也更加"智能化"和"拟人化"。我们有理由相信,未来的健康风险评估将在个体、疾病群体和全人群疾病风险评估,疾病预测、预警,疾病预防控制和健康管理发挥重要的作用。

(马福华)

第五节 健 康 干 预

一、健康和疾病的可干预性

从现代医学模式的角度看,人的健康状况受生物、心理和社会诸多因素的影响,由健康向疾病的转化过程及疾病的进展和预后同样也受上述因素的影响,是多种复杂健康危险因素协同作用的结果。在众多健康危险因素当中,很多危险因素是可以干预的,这种可干预性是健康干预的基础。以心脑血管疾病为例:国内外研究证实心脑血管疾病的发生和发展与遗传背景、个体敏感性、性别、年龄、高血压、脂代谢异常、糖尿病、胰岛素抵抗、炎症、凝血异常、吸烟、生活方式、神经行为等因素有关,现有研究报道的心脑血管相关危险因素已达上百种。在众多心脑血管疾病相关危险因素中,除了年龄、性别、家族史等危险因素指标不可干预,绝大多数的指标参数是可干预的。针对不同人群和不同危险因素对心脑血管疾病进行健康教育、健康干预和药物干预,可以有效推迟心脑血管疾病的发病时间和降低发病率。美国疾病控制中心研究发现,在美国引起疾病和死亡的健康危险因素70%以上是可干预的因素。哈佛公共卫生学院疾病预防中心的研究表明,通过有效地改善生活方式,80%的心脏病与糖尿病,70%的中风及50%的癌症是可以避免的。可见,个人的健康危险因素是可以控制并降低的,有效的健康干预所获得的健康效益也将是十分明显的。

二、健康干预的意义

(一)降低疾病风险

健康管理的意义在于通过健康干预有效控制健康危险因素,降低疾病风险,对一般人群的健康干预能够充分发挥一级预防的作用,从而有效预防和控制疾病。世界卫生组织研究报告表明:人类1/3的疾病通过预防保健就可以避免,1/3的疾病通过早期发现可以得到有效控制,1/3的疾病通过积极有效的医患沟通能够提高治疗效果。

(二)控制疾病进展

健康干预可以有效降低疾病风险的同时,对患者群体的早期干预可以有效控制病情进展和并发症的出现。美国的健康管理经验证明,通过有效的主动预防与干预,健康管理服务的参加者按照医嘱定期服药的概率提高了50%,其医师能开出更为有效的药物与治疗方法的概率提高了60%,从而使健康管理服务对象的综合风险降低了50%。

(三)减少医疗费用

疾病一级预防和早期干预是疾病控制最为有效和性价比最高的手段,通过对一般人群和患者群体的健康干预,可以明显减少医疗费用和降低健康损失。数据证实,在健康管理方面投入1元,相当于减少3~6元医疗费用的开销。如果加上劳动生产率提高的回报,实际效益可达到投入的8倍。

三、健康干预的形式

健康管理的目的在于识别和控制健康危险因素,降低疾病风险,促进个体和群体健康。因此,有效的健康干预是健康管理的重点和实现健康管理目标的重要手段。根据干预对象、干预手段和干预因素的不同健康干预可有多种形式,具体包括以下几方面。

(一)个体干预

个体干预指以个体作为干预对象的健康干预,所干预的健康危险因素可以是单一危险因素,如对个体血压的干预,也可以是综合危险因素,如对个体心脑血管疾病危险因素的综合干预。

(二)群体干预

群体干预指以群体为干预对象的健康干预,如孕期增补叶酸预防出生缺陷就是对孕妇群体的干预措施。

(三)临床干预

临床干预主要指对特定患者个体或群体在临床上采取的以控制疾病进展和并发症出现的干

预措施,临床干预包括对患者实施的药物干预。

(四)药物干预

药物干预指以药物为手段,以减低疾病的风险和防止病情进展为目的的干预措施,药物干预既可以是针对患者群体的临床干预也可以是对特殊群体的预防性干预措施,如采用小剂量他汀类药物对心脑血管高危人群的干预。

(五)行为干预

行为干预指对个体或群体不健康行为如吸烟,酗酒等健康危险因素进行的干预。

(六)生活方式干预

生活方式干预指对个体或群体生活方式如膳食结构、运动等进行的干预。

(七)心理干预

心理干预指对可能影响个体或群体健康状况并引发身心疾病的健康危险因素进行的干预。

(八)综合干预

综合干预指同时对个体或群体的多种健康危险因素进行的干预,在健康管理中通过健康监测和风险评估所形成的健康指导方案应包括综合干预措施。

(马福华)

第六节 健 康 教 育

一、健康教育的概念与发展

(一)健康教育的概念

WHO将健康定义为健康不仅仅是没有疾病或虚弱,而是指身体、心理和社会适应的完美状态。健康教育是旨在帮助对象人群或个体改善健康相关行为的系统的社会活动。健康教育在调查研究的基础上采用健康信息传播、行为干预等措施,促使人群或个体自觉地采纳有益于健康的行为和生活方式,消除或减轻影响健康的危险因素,从而达到疾病预防、治疗、康复,增进身心健康,提高生活质量和健康水平的目的。

健康教育的核心在于教育人们树立健康意识,改善健康相关行为,进而防治疾病、促进健康。慢性非传染性疾病(如心脑血管疾病)和传染性疾病(艾滋病)等许多疾病与人类的行为密切相关,且目前尚缺乏有效的预防控制手段和治愈方法,这使得健康教育成为医疗卫生工作中的一个相对独立和十分重要的领域。健康教育又是一种工作方法,可参与其他卫生工作领域的活动或为其提供相关技术支持。针对健康相关行为及其影响因素的调查研究方法、健康教育干预方法及评价方法已广泛应用于临床医学和预防医学的各个领域。此外,健康相关行为及其影响因素的复杂性决定了健康教育须不断地从其他领域引入新的知识和技术,如卫生政策与管理学、社会营销学、健康传播学、教育学、行为科学、预防医学、心理学等。

(二)健康教育的意义

1.健康教育是世界公认的卫生保健的战略

健康教育已成为人类与疾病做斗争的客观需要。通过健康教育促使人们自愿地采纳健康生活方式与行为,能够控制致病因素,预防疾病,促进健康。

2.健康教育是实现初级卫生保健的先导

健康教育是能否实现初级卫生保健任务的关键,在实现所有健康目标、社会目标和经济目标中具有重要的地位和价值。

3.健康教育是一项低收入、高产出、效益大的保健措施

健康教育引导人们自愿改变不良行为、生活方式,追求健康,从成本—效益的角度看是一项低投入、高产出的保健措施。

(三)健康教育工作步骤

健康教育是预防医学的实践活动,所有健康教育工作都为改善对象人群的健康相关行为和防治疾病、促进健康服务。当健康教育以项目形式开展时,过程大体可分为四个阶段。

1.调查研究与计划设计阶段

通过现场调查、专家咨询、查阅文献等方式收集信息,进行诊断/推断,以期发现社区人群的生活质量、目标疾病、危险行为和导致危险行为发生发展的因素及其分布等,进而根据这些结果进行健康教育干预计划的设计、制订。

2.准备阶段

包括制作健康教育材料、动员及培训预试验和实施过程中涉及人员和组织、筹集建设资源及准备物质材料等。

3.实施阶段

动员目标社区或对象人群,利用组建的各级组织和工作网络,全面实施多层次多方面的健康教育干预活动。

4.总结阶段

对干预进程和结果进行检测与评价。

当然并非所有的健康教育工作都需要完整经历上述过程,如当既往工作已将某个健康问题的相关行为及其影响因素基本查清时,就不必另行组织调查。

(四)健康教育发展概况

健康教育是人类最早的社会活动之一。早在远古时代,为了个体的生存和种族的延续,人类就不断地积累并传承关于伤害避免、疾病预防的行为知识和技能。随着社会经济和科学技术的发展、生活水平的逐步提高、行为与生活方式的改变、健康知识的不断积累,人们对健康的要求不断提高,健康教育越来越受到重视。自20世纪70年代以来,健康教育的理论和实践有了长足的进步,在全世界范围内迅速发展。旨在研究健康教育基本理论和方法的科学——"健康教育学"也被纳入预防医学专业课程。

有记载我国最早的医学典籍《黄帝内经》中就论述到健康教育的重要性,甚至谈及健康教育的方法。20世纪初健康教育学科理论引入我国,使得健康教育活动开始在科学基础上活跃起来。新中国成立后,我国健康教育在学科建设、人才培养、学术水平、国内外交流等方面取得了长足的进步。健康教育专业机构、人才培养机构、研究机构和学术团体不断发展壮大,如:1984年,在北京成立了"中国健康教育协会";1985年,专业学术期刊《中国健康教育》创刊;1986年,中国健康教育所建立;健康教育领域的专科、学士和硕士人才的招收、培养,以及一批批健康教育工作者到先进国家或地区的学习进修,促进了我国健康教育学科建设、学术水平的提高,增进了国际学术交流;新的理论和工作模式的引进,逐步加强了健康教育工作的横向联系及与其他社会部门

的协作,丰富了健康教育途径、方式方法,促进了国际合作。

世界各国健康教育的发展极不平衡,发达国家起步较早,但真正重视健康教育也是在20世纪70年代以后,如:1971年后美国设立了健康教育总统委员会,国家疾病控制中心设立了健康促进/健康教育中心,联邦卫生福利部设立了保健信息及健康促进办公室等。近年来,西太平洋地区一些国家的健康教育进展较快,如:新加坡将健康教育计划纳入全国卫生规划;澳大利亚在健康教育人才培养方面有特色,取得了不少成绩和经验;韩国、马来西亚、菲律宾等国家在制定国家卫生政策、建设健康教育机构、健康教育项目开展等方面有很大的进步。

目前健康教育有关的国际组织如下。

1.国际健康促进和教育联合会

国际健康促进和教育联合会是唯一通过公共卫生的推广和教育、社区行动和开发公共卫生政策来改善人类健康、提升公共卫生发展水平的全球性科学组织,其主要活动是组织大型国际性专题会议,深入探讨健康教育重大问题。

2.世界卫生组织

其下设有公共信息与健康教育司,互联网网站上提供各种相关的健康促进、健康教育材料。

3.联合国儿童基金会

互联网网站上提供有各种健康教育、健康促进材料。

4.联合国人口基金会

互联网网站上提供与生育和妇女生殖健康、预防性传播疾病和艾滋病、保护妇女权益和制止家庭暴力等内容有关的健康教育、健康促进材料。

5.联合国艾滋病署

互联网网站上提供丰富的性传播疾病和艾滋病方面的文献和数据,特别是"最佳实践"文献中包含许多健康教育成功范例,对健康教育干预具有很好的指导意义。

二、健康相关行为

(一)人类行为

行为是有机体在内外部刺激作用下引起的反应。美国心理学家伍德沃斯提出了著名的"S-O-R"行为表示式,S(stimulation)代表机体内外环境的刺激;O(organization)代表有机体;R(reaction)代表行为反应。人的行为由五大基本要素构成,分别为行为主体(人)、行为客体(人的行为所指向的目标)、行为环境(行为主体与行为客体发生联系的客观环境)、行为手段(行为主体作用于行为客体时的方式方法和所应用的工具)和行为结果(行为对行为客体所致影响)。人类的行为受自身因素和环境因素的影响,与其他动物行为相比,其主要特点是既具有生物性,又具有社会性。著名心理学家库尔特·卢因指出,人类行为是人与环境相互作用的函数,用公式$B=f(P \cdot E)$表示。其中,B(behavior)代表行为;P(person)代表人;E(environment)代表环境,主要指社会环境。人类的行为因其生物性和社会性决定可分为本能行为和社会行为。前者是人类最基本的行为,主要包括摄食、睡眠、躲避、防御、性行为、好奇和追求刺激的行为;后者是由人的社会性所决定的,通过社会化过程确立的。人类行为还具有目的性、可塑性和差异性的特点。

(二)健康相关行为

健康相关行为是指个体或团体与健康或疾病有关联的行为,可分为两大类。

1.促进健康的行为

促进健康的行为指个体或团体表现出的、客观上有利于自身和他人健康的一组行为,具有有利性、规律性、和谐性、一致性和适宜性的特点,可细分为以下几方面。①日常健康行为:指日常生活中有益于健康的基本行为,如合理膳食、充足睡眠、适量运动等。②预警行为:指对可能发生的危害健康事件给予警示,以预防事故的发生并在事故发生后正确处置的行为,如驾车时使用安全带,预防车祸、火灾、溺水等意外事故的发生及发生后的自救和他救行为。③保健行为:指合理利用现有的卫生保健服务,以实现三级预防、维护自身健康的行为,如定期体检、预防接种、患病后遵医嘱等。④避开环境危害行为:指避免暴露于自然环境和社会环境中的有害健康的危险因素,如不接触疫水、远离受污染环境、积极应对各种紧张生活事件等。⑤戒除不良嗜好:如戒烟、不酗酒、不滥用药物等。

2.危害健康的行为

危害健康的行为指偏离自身、他人乃至社会健康期望方向的、客观上不利于健康的一组行为,具有危害性、稳定性和习得性的特点,可细分为以下几方面。①不良生活方式:如吸烟、酗酒、熬夜等,对健康的影响具有潜伏期长、特异性弱、协同作用强、个体差异大、存在广泛等特点,研究证实,肥胖、高血压、糖尿病、心脑血管疾病、癌症等疾病的发生与不良生活方式有着密切的关系。②致病性行为模式:是导致特异性疾病发生的行为模式,目前 A 型和 C 型行为模式在国内外的研究较多,前者与冠心病发生密切相关,后者与肿瘤发生有关。③不良疾病行为:指个体从感知自身患病到疾病康复全过程所表现出的不利于健康的行为,如疑病、瞒病、不及时就诊等。④违反社会法律法规、道德规范的危害健康行为:既直接危害行为者自身的健康,也严重影响社会健康与正常的社会秩序,如药物滥用、性乱等。

3.健康教育行为改变理论

健康教育的目的是使受教育对象采纳、建立健康相关行为,帮助人们的行为向有利于健康的方向变化、发展。健康教育行为改变包括终止危害健康的行为、实践促进健康的行为及强化已有的健康行为。为使健康教育达到预期目的,必须对目标行为及其影响因素有明确的认识。近来,涉及健康相关行为内外部影响因素及其作用机制等方面的理论快速发展,这为解释和预测健康相关行为,指导、实施和评价健康教育计划奠定了基础。

目前,国内外健康教育实践中常用的健康相关行为理论从应用水平上有三个层次,即应用于个体水平、人际水平及社区和群体水平的理论,其中运用较多、较成熟的行为理论包括知信行模式、健康信念模式、行为变化阶段模式等。知信行模式将人们行为的改变分为获取知识、产生信念及形成行为三个连续过程,表示为知—信—行。健康信念模式认为人们要接受医师的建议而采取某种有益健康的行为或放弃某种危害健康的行为,首先需要知觉到威胁,认识到严重性,其次坚信一旦改变行为会得到益处,同时也认识到行为改变中可能出现的困难,最后使人们感觉到有信心、有能力通过长期的努力改变不良行为。行为变化阶段模式则认为人的行为改变通常要经过无转变打算、打算转变、转变准备、转变行为和行为维持五个阶段,而且行为改变中的心理活动包括了认知层面及行为层面。从这些健康相关行为理论中可看出,影响人的行为的因素是多层次、多方面的。在实际健康教育工作中必须考虑到多种因素对目标行为的协同作用,动员各种力量,采用各种策略和措施,对多种关键的、可改变的措施进行干预。

三、健康教育与健康传播

健康教育作为卫生事业发展的战略措施，目的在于帮助个体和群体掌握卫生保健知识，树立健康观念，采取有益于健康的行为和生活方式，从而实现预防疾病、促进健康和提高生活质量的目的。因此，健康教育是由一系列有组织、有计划的健康信息传播和健康教育活动所组成的。

(一)健康传播的概念

健康传播是指通过各种渠道，运用各种传播媒介和方法，为维护和促进人类健康而收集、制作、传递、分享健康信息的过程。该概念的提出是从美国开始的，最早出现在美国公共卫生专业刊物上。"治疗性传播"这一概念应用较早，主要针对与疾病治疗和预防有关的医学领域，而不包括诸如吸毒、性乱、避孕、延长寿命等一系列重要的议题，于是1970年代中期被"健康传播"这一涵盖内容更丰富的概念所替代。虽然关于健康传播的概念还有许多提法，每个概念的侧重点不同，但最终目的都是为了预防疾病、促进健康、提高生活质量。

(二)健康传播的特点

健康传播是应用传播策略来告知、影响、激励公众、专业人士及政府、非政府组织机构人员等，促使相关个人及组织掌握健康知识与信息、转变健康态度、作出决定并采纳有利于健康的行为的活动。健康传播作为一般传播行为在医疗卫生保健领域的具体化和深化，除了具有传播行为的基本特性外，还有其独特的特点和规律，表现为以下几方面。

1.健康传播对传播者有着特殊的素质要求

一般来说，人人都具有传播的本能，都可作为传播者，但是健康传播者应是专门的技术人才，有特定的素质要求。

2.健康传播传递的是健康信息

健康信息泛指一切有关人的健康的知识、观念、技术、技能和行为模式。

3.健康传播目的性明确

健康传播旨在改变个人和群体的知识、态度、行为，使其向有利于健康的方向转化。根据健康传播对人的心理、行为的作用，按达到传播目的的难易层次，由低到高可将健康传播的效果分为知晓健康信息、健康信念认同、形成健康态度、采纳健康行为四个层次。

4.健康传播过程具有复合性

从信息来源到最终的目标人群，健康信息的传播往往经历了数个甚至数十个的中间环节，呈复合性传播，具有多级传播、多种传播途径、多次反馈的特点。

(三)健康传播的意义

健康传播是健康教育的重要的手段和基本策略。有效运用健康传播的方法与技巧有助于健康教育资源的收集、挖掘，为健康教育调研做准备，提高健康教育活动效率，以最有效的投入获得最大的产出。充分运用健康传播的原理可为健康教育决策提供科学依据，从而影响决策者对健康促进政策的制定。而且，健康教育是促进公众健康的手段之一，可从个体、群体、组织、社区和社会多水平、多层次上影响目标人群。它可动员社会各团体，引起群众关注、支持并参与到健康教育活动；针对不同目标人群开展多种形式的健康传播干预，有效地促进行为改变，疾病的早期发现和治疗，从而降低疾病对公众健康的危害；也可收集反馈信息，用于监测、评价、改进和完善健康促进计划。

(四)健康传播方式

人类健康信息的传播活动形式多样,可从多个角度进行分类。例如,按传播的符号可分为语言传播、非语言传播;按使用的媒介可分为印刷传播、电子传播;按传播的规模可分为自我传播、人际传播、群体传播、组织传播和大众传播。各种传播方式在健康教育与健康促进中有着各自的应用。例如:人际传播是全身心的传播,信息比较全面、完整、接近事实,可用形体语言、情感表达来传递和接受用语言和文字所传达不出的信息,而且反馈及时,可及时了解对方对信息的理解和接受程度,可根据对方的反应来随时调整传播策略、交流方式和内容,在健康教育中常用的形式有咨询、交谈或个别访谈、劝服和指导。群体传播在群体意识的形成中起着重要的作用,主要用于信息的收集、传递及促进态度和行为改变。组织传播是沿着组织结构而进行的,有明确的目的,其反馈具有强迫性,主要有公关宣传、公益广告和健康教育标识系统宣传三种类型。

(五)健康传播的影响因素及对策

健康传播最终要使受传者从认知、心理、行为三个层面上产生效果。从认知到态度再到行为改变,层层递进,效果逐步累积、深化和扩大,这一过程正与健康教育所追求的"知—信—行"改变统一。加强研究影响健康传播效果的因素,提出相应的对策,将有利于健康传播,这也是健康传播学研究的重要内容。影响健康传播的因素主要有以下几方面。

1.传者因素

健康传播者的素质直接关系到传播效果,因此健康传播者要严格把关,树立良好的形象,加强传播双方共通的意义空间。

2.信息因素

依据传播的目的和受众的需要应适当取舍信息内容,科学地进行设计,使健康信息内容具有针对性、科学性和指导性。而且,同一信息在传播中须借助不同方式反复强化,并应注重信息的反馈,及时了解受众反应,分析传播工作状况,找寻出问题,提高健康传播质量。

3.受者因素

受者间存在着个人差异和群体特征,对健康信息的需求存在多样性,应收集、分析和研究受众的需求,根据受众个体和群体的心理特点制订健康传播策略。

4.媒介因素

健康传播活动中,应充分利用媒介资源,多种传播媒介共用,优势互补,提高健康传播效率。

5.环境因素

环境因素包括自然环境(如传播活动的时间、天气、地点、场所、环境布置等)和社会环境(如特定目标人群的社会经济状况、文化习俗、社会规范,政府的政策法规、社区支持力度等)。健康传播工作者要对这些因素事先进行研究,深入了解,在实际健康传播计划设计和实施中应加以考虑。

四、健康教育计划

健康教育活动是通过施加一定影响,使目标人群改变原有行为和生活方式中不利于健康的部分、建立/加强有利于健康的部分、使之向促进健康的方向转化而设计的、有机组合的一系列活动和过程。在一项健康教育项目工作中,通过进行健康教育诊断的调查研究,充分了解目标人群健康问题、健康相关行为、可利用资源等情况后,紧接着进行健康教育计划的制订和实施。

(一)健康教育计划的制订

健康教育计划的制订应遵循客观性和系统性的原则,主要有以下步骤。

1.确定优先项目和优先干预的行为因素

优先项目的选择应遵循重要性和有效性两大原则。确定为优先项目的健康问题应是严重威胁着人群健康,对经济发展、社会稳定的影响性较大,并可通过健康教育干预获得明确的健康收益。确定优先干预的健康问题后,紧接着应对该问题有关的心理和行为进行分析、归纳、推断和判断,按照重要性和可变性的原则选择出关键的、预期可改善的行为作为干预的目标行为。对于导致危险行为发生发展的三类行为影响因素:倾向因素、促成因素、强化因素也存在选择重点和优先的问题。

2.确定计划目标

目的和目标是计划存在与效果评价的依据。计划目的是项目最终利益的阐述,具有宏观性和远期性;目标是目的的具体体现,具有可测量性,有总体目标和具体目标之分。

3.确定健康教育干预框架

包含确定目标人群、三类行为影响因素中的重点和干预策略。其中,策略的制订应充分运用健康教育行为改变理论。干预策略一般可分为教育策略、社会策略、环境策略和资源策略四类。在实际中,要综合应用各类干预策略方可达到事半功倍的效果。

4.确定干预活动内容和日程

依据干预策略合理地进行设计各阶段各项干预活动的内容、实施方法、地点、所需材料和日程表等。

5.确定干预活动组织网络与工作人员队伍

干预活动所需的网络组织是多层次、多部门参与的,除各级健康教育专业机构外,还应包括政府有关部门、大众传播部门、教育部门、社区基层单位及其他医疗卫生部门等;工作人员队伍以专业人员为主,并吸收网络组织中其他部门人员参加。

6.确定干预活动预算

干预活动预算是干预经费资源的分配方案,必须认真细致、科学合理、厉行节约、留有余地。

7.确定监测与评价计划

监测与评价贯穿于项目始终,是控制项目进展状态、保证项目目标实现的基本措施。在计划设计时就应根据项目目标、指标体系、日程安排、预算等做出严密的监测与评价方案。

8.形成评价

主要通过专家评估或模拟试验进行,形成对项目本身的评价,评估计划设计是否符合实际。

(二)健康教育计划的实施

健康教育计划的实施是按照计划设计所规定的方法和步骤来组织具体活动,并在实施过程中修正和完善计划。一个完整健康教育计划主要包括以下几方面。

1.回顾目标

进行项目背景情况、目的与目标的回顾,为后续进一步的目标人群的分析、健康干预场所的选择、干预策略和活动的设计奠定基础,确保项目目标得以实现。

2.细分人群

根据目标人群的社会人口学特征、目标人群中包含哪些亚人群及影响各类亚人群的人文因素和自然环境因素进一步对目标人群进行细分。这有利于我们对目标人群的理解更为清晰,从而使设计的健康教育干预策略和活动能覆盖全部目标人群,易于被不同亚人群所接受,取得预期效果。

3.确定干预场所

健康教育干预场所是指针对项目目标人群的健康教育干预活动的主要场所,在项目中也经常有许多中间性的干预活动场所。

4.制订实施进度表

在项目计划的日程安排基础上,在干预实施开始前制定实施进度表,从而从时间和空间上将各项措施和活动整合起来,使得项目计划实施启动后,各项措施和任务能以进度表为指导有条不紊地进行,逐步实现工作目标。

5.建立项目组织机构

积极动员目标社区或对象人群,建立并完善健康教育协作组织和工作网络。

6.培训各层次骨干人员

根据项目目的、执行手段、教育策略等对项目有关人员进行培训,促使他们具备胜任健康教育任务所需的知识和技能。培训工作应遵循按需施教、学用结合、参与性强、灵活性高及少而精原则,内容包括项目管理知识、专业知识和技能,并对培训工作进行明确的过程、近期效果和远期效果方面的评价。

7.管理健康教育传播资料

根据健康教育计划有目的地制作健康教育传播材料,并选择正确的传播渠道有计划、有准备地发放和使用。认真监测材料的发放和使用情况,调查实际使用人员对材料内容及使用情况的意见,为材料的进一步修改打好基础。

8.实施干预活动和质量控制

按计划全面展开多层次多方面的健康教育干预活动。在健康教育干预实施过程中,建立质量控制系统,保障项目按计划进度和质量运行,并收集反馈信息和建立资料档案为项目评价做准备。质量控制的内容涉及工作进度监测、干预活动质量监测、项目工作人员能力监测、阶段性效果评估和经费使用监测。

(马福华)

第七节　高血压的健康管理

高血压健康管理主要依据《中国高血压防治指南》。通过健康管理,使被管理的对象要掌握以下内容。

一、什么是高血压

高血压是最常见的慢性病,是我国人群脑卒中和冠心病发病及死亡的主要危险因素。国内外的实践证明,高血压是可以预防和控制的疾病,降低高血压患者的血压水平,可明显减少脑卒中及心脏病事件,明显改善患者的生存质量,有效降低疾病负担。

高血压定义:在未使用降压药物的情况下,收缩压≥18.7 kPa(140 mmHg)和/或舒张压

≥12.0 kPa(90 mmHg);根据血压升高水平,又进一步将高血压分为1级、2级和3级。一般需要非同日测量3次来判断血压升高及其分级,尤其是轻、中度血压升高者。

要注意的是,大多数患者早期没有明显症状,有的患者即使血压很高,也不会感到身体不适。血压水平分类和定义见表19-1。

表 19-1　血压水平分类和定义(mmHg,1 mmHg=0.13 kPa)

分类	收缩压		舒张压
正常血压	<120	和	<80
正常高值血压	120～139	和/或	80～89
高血压	≥140	和/或	≥90
1级高血压(轻度)	140～159	和/或	90～99
2级高血压(中度)	160～179	和/或	100～109
3级高血压(重度)	≥180	和/或	≥110
单纯收缩期高血压	≥140	和	<90

当收缩压和舒张压分属于不同级别时,以较高的分级为准。

二、我国人群高血压的重要危险因素

(一)人口学因素

原发性高血压是一种由多基因、多环境危险因子交互作用而形成的慢性疾病。世界卫生组织调查显示,男性收缩压每年增加0.04～0.12 kPa(0.29～0.91 mmHg),女性为0.08～0.17 kPa(0.60～1.31 mmHg),这些资料显示,随着年龄的增长,男性比女性(更年期前)血压增加快速,在更年期后女性增加较快。高血压具有家族聚集倾向,一般认为遗传因素大约占40%,环境因素大约占60%。

(二)高钠、低钾膳食

人群中,钠盐(氯化钠)摄入量与血压水平和高血压患病率呈正相关,而钾盐摄入量与血压水平呈负相关。膳食钠与钾的比值与血压的相关性更强。高钠、低钾膳食是导致我国大多数高血压患者发病的主要危险因素之一。

(三)超重和肥胖

身体脂肪含量与血压水平呈正相关。人群中体重指数(BMI)与血压水平呈正相关。我国24万成人随访资料的汇总分析显示,BMI≥24 kg/m^{2}者发生高血压的风险是体重正常者的3～4倍,腰围≥90 cm(男性)或≥85 cm(女性),发生高血压的风险是腰围正常者的4倍以上。

(四)饮酒

过量饮酒也是高血压发病的危险因素,人群高血压患病率随饮酒量增加而升高。虽然少量饮酒后短时间内血压会有所下降,但长期少量饮酒可使血压轻度升高;过量饮酒则使血压明显升高。如果每天平均饮酒>3个标准杯(1个标准杯相当于12 g酒精),收缩压与舒张压分别平均升高0.5 kPa(3.5 mmHg)与0.3 kPa(2.1 mmHg),且血压上升幅度随着饮酒量增加而增大。

(五)精神紧张

长期精神过度紧张也是高血压发病的危险因素,长期从事高度精神紧张工作的人群高血压患病率增加。

三、高血压的危害

高血压对人体危害非常大,不仅直接产生头痛、头晕、失眠、烦躁、心悸、胸闷等一系列症状,而且长期下去对心、脑、肾及其他器官的损伤也是非常严重的。许多高血压患者死于卒中、心力衰竭和肾衰竭。高血压的危害如下。

(一)心力衰竭、心律失常及高血压猝死

长期高血压会加重心脏左心室负担,使左心室出现代偿性肥厚、扩张,引起心力衰竭。

(二)高血压引起脑卒中

高血压会引起脑部血管病变及硬化,当血管发生阻塞、产生栓塞时,高血压导致血管破裂,引起脑卒中即中风。研究发现,收缩压每升高 1.3 kPa(10 mmHg),亚洲人群脑卒中与致死性心肌梗死风险分别增加 53% 与 31%。

(三)高血压可引起冠心病

长期高血压将加速动脉粥样硬化,引起冠心病(包括心绞痛、心肌梗死等)。高血压是我国心脑血管疾病首位危险因素,每年 300 万例心血管死亡中至少一半与高血压有关。

(四)高血压引起其他疾病

长期高血压可以导致肾脏损害,肾衰竭(严重的引起尿毒症)。在重度高血压患者中,终末期肾病发生率是正常血压者的 11 倍以上,即使血压在正常高值水平也达 1.9 倍。引起眼睛的损坏,眼底动脉硬化等。

四、高血压健康管理的目标

(1)限制钠盐每人每天通过各种食物摄入的食盐量<6 g,增加钾盐摄入。
(2)降低体重 5%~10%,最好达到 BMI<24 kg/m²。
(3)戒烟、限酒。
(4)坚持适量运动:每周适量体力活动 3~5 次,每次不少于 30 分钟。
(5)减轻精神压力,保持心理平衡。
(6)如有其他慢病危险因素要进行干预,使其得到一定的改善。
(7)维持健康血压:收缩压<16.0 kPa(120 mmHg)和舒张压<10.7 kPa(80 mmHg)。
(8)坚持合理用药。

五、高血压健康管理的内容

(一)减少钠盐摄入

首先在膳食评估中要了解服务对象的膳食钠盐摄入量和来源。指导其尽可能减少钠盐的摄入量,并增加食物中钾盐的摄入量。主要措施包括以下几点。

(1)尽可能减少烹调用盐,建议使用可定量的盐勺。
(2)减少味精、酱油等含钠盐的调味品用量。
(3)少食或不食含钠盐量较高的各类加工食品,如咸菜、火腿、香肠及各类炒货。
(4)增加蔬菜和水果的摄入量。
(5)注意补充钾和钙,膳食中应增加含钾多,含钙高的食物,如绿叶菜、鲜奶、豆制品、土豆等。
(6)肾功能良好者,使用含钾的烹调用盐。

一天膳食举例。

早餐:牛奶1袋(脱脂),面包(花卷1个),鸡蛋,卤豆腐干,拌卷心菜。

午餐:二米饭,蒸红薯,清蒸鱼,拌海带丝,小白菜,番茄鸡蛋汤。

加餐:柑橘。

晚餐:麦片大米粥,2个发面馒头,卤豆腐干,鸡肉丝烩金针菇,豆皮拌芹菜。

(二)控制体重

具体内容请见超重与肥胖健康管理部分。减重的速度因人而异,通常以每周减重0.5~1.0 kg为宜。对于非药物措施减重效果不理想的重度肥胖患者,应在医师指导下使用减肥药物控制体重。

(三)戒烟

健康管理师应强烈建议并督促高血压患者戒烟,并指导患者寻求药物辅助戒烟,同时也应对戒烟成功者进行随访和监督,避免复吸。

(四)限制饮酒

长期大量饮酒可导致血压升高,限制饮酒量则可明显降低高血压的发病风险。所有患者均应控制饮酒量,每天酒精摄入量不应超过25 g(男性)、15 g(女性)。不提倡高血压患者饮酒,如饮酒,则应少量:白酒或葡萄酒(或米酒)或啤酒的量分别少于50、100和300毫升/天。

(五)运动指导

定期的体育锻炼则可产生重要的治疗作用,可降低血压、改善糖代谢等。因此,每天应进行适当的体力活动(每天30分钟左右);而每周则应有3次以上的有氧体育锻炼。指导服务对象坚持适量运动并进行运动情况监测。

(六)心理干预

长期的精神压力和心情抑郁是引起高血压和其他慢性病的重要原因之一。因此,鼓励高血压患者参加体育锻炼、绘画等文化活动,参与社交活动,可向同伴们倾诉心中的困惑,得到同龄人的劝导和理解,保持乐观心态。

在进行健康管理时,应了解管理对象的心理状况,并进行相应的心理辅导。健康管理师应采取各种措施,帮助患者预防和缓解精神压力及纠正和治疗病态心理,必要时建议患者寻求专业心理辅导或治疗。

(七)坚持定期测量血压

正常成年人,每年至少测量1次血压;35岁以上的所有就诊患者,均应测量血压;易患高血压的高危人群,每6个月至少测量1次血压;高血压患者血压达标者,每周测量血压1~2天;血压未达标者,每天测量血压1次;提倡高血压患者进行家庭血压测量;学会正确测量血压:测量前至少休息5分钟,坐在靠背椅上测血压,要裸露右上臂,袖带大小合适并紧贴上臂,袖带要与心脏保持在同一水平,测压时保持安静不讲话、不活动肢体,每回测压3次,每次间隔1~2分钟,以3次平均值为结果。

(八)高血压的药物治疗指导

1.不要乱用药物

降压药有许多种,作用也不完全一样。要根据个体情况,遵循医嘱用药,不要听别人推荐用药,不听信广告宣传用药。根据医嘱用药,联合用药可产生协同作用,减少每种药物剂量,减少不良反应。

2.降压不能操之过急

有些人一旦发现高血压,恨不得立即把血压降下来,随意加大药物剂量,很容易发生意外。短期内降压幅度最好不超过原血压的20%,血压降得太快或过低都会发生头晕、乏力,重的还可导致缺血性脑卒中和心肌梗死。

3.服药期间定时测量血压,及时调整服药剂量

有些患者平时不测血压,仅凭自我感觉服药。感觉无不适时少服一些,头晕不适就加大剂量。其实,自觉症状与病情轻重并不一致,血压过低也会出现头晕不适,继续服药很危险。正确的做法是,定时测量血压,及时调整剂量,维持巩固。

4.切莫间断服药

有的患者用降压药时服时停,血压一高吃几片,血压一降马上停药。这种间断服药,不仅不能使血压稳定,还可使病情发展。

5.最好不要在临睡前服用降压药

临床发现,睡前服降压药易诱发脑血栓、心绞痛、心肌梗死。正确的方法是睡前2小时服药。

(马福华)

第八节 糖尿病的健康管理

糖尿病高危人群的健康管理主要依据《中国2型糖尿病防治指南》和《中国成人2型糖尿病预防的专家共识》。

一、什么是糖尿病高危人群

糖尿病是一种代谢性疾病。它是由于胰岛β细胞分泌胰岛素的功能异常,导致胰岛素分泌绝对或相对不足及靶细胞对胰岛素的敏感性降低,引起糖、蛋白质和脂肪代谢紊乱,进而出现血中葡萄糖水平升高及尿糖阳性。

(一)糖尿病高危人群的定义

糖尿病高危人群包括血糖正常性高危人群和糖尿病前期人群。

1.血糖正常性高危人群

成年人(>18岁)具有下列任何一个及以上的糖尿病高危因素,可定义为糖尿病高危人群:①年龄≥40岁。②既往有糖尿病前期病史。③超重、肥胖(体重指数≥24 kg/m²),男性腰围≥90 cm,女性腰围≥85 cm。④静坐的生活方式。⑤一级亲属中有2型糖尿病家族史。⑥有巨大儿(出生体重≥4 kg)生产史,妊娠期显性糖尿病或妊娠糖尿病病史的妇女。⑦高血压[收缩压≥18.7 kPa(140 mmHg)和/或舒张压≥12.0 kPa(90 mmHg)]或正在接受降压治疗。⑧血脂异常(高密度脂蛋白胆固醇≤0.91 mmol/L及甘油三酯≥2.22 mmol/L,或正在接受调脂治疗)。⑨动脉粥样硬化性CCVD患者。⑩有一过性类固醇性糖尿病病史者。⑪多囊卵巢综合征患者。⑫严重精神病和/或长期接受抗抑郁症药物治疗的患者。

2.糖尿病前期人群

糖尿病前期人群指空腹血浆葡萄糖和/或口服葡萄糖耐量试验(OGTT)2小时血浆葡萄糖

(2小时PG)升高但未达到糖尿病的诊断标准,即存在IFG或IGT或两者兼具(IFG+IGT)。

(二)糖尿病高危人群的筛查

无糖尿病病史者,首先根据高危因素(同上)进行初筛,对于具有一项危险因素者进一步进行空腹血糖或任意点血糖筛查。

1.空腹血糖

建议以空腹血糖≥5.6 mmol/L作为行OGTT的切点。

2.任意点血糖

建议以任意点血糖≥7.8 mmol/L作为行OGTT的切点。

二、糖尿病前期的危害

流行病学资料显示,糖尿病高危人群中,每年有10%~20%将自然转归为糖尿病患者。杜群的研究显示,孤立性空腹血糖受损(I-IFG)的糖尿病年转变率为5.1%,孤立性糖耐量减低(I-IGT)的糖尿病年转变率为11.5%,IGT的糖尿病年转变率为14.1%,IGT合并IFG的糖尿病年转换率为20.2%。

糖尿病引起微血管、大血管并发症的危害已被熟知。实际上,高血糖的损害在糖尿病诊断之前就已经发生,因此糖尿病前期可以被认为是一种标志或分水岭,它的出现标志着将来发生大血管病、糖尿病、轻微的肾、视网膜和神经等微血管病,以及肿瘤和痴呆等的危险性增高;美国内分泌医师协会(AACE)认为糖尿病前期患者短期内罹患糖尿病的绝对风险增加3~10倍,糖尿病前期人群中IFG+IGT发展为糖尿病的风险最高。

国内外大型临床研究都显示有效的生活方式干预可以减少糖尿病的发病率。糖尿病前期干预方式中,健康教育和咨询的基础上强化生活方式为首选,是行之有效的措施,可使糖尿病发生的风险下降28%~63%。国内外权威卫生组织都认为强化生活方式也是迄今最安全和不需要支付医药费用的方式。

三、糖尿病高危人群健康管理的目标

(一)生活方式干预

每天饮食总热量至少减少400~500 kcal;饱和脂肪酸摄入占总脂肪酸摄入的30%以下;膳食纤维摄入>30 g/d;体力活动增加到250~300分钟/周。

(二)体重控制

肥胖或超重的糖尿病前期人群体重应减少5%~10%,并使体重指数长期维持在健康水平(<24 kg/m^2)。

(三)血糖控制

强调个体化,并根据其年龄与预期寿命、是否存在微血管和大血管疾病、CCVD危险因素、是否存在可导致严重低血糖的疾病及危险因素及社会因素如医疗条件、经济条件和健康需求等制订血糖控制水平。

理想水平:空腹血糖≤6.1 mmol/L,OGTT 2小时PG≤7.8 mmol/L。自然餐后2小时PG≤7.8 mmol/L。

糖尿病前期人群理想的控制目标是将血糖水平逆转至糖耐量正常(NGT)水平。如无法逆转至NGT水平,至少应尽力维持在糖尿病前期,力争阻止或延缓其进展为糖尿病。

(四)心脑血管病危险因素控制

心脑血管危险因素控制目标见表19-2。

表19-2 心脑血管疾病控制目标

指标	控制目标
血压	
收缩压	<18.7 kPa(140 mmHg)
舒张压	<12.0 kPa(90 mmHg)
血脂	
LDL-C	无CCVD风险或风险较小患者≤2.6 mmol/L
	已存在CCVD或是多于2个危险因素患者≤1.8 mmol/L
甘油三酯	<2.3 mmol/L
HDL-C	男性>1.0 mmol/L；女性>1.3 mmol/L

CCVD：心脑血管疾病；LDL-C：低密度脂蛋白胆固醇；HDL-C：高密度脂蛋白胆固醇。

四、糖尿病高危人群健康管理的内容

(一)糖尿病高危人群健康管理基本原则

1.平衡膳食、合理营养指导

(1)良好的饮食控制，是降低糖尿病风险的重要内容，基本原则是固定热量、均衡营养、控制血糖、改善血脂。

(2)主食一般以米面为主。粗杂粮，如燕麦、玉米面富含膳食纤维，膳食纤维具有降低血糖作用，对控制血糖有利。

(3)蛋白质来源以适量大豆制品为好。一方面其所含蛋白质量多、质好，另一方面不含胆固醇，具有降脂作用，故可代替部分动物性食品，如肉等。

(4)在控制热量期间，如感到饥饿，可多食用含糖少的蔬菜，用水加一些佐料拌着吃。由于蔬菜所含的膳食纤维多，水分多，供热能低，具有饱腹作用。

(5)禁食白糖、红糖、葡萄糖及糖制甜食。

(6)用植物油代替动物油。

(7)选择血糖生成指数低的水果，可在两餐间食用。

(8)了解食物血糖生成指数(GI)。

近年来的研究证明，不同的碳水化合物可以由于结构不同，消化吸收速率不同，对血糖影响也不同。GI是进餐后2小时血浆葡萄糖曲线下总面积与等量葡萄糖餐后2小时血浆葡萄糖曲线下总面积的比较。GI是一个比较而言的数值，表示这个食物与葡萄糖相比升高血糖的速度和能力。葡萄糖的血糖生成指数是100；如果某种食物升高血糖比葡萄糖快，那就是>100，如果低于葡萄糖则<100。就是说低GI食物引起血糖变化小，相反高GI食物则引起血糖升高。

一般而言，GI>70为高GI食物；GI55~70为中GI食物；GI<55为低GI食物。

食物血糖生成指数的用途和意义：低血糖生成指数食物在体内缓慢消化，血糖上升缓慢和血糖升高幅度减小，从而降低了一天三餐的胰岛素分泌量，能够使糖尿病患者很好地控制血糖，并对健康人群也同样有益。长期食用低血糖生成指数膳食，可以降低2型糖尿病和心脏病的发生率。世界卫生组织推荐全民以低血糖生成指数食物作为饮食基础。

低血糖指数的食物：面条、通心粉、黑米、大麦、玉米糁、粉条、藕粉、魔芋、豆腐及豆类食物、牛奶及奶制品等。

高血糖指数食品（指数＞70）会引起血糖急剧地大幅度升高。这种能量供应只能维持较短的时间，身体很快又会感到饥饿乏力。一般加工越精细、加工温度越高的食物，血糖指数越高。高血糖指数食品还会导致胰岛素大量分泌。位于55～70的血糖指数被称为血糖指数适度。

如何利用食物血糖生成指数选择食物：注意食物类别和精度。同类食物的选择，可选择硬质的加工的食物，如全麦制品或含50%全麦的面包。就是说含膳食纤维高的食物GI较低；选用不容易糊化的谷类制品。糊化就像我们熬粥一样，不选购黏性大的食物，不吃长时间、高温煮好的稠粥，松软的发酵面包和点心等。多选择豆类及其制品。豆类血糖生成指数低，有利于控制血糖。

注意选择蔬菜类和薯类。蔬菜类膳食纤维高，无论单吃还是与粮谷类合吃，都能有效地延迟消化吸收速率，所以对降低血糖有好处。需要控制南瓜等根类蔬菜的食用量，特别是蒸煮的很烂时很快升高血糖。薯类如红薯、土豆、芋头、山药等都可吃一些，但土豆、红薯富含淀粉，蒸煮的很烂时与面粉一样很快升高血糖。

选择适宜的水果。水果中大部分是果糖。果糖的吸收代谢不需要胰岛素的帮助。从水果的血糖生成指数来看，多数水果对血糖的影响也很小。可以根据GI选择一些水果。水果酸度越高，对血糖影响就越小，您就可以多吃点，如李子、橘子等。水果对血糖的影响与吃的方式有很大关系，建议不要煮了再吃，不要榨汁吃，也不要挑熟透了的吃。生的、青的都对血糖调节有好处。如熟香蕉和青香蕉差别很大，建议你吃青香蕉。当然最重要的还是"量"不能过多。要根据食物的血糖生成指数选择食物。

每一餐食物生糖指数的计算：查表了解各种食物的碳水化合物含量，根据该餐食物重量计算该食物碳水化合物含量。

再计算该餐所有食物碳水化合物量。

评价某一种食物碳水化合物占该餐总碳水化合物的比例，如250 g牛奶碳水化合物为8.5 g，该餐总碳水化合物如40 g，则8.5/40＝0.213。

计算牛奶的GI值，查表得知牛奶GI为27.6，用0.21＊27.6＝5.88。该餐所有食物的GI总和即为该餐的GI值。

2.运动指导

合理运动能加速糖的分解，降低胰岛素抵抗，提高胰岛素的敏感度，还可以提高机体的免疫功能和抵抗力。糖尿病高危人群适合的运动是有氧运动。指导服务对象坚持适量运动并进行运动情况监测。

3.心理干预

一个好的心态对糖尿病的预防是有积极作用的。因为心理不平衡会进一步加强胰岛素抵抗，促使糖尿病的发生。

在进行健康管理时，应了解管理对象的心理状况，并进行相应的心理辅导。健康管理师应采取各种措施，帮助患者预防和缓解精神压力及纠正和治疗病态心理，必要时建议患者寻求专业心理辅导或治疗。

(二)血糖正常性糖尿病高危人群的管理

(1)健康教育。建议每位高危者和/或家属(照护者)应接受系统性的教育,并且做到每年巩固1次。教育的内容至少应包括糖尿病前期及糖尿病相关知识,如什么是糖尿病前期及糖尿病、膳食营养治疗、运动和戒烟的基本知识等;此外还应包括该人群的其他CCVD风险的管理知识。

(2)生活方式干预。每天饮食总热量至少减少400~500 kcal;饱和脂肪酸摄入占总脂肪酸摄入的30%以下;膳食纤维摄入>30 g/d;体力活动增加到250~300分钟/周。这是干预的基础。开始生活方式干预后,须定期随访其执行度。

(3)其他CCVD风险的管理,如血压、血脂同等重要。

(4)监测。开始生活方式干预后,须定期随访该人群的血糖变化情况,建议每年至少1次到医院进行空腹血糖和/或OGTT检查。

(三)糖尿病前期人群的管理

1.IFG人群的管理

(1)健康教育——同血糖正常性糖尿病高危人群部分。

(2)其他干预——生活方式干预及血糖以外其他CCVD风险的管理同血糖正常性糖尿病高危人群的管理。必须再次强调,强化生活方式干预是基础。

(3)降糖药干预——如严格执行生活方式干预达6个月以上而血糖仍控制不佳(空腹血糖>6.1 mmol/L),或高血糖进展,且年轻、经济条件好、有高的健康需求及医疗条件者可考虑使用药物。

(4)监测——开始生活方式干预后,需定期随访其血糖变化情况,建议每年至少1次到医院进行空腹血糖和/或OGTT检查。若已进行药物干预,每次随访时检测空腹血糖。定期监测体重及其他危险因素指标。

2.IGT人群的管理

(1)健康教育——同血糖正常性糖尿病高危人群部分。

(2)其他干预——生活方式干预及血糖以外其他CCVD风险的管理同血糖正常性糖尿病高危人群的管理。

(3)降糖药干预——如严格生活方式干预进行6个月以上而血糖仍控制不佳(餐后血糖>7.8 mmol/L),或高血糖进展。且年轻、经济条件好、有高的健康需求及医疗条件者可考虑使用药物。

(4)监测——该部分人群重点监测餐后血糖。血糖监测频率及其他监测指标及频率同IFG人群。

3.IFG+IGT人群的管理

(1)健康教育——积极进行教育,教育频率应提高到每年至少1次。

(2)其他干预——应立即启动强化生活方式干预。

(3)降糖药干预——如强化生活方式干预进行6个月以上血糖仍控制不佳[空腹血糖>6.1 mmol/L和/或餐后血糖>7.8 mmol/L],或高血糖进展,且年轻、经济条件好者,推荐早期使用药物干预。

(4)监测——该人群的血糖监测频率每6个月至少1次,具体血糖监测指标及其他监测指标同IGT或IFG患者。

(刘玉梅)

第九节 超重与肥胖的健康管理

对超重与肥胖者的健康管理主要依据《中国成人超重和肥胖症预防控制工作指南（试行）》。通过健康管理，使管理对象掌握以下内容。

一、概述

(一)超重与肥胖的概念

肥胖是一种由多因素引起的慢性代谢性疾病。肥胖症患者的一般特点为人体脂肪的过量贮存，表现为脂肪细胞增多和/或细胞体积增大，即全身脂肪组织块增大，体脂占体重的百分比异常增高，并在某些局部过多沉积脂肪。

超重和肥胖对人体健康的危害都是因为体内脂肪过多惹的祸。因此要评价某个人是否肥胖，最好是实际测量他的体脂肪含量。目前公认的在人群调查和临床实践中最实用的方法就是体重指数法(body mas index,BMI)，在大多数情况下，体重指数与体脂肪的比例相关。

要知道自己的体重是否合理，就要学会用体重指数(BMI)科学评价自己的体重。体重指数具体计算方法是以体重(千克,kg)除以身高(米,m)的平方，即：

BMI＝体重(kg)/身高(m)^2

例如：体重 70 kg，身高 1.65，BMI 是：$70\div(1.65)^2=25.7$

BMI＜18.5，说明体重过轻，可以适当增加食物的摄入量。

BMI 为 18.5～23.9，说明体重是很标准的，应当将体重维持在这个范围内。

BMI 为 24～27.9，说明体重已经超出正常范围，应当积极采取行动来减轻体重。

BMI≥28，说明体重为肥胖，患慢性病的概率会显著升高，要积极开展减重行动。

通过测量腰围，能预测出患心血管疾病的危险性，衡量肥胖常用的指标是体重指数，但是腹部肥胖对心脏病的预测作用比体重指数更为准确，它是心脏病发作的一个独立危险因素。

用腰围判断中心型肥胖的标准：男性≥85 cm、女性≥80 cm。

(二)肥胖的分类

1.单纯性肥胖

无内分泌疾病或找不出引起肥胖的特殊病因的肥胖症为单纯性肥胖。单纯性肥胖者占肥胖症总人数的 95% 以上，肥胖儿童中约 99% 以上属于单纯性肥胖。

单纯性肥胖按肥胖的程度可分轻、中、重三级。

单纯性肥胖按脂肪的分布可分为全身性(均匀性)肥胖、向心性肥胖、上身肥胖或下身肥胖、腹型(苹果型)肥胖和臀型(梨形)肥胖等。

2.继发性肥胖

主要指由于继发于某种疾病所引起的肥胖，一般均有明显的疾病因素可寻。病因包括：遗传因素、中枢神经系统因素、内分泌因素、代谢因素、环境因素(生活方式、社会因素、药物)。

3.特殊时期肥胖

某些特殊情况下由于人体自身的需要，也可使个体处于脂肪蓄积过多的状态，这种状态某种意义上有利于机体,如妊娠期及哺乳期的肥胖。

4.遗传性肥胖

主要指遗传物质(染色体、DNA)发生改变而导致的肥胖。

二、单纯性肥胖的危险因素

(一)遗传因素

多项研究表明单纯性肥胖具有遗传倾向,肥胖者的基因可能存在多种变化或缺陷。双亲均为肥胖者,子女中有70%~80%的人表现为肥胖,双亲之一(特别是母亲)为肥胖者,子女中有40%的人较胖。研究表明遗传因素对肥胖形成的作用占20%~40%。

(二)膳食不合理

膳食结构不合理对肥胖发生的影响,谷类和根茎类食物摄入量低;动物性食物、油脂类摄入量高,使得高能量密度食物摄入过高,脂肪供能>30%,甚至35%,造成超重与肥胖。机体的能量摄入大于机体的能量消耗,从而使多余的能量以脂肪形式贮存,是导致肥胖的根本原因。

进食行为是影响肥胖症发生的重要因素。不吃早餐,晚餐吃得过多,经常吃快餐,进食速度快都会使多余的能量在体内转化为脂肪而储存起来。此外,如经常性的暴饮暴食、夜间加餐、喜欢零食,尤其是在看电视时进食过多零食,是许多人发生肥胖的重要原因。另外,在外就餐和购买现成的加工食品及快餐食品的情况增多,特别是经常上饭店参加宴会和聚餐者常常进食过量。

(三)体力活动过少

随着现代交通工具的日渐完善,家务劳动量减轻,人们处于静态生活的时间增加,能量消耗降低;大多数肥胖者相对不爱活动;坐着看电视是许多人在业余时间的主要休闲消遣方式,成为发生肥胖的主要原因之一。

研究表明,遗传因素是不可改变的,而环境因素是可改变的。因此,在肥胖发生过程中环境更加重要。遗传的作用是非常缓慢的长期过程。而近10~20年,肥胖症如此快速增长,说明不是遗传基因发生了显著变化,主要是人们生活方式发生了改变。因此,改变多吃少动的生活方式是预防超重与肥胖的关键。它不仅是可能的,事实证明也是完全有效的。

三、超重与肥胖病症的危害

肥胖和许多慢性病有关,控制肥胖是减少慢性病发病率和病死率的一个关键因素。根据世界卫生组织的报告,与肥胖相关疾病的相对危险度见表19-3。

表19-3 肥胖者发生肥胖相关疾病或症状的相对危险度*

危险性显著增高(相对危险度大于3)	危险性中度增高(相对危险度2~3)	危险度稍增高(相对危险度1~2)
2型糖尿病	冠心病	女性绝经后乳腺癌,子宫内膜癌
胆囊疾病	高血压	男性前列腺癌,结肠直肠癌
血脂异常	骨关节病	生殖激素异常
胰岛素抵抗	高尿酸血症和中风	多囊卵巢综合征
气喘	脂肪肝	生育功能受损
睡眠中阻塞性呼吸暂停	背下部疼痛	麻醉并发症

*相对危险度是指肥胖者发生上述肥胖相关疾病的患病率是正常体重者对该病患病率的倍数。

四、超重与肥胖健康管理的目标

(1) 坚持合理膳食,控制膳食总能量和减少饱和脂肪酸摄入量。
(2) 增加体力活动和锻炼,每天安排进行的体力活动的量和时间应按减体重目标计算。
(3) 戒烟限酒。
(4) 降低体重 5%～10%,最好达到 BMI<24 kg/m²;合理安排减重速度,如成年轻度肥胖者,按每月减轻体重 0.5～1.0 kg,中度肥胖者每周减轻体重 0.5～1.0 kg 为宜。
(5) 如有其他慢病危险因素要进行干预,使其得到一定的改善。
(6) 管理期结束后,管理对象能够养成健康的生活习惯,合理调配膳食结构,坚持适量运动,维持体重不增加。

五、超重与肥胖健康管理的内容

(一) 平衡膳食、合理营养指导

1. 减肥膳食原则

(1) 低热能饮食。膳食给予低热能食物,以造成能量的负平衡,使体内储存的多余脂肪逐渐消耗。对摄入的热能控制要循序渐进,逐步降低,最好使每天膳食中热量比原来每天减少 1/3,这是达到每周能降低体重 0.5 kg 目标的一个重要步骤。低能量减重膳食一般设计为女性 1 000～1 200 kcal/d,男性 1 200～1 600 kcal/d,或比原来习惯摄入的能量减少 300～500 kcal。避免用极低能量膳食(即能量总摄入低于每天 800 kcal 的膳食),如有需要,应在医护人员的严密管理下进行。控制热能的摄入时,要做到营养平衡,保证摄入充足的蛋白质。蛋白质来自肉、蛋、乳及豆制品,应占总热量的 15%～20%,适量优质蛋白质可以与谷类等植物蛋白质的氨基酸起互补作用,提高植物蛋白质的营养价值。不提倡采用素食疗法,否则损害健康。

(2) 适当限制脂肪的摄入。脂肪应占总热能的 20%～25%,严格控制烹调油的用量,每天用烹调油 10～20 g,同时还要控制油脂肥厚的食物,如烤鸭、炸鸡、红烧肉、扣肉、熘肝尖、爆腰花等。烹调时应注意烹调方法,以蒸、煮、炖、拌、氽、卤等方法,避免油煎、油炸和爆炒等方法,煎炸食物含脂肪较多。

(3) 摄入适量的碳水化合物。碳水化合物应限制在占总热能的 40%～55%,不可极度地控制,防止酮症的出现。碳水化合物以谷类食物为主要来源,每天应摄入 150～250 g(3～5 两)。在谷类食物中,最好选择粗粮和杂粮,因为它们含有丰富的膳食纤维,食用后具有饱腹感,可以延缓食物的消化、吸收的速率,有利于控制体重,减轻肥胖。严格限制单糖食物如蔗糖、麦芽糖、果糖、蜜饯及甜点心等食物。也要限制辛辣及刺激性食物及调味品,如辣椒、芥末、咖啡等,这类食物可以刺激胃酸分泌增加,容易使人增加饥饿感,提高食欲、进食量增加,导致减肥失败。食盐也应限制,食盐可引起口渴和刺激食欲,增加体重,每天食盐量控制在 5～6 g。

(4) 充足的无机盐和维生素。膳食中必须有足够量的新鲜蔬菜,尤其是绿叶蔬菜和水果,蔬菜含膳食纤维多,水分充足,属低热能食物,有充饥作用,可采用拌豆芽、拌菠菜、拌萝卜丝、拌芹菜、小白菜、冬笋、有的蔬菜可以生食、借以充饥。还可补充多种维生素、无机盐,防止维生素和无机盐缺乏。

(5) 改变不良饮食习惯。养成良好的饮食习惯是防止肥胖的有效措施之一,平时最好不要吃零食、甜食、含糖饮料和碳酸饮料。吃饭时要细嚼慢咽,使食物与唾液充分混合,有助于消化吸收,可延长用餐时间,即使吃得少也可达到饱腹作用。一天三餐要定时定量,早餐要吃好,午饭要吃饱,晚餐要吃少。不可不吃早餐,中午对付,晚上会餐,这样不利于减肥。进餐时不看电视、阅读报纸等。

2.减肥的饮食疗法

(1)充分摄取蛋白质、维生素和矿物质。每餐在肉、鱼、蛋、乳类和大豆制品中摄取2种以上;蔬菜类要绿、黄色和单色蔬菜合理搭配,约各占一半;海草、蘑菇、魔芋类等要充分摄取;每餐食品种类要在8种以上。

(2)要努力使副食的体积不减少。肉要选用瘦肉部位;肉类的热量按白肉、红肉和青鱼的顺序的增加;贝、虾、蟹类因热量低可充分摄取;使用食用果酱、调味汁、蛋黄酱、甜味剂等。

(3)要设法获得饱腹感。摄取汤类食品,品种要多。选用耐嚼的食品。

(4)采取措施,防止体重反弹。肥胖症的饮食疗法存在的问题是,一旦减肥成功也很难维持,容易反弹。对于这些情况必须进行指导;必须充分品味食物,咀嚼可以向大脑传递已经进食的信号。因此,养成每口咀嚼20次的习惯很重要;确定规则的、正确的进食时间:就寝前进食是肥胖的原因。特别是早餐应多吃,晚餐少吃,睡前则禁止进食;不要过多购买食物。

(5)减肥期间禁用的食品。油炸食品、腌制食品、加工的肉类食品(肉干、肉松、香肠)、饼干类(不含低温烘烤和全麦饼干)、汽水可乐类食品、方便类食品(方便面和膨化食品)、罐头类食品、话梅蜜饯类食品(果脯)、冷冻甜食类(冰激凌、冰棒、雪糕)、烧烤类食品。

(二)减肥食谱举例

1.一天膳食(1400 kcal)

早餐:牛奶(牛奶250 g),全麦面包(全麦粉25 g),炝黄瓜条(黄瓜100 g)。

午餐:包子(标准粉100 g、白菜100 g、瘦猪肉50 g、韭菜25 g),拌海带100 g,西红柿鸡蛋汤(西红柿50 g、鸡蛋50 g、紫菜2 g)。

加餐:草莓100 g,黄瓜100 g。

晚餐:米饭(大米40 g、燕麦35 g),砂锅白菜(大白菜200 g、鲜蘑50 g),清蒸鱼(鲤鱼100 g)。

加餐:猕猴桃100 g,菜瓜100 g。

全日烹调用油20 g。

2.一天膳食(1200 kcal)

早餐:牛奶燕麦粥[牛奶250 g、燕麦10 g、鸡蛋1个(鸡蛋50 g)],玉米面发糕(玉米粉25 g),拌卷心菜(卷心菜100 g、麻油1 g)。

午餐:米饭(大米70 g),清炖鸡(鸡块50 g),豆腐干炒芹菜(豆腐干25 g、芹菜200 g)。

加餐:苹果200 g,黄瓜200 g。

晚餐:荞麦面条(荞麦面粉60 g),肉片柿子椒(瘦猪肉50 g、柿子椒150 g),炒西葫芦(西葫芦125 g)。

全日烹调用油15 g。

(三)运动指导

运动是超重与肥胖防控的重要措施。运动可增加脂肪分解,提高胰岛素敏感性。长期坚持适量运动,具有良好预防肥胖、减肥的作用,还可提高心肺功能,改善身体不良指标。

(1)只限制饮食而不合并增加体力活动或不采取其他措施时,减重的程度和持续效果均不易达到满意的程度。建议采用中等降低能量的摄入并积极参加体力活动的做法,使体重逐渐缓慢地降低。

(2) 提倡采用规律的、中等强度的有氧活动或运动。因为中等或低强度运动可持续的时间长,运动中主要靠燃烧体内脂肪提供能量。如用心率来大致区分,进行中等强度体力活动量时的心率为100~120次/分,低强度活动时则为80~100次/分。

(3) 每天安排进行体力活动的量和时间应按减体重目标计算,对于需要亏空的能量,一般多考虑采用增加体力活动量和控制饮食相结合的方法,其中50%(40%~60%)应该由增加体力活动的能量消耗来解决,其他50%可由减少饮食总能量和减少脂肪的摄入量以达到需要亏空的总能量。

(4) 如希望在1个月内减体重4 kg,每周需减体重1 kg,则需每天亏空能量约1 100 kcal,其中通过增加运动量以消耗550 kcal,即每天需要增加中等强度体力活动2小时,或低强度体力活动3~4小时。

(5) 如计划在1个月内减体重3 kg,每周需减体重0.75 kg,需每天亏空能量约800 kcal,其中通过运动增加消耗400 kcal,每天需要增加中等强度体力活动1.5~2小时,或低强度体力活动2.5~3.5小时。

(6) 计划在1个月内减体重2 kg,每周减体重0.5 kg,则需每天亏空能量约550 kcal,其中由体力活动增加消耗300 kcal。最好每天增加中等强度体力活动1~1.5小时,或低强度体力活动2~3小时。

(7) 计划在1个月内减体重1 kg,每周减体重0.25 kg,则需每天亏空能量约270 kcal,其中由增加体力活动量每天消耗150 kcal。每天至少增加中等强度体力活动1小时或低强度体力活动约2小时。

(8) 要使已超重或肥胖者意识到,期望短期恢复到所谓的"理想体重"往往不太现实,但是即使在一年之内比原有体重减少5%~10%也会对健康有极大好处。减肥成功后一定坚持健康的生活方式,否则体重会进一步增长,甚至超过减重前的原始水平。减肥反复失败会失去信心。

(四) 心理干预

肥胖症也是一种心身疾病,它不仅和社会心理文化因素密切相关,同时与肥胖者自身情况、家庭及成长环境也密切相关。在进行健康管理时,应了解管理对象的心理状况,并进行相应的心理辅导。

1. 认知疗法

改变管理对象的知识、观念、态度和行为,首先应当树立正确观念,即肥胖是可以预防和控制的,某些遗传因素也可以通过改变生活方式来抗衡,肥胖症必须防治,它不仅损害身心健康,降低生活质量,而且与发生慢性病息息相关。通过心理辅导,应让他们了解,在大多数情况下,不良环境或生活方式因素对超重与肥胖的发生可起促进作用并激活这一趋势,而改变膳食、加强体力活动对预防超重与肥胖是有效的。对超重与肥胖者,要强调监测体重和进行管理的重要性和必要性,对超重和肥胖症的健康管理是比较经济而有效的措施。

2. 行为疗法

鼓励管理对象建立节食意识,每餐不过饱,尽量减少暴饮暴食的频度和程度;注意挑选脂肪含量低的食物;细嚼慢咽以延长进食时间,有助于减少进食量。另一种方法就是进食时使用较小的餐具,使得中等量的食物看起来也不显得单薄;也可按计划用餐,即在进餐前将一餐的食物按计划分装,自我限制进食量,使每餐达到七分饱;也可使漏餐者不致在下一餐过量进食。餐后加点水果可以满足进食欲望。改变进食行为常常有助于减少进食量而没有未吃饱的感觉。

(五)保健食品减肥指导

由于种种原因体重仍然不能减低者,或行为疗法效果欠佳者,可考虑用保健食品辅助减重。减重所选择的食品应是国家正式批准的保健食品或特殊膳食食品。健康管理师应提供使用减肥食品的指导,同时进行合理膳食和运动指导。

(六)非药物干预体重管理

在健康管理师指导下进行3个月强化健康管理,即非药物干预体重健康管理。通过管理有计划的减少体重,同时要养成健康的生活习惯。3个月强化健康管理期结束后,健康管理师定期随访,鼓励其坚持健康的生活方式,防止体重反弹。

(七)养成经常检测体重的习惯

为了加强体重管理,应该提倡家中购买体重计,经常检测,只有这样才能及时知道体重的增加和减肥效果。

(马福华)

第十节 血脂异常的健康管理

血脂异常健康管理主要依据《中国成人血脂异常防治指南》。

一、血脂异常的定义

血脂是血浆中的胆固醇(TC)、甘油三酯(TG)和类脂,如磷脂等的总称。血脂异常是指 TC、TG、低密度脂蛋白胆固醇(LDL-C)增高,高密度脂蛋白胆固醇(HDL-C)降低。血脂异常在发病早期可能没有不舒服的症状。多数患者在发生了冠心病、脑卒中后才发现血脂异常,可表现为头晕、头痛、胸闷、心痛、乏力等。

我国人群的血脂适宜水平如下。

(一)TC

(1)TC<5.18 mmol/L(200 mg/dL)为合适范围。

(2)TC 在 5.18~6.1 mmol/L(200~239 mg/dL)为边缘升高。

(3)TC≥6.22 mmol/L(240 mg/dL)为升高。

(二)TG

(1)TG<1.70 mmol/L(150 mg/dL)为合适范围。

(2)TG 在 1.70~2.25 mmol/L(150~199 mg/dL)为边缘升高。

(3)TG≥2.26 mmol/L(200 mg/dL)为升高。

(三)LDL-C

(1)LDL-C<3.37 mmol/L(130 mg/dL)为合适范围。

(2)LDL-C 在 3.37~4.12 mmol/L(130~159 mg/dL)为边缘升高。

(3)LDL-C≥4.14 mmol/L(160 mg/dL)为升高。

(4)LDL-C 增高是动脉粥样硬化发生、发展的主要脂质危险因素。故最好采用 LDL-C 取代

TC作为对冠心病及其他动脉粥样硬化性疾病的危险性评估。

(四) HDL-C

(1) HDL-C<1.04 mmol/L(40 mg/dL)为减低。

(2) HDL-C≥1.55 mmol/L(60 mg/dL)为升高。

(3) 若<0.91 mmol/L(<35 mg/dL),称为低 HDL-C 血症。

基础研究证实,HDL 能将外周组织如血管壁内胆固醇转运至肝脏进行分解代谢,提示 HDL 具有抗动脉粥样硬化作用。

二、血脂异常的危险因素

(1) 人口学因素。研究认为血脂异常是一种由遗传和环境危险因素共同作用的结果。胆固醇水平常随年龄而上升,但大于70岁后不再上升甚或有所下降。中青年期女性低于男性,女性绝经后 TC 水平较同年龄男性高。家族中有早发血脂异常或冠心病患者。

(2) 饮食习惯。长期高胆固醇、高饱和脂肪酸摄入可造成血脂升高。

(3) 体力活动或体育锻炼过少。

(4) 超重或肥胖。

(5) 吸烟、过量饮酒。

(6) 精神长期处于紧张状态。

三、高脂血症的危害

大量的流行病学调查结果表明,血脂异常是高血压、脑卒中、动脉粥样硬化和冠心病等多种慢病的重要危险因素。高血脂是导致动脉粥样硬化的重要因素,过多的脂肪沉积于动脉内膜,形成粥样斑块,使管腔缩小,造成供血部位缺血性损害,最终发生各器官功能障碍。

(1) 冠心病(包括心绞痛、心肌梗死、心律失常、心搏骤停等)。

(2) 缺血性脑卒中(偏瘫、失语、意识障碍、吞咽困难甚至生命危险)。

(3) 肾性高血压、肾衰竭。

(4) 眼底血管病变、视力下降、失明等。

四、血脂异常健康管理的目标

(1) 减少饱和脂肪酸和胆固醇的摄入。

(2) 增加能够降低 LDL-C 食物的摄入(如植物甾醇、可溶性纤维)。

(3) 降低体重5%~10%,最好达到 BMI<24 kg/m²。

(4) 增加有规律的体力活动。

(5) 如有其他慢病危险因素要进行干预,使其得到一定的改善。

(6) 维持血脂在适宜的水平。

五、血脂异常健康管理的内容

(一) 平衡膳食及合理营养指导

高脂血症与饮食的关系最为密切,控制饮食对高脂血症的防治是十分重要的。

(1) 减少饱和脂肪酸和胆固醇的摄入对降低 LDL-C 作用最直接,效果最明显,也最容易做到。饮食应限制动物油脂、动物脑髓内脏、蛋黄、黄油等;烹调不用动物油。

(2)选用富含能够降 LDL-C 膳食成分的食物(如富含植物甾醇、可溶性纤维)。不吃甜食和零食,多吃蔬菜、水果和豆类食品。以大米为主食的饮食习惯,三餐中至少一餐改为面食,每天要吃 50~100 g 粗粮。

(3)宜低盐饮食,食油宜用豆油、花生油、菜油、麻油、玉米胚芽油,适量选用橄榄油或核桃油等。

(4)饥饱适度,每餐进食量以下一餐就餐前半小时有饥饿感为度,不宜采用饥饿疗法,过度的饥饿反而使体内脂肪加速分解,使血液中脂肪酸增加。

(5)多吃有降脂作用的食物。①大豆:大豆及其制品中含有丰富的不饱和脂肪酸、维生素 E 和卵磷脂,三者均可降低血中的胆固醇。②黄瓜:黄瓜中含有的丙醇二酸,可抑制糖类物质转化为脂肪,尤其适用于心血管病患者。③大蒜:新鲜的大蒜或大蒜提取物可降低胆固醇。大蒜的降脂效能与大蒜内所含的物质,蒜素有关,它具有抗菌、抗肿瘤特性,能预防动脉粥样硬化,降低血糖和血脂等。④洋葱:其降血脂效能与其所含的烯丙基二硫化物及少量硫氨基酸有关,这些物质属于苷,除降血脂外还可预防动脉粥样硬化,是防止心血管疾病的理想食物。⑤蘑菇:含有一种嘌呤衍生物,有降血脂作用。⑥牛奶:含有羟基,甲基戊二酸,能抑制人体内胆固醇合成酶的活性,从而抑制胆固醇的合成,降低血中胆固醇的含量。⑦茶叶:有降低胆固醇的效果。⑧生姜:生姜内含有一种类似水杨酸的有机化合物,该物质的稀溶液的稀释剂和防凝剂对降血脂、降血压、防止血栓形成有一定作用。⑨香菇、黑木耳:能降低血清胆固醇、甘油三酯及低密度脂蛋白水平,经常食用可使身体内高密度脂蛋白增加。

(6)食谱举例。①早餐:脱脂牛奶 250 mL,玉米发面糕(玉米面 100 g),拌莴笋丝 150 g。②午餐:馒头或米饭 100 g,炖豆腐(海米 15 g,香菇 25 g,豆腐 100 g),炒茄子(茄子 100 g)。③晚餐:玉米面粥,馒头(100 g),番茄炒圆白菜(番茄 50 g,圆白菜 100 g),蘑菇鸡块(鸡块 100 g)。④全日烹调用油 10 g。

(7)高脂血症患者保健汤。①海带木耳肉汤:取海带、黑木耳各 15 g,瘦猪肉 60 g,味精、精盐、淀粉适量。海带、木耳切丝,猪肉切成丝或薄片,用淀粉拌好,与海带丝、木耳丝同入锅,煮沸,加入味精和淀粉,搅匀即成。②百合芦笋汤:取百合 50 g,芦笋 250 g,黄酒、味精、精盐和素汤适量。先将百合浸泡洗净,锅中加入素汤,将泡好的百合放入汤锅内,加热烧几分钟,加黄酒、精盐、味精调味,倒入盛有芦笋的碗中即成。③山楂首乌汤:取山楂、何首乌各 15 g,白糖 20 g。先将山楂、何首乌洗净、切碎,一同入锅,加水适量,浸泡 2 小时,再熬煮约 1 小时,去渣取汤,日服 1 剂,分两次温服。④山楂银花汤:取山楂 30 g,金银花 6 g,白糖 20 g。先将山楂、金银花放在勺内,用文火炒热,加入白糖,改用小火炒成糖饯,用开水冲泡,日服 1 剂。

(二)运动指导

应用减轻体重干预和增加体力活动的措施可以加强降低 LDL-C 效果,还可以获得降低 LDL-C 之外进一步降低缺血性心血管病危险的效益。因此,适量运动和控制体重是预防血脂过高的重要措施之一。指导服务对象坚持适量运动并进行运动情况监测。

(三)戒烟限酒

指导服务对象积极开展戒烟限酒,以便进一步控制患者的心血管病综合危险因素。

(四)心理干预

在进行健康管理时,应了解管理对象的心理状况,并进行相应的心理辅导。健康管理师应采取各种措施,帮助患者预防和缓解精神压力及纠正和治疗病态心理,必要时建议患者寻求专业心理辅导或治疗。

(五)提倡适量饮茶

茶叶中含有的儿茶碱有增强血管柔韧性、弹性和渗透性的作用,可预防血管硬化。茶叶中的茶碱和咖啡因能兴奋神经,促进血液循环,减轻疲劳和具有利尿作用。适量饮茶能消除油腻饮食而减肥。但过多喝浓茶,会刺激心脏,使心跳加快,对身体有害。

六、血脂异常健康管理的流程

(1)健康管理的前3个月优先考虑降低LDL-C。因此,在首诊时健康管理师应通过询问和检查了解健康管理对象在以下几方面是否存在问题:①是否进食过多的升高LDL-C的食物。②是否肥胖。③是否缺少体力活动。④如肥胖或缺少体力活动,是否有代谢综合征。

为了解和评价摄入升高LDL-C食物的状况,推荐使用高脂血症患者膳食评价表。该表虽然不能取代营养师所作的系统性膳食评价,但可以帮助健康管理师发现管理对象所进能升高LDL-C的食物,以便有效指导下一步的干预。

(2)首诊发现血脂异常时,应立即开始必要的健康管理。主要是减少摄入饱和脂肪和胆固醇,也鼓励开始轻、中度的体力活动。

(3)管理进行6~8周后,应监测血脂水平,如果已达标或有明显改善,应继续进行管理。否则,可通过如下手段来强化降脂。首先,进一步强化膳食干预。其次,选用能降低LDL-C的植物甾醇,也可以通过选择食物来增加膳食纤维的摄入。含膳食纤维高的食物主要包括:全谷类食物、水果、蔬菜、各种豆类。

(4)再进行管理6~8周后,应再次监测患者的血脂水平,如已达标,继续保持强化管理。如血脂继续向目标方向改善,仍应继续管理,不应启动药物治疗。如检测结果表明不可能仅靠管理达标,应考虑加用药物治疗。

(5)经过上述两个管理过程后,如果管理对象有代谢综合征,应开始针对代谢综合征的健康管理。代谢综合征健康管理主要是减肥和增加体力活动。在达到满意疗效后,定期监测管理对象的依从性。

(6)在健康管理的第1年,每4~6个月监测1次,以后每6~12个月随诊1次。对于加用药物的患者,更应经常随访。

健康管理师对于启动和维持血脂管理均起着至关重要的作用。健康管理师的知识、态度和说服技巧决定了干预能否成功。应向管理对象说明健康管理的多重效益,并强调说明即使使用药物仍需要必要的健康生活方式干预。

(刘玉梅)

参考文献

[1] 张玉,胡豫,许栋.医院应急管理实践[M].北京:清华大学出版社,2022.
[2] 陈英耀.医院人力资源管理[M].北京:中国协和医科大学出版社,2022.
[3] 牟雁东,王钧慷,何述萍.现代综合医院门诊管理[M].北京:化学工业出版社,2022.
[4] 苗豫东.公立医院应急管理理论与实践[M].北京:经济科学出版社,2022.
[5] 万伟光,王人颢,徐凯.公立医院国有资产管理手册[M].北京:中国经济出版社,2022.
[6] 马雅斌,李语玲,王云峰.医院药事管理制度[M].上海:世界图书出版上海有限公司,2022.
[7] 刘庭芳.医院管理工具[M].北京:中国协和医科大学出版社,2022.
[8] 张硕.新时代医院管理模式创新探索[M].北京:九州出版社,2020.
[9] 闫石.医院后勤管理与实践[M].北京:北京大学医学出版社,2020.
[10] 杜桂霞.医院内部控制管理实务[M].南昌:江西科学技术出版社,2020.
[11] 兰芳.现代医院财务管理研究[M].延吉:延边大学出版社,2020.
[12] 董四平,陶红兵.医院管理与卫生政策研究方法[M].北京:中国协和医科大学出版社,2022.
[13] 王兴鹏.医院后勤管理[M].北京:中国协和医科大学出版社,2022.
[14] 罗力.医院信息管理[M].北京:中国协和医科大学出版社,2022.
[15] 李为民.医院运营管理[M].北京:中国协和医科大学出版社,2022.
[16] 王炳龙,余波.医院战略管理[M].北京:中国协和医科大学出版社,2022.
[17] 许建强.医院非医疗安全管理[M].石家庄:河北科学技术出版社,2020.
[18] 陈英博.现代医院财务管理探索[M].北京:现代出版社,2020.
[19] 糜琛蓉,倪语星,朱仁义.医院感染防控与管理实训[M].北京:科学出版社,2020.
[20] 李晓艳,王咏梅,马凤霞,等.医院管理实践与经济管理[M].哈尔滨:黑龙江科学技术出版社,2021.
[21] 韩军喜,吴复晓,赫丛喜.智能化财务管理与经济发展[M].长春:吉林人民出版社,2021.
[22] 王咏梅.医院人力资源管理实践研究[M].北京:现代出版社,2020.
[23] 陈宏文,李文源,杨洪波.医院医疗器械质量管理工作指南[M].长沙:中南大学出版社,2020.
[24] 孙士江.中医医院人力资源开发与管理[M].北京:现代出版社,2020.
[25] 刘文清.医院信息化管理[M].哈尔滨:黑龙江科学技术出版社,2020.
[26] 沈晓,夏冕.公立医院绩效管理与薪酬设计[M].武汉:华中科技大学出版社,2020.

[27] 刘乃丰.医院信息中心建设管理手册[M].南京:东南大学出版社,2020.
[28] 陈爱琴,张静.医院消毒供应中心设备管理实施指南[M].广州:广东科学技术出版社,2020.
[29] 蒋欣,余秀君.医联体建设引领下的县级医院精细化运营管理[M].成都:四川大学出版社,2020.
[30] 郑艳华.现代医院管理[M].北京:科学技术文献出版社,2020.
[31] 张晓玉.非公立医院的现代医院管理制度实务[M].北京:人民卫生出版社,2020.
[32] 沈红玲.现代医院管理理论与实践[M].北京:科学技术文献出版社,2020.
[33] 莫言娟.现代医院管理与医院经济运行[M].天津:天津科学技术出版社,2020.
[34] 孙士江.中医医院人力资源开发与管理[M].北京:现代出版社,2020.
[35] 黄远湖.智慧时代医院建设新思维[M].南京:江苏凤凰科学技术出版社,2022.
[36] 庞微微.基于风险防控的现代医院管理核心制度研究[J].商业观察,2021(27):91-93.
[37] 陈竹英.医学统计信息在医院管理中的重要性分析[J].现代商贸工业,2021,42(21):32-33.
[38] 仲宇.电子信息工程系统在医院管理中的应用探析[J].中国设备工程,2021(18):49-50.
[39] 杨莉.档案管理在医院管理工作中的重要性应用探讨[J].知识经济,2021(23):139-140.
[40] 杨芬.医院管理会计与内部控制的融合研究[J].行政事业资产与财务,2021(7):60-61.